U0395780

XIANDAI HULIXUE
LILUN YU SHIJIAN

现代护理学理论与实践

主编 王娜娜 吕 晶 肖 萍 王新营 张桂明 孙贵霞

上海科学普及出版社

图书在版编目（CIP）数据

现代护理学理论与实践 / 王娜娜等主编. —上海：上海科学普及出版社，2022.12
ISBN 978-7-5427-8355-4

Ⅰ.①现… Ⅱ.①王… Ⅲ.①护理学 Ⅳ.①R47

中国版本图书馆CIP数据核字(2022)第245172号

统　　筹　张善涛
责任编辑　陈星星　黄　鑫
整体设计　宗　宁

现代护理学理论与实践

主编　王娜娜　吕　晶　肖　萍　王新营
　　　张桂明　孙贵霞

上海科学普及出版社出版发行

（上海中山北路832号　邮政编码200070）
http://www.pspsh.com

各地新华书店经销　　山东麦德森文化传媒有限公司印刷
开本 787×1092 1/16　印张 26.75　插页 2　字数 691 200
2022年12月第1版　　2022年12月第1次印刷

ISBN 978-7-5427-8355-4　定价：128.00元
本书如有缺页、错装或坏损等严重质量问题
请向工厂联系调换
联系电话：0531-82601513

编委会

主　编

王娜娜　吕　晶　肖　萍　王新营

张桂明　孙贵霞

副主编

康玉永　赵艳平　李小梅　王金龙

吕国龙　王秋爽

编　委（按姓氏笔画排序）

王金龙（云南省精神病医院）

王秋爽（河北中医学院）

王娜娜（枣庄市中医医院）

王新营（冠县人民医院）

吕　晶（菏泽市第三人民医院）

吕国龙（云南省精神病医院）

刘永华（乳山市人民医院）

孙贵霞（烟台毓璜顶医院）

李小梅（山东省济南市妇幼保健院）

肖　萍（临朐中医院）

张桂明（昌乐县人民医院）

赵艳平（鲁西康复医院）

康玉永（无棣县佘家镇中心卫生院）

前言

护理工作是医疗工作的重要组成部分,它的任务是促进健康、预防疾病、恢复健康和减轻痛苦。随着医学科学与相关科学的发展,许多护理专业的新知识、新技术和新方法相继问世,使护理学科面临着多元化的变更,在一定程度上加快了护理模式的转变,推动了护理学新理论、新技术的发展。再加上护理人员在临床中,既是提供照顾者、管理者、患者利益的维护者,又是咨询者、研究者,因此不仅要有规范的操作技能、敏锐的观察能力、机智灵活的应变能力、较强的综合分析问题和解决问题的能力,还要有获取新知识的意识和创新能力。为了促进临床护理学发展和基层临床护理人员学习,我们组织编者结合自身经验和近年来临床护理发展新成果,共同编写了这本《现代护理学理论与实践》。

本书内容紧扣现代临床护理发展新动向,反映临床护理发展新趋势,既展现了精神科、乳腺科、心内科等科室常见疾病的病因及发病机制、临床表现、检查项目、护理诊断、护理措施等内容,又陈述了相关疾病在护理过程中使用的新理论、新方法。本书尽力做到贴近临床,力求向广大护理工作者全面而系统地介绍临床护理领域的实用内容,为他们提供一本临床工作参考用书。本书结构严谨、内容充实、重点突出,展示了临床最新、最实用的护理知识和技术,可供全国广大临床护理工作者、护理教育工作者、在校学生及其他医务工作者阅读并参考。

由于护理学内容繁多,且编者们编写经验有限,故书中难免出现各种疏漏甚或谬误之处,恳请广大读者见谅,并望批评指正。

《现代护理学理论与实践》编委会

2022 年 9 月

目 录

第一章

护理学绪论

第一节　临床护理的发展趋势

医学的发展是伴随着社会的发展与人类的进步而发展的,医学模式的转变和人类对健康观念的不断更新也是医学发展的必然产物。随着医学模式从单纯的生物模式发展到生物-心理-社会模式,护理也在渐渐地由一门技术性学科向艺术和科学性学科转变。人们对于护理也相应地提出了更新和更高的要求,以往的以医疗为中心、以执行医嘱为工作任务的临床护理已经不能满足患者的需要。疾病谱的不断变化向临床护理提出了新的挑战,人们对于生活质量的追求同时也给临床护理赋予了新的使命与价值。

一、重视护患交流,实施整体护理

随着生物-心理-社会医学模式和心身医学的发展,以患者为中心的整体护理已在逐步取代以往的功能制护理。整体护理的开展对护患交流提出了新的要求,要求临床护士更注重各种患者的心理感受,以及能够采用相应的交流技巧去应对患者的感受,以利于患者身心健康的恢复。护理工作不仅把人看成一个由各器官组成的有机体进行医疗性照顾,还要体现人的整体性,这种整体性不只体现在机体各个系统之间的协调关系上,还体现在机体的心理、生理状态与周围社会、环境变化的适应性上。

(一)整体护理的定义、内涵及意义

1.定义

整体护理是以患者为中心,以现代护理观为指导,以护理程序为基础框架,并把护理程序系统化地用于临床护理和护理管理的工作模式。

2.内涵

整体护理是对于以往护理模式的发展,其理解如下。

(1)生物-心理-社会模式,即从单纯地照顾患者的生活和疾病护理拓展为全面照顾患者的生理、心理、社会方面的需要。

(2)患者不光在住院期间需要护理,在出院后同样需要指导康复,指导自我保护,预防疾病的复发。

（3）护理的对象不只是帮助患者恢复健康，还应包括使健康人更健康。

（4）在人生命的全过程，生、老、病、死的各个阶段都需要护理。

（5）在疾病的全过程中，除患病需要恢复外，如何使垂危患者减少痛苦以及平静地离开人世，也是整体护理开展的范畴。

（6）护理的对象已从个人发展到家庭和集体场所。同时，在对患者进行护理时，临床护士除发挥个人的护理技巧外，还要动员患者所处的家庭、集体给予其充分的关怀和支持。

3.意义

（1）适应疾病谱的变化：由于生活方式的变化和科学技术的进步，由生物病原引起的急性传染性疾病逐渐减少，而与心理、社会因素关系较为密切的心、脑血管病和肿瘤的发病率却明显增高，并成为主要死亡原因。整体护理的开展，满足了患者在心理、社会方面的需要。

（2）适应人类健康观念的转变：健康是每个人所特有的，应具有个人的特征。每个年龄段有不同的生理、心理、社会发展规律，每个人有不同的健康标准，开展整体护理，把患者个体化，能够根据不同患者的需要提供相适应的护理措施。

（3）适应人类对预防重要性的认识：预防工作包括改善卫生条件、免疫接种、合理营养以及改变生活方式等。整体护理的开展，通过对患者进行健康教育，教会患者及家属如何创造最利于健康的条件，为预防并发症以及其他疾病打下基础。

（二）整体护理的现状与具体实施办法

1.现状

目前，整体护理的开展在我国仍处于摸索期，各大医院都在探索一条符合本院特点的发展道路。一般先在医院里设立试点病房，积累一定经验后再逐步扩大试点范围，经过总结改进后再全面展开。三级医院整体护理模式病房率＞30％，二级医院＞20％，并在以后医院分级管理评审中要求逐渐扩展整体护理。整体护理正在蓬勃开展，必将更健全和适应我国的国情。

2.具体实施办法

（1）制定护理哲理：哲理是探究现实问题的原则和人类行为的本质，也就是一个人思想与行为的价值取向与信念。制定护理哲理，要求护理人员时刻明确自己的工作目标和目的，围绕着这一信念，主动地从思想与业务上完善自我，提高为患者解决问题的能力。

（2）护理人员组织结构：根据病床数、工作人员总数、患者照顾的需要、工作人员的能力及预测工作量表等考虑分组和派班。病房护士长根据病房护士的年资、经验、工作能力等情况将护士分组，每组可设小组长1名，下设组员，组长与组员共同负责一组患者的全面护理。在分派晚夜班时，也要注意各组组员交替轮派，同时注意组员的相对固定，以利于护士对所管患者的病情及其他情况更加熟悉。

（3）运用护理程序进行整体护理：护理程序是整体护理的基本框架，它包括护理评估、护理诊断、护理计划、执行计划及护理评价5个步骤。护士做的工作都是有理有据的，为准确评价护理的效果，也为了能给护理教学及科研提供有力的事实依据，护士要将所做的工作记录在案。为了让护士把更多的时间投入到对患者的护理中去，可制定相应的表格。护士依据患者情况，选择适合患者情况的内容填写，遇有特殊情况时另作补充。

入院评估表：较全面地反映患者入院时身体各个系统的基本状况，既往的健康状况，以及心理、社会各个方面的情况，为护理评估打下基础。

标准护理计划：临床科室可根据本科室的病种、患者常见的并发症以及患者较普遍存在的问题,制定出标准护理计划。

标准教育计划:对主要收治范围内的患者进行健康教育。体现一切以患者为中心的思想,提高患者及家属的防病、治病能力。包括入院宣教,检查前、中、后的教育,心理、饮食、锻炼的咨询及疾病的科普知识宣教。

护理记录表:能够简单明了地体现患者病情的动态发展。

护理质量评价表:由小组长或护士长对护理效果进行评价后填写,力求评价客观、准确。评价结果可为制定新的护理计划提供依据。

出院评估及指导:根据出院评估的结果,有针对性地为患者提供出院指导,如在饮食、运动、服药、复查以及性生活等方面提供全面指导。

(三)护患交流的技巧

护士与患者之间存在的是一种特殊的关系。护士作为一个提供帮助者,她的每一句话、每一个动作,都会对接受帮助者产生不同的影响。作为在护患关系中占主导地位的护士,应对患者多产生正面影响,尽量避免产生负面影响。

1.提高自身素质,搞好护患关系

(1)护士本身应该有健康的生活方式。

(2)保持健康乐观的情绪,护士应注意不把生活中的不愉快情绪带到工作中来。

(3)要诚恳,给以温暖和适当的移情。护理工作中护士要以诚为本,让患者感受到你是真心愿意帮助他。适当的移情是护士应尽量了解患者的感觉和经验,并接受和理解他的感觉。

(4)不断丰富与护理有关的人文、社会和行为科学知识。

2.运用沟通技巧,促进护患交流

沟通是遵循一系列共同的原则,将信息从一个人传递到另一个人的过程。有效的沟通应是接受者所收到的信息与发出者所表达的正好相同。掌握并熟练运用沟通技巧,将有效地促进护患交流,也是整体护理对临床护士的一个要求。

(1)语言性沟通:语言在整体护理工作中是一个十分重要的工具。它是护士与患者进行沟通最基本、最重要的工具,也是沟通护士与患者间感情、思想的重要媒介,在进行语言性沟通时应注意:①语言应通俗易懂、简单明确。避免过于专业化的术语和医院常用的省略句,对于严格要求的注意事项,必须明确无误地强调,绝不含糊。②使用礼貌性语言,尊重患者的人格。③使用安慰性的语言,对于患者,护士应给予同情,让患者感觉到护士和蔼可亲。④应用科学的语言。本着对患者负责的态度,实事求是,对疾病的解释和病情的判断要有根据,回答患者问题要合理,不可胡编乱造。⑤语言要有针对性,即要求根据患者个体差异选择相适应的语言,如对于急性重症患者,语言要少而稳重,对于慢性病患者,要给予支持和鼓励性语言。

(2)非语言性沟通:非语言行为又称身体语言,如面部表情、身体姿势、手势及眼神等。非语言信息是一种不很清楚的信息,但往往比语言信息更真实。

(3)沟通的常用技巧:①倾听是为了收集和掌握患者的相关信息。倾听不只是简单地聆听对方的词句,更重要的是在听的同时带来心理活动,注意患者的声音、语调、面部表情、身体姿势、手势等行为,把全部注意力放到患者身上,收集患者全方位的信息。常使用的倾听技巧:注意或参与,为表示在全神贯注地倾听患者的谈话,护士应与患者保持适当的距离(1~1.5 m)。维持松弛、舒适的体位和姿势。保持眼神的交流。避免分散注意的动作,如不时地往窗外看。不打断对方的话或转换话题。不评论对方所谈的内容。重视反馈信息。倾听的同时,用不同的语言或微笑表示在听患者的谈话,表示你很有兴趣听他继续讲下去。②核实是为了核实对所听到和观察到的信息。可采用:复述,即不加判断地把对方的话重复一遍。意述,即用不同的词句复述对方原句所表达的意思。澄清,将一些模棱两可的、不够完整的陈述弄清楚,并试图得到更多的信息。小结,用简单的总结方式将患者的内容复述一遍。反映,是将患者的"言外之意,弦外之音"摆到桌面上来,使他更加明确护士的真实感情。

解决问题的沟通技巧:指以解决问题为目的的沟通技巧,包括收集信息、集中主要问题、总结和提供信息。

其他沟通技巧:①沉默。沉默可给患者思考的时间,让他体会到护士很能理解患者的心情。②自我暴露。一般人喜欢和能开放自我的人相处,并能向自我暴露的人分享自己的感受。因而,在护患交流中,护士适当的自我暴露,能更拉近护患间的距离。③抚摸。在不适于用语言表示关怀的情况下,可用轻轻地抚摸代替,抚摸可使不安的人平静下来。但抚摸要注意性别、社会文化背景等影响因素,以免因抚摸产生负面影响。

(四)护患交流在整体护理中的作用

整体护理把患者看作是一个整体的、社会化的人,这就要求护士在整个护理程序中都能有效地运用沟通技巧。只有在建立了良好的护患关系的基础上,才能全面、准确地收集患者信息,从而为患者提供全面、系统的照顾。

1.改善护患关系,取得患者信任

护理工作的开展,离不开患者的支持与配合。当护士的工作能力在护患交流中得到患者的认可之后,无疑会增加患者对护士的信任度。有效的护患交流可以改善护患关系,帮助护士取得患者的信任。

2.准确收集资料,完善护理

护理工作的目的就是给患者从生理、心理、社会各方面创造最佳的治疗条件,从而促进患者的康复。通过良好的护患交流,取得了患者的信任,在很大程度上帮助护士全面、准确地收集患者资料。在整个护理程序中,收集资料是第一步,也是能否真正护理好一个患者的基础。因而运用一定的沟通技巧,全面获得患者资料就显得至关重要。

3.建立良好的护患关系,增强临床护理效果

作为一名临床护士,在以患者为中心的整体护理中,为患者提供良好的护理,促进患者的健康,同时也可以体现护士本身的人生价值。整体护理的探索性实施,使得患者对护士的看法在逐渐改变。通过护患交流,患者可以感觉到护士除了亲切、细致以外,也有广博的知识和护理的艺术;也是通过护患交流,护士在主动为患者做了一些有意义的事情后,会感到自己人生价值的升华。因而,良好的护患关系是良好的临床护理效果的基础。

重视护患交流,实施整体护理,是现代临床护理发展的总趋势。护患交流不仅仅是生活上的对话,更重要的是护士要通过提高自身素质,在护患交流中为患者解决实际存在的或有可能发生的问题。

二、老人、慢性病及癌症患者的护理

由于生活水平的提高以及医疗科技的进步,人类寿命普遍延长,人口老龄化已经成为全人类关注的焦点。而社会文明和环境污染的影响,使慢性病、癌症患者与日俱增。这些不但给家庭赡养老人、照顾慢性病患者和癌症患者带来巨大的压力,同时也会给这类特殊人群增加孤独感与无

所适从感。因而,重视对老年人、慢性病及癌症患者的护理,摸索出一套针对这类特殊人群有实用价值的护理方案,从而分别将他们集中进行临床护理,也是现代临床护理的新趋势。它不但可以减轻社会的负担,同时也在提高这类人群生活质量、促进其康复上起到促进作用。

(一)重视老年人的护理

1.老年人的特点

(1)生理特点:人过中年以后,身体功能逐渐改变,器官组织逐渐出现退行性变化。此外,人的年龄越大,受外在因素如物理性、化学性、微生物性的伤害也越多,这些因素都会对老年人的生理造成伤害。

(2)社会特点:进入老年后,人类的社会角色都会发生较大的变化。退休、朋友及家人的去世,子女的离开,都会给老年人带来特殊的心理压力。

(3)心理特点:由于生理上和社会角色的变化,老年人的心理也相应会发生很大的变化。做好老年人心理护理在老年人的护理中占有很大比重,因而,了解老年人的心理特点也就至关重要。

失落感:老年人曾经是社会的中流砥柱,在工作中往往处于主导地位。当他们从原来的工作岗位退下来时,他们会觉得自己再也不能如年轻时一样做事情了。这种主导地位也随之消失,这一切都会增加老年人的失落感。

孤独感:老年人是一个特殊的群体,他们面临着更多的分离,这些都会给老年人带来悲伤和孤独的感觉。

落伍感:现代科技突飞猛进的发展带给年轻人的是新鲜和刺激,给老年人带来的则是落伍感。他们的生理特征决定了他们反应较慢,接受新事物的能力相对较差,导致了老年人的落伍感。

遗憾感:步入老龄后,闲暇时间多了,以往生活中的遗憾会重新浮现到现实生活中来。而要实现年轻时未曾实现的梦想,则比年轻时更难。这种遗憾感不仅体现在老年人有自己未完成的事,还体现在没有兑现他们给别人的承诺。

恐惧感:生老病死虽说是大自然的规律,但当死亡临近时,人会有一个对死亡恐惧的阶段,老年人也不例外。

2.老年人护理的要点

(1)生活上的指导与照顾:由于生理功能的退化,老年人的饮食起居在维护健康上显得更为重要。原则上,护士要指导老年人如何养成良好的生活习惯、合理膳食、适当运动及去掉不良嗜好与习惯。护士要根据老人的不同情况,制定不同的照顾计划。老年人常患慢性疾病,护士要指导老年人如何用药及观察药物的疗效与不良反应。

(2)心理上的安慰与支持:对待老年人,首先要有爱心。在爱心的驱使下,护士要尊敬老人,耐心地倾听老人的倾诉,体贴关怀他们,尊重他们的爱好与习惯,使他们在离开自己的亲人时,仍能从护士这里获得亲切感。由于相同的生活经历,对于生活的相同看法,使得老年人与老年人更易于相处。作为临床护士,要帮助老年人提供寻找同伴的机会,并且协调好老年人之间的关系,让他们在愉快的相处中保持良好的心境。

(3)家庭与社会的支持:人是社会的,老年人也不例外,动员家庭和社会力量来关心、爱护老年人,使老年人得到被认同感和幸福感。给他们创造一定的条件,使他们继续为社会作出贡献。护士还要督促老年人家属与之接触,让老年人感觉自己没有被遗弃。与此同时,护士应鼓励老年人把自己当成生活的一部分,并且保持与各年龄人的联系,使他们拥有自己美好的生活目标。

(二)慢性病患者的护理

1.慢性病患者的特点

(1)生理特点:由于慢性病的长期存在,会导致发病器官的功能逐渐减退直至消失。而一个器官的疾病常会影响其他器官的功能,从而导致慢性病患者机体功能降低,逐渐衰竭。

(2)心理特点:①负罪感。由于长期生病在床,给家人、社会带来了经济、精神上的负担,这些带给患者负罪感。②孤独感。由于健康人都有自己的事业和生活,因而家人在对慢性病患者的照顾上难以面面俱到。家人、朋友的离开,会加重患者的孤独感。③焦虑感。许多慢性病患者在病前身居要职或在家里是领头雁,久病在床,患者会担心家庭、工作方面的情况。由于久病不愈,患者对治疗疾病的信心也会下降,从而对自身状况的焦虑与日俱增。④恐惧感。慢性病患者对死亡的恐惧感。

2.慢性病患者的护理要点

(1)增强患者对护理人员的信赖感:慢性病患者对于自身的疾病都有一定了解,从而提出一些专业性较强的问题,这就给护理人员提出了更高的要求。要增强患者的信赖,必须提高自身的素质,要求护士有扎实的医学基础知识,能准确地回答患者提出的各种问题。

(2)增强患者战胜疾病的信心:疾病并不可怕,可怕的是患者意志的崩溃。护理人员有责任帮助患者建立坚强的战胜疾病的信心。

(3)体贴关怀、耐心周到地护理患者:帮助患者去掉孤独、负罪感,让他们感到自己没有被遗弃,同时也让患者感到自身存在的价值。

(4)注意护理操作的准确性:增强患者的安全感,减少患者的痛苦。慢性病患者长期接受治疗护理,这给护理操作带来很大的挑战性。准确的护理操作能减少患者的痛苦,增强患者的安全感与信赖感。

(三)癌症患者的护理

1.癌症患者的特点

(1)生理变化:①受癌细胞浸润的器官功能减退直至消失。②癌细胞转移到其他器官影响其功能。③疼痛。④癌症恶病质综合征是指癌症患者健康情形非常不好及营养状态非常差的一种状态,患者体重减轻,肌肉松软无力,食欲缺乏,严重酸中毒及败血症,此时患者开始生命的倒计时。

(2)心理变化:①否认。初听诊断为癌症,患者都不愿接受事实,进而到处求医,以期否认患癌这一事实。②磋商。在确认自己的确患了癌症以后,患者从理智上开始接受癌症,但仍希望有奇迹出现,企图挽回生命。③抑郁。当奇迹没有出现、幻想破灭时,患者的病情也在逐步加重,但此时患者仍不愿面对癌症及其所带来的痛苦,从而企图逃避现实,甚至有自杀的倾向。④接受。经过长时间的冲突与思考之后,患者接受命运的安排,平和地面对各种治疗,安详地生活着。

(3)社会变化:由于患病,患者的家庭角色、社会角色都会发生变化,离开了自己喜爱的工作岗位,离开了对家人所负的责任,而转变成了患者,需要接受他人的关心与爱护。

2.癌症患者的护理要点

(1)采取适当的方式让患者及家属接受癌症这一事实,不要谈癌色变。

(2)压缩磋商期,向患者介绍最近的医学进展,使患者增强战胜疾病的希望和信心,而不要寄希望于非科学以外的力量,也可向患者介绍类似病例的成功经验。

(3)去除抑郁期,给患者营造一个积极的治病环境,让患者乐观地接受各种治疗,充分体现自己的生存价值。

(4)动员家庭、社会力量共同给予癌症患者精神慰藉。

(5)护理操作准确,增强患者的信赖感与安全感。

(6)教会患者应对与克服放疗、化疗等所带来的不良反应,减少其不适应感,增加其自信心。

三、重视临终关怀,提高生活质量

(一)临终的定义

患者已接受治疗性或姑息性治疗而病情无明显改善,或发现病灶时间太晚及诊断太迟而错过治疗的有效时机,此时患者虽意识清晰,但由于病情加速恶化,种种迹象已表示生命即将终结,这一段时期一般在去世前的 3～6 个月,通常称为临终。

(二)临终患者的特征

1.生理特征

(1)肌肉张力的丧失:肛门括约肌张力的丧失可能导致临终患者的大小便失禁,如此期护理不好,则易导致压疮。也由于肌肉张力的减弱或丧失,导致患者吞咽困难,妨碍患者进食和吞咽咽喉部分泌的黏性液体,使痰液显得格外多。

(2)胃肠道蠕动减弱:胃肠道蠕动减弱导致患者食欲缺乏、营养不良、脱水或便秘。

(3)循环、呼吸系统衰竭。

(4)感觉的改变:临终患者眼角分泌物增多,视觉模糊,听觉逐渐钝化,触觉也更不灵敏。

(5)疼痛。

2.心理特征

(1)渴望生存,期盼救护。

(2)哀伤:对于老年临终患者来说,离开生活了几十年的人世,他们都会感到哀伤。而哀伤在年轻临终患者的身上则表现得更为突出,过早地面对死亡更加无可奈何。

(3)孤独与恐惧:虽说经过长时间的心理挣扎,已经逐步接受了即将死亡这一事实,但对于死亡的恐惧感仍是不可避免的,对于死后事情的未知会使患者产生孤独感。

由于即将面对亲人的永远离去,家人也会由于哀伤而显得束手无策。

(三)护理人员对于临终患者的常见态度

死亡是件恐怖、不详而又不可避免的事,它带给人哀伤、沉闷及痛苦,所以一般人听到"死",总是避免谈论它。护理人员在医院中工作,接触临终患者是经常的事,对于临终患者,护理人员同样也不愿面对,因而常出现一些不应有的典型行为如下。

(1)减少与患者接触的时间,甚至避免与患者交流。

(2)避免与患者谈论将来。

(3)保持忙忙碌碌。

(4)利用选择性听觉,只听她想听的。

(5)不让自己与患者有更进一步的人际关系。

(6)不和患者讨论他的疾病。

护理人员的这些态度常影响护理工作的质量,对于提高临终患者的生活质量也起到负面影响。

(四)临终患者的护理要点

1.提供安全、舒适的生活条件

根据临终患者的生理特征,护士要给患者极大的关心,为患者提供干爽、空气流通好、清洁的生活环境。

2.控制生理症状

(1)为患者提供易于消化的食物,适当协助患者做肢体锻炼。

(2)根据患者的实际情况给予相应的治疗措施,如呼吸困难者给予吸氧。

(3)止痛:在患者无法忍受疼痛时,医护人员要想办法帮助止痛。

3.加强与临终患者的沟通,减少其心理上的不适

恰到好处地与临终患者沟通,减少其孤独、恐惧,让他们不消极地等待死亡的到来,而是到生命的最后都保持积极向上的生活态度。

(五)临终患者的安乐死

安乐死意为"无痛苦的幸福死亡"或"无痛苦致死术"。是指患者有不治之症、在危重临终状态时,由于精神与躯体的痛苦,在其本人及家属的要求下,经过医师认可,用人为的方法使患者在无痛苦的状态下度过临终阶段而终结生命的全过程。

医务人员对待安乐死要持慎重态度,社会对安乐死的认识受风俗习惯、传统文化、文明程度等诸多因素的影响,在没有对安乐死进行立法前,不得随意执行安乐死。安乐死不只是一个医学问题,更是一个复杂的社会问题,临床护理人员应该深刻理解安乐死的意义。

对于临终患者要加以关怀和爱护,精心护理他们,满足他们的最后愿望,通过护理活动给予临终者家属安慰,使患者安心地、无痛苦地去世。

四、重视护理教育,培养专科护士

(一)我国专科护理的现状

由于医疗分科越来越细,每一位医学专家的研究范围越来越小,而对此一极小范围的学问愈钻愈深,此时,护理也随之出现临床护理专家。专科护师不但要掌握基础护理的各项技能,还要熟悉所在专科的特殊护理要求,不同的专科护理对专科护师有不同的要求,如 ICU 的护士要能熟悉各种监护仪的使用,并且能够观察和分析所监测到的结果,骨髓移植监护室的护士则更强调患者接受移植后预防感染的护理。在同一个专科也有不同疾病的患者,这些都为临床专科护士的理论与实践水平提出了更高要求。

在党和国家的关怀下,护理教育正蒸蒸日上,目前我国护理教育的方向是发展专科教育,稳定本科教育,萎缩中专教育,扩大研究生教育,这一举措势必为临床护理输注更多、更优秀的护理人才,让他们在临床实践中逐步成长为专科护师。

(二)临床专科护士的特点及优势

1.具有易被接受的表率作用

专科护师整洁的仪表,合适的体态,和蔼可亲及自然的表情,都使患者感到容易接受而产生亲近的感觉。

2.有很强的责任心

专科护师工作认真负责,敢于承担责任,取得患者的信任。

3.有移情和敏感的态度

能理解患者的心情,体贴患者,观察仔细,善于发现存在于患者身体上的各种问题。

4.有解决问题的能力

根据所发现的问题,作出正确决策,采取积极措施。

5.掌握建立在坚实基础知识上的技能

有牢固的基础知识,能正确解释工作中出现的各种情况,有熟练的护理操作技能,并能予以解释。

6.有沟通和教育的能力

能运用各种沟通技巧与患者进行交流,采取有效措施对患者及家属进行各种健康教育。

7.有主动性和进取心

有志于在护理专业领域中不断创新和拓展。

8.有独立学习的能力

在遇到专业护理方面的问题时,能自己设法寻找正确答案。

9.能正确进行自我评价

正确评价自己,发挥长处,改正缺点。

在医学领域分科越来越细的今天,护理的专科化也被提到日程上来。重视护理教育,培养专科护师,既适应了医学的发展,也为护理学迎接新的挑战打下了基础,成为现在临床护理学发展的趋势。

(三)临床专科护理师的培养途径

1.学校教育中的后期分流

护生在校学习早期,学习各门医学基础及临床护理课程。全面扎实的医学基础知识及社会学方面的知识,是一个优秀的临床专科护理师的基础,学校教育的后期,根据护生的性格、兴趣与特长,进行专科教育,见习期间进行专科培养。

2.在职培养

护理是一门实用型的学科,光有理论知识而缺乏实践的经历是远远不够的,因而,在职培养是学校教育的继续和发展。在职培养中,一方面要有经验丰富的专科护师对新来护士进行帮助与指导;另一方面,专科护师还要根据所学的各专科知识,合理发展专科思想,积极积累经验,为将自己培养成优秀的专科护理师打下基础,也为培养后来的临床护师做好准备。

3.研究生教育进一步深造

临床专科护师要对本专科的护理有独到见解,专科护理研究生的培养,将为临床专科护理输注高等的管理、科研及教育人才。

4.国际合作的联合培养

目前我国护理水平还处于相对落后的水平,加强国际合作,学习国际上专科护理的经验,结合我国临床实际,培养出符合中国国情的专科护士。

(吕　晶)

第二节　临床护理的一般原则

19世纪以前,临床护理工作的原则是照顾患者生活,并无条件地服从医师的指挥,因而当时人们头脑中护士的形象是家人、仆人及修女的形象。现在,护士的形象随着临床护理原则的改进而发生了变化,但以往的类似仆人、修女的形象,在社会上甚至护士自身心目中仍留有痕迹,这在很大程度上阻碍了护理专业的发展和护士地位的提高。因而,作为护理人员,更进一步地了解临床护理的原则,从而将这些原则运用到临床实际工作中,将有利于护士自身素质的提高和护理学科的发展,同时也有利于提高护士的社会地位。

一、协助诊断、治疗

临床医学迅速发展的同时,新的诊断检查技术和治疗方法亦不断涌现。临床护理学必须适应医学发展的需要,这对临床护理学提出了新的挑战。

(一)了解诊断、治疗技术的新进展

1.诊断检查与病情监测方面的进展

多种内镜技术通过直接观察病变、摄像,进行脱落细胞或活组织检查,为早期诊断消化道、呼吸道疾病提供了有效方法。现代诊断技术如电子计算机断层扫描(CT)、磁共振成像(MRI)已广泛用于全身器官的检查。超声诊断技术日新月异,广泛用于许多软组织器官的实时断层显像和观察脏器的三维结构。彩色和频谱多普勒超声可对心血管系统和全身脏器进行血流动力学探测和研究。心脏监护仪的不断更新,可连续监测患者的血压、心率、心律、呼吸及氧分压等而且可以设定报警范围,当某项指标超出设定范围时,监护仪会自动报警,从而可以协助早发现、早诊断、早治疗。

2.治疗技术方面的进展

急性心肌梗死患者的溶栓疗法已被广泛使用。人工心脏起搏、心脏电复律也在临床广泛开展。目前,我国使用的埋藏式自动起搏复律除颤器,可同时治疗缓慢、快速心律失常,并有除颤作用,可以有效地治疗病态窦房结综合征所致的快慢性心律失常。球囊心导管用以扩张狭窄的动脉及心脏瓣膜,经心导管的射频、激光消融术和支架置入术,可以帮助患严重冠状动脉狭窄及预激综合征的患者获得有效治疗。

近年来采用联合化疗及骨髓移植已大大提高了白血病的疗效,使患者存活时间明显延长,甚至彻底治愈。脏器移植术在国内已经蓬勃开展起来。血液净化术使急慢性肾衰竭和某些中毒的患者获得了新生。

内镜不仅可作为检查手段,也广泛用于治疗,如止血、取结石等,并取得了满意效果。

临床护理人员必须学习新的诊断和治疗方法的基本原理和操作过程。积极与医师配合,制定出一套符合患者自身情况的检查与治疗前、中、后的完整护理计划。

(二)了解接受诊断检查、治疗患者的心理反应

1.恐惧

诊疗仪器有的很小,有的却很庞大,这些或大或小的仪器对于医护人员来说很熟悉,但对于

患者而言则是恐怖的世界,常导致患者恐惧不安。检查过程中,医护人员戴着口罩,表情很严肃,这在很大程度上增加了患者的恐惧感。

2.焦虑

当患者接受检查治疗时,由于面对的是未知的事物,在内心深处往往有极强烈的不安。若医护人员在诊疗过程中有表情的变化或言语的踌躇,都会加重患者的焦虑,在诊疗过程中对于诊断结果患者会表现出焦虑。

3.预感性悲哀

一般患者都认为,简单的病只要医师看看就行了,只有复杂的疾病或难以治疗的疾病才会借助机器。因而在机器面前,患者会以为自己已经病入膏肓、不可救药了,从而产生预感性悲哀。

4.疼痛

目前许多的诊断、治疗性措施都是创伤性的,这在很大程度上带给了患者身体上的伤害,一则产生疼痛,二则有日后感染的危险。

(三)诊疗过程中护士的职责

1.诊疗内容的说明

要求护士本身对于检查的目的、检查前要做的准备、检查的时间、疼痛情况及检查中可能有的感觉有充分了解,然后才能根据患者的要求予以详细说明,并教会患者如何应对检查过程中的不适。

2.患者的指导

(1)有时间限制的检查:如患者晨起空腹抽血、晨起留尿等,首先要告诉患者该怎样做,再根据患者的要求告之为什么那样做。

(2)标本容器的使用方法及留取标本的方法:如当患者留痰液作细菌培养时,应告诉患者怎样使用容器及如何留到有效的痰液。

(3)有饮食限制的检查:有许多检查都必须在禁食以后才能进行,如空腹血糖、肝功能、B超等,因而在检查前 8~10 小时一定要患者禁食,以免影响检查的结果。

(4)检查所需药物的使用方法:有些检查必须有药物协助,如施行胃肠道造影时,应指导钡餐的服用法,而且也应告诉患者,检查后应多喝水,以促使钡剂尽快排出体外,预防便秘的发生。

(5)其他动作的指导:如作腹部触诊时,需要患者腹式呼吸或屏气的配合,因而要指导患者以取得合作。

(6)协助患者对检查治疗器械熟悉与了解,以减轻其陌生、恐惧感。

(7)指导患者在接受诊疗时保持乐观、轻松的情绪,并指导患者如何缓解诊疗所带来的不适,如给患者插胃管时,患者感到恶心,可嘱其深呼吸以减轻恶心感。

3.准备检查治疗所需的用物

准备检查治疗所需的用物包括诊疗全过程中所需要的器械、药物。

4.准备并保护患者

(1)为患者准备恰当的诊疗环境,如接受一般性的诊断与治疗可在病床上进行,但如涉及患者隐私部位时,则应安排单独的环境,依检查部位准备适当的检查姿势。

(2)如果男医师检查女患者,护士可依患者要求站在旁边协助,以使患者有安全感。

(3)如果时间允许的话,协助患者以最好的状态接受诊断与治疗。

5.临时事故的预防和处理

在许多检查与治疗过程中,由于用药的关系可能会发生变态反应,此外,各种创伤性检查与治疗在其过程中或后有可能发生出血、休克等危险,应密切观察患者的反应以便采取紧急措施。

(四)对于拒绝接受检查或治疗患者的护理

这类患者,其在接受检查或治疗时的恐惧感尤为突出,或者是对检查、治疗的结果感到绝望,也或者是对于医疗费用的担心,总之,他们在检查时畏缩不前,甚至拒绝。对于这类患者,护士应给予更多、更周全、更耐心的解释与说明,给予心理上的支持,以取得他们的配合。

(五)协助检查和治疗时与其他专业人员的合作

协助检查与治疗关系到护士与医务人员之间的合作,这种合作过程中,护士不仅要在用药、器械等方面予以协助,还要与其他医务人员一起共同创造一个和谐的检查、治疗氛围,以减轻患者的心理压力。

了解接受诊断与治疗的患者的心理,不断提高自身对于检查与治疗的认识程度,并提高自己的治疗技能,以积极协助患者检查和治疗,是对临床护士的更高要求,也是临床护理的一般原则。

二、评估及满足患者的基本需要

所有的人都必须满足一些基本的需要,包括生理的、心理的及社会的需要,才能维持生命,患者也有其不同的需要。因而,评估及满足患者的基本需要,是维持患者生命、促进其康复的基本条件之一,也是当代临床护理的一般原则。

(一)关于马斯洛的人类基本需要层次论

马斯洛理论认为,人的需要共有 5 个层次。

1.生理的需要

生理的需要包括食物、空气、水、温度、阳光、排泄、休息、避免疼痛等。

2.安全的需要

安全的需要包括安全、保障、受到保护、没有焦虑和恐惧。

3.爱与归属的需要

爱与归属的需要即爱、被爱和有所属的需要。

4.尊敬的需要

尊敬的需要包括受到别人尊敬和自尊的需要。

5.自我实现的需要

自我实现的需要指个人的潜能和能力得到充分发挥的过程。

(二)马斯洛理论对于临床护理的意义

当一个人的大部分需要都能得到满足时,就能保持平衡的状态,而当基本需要得不到满足时,就会导致失衡,甚至疾病。护理的领域也就是满足患者的各种需要,因而马斯洛理论在临床护理中得到了广泛应用。

(1)帮助护士识别患者未满足的需要,这些未满足的需要就是需要进行帮助和解决的护理问题。

(2)帮助护士更好地领悟和理解患者的言行,如有的患者希望别人称呼其职位,这是一种尊敬与自尊的需要。

(3)帮助护士预测患者尚未表达的需要或可能出现的问题,从而使护士采取相应的措施,以达到预防的目的。

(4)帮助护士识别问题的轻重缓急,以便在制定护理计划时排列先后顺序。

(5)帮助护士采取行之有效的措施来满足患者的需要,促进患者的康复。

(6)作为护理评价的依据。

(三)患者的基本需要

一个人在健康状态下,其需要可由自己来满足,但在患病时就有许多需要不能满足,影响需要满足的因素有生理状况、情绪、智力、环境、社会、个人信念文化因素等。当患者自身的需要未得到满足时,就需要护士的照顾,包括:明确患者有哪些需要未满足,提出护理问题;了解这些问题对患者所造成的影响;制定和执行一些护理措施,帮助患者满足需要以恢复健康。患者可能出现的未满足的需要有以下几条。

1.生理的需要

(1)氧气:缺氧,呼吸道阻塞。

(2)水:脱水,水肿,水、电解质及酸碱平衡失调。

(3)营养:肥胖,消瘦,各种营养缺乏症及不同疾病(如糖尿病、高血压)的饮食需要。

(4)体温:过高、过低或失调。

(5)排泄:便秘,腹泻,尿崩,少尿或无尿及大小便失禁等。

(6)休息与睡眠:过于疲劳及各种睡眠型态紊乱(如嗜睡、入睡困难等)。

(7)避免疼痛:包括疾病所致的疼痛及各种医疗手段所致的疼痛。

2.安全的需要

安全的需要包括要帮助患者避免身体上的伤害及心理上的威胁,首先要求建立良好的护患关系,以取得患者对护士的信任,其次要注意防止意外事故的发生,如地板过滑、床无护栏等,再者要鼓励患者增强对治疗和康复的信心。

3.爱与归属的需要

这种需要不仅只是爱情,更是亲密和归属感,在患病的时候,这种需要更加强烈。一般说来,患者在情感上比较脆弱,更希望得到亲人、朋友及周围人们亲切的关怀和理解,虽说护理人员能够在生理需要上提供全面的帮助,但在感情上不能完全替代家属,因而适当允许亲友探视,可让患者得到心理上的安慰。患者只有在安全感和归属感得到满足后,才能真正地接受护理与照顾。

4.自尊与被尊敬的需要

在爱与归属感得到满足的同时,患者就会感到被尊敬和重视。患病会影响患者的自尊,患者会觉得因为有病而失去自身的价值或成为他人的负担。因而,护士应帮助患者感到自己是重要的,是被接受的。尊重患者的隐私及理解患者的个性,都能有效地增加患者的自尊感与被尊敬感。

5.自我实现的需要

疾病常严重影响人们发挥能力,特别是在丧失一些能力时,自我实现的需要在不同的患者中有很大的差异。护士的职责是切实保证低层次需要的满足,使患者意识到自己还有能力并能加强学习,为自我实现创造条件。

(四)护士如何帮助患者满足基本需要

根据奥瑞姆自理模式理论,依据患者的不同情况予以不同方面的满足。

(1)对暂时或永久需要依赖护理者的患者,护士应对其生理和心理需要进行帮助,如吸出痰液以保持呼吸道通畅,静脉输液维持水、电解质、酸碱及营养平衡。

(2)协助患者做到独立,尽可能由他们自己满足自己的需要,如帮助患者康复,即协助患者发挥最大的潜能以满足其自身生活的需求。

(3)通过教育的方法预防潜在的、可能发生的基本需要得不到满足的问题的发生。

所有的人都有共同的基本需要,但每一个人都是不同的个体,因而对各种需要的要求也因人而异。故此我们的护理工作不能千篇一律,而应根据不同的患者,评估其独特的需要和问题,从而针对具体情况采取不同措施,以达到满足患者基本需要的目标。

三、预防并发症

许多疾病在其诊断和治疗的过程中,或者由于疾病本身的发展,常会衍生出许多其他的并发症,如糖尿病患者可能并发酮症酸中毒、心血管病变、肾脏病变、眼部病变或神经病变。并发症的发生都有或长或短的过程,也有直接或间接的诱发因素。在护理过程中,护理人员加强对患者病情变化的警觉性,密切观察是否有异常情况发生,并在发现异常时作出紧急处理,对于预防并发症将起到决定性的作用。

(一)了解疾病及常见的并发症

由于每一种器官系统的疾病所并发的疾病会有较大的差异,而且由于个体的差异,同一种疾病可能会在不同的人身上出现不同的并发症,因而,预防并发症也就要求护士对于每一种疾病及其可能发生的并发症有较详尽的了解,这样在观察护理患者的过程中才能有针对性,而不是盲目的、不知所措的。

因此,对护士提出了更高的要求,要求临床护士不仅要执行医嘱,还要能主动了解病情的动态发展。

(二)加强警觉、密切观察病情变化

在临床中,与患者接触最多的是护士,进行治疗、护理、健康教育,护士始终都与患者在一起,当为患者进行护理时,不仅是手动、脚动,更重要的还要眼动、心动。不但要观察患者身体上的变化,还要观察其心理状态的变化,这样才能观测到治疗护理的效果,同时发现治疗、护理中的疏漏之处。发现异常情况要积极思考,这样护理工作才会变得主动和更有意义,而不能对异常情况听之任之,任其发展。

因而,这就要求临床护理工作者加强对病房的巡视,密切观察每一位患者的病情变化,时时刻刻保持警觉性,做到有异常情况能早发现、早诊断、早治疗。

(三)采取措施,切实预防并发症

发现患者的异常情况,根据观察所得出的结论,采取切实有效的措施,防止并发症的发生,从而帮助患者战胜疾病、恢复健康,是医务工作者的最终目的。

有些并发症是通过护理手段就能预防的,如长期卧床的患者有可能发生压疮,压疮的发生会导致患者身心的痛苦及经济负担的加重。预防压疮的发生是一项重要的任务,它由护理工作来完成,有更多的并发症是需要与医师配合共同来预防的。这就包括了对原发病的治疗和对出现异常情况时的医疗处理,但无论哪种情况都需要护士去执行,执行的结果直接影响着并发症的情况。

在预防并发症的过程中,护士起着积极、主动的作用,积极预防并发症的发生是三级预防的重点,它成为现代临床护理的一大原则,同时也对临床护士提出了更高的要求。要做好预防并发

症的工作,不仅要求护士有扎实的医学知识,而且要求护士有责任心、洞察力及判断力。

四、促进康复

康复是综合协调地应用各种措施,以减少伤残者身心功能障碍,使病伤残者能重返社会。康复针对病伤残者的功能障碍,以提高功能水平为主线,以整体的人为对象,以提高生活质量和最终回归社会为目标。护士作为促进康复者,对康复过程的参与将在很大程度上影响康复的结果。

(一)接受治疗患者的特点

康复医学的主要对象是由于损伤以及急、慢性疾病和老龄带来的功能障碍者,以及先天发育障碍的残疾者。

1.生理特点

根据疾病对个体赖以生存的主要能力的影响,可将接受康复治疗的主要对象划分为3类。

(1)残损:是指生理或解剖结构上或功能上的任何丧失或异常,是生物器官系统水平上的残疾。

(2)残疾:由于残损使能力受限或缺乏,以致不能按正常的方式和范围进行活动,是个体水平上的残疾。

(3)残障:由于残损或残疾限制或阻碍一个人完成正常情况下(按年龄、性别、社会和文化因素等)应能完成的社会作用,是社会水平的残疾。

无论是这3类残疾中的哪一类,患者在其生理上都会有器官结构和功能的丧失或异常,或在语言、听力、视力方面出现异常或丧失,是骨骼、肌肉、内脏的损坏,或是畸形。种种异常或妨碍了患者与他人的交流,或影响患者自身的活动,从而影响了患者适应社会和独立自主,进而在心理上给患者带来很大的压力。

2.心理特点

(1)功能障碍性悲哀:由健康到疾病到留下后遗症需要康复治疗,是一个或长或短的过程,当患者的功能发生障碍时,将出现功能障碍性悲哀。

(2)自我形象紊乱:个人对自我形象的认识受到干扰。

(3)无能为力:个人感到自己的行动将无法对结果产生重要影响,对当时的情境或即将发生的事情感到缺乏控制能力。

(4)绝望:个人认为选择机会受限或没有选择余地,以及不能发挥自己的力量以达到目标。

(二)康复患者的护理

美国医院协会曾对临床医疗中的康复介入过程列成一图,其中强调了护理对于促进康复的作用。护理贯穿在疾病的全过程,急性期采用的是治疗护理手段,康复期除治疗护理手段外,护士还采用与日常生活活动有密切联系的运动治疗、作业治疗的方法,以及帮助患者生活自理的护理方法。如在病房中为防止肌肉萎缩和关节僵直而对患者进行被动运动、按摩;在病房中训练,患者利用自助工具进食、穿衣、梳饰、排泄等。

1.心理支持

患者因为器官或功能的异常,常担心自己成为家庭和社会的拖累,故产生悲观、焦虑、抑郁及厌倦等不良心理反应,部分患者产生依赖医护人员的帮助和其家属的照料的强化心理。为此,应为患者制定治疗方案及预后的指导,帮助其树立耐心和自立、自强的信心,督促患者主动参与诊疗和护理。帮助患者排除不利于康复的因素及有意识地学会调节自己的情绪,如鼓励患者工作之余参加一定的社交和娱乐活动,保持积极乐观的情绪,视身体状况适当地自理和料理家务,指导患者家属关心、体贴、爱护和照顾他们,建立和睦的家庭关系,以促进良好心境,积极完成治疗和自理,最终回归社会。

2.指导患者服药

许多患者在接受康复药疗时需要服药以控制病情的发展,护士应指导患者熟悉各种药物的性质、使用目的及不良反应,教会患者掌握所用药物的维持剂量、应用方法和时间,体验药效及观察轻微的不良反应。

3.指导和帮助患者坚持康复运动

运动疗法是治疗和预防的手段,不仅能对许多疾病起治疗作用,而且能防止一些疾病可能发生的并发症或不良后果,还能增强全身的体力和抗病能力,是广为使用的康复治疗手段。有一部分是患者的自我治疗,但要有护士的指导与评价,护士还可通过被动运动及按摩等治疗患病局部,同时也对全身脏器产生积极影响。

4.协助康复医师进行其他康复治疗

除运动疗法外,康复治疗还包括物理疗法(电疗、光疗、超声波疗、磁疗、水疗等)、作业疗法、言语矫治、心理治疗等多种疗法。这种种治疗都离不开护士的合作,有效的合作,可以为患者创造一个良好的治疗环境,促进患者进一步恢复健康。

5.鼓励并指导患者带残自立

协助鼓励患者进行康复治疗,增强其战胜残疾的信心,可以帮助残疾人获得其独特的健康,不仅有利于残疾人的身心健康,也为社会积累了一大笔物资和精神财富。

伤残并不可怕,可怕的是一个人的意志丧失,在临床护理工作中,把人当作一个整体的人,在身体上、心理上、社会上、职业上帮助伤残患者调整提高,使患者恢复到尽可能高的水平,加强对这类人群的健康教育,帮助他们学会带着残疾生活在家庭、工作和社会中,也是临床护理的一般原则。

对住院患者,根据其一般情况,评估其基本需要是否获得满足,对基本需要未获得满足的患者,应设法协助其满足,对需要康复者则提供身心各方面的协助,使他们回到家庭与社会。临床护理涉及的范围很广,护士应了解其意义,认识到未来的发展趋势,努力充实自己,以协助患者接受各种诊断、检查和治疗,并预防并发症的发生。

(张桂明)

第二章

护 理 理 论

第一节 系 统 理 论

一、系统理论的产生

系统作为一种思想,早在古代就已萌芽,但作为科学术语使用,还是在现代。系统论的观点起源于 20 世纪 20 年代,由美籍奥地利理论生物学家路·贝塔朗菲提出,1932—1934 年,他先后发表了《理论生物学》和《现代发展理论》,提出用数学和模型来研究生物学的方法和机体系统论概念,可视为系统论的萌芽。1937 年,贝塔朗菲第一次提出一般系统论的概念。1954 年,以贝塔朗菲为首的科学家们创办了"一般系统论学会"。1968 年,贝塔朗菲发表了《一般系统论——基础、发展与应用》。系统论主要解释了事物整体及其组成部分间的关系以及这些组成部分在整体中的相互作用。其理论框架被广泛应用到许多科学领域,如物理、工程、管理及护理等,并日益发挥重大而深远的影响。

二、系统的基本概念

(一)系统的概念

系统是由相互联系、相互依赖、相互制约、相互作用的事物和过程组成的,具有整体功能和综合行为的统一体。各种系统,尽管它的要素有多有少,具体构成千差万别,但总有两部分组成:一部分是要素的集合;另一部分是各要素间相互关系的集合。

(二)系统的基本属性

系统是多种多样的,但都具有共同的属性。

1.整体性

组成系统的每个部分都具有各自独特的功能,但这些组成部分不具有或不能代表系统总体的特性。系统整体并不是由各组成部分简单罗列和相加构成的,各部分必须相互作用、相互融合才能构成系统整体。因此,系统整体的功能大于并且不同于各组成部分的总和。

2.相关性

系统的各个要素之间都是相互联系、相互制约,若任何要素的性质或行为发生变化,都会影响其他要素,甚至系统整体的性质或行为。如人是一个系统,作为一个有机体,由生理、心理、社会文化等各部分组成,其整体生理机能又由血液循环、呼吸、消化、泌尿、神经肌肉和内分泌等不同系统和组织器官组成。当一个人神经系统受到干扰,就会影响他的消化系统、心血管系统的功能。

3.层次性

对于一个系统来说,它既是由某些要素组成,同时,它自身又是组成更大系统的一个要素。系统的层次间存在着支配与服从的关系。高层次支配低层次,决定系统的性质,低层次往往是基础结构。

4.动态性

系统是随时间的变化而变化。系统进行活动,必须通过内部各要素的相互作用,能量、信息、物质的转换,内部结构的不断调整以达到最佳功能状态。此外,系统为适应环境,维持自身的生存与发展,需要与环境进行物质、能量、信息的交流。

5.预决性

系统具有自组织、自调节能力,可通过反馈适应环境,保持系统稳态,这样就呈现某种预决性。预决性程度标志系统组织水平高低。

三、系统的分类

自然界或人类社会可存在千差万别的各种系统,可从不同角度对它们进行分类。分类方法如下。

(一)按组成系统的要素性质分类

系统可分成自然系统与人造系统。自然系统如生态系统、人体系统等;人造系统如机械系统、计算机软件系统等。自然系统与人造系统的结合,称复合系统,如医疗系统、教育系统。

(二)按组成系统的内容分类

系统可分为物质系统与概念系统。物质系统如动物、仪器等;概念系统如科学理论系统、计算机程序软件等。多数情况下,实物系统与概念系统是相互结合、密不可分的。

(三)按系统与环境的关系分类

系统可分为开放系统与封闭系统。封闭系统是指与环境间不发生相互作用的系统,即与环境没有物质、信息或能量的交换,事实上绝对的封闭系统是不存在的。与封闭系统相反,开放系统是指通过与环境间的持续相互作用,不断进行物质、能量和信息交流的系统,如生命系统、医院系统等。在开放系统中,按系统有无反馈可分为开环系统与闭环系统。没有反馈的系统称开环系统,有反馈的系统称闭环系统。

(四)按系统运动的属性分类

系统可分为动态系统与静态系统。动态系统如生物系统、生态系统;静态系统如一个建筑群、基因分析图谱等。

四、系统理论的基本原则及在护理实践中的应用

(一)整体性原则

整体性原则是系统理论最基本的原则,也是系统理论的核心。

1.从整体出发,认识、研究和处理问题

护理人员在处理患者健康问题时,要以整体为基本出发点,深入了解,把握整体,找出解决问题的有效方法。

2.注重整体与部分、部分与部分之间的相互关系

从整体着眼,从部分入手,把护理工作的重点放在系统要素的各种联系关系上。如医院的护理系统从护理部到病区助理护士,任何一个要素薄弱,都会影响医院护理的整体效应。

3.注重整体与环境的关系

整体性原则要求护理人员在护理患者时,要考虑系统对环境的适应性,通过调整人体系统内部结构,使其适应周围环境,或是改变周围环境,使其适应系统发展的需要。

（二）优化原则

系统的优化原则是通过系统的组织和调节活动,达到系统在一定环境下最佳状态,发挥最好功能。

1.局部效应应服从整体效应

系统的优化是与系统整体性紧密联系的,当系统的整体效应与局部效应不一致时,局部效应须服从整体效应。护理人员在实施计划护理中,都要善于抓主要矛盾,追求整体效应,实现护理质量、效率的最优化。

2.坚持多极优化

优化应贯穿系统运动全过程。护理人员在护理患者时,为追求最佳护理活动效果,从确定患者健康问题、确定护理目标、制订护理措施、实施护理计划、建立评价标准等都要进行优化抉择。

3.优化的绝对性与相对性相结合

优化本身的"优"是绝对的,但优化的程度是相对的。护理人员在工作中选择优化方案时,应从实际出发、科学分析、择优而从,如工作中常会遇到一些牵涉多方面的复杂病情的患者或复杂研究问题,往往会出现这方面问题解决较好,而那方面问题却未能很好解决,且难找到完善的方案。这就要在相互矛盾的需求之中,选择一个各方面都较满意的相对优化方案。

（三）模型化原则

预先设计一个与真实系统相似的模型,通过对模型的研究来描述和掌握真实系统的特征和规律的方法称模型化。在模型化过程中须遵循的原则称模型化原则。在护理研究领域中应用的模型有多种,如形态上可分为具体模型与抽象模型。从性质上可分为结构模型与功能模型。在设计模型进行护理研究时,必须遵循模型化原则。模型化原则有以下 3 个方面。

1.相似性原则

模型必须与原型相似,这样建立的模型才能真正反映原型的某些属性、特征和运动规律。

2.简化原则

模型既应真实,又应是原型的简化,如无简化性,模型就失去它存在的意义。

3.客观性原则

任何模型总是真实系统某一方面的属性、特征、规律性的模仿,因此建模时,要以原型作为检验模型的真实性客观依据。

（吕国龙）

第二节 需 要 理 论

一、概述

每个人都有一些基本的需要,包括生理的、心理的和社会的。这些需要的满足使人类得以生存和繁衍发展。

(一)需要的概念

需要是人脑对生理与社会要求的反应。人类的基本需要具有共性,在不同年代、不同地区或不同人群,为了自身与社会的生存与发展,必须对一定的事物产生需求,例如食物、睡眠、情爱、交往等,这些需求反映在个体的头脑中,就形成了他的需要。当个体的需要得到满足时,就处于一种平衡状态,这种平衡状态有助于个体保持健康。反之,当个体的需要得不到满足时,个体则可能陷入紧张、焦虑、愤怒等负性情绪中,严重者可导致疾病的发生。

(二)需要的特征

1.需要的对象性

人的任何需要都是指向一定对象的。这种对象既可以是物质性的,也可以是精神性的。无论是物质性的还是精神性的需要,都须有一定的外部物质条件才可获得满足。

2.需要的发展性

需要是个体生存发展的必要条件,如婴儿期的主要需要是生理需要,少年期则产生了尊重的需要。

3.需要的无限性

需要不会因暂时满足而终止,当某些需要满足后,还可产生新的需要,新的需要就会促使人们去从事新的满足需要的活动。

4.需要的社会历史制约性

人的各种需要的产生及满足均可受到所处环境条件与社会发展水平的制约。

5.需要的独特性

人与人之间的需要既有相同,也有不同,其需要的独特性是个体的遗传因素、环境因素所决定。在临床工作中,护理人员应细心观察患者需要的独特性,及时给予合理的满足。

(三)需要的分类

常见的分类有两种。

1.按需要的起源分类

需要可分生理性需要与社会化需要。生理性需要如饮食、排泄等;社会性需要如劳动、娱乐、交往等。生理性需要主要作用是维持机体代谢平衡;社会性需要的主要作用是维持个体心理与精神的平衡。

2.按需要的对象分类

需要可分物质需要与精神需要。物质需要如衣、食、住、行等;精神需要如认识的需要、交往的需要等。物质需要既包括生理性需要,也包括社会性需要;精神需要是指个体对精神文化方面的要求。

(四)需要的作用

需要是个体从事活动的基本动力,是个体行为积极性的源泉。根据需要的作用,护理人员在护理患者时,既要满足患者的基本需要,又要激发患者依靠自己的力量恢复健康的需要。

二、需要层次理论

许多哲学家和心理学家试图将人的需要这一概念发展成理论,并用以解释人的行为。心理学家亚伯拉罕·马斯洛于1943年提出了人类基本需要层次论,这一理论已被广泛应用于心理学、社会学和护理学等许多学科领域。

(一)需要层次论的主要内容

马斯洛将人类的基本需要分为5个层次,并按照先后次序,由低向高依次排列,包括生理的需要、安全的需要、爱与归属的需要、尊敬的需要和自我实现的需要。

1.生理的需要

生理的需要是人类最基本的需要,包括食物、空气、水、温度(衣服和住所)、排泄、休息和避免疼痛。

2.安全的需要

人需要一个安全、有秩序、可预知、有组织的世界,以使其感到有所依靠,不被意外的、危险的事情所困扰,即包括安全、保障、受到保护以及没有焦虑和恐惧。

3.爱与归属的需要

人渴望归属于某一群体并参与群体的活动和交往,希望在群体或家庭中有一个适当的位置,并与他人有深厚的情感,即包括爱他人、被爱和有所归属,以免遭受遗弃、拒绝、举目无亲等痛苦。

4.尊敬的需要

尊敬的需要是个体对自己的尊严和价值的追求,包括自尊和被尊两方面。尊敬需要的满足可使人感到自己有价值、有能力、有力量和必不可少,使人产生自信心。

5.自我实现的需要

自我实现的需要是指一个人要充分发挥自己才能与潜力的要求,是力求实现自己可能之事的要求。

马斯洛在晚年时,又把人的需要概括为三大层次:基本需要、心理需要和自我实现需要。

(二)各需要层次之间的关系

马斯洛不仅将人的需要按照不同层次进行了划分,而且十分强调各层次之间的关系。他指出如下几点。

(1)必须首先满足较低层次的需要,然后再考虑满足较高层次的需要。生理需求是最低层次的,也是最重要的,人在最基本的生理需要满足后,才得以维持生命。

(2)通常一个层次的需要被满足后,更高一层的需要才会出现,并逐渐明显和强烈。例如,人的生理需要得到满足后,会争取满足安全的需要;同样,在安全的需要满足之后,才会提出爱和更高层次的需要。但是,有些人在追求满足不同层次的需要时会出现重叠,甚至颠倒。例如,有的科研工作者为探求科学真理(自我实现),不顾试验场所可能存在危害生命的因素(安全的需要);有的运动员为夺冠军,为祖国争光(自我实现),不考虑自己可能会受伤甚至致残(生理和安全的需要），也要勇往直前。

（3）维持生存所必需的低层次需要是要求立即和持续予以满足的，如氧气；越高层次的需要越可被较长久地延后，如性的需要、尊敬的需要等。但是，这些可被暂时延缓或在不同时期有所变化的需要是始终存在的，不可被忽视。

（4）人们满足较低层次需要的活动基本相同，如对氧的需要，都是通过呼吸运动来满足。而越是高层次的需要越为人类所特有，人们采用的满足方式越具有差异性，如满足自我实现需要的需要时，作家从事写作，科学家作研究，运动员参加竞赛等。同时，低层次需要比高层次需要更易确认、更易观测、更有限度，如人只吃有限的食物，而友爱、尊重和自我实现需要的满足则是无限的。

（5）随着需要层次向高层次移动，各种需要满足的意义对每个人来说越具有差异性。这是受个人的愿望、社会文化背景以及身心发展水平所决定的。例如，有的人对有一个稳定的职业、受他人尊敬的职位就很满意了，而有的人还要继续学习，获得更高的学位，不断改革和创新。

（6）各需要层次之间可相互影响。例如，有些较高层次需要并非生存所必需，但它能促进生理机能更旺盛，使人的健康状态更佳、生活质量更高，如果不被满足，会引起焦虑、恐惧、抑郁等情绪，导致疾病发生，甚至危及生命。

（7）人的需要满足程度与健康成正比。当所有的需要被满足后，就可达到最佳的健康状态。反之，基本需要的满足遭受破坏，会导致疾病。人若生活在高层次需要被满足的基础上，就意味着有更好的食欲和睡眠、更少的疾病、更好的心理健康和更长的寿命。

（三）需要层次论对护理的意义

需要层次论为护理学提供了理论框架，它是护理程序的理论基础，可指导护理实践有效进行。

（1）帮助护理人员识别患者未满足的需要的性质，以及对患者所造成的影响。

（2）帮助护理人员根据需要层次和优势需要，确定需要优先解决的健康问题。

（3）帮助护理人员观察、判断患者未感觉到或未意识到的需要，给予满足，以达到预防疾病的目的。

（4）帮助护理人员对患者的需要进行科学指导，合理调整需要间关系，消除焦虑与压力。

三、影响需要满足的因素

当人的需要大部分被满足时，人就能处于一种相对平衡的健康状态。反之，会造成机体环境的失衡，导致疾病的发生。因此，了解可能引起人的需要满足的障碍因素十分必要。

（一）生理的障碍

生理的障碍包括生病、疲劳、疼痛、躯体活动有障碍等，如因腹泻而影响水、电解质的平衡以及食物摄入的需要。

（二）心理的障碍

人处于焦虑、恐惧、愤怒、兴奋或抑郁等状态时会影响基本需要的满足，如引起食欲改变、失眠、精力不集中等。

(三)认知的障碍和知识缺乏

人要满足自身的基本需要是要具备相关知识的,如营养知识、体育锻炼知识和安全知识等。人的认知水平较低时会影响对有关信息的接受、理解和应用。

(四)能力障碍

一个人具备多方面能力,如交往能力、动手能力、创造能力等。当个体某方面能力较差,就会导致相应的需要难以满足。

(五)性格障碍

一个人性格与他的需要产生与满足有密切关系。

(六)环境的障碍

如空气污染、光线不足、通风不良、温度不适宜、噪音等都会影响某些需要的满足。

(七)社会的障碍

缺乏有效的沟通技巧、社交能力差、人际关系紧张、与亲人分离等会导致缺乏归属感和爱,也可影响其他需要的满足。

(八)物质的障碍

需要的满足需要一定的物质条件,当物质条件不具备时,以这些条件为支撑的需要就无法满足。如生理需要的满足需要食物、水;自我实现的需要的满足需要书籍、实验设备等。

(九)文化的障碍

如地域习俗的影响、信仰、观念的不同、教育的差别等,都会影响某些需要的满足。

四、患者的基本需要

一个人在健康状态下能够由自己来满足各类需要,但在患病时,情况就发生了变化,许多需要不能自行满足。这就需要护理人员作为一种外在的支持力量,帮助患者满足需要。

(一)生理的需要

1.氧气

缺氧、呼吸道阻塞、呼吸道感染等。

2.水

脱水、水肿、电解质紊乱、酸碱失衡。

3.营养

肥胖、消瘦、各种营养缺乏、不同疾病(如糖尿病、肾脏疾病)的特殊饮食需要。

4.体温

过高、过低、失调。

5.排泄

便秘、腹泻、大小便失禁等。

6.休息和睡眠

疲劳、各种睡眠形态紊乱。

7.避免疼痛

各种类型的疼痛。

(二)刺激的需要

患者在患病的急性期,对刺激的需要往往不很明显,当处于恢复期时,此需要的满足日趋重要。如长期卧床的患者,如果他心理上刺激的需要、生活上活动的需要不满足,那就意味着其心理上、生理上都在退化。因此,卧床患者需要翻身、肢体活动,以减轻或避免皮肤受损、肌肉萎缩等。

长期单调的生活不但引起体力衰退、情绪低落,智力也会受到影响。故应注意环境的美化,安排适当的社交和娱乐活动。长期住院的患者更应注意满足刺激的需要,如布置优美、具有健康教育性的住院环境,病友之间的交流和娱乐等。

(三)安全的需要

患病时由于环境的变化、舒适感的改变,安全感会明显降低,如担心自己的健康没有保障;寂寞和无助感;怕被人遗忘和得不到良好的治疗和护理;对各种检查和治疗产生恐惧和疑虑;对医护人员的技术不信任;担心经济负担问题等。具体护理内容包括以下两点。

1.避免身体伤害

应注意防止发生意外,如地板过滑、床位过高或没有护栏、病室内噪音、院内交叉感染等均会对患者造成伤害。

2.避免心理威胁

应进行入院介绍和健康教育,增强患者自信心和安全感,使患者对医护人员产生信任感和可信赖感,促进治疗和康复。

(四)爱与归属的需要

患病住院期间,由于与亲人的分离和生活方式的变化,这种需要的满足受到影响,就变得更加强烈,患者常常希望得到亲人、朋友和周围人的亲切关怀、理解和支持。护理人员要通过细微、全面的护理,与患者建立良好的护患关系,允许家属探视,鼓励亲人参与护理患者的活动,帮助患者之间建立友谊。

(五)自尊与被尊敬的需要

在爱和所属的需要被满足后,患者也会感到被尊敬和被重视,因而这两种需要是相关的。患病会影响自尊需要的满足,患者会觉得因生病而失去自身价值或成为他人的负担,护理人员在与患者交往中,始终保持尊重的态度、礼貌的举止。

注意帮助患者感到自己是重要的、是被他人接受的,如礼貌称呼患者的名字,而不是床号;初次与患者见面时,护士应介绍自己的名字;重视、听取患者的意见;让患者做力所能及的事,使患者感到自身的价值。

在进行护理操作时,应注意尊重患者的隐私,减少暴露;为患者保密;理解和尊重患者的个人习惯、价值观、宗教信仰等,不要把护士自己的观念强加给患者,以增加其自尊和被尊感。

(六)自我实现的需要

个体在患病期间最受影响而且最难满足的需要是自我实现的需要。特别是有严重的能力丧失时,如失明、耳聋、失语、瘫痪、截肢等对人的打击更大。但是,疾病也会对某些人的成长起到促进作用,从而对自我实现有所帮助。此需要的满足因人而异,护理的功能是切实保证低层次需要的满足,使患者意识到自己有能力、有潜力,并加强学习,为自我实现创造条件。

五、满足患者需要的方式

护理人员满足患者需要的方式有 3 种。

（一）直接满足患者的需要

对于暂时或永久丧失自我满足某方面需要能力的患者，护理人员应采取有效措施来满足患者的基本需要，以减轻痛苦，维持生存。

（二）协助患者满足需要

对于具有或恢复一定自我满足需要能力的患者，护理人员应有针对性地给予必要的帮助和支持，提高患者自护能力，促进早日康复。

（三）间接满足患者的需要

可通过卫生宣教、健康咨询等多种形式为护理对象提供卫生保健知识，避免健康问题的发生或恶化。

（吕　晶）

第三节　自　理　理　论

奥瑞姆（Dorothea.Elizabeth.Orem）是美国著名的护理理论学家之一。她在长期的临床护理、教育和护理管理及研究中，形成和完善了自理模式。强调护理的最终目标是恢复和增强人的自护能力，对护理实践有着重要的指导作用。

一、概述

奥瑞姆的自理模式主要包括自理理论、自理缺陷理论和护理系统理论。

（一）自理理论

每个人都有自理需要，而且因不同的健康状况和生长发育的阶段而不同。自理理论包括自我护理、自理能力、自理的主体、治疗性自理需要和自理需要等五个主要概念。

（1）自我护理是个体为维持自身的结构完整和功能正常，维持正常的生长发育过程，所采取的一系列自发的调节行为。人的自我护理活动是连续的、有意义的。完成自我护理活动需要智慧、经验和他人的指导与帮助。正常成人一般可以进行自我护理活动，但是婴幼儿和那些不能完全自我护理的成人则需要不同程度的帮助。

（2）自理能力是指人进行自我护理活动的能力，也就是从事自我照顾的能力。自理能力是人为了维护和促进健康及身心发展进行自理的能力，是一个趋于成熟或已成熟的人的综合能力。人为了维持其整体功能正常，根据生长发育的特点和健康状况，确定并详细叙述自理需要，进行相应的自理行为，满足其特殊需要，比如人有预防疾病和避免损伤的需要，在患病或受伤后，有减轻疾病或损伤对身心损害的需要。奥瑞姆认为自理能力包括十个主要方面。①重视和警惕危害因素的能力：关注身心健康，有能力对危害健康的因素引起重视，建立自理的生活方式。②控制和利用体能的能力：人往往有足够的能量进行工作和日常生活，但疾病会不同程度地降低此能力，患病时人会感到乏力，无足够的能量进行肢体活动。③控制体位的能力：当感到不适时，有改变体位或减轻不适的能力。④认识疾病和预防复发的能力：患者知道引发疾病的原因、过程、治疗方法以及预后，有能力采取与疾病康复和预防复发相关的自理行为，如改善或调整原有的生活方式，避免诱发因素、遵医嘱服药等。⑤动机：是指对疾病的态度。若积极对待疾病，患者有避免各种危险因素的意向或对恢复工作回归社会有信心等。⑥对健康问题的判断能力：当身体健康出现问题时，能做出决定，及时就医。⑦学习和运用与疾病治疗和康复相关的知识和技能的能力。⑧与医护人员有效沟通，配合各项治疗和护理的能力。⑨安排自我照顾行为的能力，能解释自理活动的内容和益处，并合理安排自理活动。⑩从个人、家庭和社会各方面，寻求支持和帮助的能力。

（3）自理的主体：是指完成自我护理活动的人。在正常情况下，成人的自理主体是本身，但是儿童、患者或残疾人等的自理主体部分是自己、部分为健康服务者或是健康照顾者如护士等。

（4）治疗性自理需要：指在特定时间内，以有效的方式进行一系列相关行为以满足自理需要，包括一般生长发育的和健康不佳时的自理需要。

（5）自理需要：为了满足自理需要而采取的所有活动，包括一般的自理需要，成长发展的自理需要和健康不佳的自理需要。

一般的自理需求：与生命过程和维持人体结构和功能的整体性相关联的需求。①摄取足够的空气、水和食物。②提供与排泄有关的照料。③维持活动与休息的平衡。④维持孤独及社会交往的平衡。⑤避免对生命和健康有害因素。⑥按正常规律发展。

发展的自理需求：与人的成长发展相关的需求；不同的发展时期有不同的需求；有预防和处理在成长过程中遇到不利情况的需求。

健康不佳时的自理需求：个体在身体结构和功能、行为和日常生活习惯发生变化时出现的自理需求。包括：①及时得到治疗。②发现和照顾疾病造成的影响。③有效地执行诊断、治疗和康复方法。④发现和照顾因医护措施引起的不适和不良反应。⑤接受并适应患病的事实。⑥学习新的生活方式。

（6）基本条件因素：反映个体特征及生活状况的一些因素包括：年龄、健康状况、发展水平、社会文化背景、健康照顾系统、家庭、生活方式、环境和资源等。

（二）自理缺陷理论

自理缺陷是奥瑞姆理论的核心，是指人在满足其自理需要方面，在质或量上出现不足。当自理需要小于或等于自理主体的自理能力时，人就能进行自理活动。当自理主体的自理能力小于自理需要时，就会出现自理缺陷。这种现象可以是现存的，也可以是潜在的。自理缺陷包括两种情况：当自理能力无法全部满足治疗性自理需求时，即出现自理缺陷；另一种是照顾者的自理能力无法满足被照顾者的自理需要。自理缺陷是护理工作的重心，护理人员应与患者及其家属进行有效沟通，保持良好的护患关系，以确定如何帮助患者，与其他医疗保健专业人士和社会教育性服务机构配合，形成一个帮助性整体，为患者及其家属提供直接帮助。

（三）护理系统理论

护理系统是在人出现自理缺陷时护理活动的体现，是依据患者的自理需要和自理主体的自理能力制订的。

护理力量是受过专业教育或培训的护士所具有的护理能力。既了解患者的自理需求及自理力量，并做出行动、帮助患者，通过执行或提高患者的自理力量来满足治疗性自理需求。

护理系统也是护士在护理实践中产生的动态的行为系统，奥瑞姆将其分为三个系统：即全补偿护理系统、部分补偿系统、辅助教育系统。各护理系统的适用范围、护士和患者在各系统中所承担的职责如下所述。

1.全补偿护理系统

患者没有能力进行自理活动;患者神志和体力上均没有能力;神志清楚,知道自己的自理需求,但体力上不能完成;体力上具备,但存在精神障碍无法对自己的自理需求做出判断和决定,对于这些患者需要护理给予全面的帮助。

2.部分补偿护理系统

这是满足治疗性自理需求,既需要护士提供护理照顾,也需要患者采取自理行动。

3.辅助-教育系统

患者能够完成自理活动,同时也要求其完成;需要学习才能完成自理,没有帮助就不能完成。护士通过对患者提供教育、支持、指导,提高患者的自理能力。

这三个系统类似于我国临床护理中一直沿用至今的分级护理制度,即特级和一级护理、二级护理和三级护理。

奥瑞姆理论的特征:其理论结构比较完善而有新意;相对简单而且易于推广;奥瑞姆的理论与其他已被证实的理论、法律和原则也是一致的;奥瑞姆还强调了护理的艺术性以及护士应具有的素质和技术。

二、自理理论在护理实践中的应用

奥瑞姆的自理理论被广泛应用在护理实践中,她将自理理论与护理程序有机地联系在一起,通过设计好的评估方法和工具评估患者的自理能力及自理缺陷,以帮助患者更好地达到自理。她将护理程序分为以下三步。

(一)评估患者的自理能力和自理需要

在这一步中,护士可以通过收集资料来确定病种存在哪些自理缺陷以及引起自理缺陷的原因,评估患者的自理能力与自理需要,从而确定患者是否需要护理帮助。

1.收集资料

护士收集的资料包括患者的健康状况,患者对自身健康的认识,医师对患者健康的意见,患者的自理能力,患者的自理需要等。

2.分析与判断

在收集自理能力资料的基础上,确定以下问题:①患者的治疗性自理需要是什么;②为满足患者的治疗性自理需求,其在自理方面存在的缺陷有哪些;③如果有缺陷,由什么原因引起的;④患者在完成自理活动时具备的能力有哪些;⑤在未来一段时间内,患者参与自理时具备哪些潜在能力,如何制订护理目标。

(二)设计合适的护理系统

根据患者的自理需要和能力,在完全补偿系统、部分补偿系统和支持-教育系统中选择一个合适的护理系统,并依据患者智力性自理需求的内容制订出详细的护理计划,给患者提供生理和心理支持及适合于个人发展的环境,明确护士和患者的角色功能,以达到促进健康、恢复健康、提高自理能力的目的。

(三)实施护理措施

根据护理计划提供适当的护理措施,帮助和协调患者恢复和提高自理能力,满足患者的自理需求。

(吕　晶)

第四节 健康系统理论

贝蒂·纽曼(Betty Neuman)1970 年提出了健康系统模式,后经两年的完善于 1972 年在《护理研究》杂志上发表了"纽曼健康系统模式"一文。经过多次修改,于 1988 年再版的《纽曼系统模式在护理教育与实践中的应用》完善地阐述了纽曼的护理观点,并被广泛地应用于临床护理及社区护理实践中。

一、概述

纽曼健康系统模式主要以格式塔特心理学为基础,并应用了贝塔朗菲的系统理论,席尔(Selye)压力与适应理论及凯普兰(Caplan)三级预防理论。

主要概念如下。

(一)个体

个体是指个体的人,也可为家庭、群体或社区。它是与环境持续互动的开放系统,称为服务对象系统。

1.正常防御线

正常防御线是指每个个体经过一定时间逐渐形成的对外界反应的正常范围,即通常的健康/稳定状态。是由生理的、心理的、社会文化的、发展的、精神的技能所组成,用来对付应激源的。这条防御线是动态的,与个体随时需要保持稳定有关。一旦压力源入侵正常防线,个体发生压力反应,表现为稳定性减低和产生疾病。

2.抵抗线

抵抗线是防御应激源的一些内部因素,其功能是使个体稳定并恢复到健康状态(正常防御线)。是保护基本结构,并且当环境中的应激源侵入或破坏正常防御线时,抵抗线被激活,例如:免疫机制,如果抵抗线的作用(反应)是有效的,系统可以重建;但如果抵抗线的作用(反应)是无效的,其结果是能量耗尽,系统灭亡。

3.弹性防御线

弹性防御线为外层的虚线,也是动态的,能在短期内迅速发生变化。当环境施加压力时,它是正常防御线的缓冲剂,而当环境给以支持并有助于成长和发展时,它是正常防御线的过滤器。其功能会因一些变化如失眠、营养不良或其他日常生活变化而降低。

当这个防御线的弹性作用不能再保护个体对抗应激源时,应激源就会破坏正常防御线而导致疾病。当弹性防御线与正常防御线之间的距离增加,表明系统保障程度增强。

以上三种防御机制,既有先天赋予的,又有后天习得的,抵抗效能取决于心理、生理、社会文化、生长发育、精神等五个变量的相互作用。三条防御线的相互关系是:弹性防御线保护正常防御线,抵抗线保护基本结构。当个体遇到压力源时,弹性防御线首先激活以防止压力源入侵。若弹性防御线抵抗不消,压力源侵入正常防御线,人体发生反应,出现症状。此时,抵抗线被激活。当抵抗有效,个体又恢复到正常防御线未遭受入侵时的健康状态。

（二）应激源

纽曼将应激源定义为能够产生紧张及潜在地引起系统失衡的刺激。系统需要应对一个或多个刺激。纽曼系统模式中强调的是确定应激源的类型、本质和强度。

1.个体外的

这是发生在个体以外的力量。如失业，是受同事是否接受（社会文化力量）、个人对失业的感受（心理的）以及完成工作的能力（生理的、发展的、心理的）所影响。

2.个体间的

发生在一个或多个个体之间的力量。如夫妻关系，常受不同地区和时代（社会文化）、双方的年龄和发展水平（生理和发展的）和对夫妻的角色感觉和期望（心理的）所影响。

3.个体内的

发生在个体内部的力量。如生气，是一种个体内部力量，其表达方式是受年龄（发展的）、体力（生理的）、同伴们的接受情况（社会文化的）以及既往应对生气的经历（心理的）所影响。

应激源可以对此个体有害，但对另一个体无害。因而仔细评估应激源的数量、强度、相持时间的长度以及对该系统的意义和既往的应对能力等，对护理干预是非常重要的。

（三）反应

纽曼认为保健人员应根据个体对应激源反应情况进行以下不同的干预。

1.初级预防

初级预防是指在只有怀疑有或已确定有应激源而尚未发生反应的情况下就开始进行的干预。初级预防的目的是预防应激源侵入正常防御线或通过减少与应激源相遇的可能性，和增强防御线来降低反应的程度。如减轻空气污染、预防免疫注射等。

2.二级预防

如果反应已发生，干预就从二级预防开始。主要是早期发现病例、早期治疗症状以增强内部抵抗线来减少反应。如进行各种治疗和护理。

3.三级预防

三级预防是指在上述治疗计划后，已出现重建和相当程度的稳定时进行的干预。其目的是通过增强抵抗线维持其适应性以防止复发。如进行患者教育，提供康复条件等。

二、纽曼系统模式在护理中的应用

纽曼系统模式自正式发表以来得到了护理学术界的一致认同，已被广泛用于护理教育、科研和临床护理实践中。

纽曼系统模式的整体观、三级预防概念以及于个人、家庭、群体、社区护理的广泛适应性，为中专、大专、本科、硕士等不同层次护理专业学生的培养提供了有效的概念框架。除了用于课程设置，此系统模式还可作为理论框架设计护理评估、干预措施和评价工具供学生在临床实习使用，且具有可操作性。

在护理科研方面，纽曼系统模式既已用于指导对相关护理现象的定性研究又已作为对不同服务对象预防性干预效果的定量研究理论框架，而此方面报道最多的是应用纽曼系统模式改善面对特定生理、心理、社会、环境性压力源患者的护理效果研究。

在临床护理实践方面，大量文献报道，纽曼系统模式可用于从新生儿到老年处于不同生长发育阶段人的护理。它不仅在精神科使用，也在内外科、重症监护室、急诊、康复病房、老年护理院等使用。纽曼系统模式已被用于对多种患者的护理,如慢性阻塞性肺病、多发性硬化、高血压、肾脏疾病、癌症、急慢性脊髓损伤、矫形整容手术等患者,甚至也用于对艾滋病和一些病情非常危重复杂的患者,如多器官衰竭、心肌梗死患者的护理。

(康玉永)

第五节　应激与适应理论

一、应激及其相关内容

(一)应激

应激又称压力或紧张,是指内、外环境中的刺激物作用于个体而使个体产生的一种身心紧张状态。应激可降低个体的抵抗力、判断力和决策力,例如面对突如其来的意外事件或长期处于应激状态,可影响个体的健康甚至致病;但应激也可促使个体积极寻找应对方法、解决问题,如面临高考时紧张复习、护士护理患者时遇到疑难问题设法查阅资料、请教他人等。人在生活中随时会受到各种刺激物的影响,因此应激贯穿于人的一生。

(二)应激原

应激原又称压力原或紧张原,任何对个体内环境的平衡造成威胁的因素都称为应激原。应激原可引起应激反应,但并非所有的应激原对人体均产生同样程度的反应。常见的应激原分为以下 3 类。

1.一般性应激原

(1)生物性:各种细菌、病毒、寄生虫等。

(2)物理性:温度、空气、声、光、电、外力、放射线等。

(3)化学性:酸、碱、化学药品等。

2.生理病理性应激原

(1)正常的生理功能变化:如月经期、妊娠期、更年期,或基本需要没有得到满足,如饮食、性欲、活动等。

(2)病理性变化:各种疾病引起的改变,如缺氧、疼痛、电解质紊乱、乏力等,以及手术、外伤等。

3.心理和社会性应激原

(1)一般性社会因素:如生离死别、搬迁、旅行、人际关系纠葛及角色改变,如结婚、生育、毕业等。

(2)灾难性社会因素:如地震、水灾、战争、社会动荡等。

(3)心理因素:如应付考试、参加竞赛、理想自我与现实自我冲突等。

(三)应激反应

应激反应是对应激原的反应,可分为两大类。

1.生理反应

应激状态下身体主要器官系统产生的反应包括心率加快、血压增高、呼吸深快、恶心、呕吐、腹泻、尿频、血糖增加、伤口愈合延迟等。

2.心理反应

如焦虑,抑郁,使用否认、压抑等心理防卫机制等。

一般来说,生理和心理反应经常是同时出现的,因为身心是持续互相作用的。应激状态下出现的应激反应常具有以下规律:①一个应激原可引起多种应激反应的出现,如当贵重物品被窃后,个体可能出现心悸、头晕,同时感觉愤怒、绝望,此时,头脑混乱无法做出正确决定。②多种应激原可引起同一种应激反应。③对极端的应激原如灾难性事件,大部分人都会以类似的方式反应。

二、有关应激学说

汉斯·塞尔耶是加拿大的生理学家和内分泌学家,也是最早研究应激的学者之一。早在1950年,塞尔耶在《应激》一书中就阐述了他的应激学说。他的一般理论对全世界的应激研究产生了影响。他认为应激是身体对任何需要做出的非特异性反应,例如,不论个人是处于精神紧张、外伤、感染、冷热、X线侵害等任何情况下,身体都要发生反应,而这些反应是非特异性的。

塞尔耶还认为,当个体面对威胁时,无论是什么性质的威胁,体内都会产生相同的反应群,他称之为全身适应综合征(GAS),并提出这些症状都是通过神经内分泌途径产生的(图 2-1)。

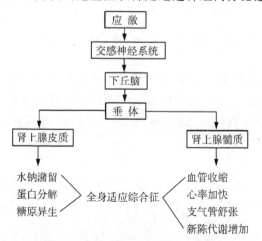

图 2-1 应激反应的神经内分泌途径

全身适应综合征解释了为什么不同的应激原可以产生相同的应激反应,尤其是生理应激的反应。此外,塞尔耶还提出了局部适应综合征(LAS)的概念,即机体对应激原产生的局部反应,这些反应常发生在某一器官或区域,如局部的炎症、血小板聚集、组织修复等。

无论 GAS 还是 LAS,塞尔耶认为都可以分为 3 个独立的阶段(图 2-2)。

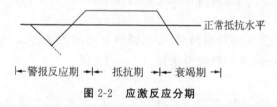

图 2-2 应激反应分期

(一)警报反应期

这是应激原作用于身体的直接反应。应激原作用于人体,开始抵抗力下降,如果应激原过强,可致抵抗力进一步下降而引起死亡。但绝大多数情况下,机体开始防御,如激活体内复杂的神经内分泌系统功能,使抵抗水平上升,并常常高于机体正常抵抗水平。

(二)抵抗期

若应激原仍然存在,机体将保持高于正常的抵抗水平与应激原抗衡。此时机体也处于对应激适应的阶段。当机体成功地适应了应激之后,GAS 将在此期结束,机体的抵抗力也将由原有的水平有所提高。相反则由此期进入衰竭期。

(三)衰竭期

发生在应激原强烈或长期存在时,机体所有的适应性资源和能力被耗失殆尽,抵抗水平下降。表现为体重减轻,肾上腺增大,随后衰竭,淋巴结增大,淋巴系统功能紊乱,激素分泌先增加后衰竭。这时若没有外部力量如治疗、护理的帮助,机体将产生疾病甚至死亡。

由此可见,为防止应激原作用于机体产生衰竭期的后果,运用内部或外部力量及时去除应激原、调整应激原的作用强度,保护和提高机体的抵抗水平是非常重要的。

塞尔耶认为,不仅 GAS 分为以上三期,MS 也具有这样三期的特点,只是当 LAS 的衰竭期发生时,全身适应综合征的反应将开始被激活和唤起。

三、适应与应对

(一)适应

适应是指应激原作用于机体后,机体为保持内环境的平衡而做出改变的过程。适应是生物体区别于非生物体的特征之一,而人类的适应又比其他生物更为复杂。适应是生物体调整自己以适应环境的能力,或促使生物体更能适于生存的一个过程。适应性是生命的最卓越特性,是内环境平衡和对抗应激的基础。

(二)应对

应对即个体对抗应激原的手段。它具有两方面的功能:一个是改变个体行为或环境条件来对抗应激原,另一个是通过应对调节自身的情绪情感并维持内环境的稳定。

(三)适应的层次

人的适应层次不同于其他生物体,除生理层次的适应外,还有心理、社会文化、知识技术层次的适应。

1.生理层次

生理适应是指发生在体内的代偿性变化。如一个从事脑力劳动的人进行跑步锻炼,开始会感到肌肉酸痛、心跳加快,但坚持一段时间后,这些感觉就会逐渐消失,这是由于体内的器官慢慢地增加了强度和功效,适应了跑步对身体所增加的需求。

2.心理层次

心理适应是指当人们经受心理应激时,如何调整自己的态度去认识情况和处理情况。如癌症患者平静接受自己的病情,并积极配合治疗。

3.社会文化层次

社会适应是调整个人的行为,使之与各种不同群体,如家庭、专业集体、社会集团等信念、习俗及规范相协调。如遵守家规、校规、院规。

4.知识技术层次

知识技术层次是指对日常生活或工作中涉及的知识及使用的设备、技术的适应。例如电脑时代年轻人应学会使用电脑,护士能够掌握使用先进监护设备、护理技术的方法等。

(四)适应的特性

所有的适应机制,无论是生理的、心理的、文化的或技术的,都有共同特性。

(1)所有的适应机制都是为了维持最佳的身心状态,即内环境的平衡和稳定。

(2)适应是一种全身性的反应过程,可同时包括生理、心理、社会文化甚至技术各个层次。如护士学生在病房实习时,不仅要有充足的体力和心理上的准备,还应掌握足够的专业知识和操作技能,遵守医院、病房的规章制度,并与医师、护士、患者和其他同学做好沟通工作。

(3)适应是有一定限度的,这个限度是由个体的遗传因素如身体条件、才智及情绪的稳定性决定的。如人对冷热不可能无限制地耐受。

(4)适应与时间有关,应激源来得越突然,个体越难以适应;相反,时间越充分,个体越有可能调动更多的应对资源抵抗应激原,适应得就越好,如急性失血时,易发生休克,而慢性失血则可以适应,一般不发生休克。

(5)适应能力有个体差异,这与个人的性格、素质、经历、防卫机能的使用有关。比较灵活和有经验的人,能及时对应激原做出反应,也会应用多种防卫机制,因而比较容易适应环境而生存。

(6)适应机能本身也具有应激性。如许多药物在帮助个体对付原有疾病时,药物产生的不良反应又成为新的应激原给个体带来危害。

(五)应对方式

面对应激原个体所使用的应对方式、策略或技巧是多种多样的。常用的应对方式如下。

1.去除应激原

避免机体与应激原的接触,如避免食用引起变态反应的食物,远离过热、过吵及不良气味的地方等。

2.增加对应激的抵抗力

适当的营养、运动、休息、睡眠,戒烟、酒,接受免疫接种,定期做疾病筛查等,以便更有效地抵抗应激原。

3.运用心理防卫机能

心理上的防卫能力决定于过去的经验、所受的教育、社会支持系统、智力水平、生活方式、经济状况以及出现焦虑的倾向等。此外,坚强度也应作为对抗应激原的一种人格特征。因为一个坚强而刻苦耐劳的人相信:人生是有意义的;人可以影响环境;变化是一种挑战。这种人在任何困境下都能知难而进,尽快适应。人的一生都在学习新的应对方法,以对抗和征服应激原。

4.采用缓解紧张的方法

缓解紧张的方法包括:①身体运动,可使注意力从担心的事情上分散开来而减轻焦虑。②按摩。③松弛术。④幽默等。

5.寻求支持系统的帮助

一个人的支持系统是由那些能给予他物质上或精神上帮助的人组成的,常包括其家人、朋友、同事、邻居等,此外,曾有过与其相似经历并很好应对过的人,也是支持系统中的重要成员。当个体处于应激状态时,非常需要有人与他一起分担困难和忧愁,共同讨论解决问题的良策,支持系统在对应激的抵抗中起到了强有力的缓冲剂的作用。

6.寻求专业性帮助

专业性帮助包括医师、护士、理疗师、心理医师等专业人员的帮助。人一旦患有身心疾病,就必须及时寻找医护人员的帮助。由医护人员提供针对性的治疗和护理,如药物治疗、心理治疗、物理疗法等,并给予必要的健康咨询和教育来提高患者的应对能力,以利于疾病的痊愈。

四、应激与适应在护理中的应用

应激原作用于个体,使其处于应激状态时,个体会选择和采取一系列的应对方法对应激进行适应。若适应成功则机体达到内环境的平衡;适应失败,会导致机体产生疾病。为帮助患者提高应对能力,维持身心平衡,护理人员应协助住院患者减轻应激反应,措施如下。

(1)评估患者所受应激的程度、持续时间、过去个体应激的经验等。

(2)分析患者的具体情况,协助患者找出应激原。

(3)安排适宜的住院环境。减少不良环境因素对患者的影响。

(4)协助患者适应实际的健康状况,应对可能出现的心理问题。

(5)协助患者建立良好的人际关系,并与家属合作减轻患者的陌生、孤独感。

(赵艳平)

第三章

护患关系与沟通

第一节 护士与患者的关系

护理工作中的人际关系包括护患关系、医护关系和护护关系等,其中护患关系是护理人员面临的最重要的关系。

一、性质

(一)护患关系是一种治疗性的人际关系(亦称专业性人际关系)

护患关系是在护理服务过程中,护理人员与患者自然形成的一种帮助与被帮助的人际关系。与一般人际关系不同,在护患关系中,护士作为专业帮助者处于主导地位,并以患者的需要为中心。护士通过实施护理程序来满足患者的需要,从而建立治疗性的人际关系。护理人员的素质、专业知识和专业技术水平等会影响护患关系的建立。

(二)护患关系是专业性的互动关系

在护患关系中,护士与患者是相互影响的。双方不同的经历、知识、情绪、行为模式、文化背景、价值观、与健康有关的经验等都会影响到彼此间的关系与交往。

二、护患关系的基本模式

美国学者萨斯和苛伦德提出了医患关系的三种模式,这一模式分类也同样适用于护患关系。

(一)主动-被动型模式

这是一种传统的护患关系模式。在护理活动过程中,护理人员处于主动、主导的地位,而患者则处于完全被动的、接受的从属地位。即所有的护理活动,只要护士认为有必要,不需经患者同意就可实施。这一模式主要存在于患者难以表达自己意见的情况下,如昏迷状态、全麻手术过程中或婴幼儿等。这需要护理人员发挥积极能动的作用。

(二)指导-合作型模式

在护理活动过程中,护患双方都具有主动性,由护理人员决定护理方案、护理措施,而患者则尊重护理人员的决定,并主动配合,提供自己与疾病有关的信息,对方案提出意见与建议。这一模式主要适用于患者病情较重,但神志清醒的情况下。此情况下,患者希望得到护理人员的指导,积极发挥自己的主观能动性。

(三)共同参与型模式

这一模式在护理活动过程中,护患双方具有大致同等的主动性和权利,共同参与护理措施的决策和实施。患者不是被动接受护理,而是积极主动配合,参与护理;护士尊重患者权利,与患者协商共同制定护理计划。此模式主要适用于患慢性病和受过良好教育的患者。

三、护患关系的分期

护患关系的建立、维持和结束可分为3期。

(一)第一期(初始期)

从患者与护士开始接触时就开始了。此期的主要任务是护患之间建立信任关系,并确定患者的需要。信任关系是建立良好护患关系的决定性因素之一。护士通过观察、询问、评估患者,收集资料,发现患者的健康问题,制定护理计划。患者根据护士的言行逐渐建立对护士的信任。

(二)第二期(工作期)

此期护患之间在信任的基础上开始合作,主要任务是护理人员通过实施护理措施来帮助患者解决健康问题,满足患者需要,达到护理目标。在护理过程中,应鼓励患者参与,充分发挥患者的主观能动性,减少其对护理的依赖。

(三)第三期(结束期)

在达到护理目标后,护患关系就进入结束阶段,此期的主要任务是圆满地结束护患关系。护士应了解患者对目前健康状况的接受程度,制定患者保持和促进健康的教育计划,了解护患双方对护患关系的评价,并征求患者意见,以便今后工作中进一步改进。

（李小梅）

第二节 护士与患者的沟通

一、沟通的概念

沟通是信息遵循一系列共同的规则相互传递的过程。沟通是形成人际关系的手段。

二、沟通的基本要素

沟通的过程包括沟通的背景或情景、信息发出者、信息、信息传递途径、信息接收者和反馈等6个基本要素。

(一)沟通的背景或情景

沟通的背景或情景指沟通发生的场所或环境,既包括物理场所,也包括沟通的时间和沟通参与者的个人特征,如情绪、文化背景等。不同的沟通背景或情景会影响对沟通信息的理解。

(二)信息发出者

信息发出者指发出信息的主体,既可以是个人,也可以是群体、组织。信息发出者的社会文化背景、知识和沟通技巧等都可对信息的表达和理解造成影响。

(三)信息

信息是沟通得以进行的最基本的要素,指能够传递并被接收者所接受的观点、思想、情感等。包括语言和非语言的行为。

(四)信息传递途径

信息传递途径指信息传递的手段或媒介,包括视觉、听觉、触觉等。护士在进行沟通时,应根据实际情况综合运用多种传递途径,以帮助患者更好地理解信息。

(五)信息接收者

信息接收者是接受信息的主体。信息接收者的社会文化背景、知识和沟通技巧等均可影响信息的理解和表达。

(六)反馈

反馈指沟通双方彼此的回应。

三、沟通的基本层次

沟通可分为以下 5 个层次。

(一)一般性沟通

一般性沟通又称陈词滥调式的沟通,是沟通双方参与的程度最差,彼此分享真实感觉最少的沟通。双方往往只是表达一些表面式的社交性话题,如"今天天气不错""您好吗"等。在护患关系建立的初期,可使用一般性沟通帮助建立信任关系,并有助于鼓励患者表达出有意义的信息。但如一直维持在这一层次,将无法建立治疗性人际关系。

(二)陈述事实的沟通

陈述事实的沟通是一种不掺加个人意见、判断,不涉及人与人之间关系的一种客观性沟通。如"我曾做过剖宫产手术""我今年 50 岁"等。这一层次的沟通对护士了解患者的情况非常重要,护士不应阻止患者以此种方式进行沟通,以促使其表达更多的信息。

(三)分享个人的想法

这一层次的沟通比陈述事实的沟通高一层次。患者对护士表达自己的想法,表示护患之间已建立起信任感,如患者向护士表达其对治疗的要求等。此时,护士应注意理解患者,不要随意反对患者。

(四)分享感觉

在沟通双方相互信任的基础上才会发生。沟通时个体愿意和对方分享他的感觉、观点、态度等。

(五)一致性的沟通

这是沟通的最高层次,指沟通双方对语言和非语言性行为的理解一致,达到分享彼此感觉的最高境界。如护士和患者不用说话,就可了解对方的感觉和想表达的意思。

四、沟通的基本类型

按照沟通使用的符号分类,沟通可分为语言性沟通和非语言性沟通。

(一)语言性沟通

语言性沟通是指沟通者通过语言或文字的形式与接受者进行信息的传递与交流。护士在为患者采集病史、进行健康教育和实施护理措施时都必须进行语言性沟通。

(二)非语言性沟通

非语言性沟通是指不使用语言或文字进行的沟通,而是通过躯体姿势和运动、面部表情、空间、声音和触觉等来进行信息的沟通。非语言性沟通可以伴随着语言性沟通而产生,主要目的是表达情绪和情感、调节互动、验证语言信息、维护自我形象和表示人际关系的状态。非语言性沟通具有情景性、整体性和可信性的特点。非语言性沟通形式主要包括以下几种。

1.体语

体语指通过人体运动表达的信息,如仪表、面部表情、眼神、姿态、手势、触摸等。

2.空间效应

空间效应指沟通双方对他们沟通中的空间和距离的理解与运用。个体沟通时的空间与距离会影响个体的自我暴露程度与舒适感。人际交往中的距离主要分为 4 种。

(1)亲密区:指沟通双方距离小于 50 cm,当护士在进行查体、治疗、安慰、爱抚时,与患者之间的距离。

(2)个人区:指沟通双方距离在 50～100 cm,人们与亲友交谈、护士与患者进行交谈时主要使用此区距离。

(3)社会区:指沟通双方距离在 1.1～4 m,在工作单位和社会活动时常用,如护士同事一起工作时或护士通知患者吃饭等。

(4)公众区:指沟通双方距离在 4 m 以上,一般用于正式公开讲话中,如上课、开会等。

3.反应时间

反应时间的长短可反映对沟通的关注程度,及时的反应可鼓励沟通的进行。

4.类语言

类语言指伴随语言产生的声音,包括音质、音量、音调、语速、节奏等。这些可影响人们对沟通的注意力,同时可表达沟通者的情绪和情感。

五、影响有效沟通的因素

(一)信息发出者和信息接收者的个人因素

信息发出者和信息接收者的个人因素包括生理因素(如年龄、疲劳、疼痛、耳聋等)、情绪状态(如愤怒、焦虑、悲伤等)、知识水平(如文化程度、语言等)、社会背景(如种族、民族、职业等)、个性特征、外观形象等。

(二)信息因素

信息因素包括信息本身是否清楚、完整、符合逻辑、是否相互矛盾等。

(三)环境因素

环境因素包括物理环境(如光线、温度、湿度、整洁度、噪声及是否利于保护患者隐私等)和社会环境(如人际关系、沟通的距离、氛围等)。

(四)不适当的沟通方式

不适当的沟通方式常见的有突然改变话题、急于陈述自己的观点、匆忙下结论或表达个人的判断、虚假或不适当的安慰、针对性不强的解释、引用事实不当等。

六、常用的沟通技巧

良好的沟通技巧是达到有效沟通的重要保障,有效沟通是指信息接收者所接收的信息与发出者所要表达的一致。常用的沟通技巧包括以下几点。

（一）倾听

倾听时，护士要做到注意力集中，全神贯注，避免分心；耐心，不随意打断患者的谈话；不急于做判断；除关注患者的语言信息外还要关注患者的非语言信息，以了解患者真正要表达的意思。此外，护士应注意做到与患者经常保持眼神的交流，进行适当的提问以及采用适当的非语言信息时常给患者以响应。

（二）反应

反应即信息接收者（护士）将部分或全部的沟通内容（包括语言性及非语言性的）反述给发出者（患者），使其能对自己的谈话和表现进行评估，如"您看起来好像……"。进行反应时应注意，鼓励患者显露其情绪和情感，并恰当地运用移情，帮助建立信任的护患关系。

（三）提问

提问的方式可分为明确性提问、激励性提问、征求意见性提问、证实性提问等类型。所提的问题有开放式问题和封闭式问题两种。开放式问题没有固定的答案，是让患者自由作答，因此可获得较多的信息，但需要时间较长，如"您现在有哪些不适"；封闭式问题答案是限定的，只要做简单的选择即可，省时、效率高，但不利于患者表露自己的感情和提供额外的信息，如"您是否吸烟"。提问时，护士应注意组织好提问的内容，围绕谈话中心，避免跑题；所用语言应能为患者理解，避免应用术语；此外，应注意提问的时机、语气、语调和句式，避免诱导式的提问和不愉快的提问。

（四）重复

重复即指将患者关键的话重复一遍；或保持患者原意不变，将患者的话用自己的语言给予复述。恰当的重复可增强患者对护士的信任。

（五）澄清和阐明

澄清是将患者模棱两可、含糊不清或不够完整的谈话弄清楚，以增强沟通的准确性。阐明是对患者所表达的问题进行解释的过程，目的是为患者提供一个新的观点。

（六）沉默

适当地运用沉默可以给患者思考的时间，让患者感到护士在认真倾听，同时也给了护士观察患者和调试自己的时间。急于打破沉默会阻碍有效的沟通。

（七）触摸

触摸是一种非语言性沟通技巧，适当的触摸可加强沟通。护士可通过适当的触摸表达对患者的关心、理解和支持，也是护士与视觉或听觉有障碍的患者进行有效沟通的重要方法。但应注意针对不同年龄、性别、种族、文化背景等的对象采取适当的、个性化的触摸，以免产生消极后果。

（王金龙）

第四章

精神科常见病护理

第一节 神经衰弱

　　神经衰弱是由于脑神经活动长期持续性过度紧张,导致大脑的兴奋与抑制过程失调而产生的神经症,主要以脑和躯体功能衰弱为特征,主要特点是精神易兴奋和脑力易疲乏,以及紧张、烦恼、易激惹等情绪症状和肌肉紧张性疼痛、睡眠障碍等生理功能紊乱症状。症状不是继发于躯体或脑的疾病,也不是其他任何精神障碍的一部分。在我国 15～19 岁居民中,神经衰弱患病率为13.03％,占全部神经症的 58.7％,居各类神经症之首。

一、病因与发病机制

(一)社会-心理因素

　　神经系统功能过度紧张,尤其长期心理冲突和精神创伤引起负性情感体验是常见原因,如生活节奏紊乱,过分劳累紧张,学习和工作不适应,家庭纠纷,婚姻、恋爱问题处理不当等。

(二)器质性病变

　　感染、中毒、颅脑创伤、营养不良、内分泌失调等。

(三)素质因素

　　巴甫洛夫认为,高级神经活动类型属于弱型和中间型的人,个性特征表现为孤僻、胆怯、敏感多疑、急躁、易紧张者容易得病。但没有人格缺陷的人,在强烈而持久的精神因素作用下,同样可以发病。

　　神经衰弱大多缓慢起病,症状呈慢性波动性,症状的消长常与心理冲突有关。具有易感素质的个体如果生活中应激事件多,疾病往往波动且病程迁延,难以彻底痊愈。

二、临床表现

(一)脑功能衰弱

　　脑功能衰弱的症状是神经衰弱的常见症状,包括精神易兴奋与易疲劳。

　　1.兴奋症状

　　感到精神易兴奋,表现为回忆和联想增多,对指向性思维感到费力,而缺乏指向的思维却很活跃,且控制不住,因难以控制而感到痛苦,伴有不快感,但没有言语运动增多。这种情况在入睡前较多,有时对声光很敏感。

2.衰弱症状

脑力易疲劳是神经衰弱患者的主要特征。患者无精打采,自感脑子迟钝,注意力不集中或不能持久,记忆力差,脑力和体力均易疲劳,效率显著下降。有以下特点:①疲劳常伴有不良心境,休息不能缓解,但随着心境的恢复而消失;②疲劳常有情境性;③疲劳常有弥散性;④疲劳不伴有欲望与动机的减退;⑤以精神疲劳为主,不一定伴有躯体的疲劳。

(二)情绪症状

情绪症状主要表现为容易烦恼和易激惹等。其内容常与现实生活中的各种矛盾有关,感到困难重重,难以应付。可有焦虑或抑郁,但不占主导地位。这些情绪在健康人中也可见到,一般认为这些情绪症状必须具备下述 3 个特点才算病态:①患者感到痛苦而求助;②患者感到难以自控,遇事易激动,好发脾气,但事后又后悔,或伤感、落泪;③情绪的强度及持续时间与生活事件或处境不相称。约 40% 的患者在病程中出现短暂、轻度的抑郁情绪,但不持久,一般不产生自杀意念或企图。

(三)心理-生理症状

神经衰弱患者常常有大量的躯体不适症状,经各种检查找不到病理性改变的证据。

1.头痛

常为紧张性头痛,头痛多无固定部位,时间不定,痛时可耐受,偶然可伴恶心,但无呕吐。看书、学习时头痛加剧,如情绪松弛,或睡眠好,得到充分休息,头痛可明显减轻,有时头部有压迫或紧箍感。

2.睡眠障碍

睡眠障碍是患者主诉较多的症状,最常见的是入睡困难,患者感到疲乏、困倦,但上床后又觉兴奋,辗转难眠。另外是多梦、易醒,或自感睡眠浅。还有一些患者缺乏真实睡感,即睡醒后否认自己入睡过。

3.自主神经功能障碍

可出现心动过速、血压高或低、多汗、有时发冷、厌食、便秘、腹泻、尿频、月经不调、遗精、早泄或勃起功能障碍等。

4.继发性反应

继发性反应是病后继发性病理心理反应,由于患者的躯体症状和自主神经功能紊乱的影响,过分关注这些不适,而产生疑病,如心悸则怀疑是心脏病,胃肠不适则怀疑是胃癌,从而易烦恼焦虑不安,加重神经系统功能的负担,而使病程迁延,症状加剧,又反过来增加焦虑不安,以致成为恶性循环。

三、诊断标准

神经衰弱是一种功能障碍性病症,临床症状表现繁多,但要诊断本病,应具备以下 5 个特点。

(1)显著的衰弱或持久的疲劳症状:如经常感到精力不足,萎靡不振,不能用脑,记忆力减退,脑力迟钝,学习工作中注意力不能集中,工作效率显著减退,即使是充分休息也不能消除疲劳感。对全身进行检查,无躯体疾病,也无脑器质性病变。

(2)表现以下症状中的任何两项:①易兴奋又易疲劳;②情绪波动大,遇事容易激动,烦躁易怒,担心和紧张不安;③因情绪紧张引起紧张性头痛或肌肉疼痛;④睡眠障碍。表现为入睡困难,易惊醒,多梦。

(3)上述情况对学习、工作和社会交往造成不良影响。

(4)病程在3个月以上。

(5)排除其他神经症和精神病。

四、护理诊断

(一)睡眠型态紊乱
睡眠型态紊乱与焦虑有关。

(二)疲乏
疲乏与患者主诉疲乏无力有关。

(三)疼痛
疼痛与患者有躯体不适、疼痛的主诉有关。

(四)便秘或感知性便秘
便秘或感知性便秘与自主神经功能紊乱有关。

(五)营养失调
低于机体需要量与食欲缺乏、消瘦有关。

(六)情境性自我贬低
情境性自我贬低与患者自觉做事效率减低、能力不足有关。

(七)保持健康能力改变
保持健康能力改变与个人适应能力差有关。

五、护理措施

(一)心理护理
患者对人际关系较为敏感,护理人员在与患者交往的过程中要以同情、尊重态度对待患者,与患者建立良好的护患关系。帮助患者认识自己的性格特点,面对现实,接受现实,采用顺其自然的态度。鼓励患者配合治疗,发挥主观能动性,帮助患者与他人建立良好和谐的人际关系,进而调节自己的不良情绪。改变患者的认知,鼓励患者诉说烦恼和苦闷,可用转移法宣泄自己的不良情绪,指导患者学习生物反馈方法进行放松训练。

(二)睡眠护理
住院治疗的神经衰弱患者绝大部分有睡眠障碍,且为睡眠问题而焦虑,护理人员应尽量给患者提供适当的睡眠环境,如安静、温湿度适宜的病室,不和其他精神运动性兴奋患者同一病室,指导患者进行睡前准备,如喝热牛奶,用热水泡脚,听轻音乐,睡前不做剧烈运动,忌饮浓茶、咖啡等。禁止患者白天卧床睡眠,鼓励患者日间参加力所能及的文娱活动及体育锻炼。

(三)对症护理
患者常有脑力及躯体疲劳的症状,应让患者注意劳逸结合,科学规律地安排日常活动,适当进行体力劳动并加强体育锻炼,保持良好的睡眠。当存在易兴奋症状时,要尽量创造安静环境,调节患者的不良心境。患者出现头痛时,首先让患者休息,保持良好睡眠,如不能缓解,可遵医嘱给予地西泮或抗抑郁药等服用。患者出现心动过速、血压改变、多汗、便秘或腹泻等躯体不适时,告诉患者随着神经衰弱症状的缓解,躯体不适可逐渐减轻,直至消失。

六、健康指导

(一)患者

介绍神经衰弱的病因、表现等相关知识,培养患者乐观豁达的情绪。帮助患者科学规律地安排生活,劳逸结合,加强体育锻炼。克服不健康的性格特点,正确对待各种困难和挫折,建立并维持健康的正性情绪。

(二)家属

向家属介绍疾病知识,取得家属和社会支持,消除各种不良因素的干扰,有利于患者的治疗和康复。协助患者建立良好的人际关系,帮助纠正患者的错误认知。

(王金龙)

第二节 恐 惧 症

恐惧症是以恐惧症状为主要临床表现的神经症。患者对某种特定的客体、处境或与人交往时产生持续的和不合理的恐惧,并主动采取回避方式来解除。

一、病因与发病机制

遗传调查发现广场恐惧症患者的家属中有19%的人患有类似疾病,且女性亲属的患病率较男性亲属高2~3倍。恐惧症患者具有一定人格特征,如害羞、被动、信赖、焦虑等。生化研究约50%的社交恐惧症患者,在出现恐怖的同时有血浆肾上腺素含量的升高,惊恐发作则无。社会-心理因素精神分析理论认为成人单纯性恐惧症来源于儿童时期曾有过的体验,随着年龄的增长,一般至青春期消失,但当人体因疾病而变得软弱或被新的精神刺激所诱发,过去经历过的恐惧就可能再显出来。条件反射理论认为恐惧症是由于某些无害的事物或情境与令人害怕的刺激多次重叠出现,形成条件反射,成为患者恐怖的对象,促使患者采取某种行为去回避它。如果回避行为使患者的焦虑得到减轻或消除,便合成为一种强化因素,通过操作性条件反射,使这种行为本身固定下来,持续下去。

二、临床表现

恐惧症的中心症状是恐怖,并因恐怖引起剧烈焦虑甚至达到惊恐的程度。恐惧症的共同特征是:①某种客体或情境常引起强烈的恐惧;②恐惧时常伴有明显的自主神经症状,如头晕、晕倒、心悸、心慌、战栗、出汗等;③对恐惧的客体和情境极力回避,因为要回避常影响正常的生活,愈是回避说明病情愈重;④患者知道这种恐惧是过分的或不必要的,但不能控制。常见的临床类型有以下3种。

(一)场所恐惧症

场所恐惧症又称广场恐惧症、旷野恐惧症、聚会恐惧症等,在恐惧症中最为常见,约60%。多起病于25岁左右,35岁左右为发病高峰,女性多于男性。患者看到周围都是人或空无一人时,会产生剧烈的恐怖,担心自己无法自控或晕倒,或出现濒死感或焦虑不安。有时候害怕较小的封闭空间,如害怕使用公共交通工具,如乘坐汽车、火车、地铁、飞机。害怕到人多拥挤的场所,如剧院、餐馆、菜市场、百货公司等;对高空、黑暗等产生恐怖,而不愿立足于高处,甚至不敢在高楼上居住,或不敢独自一人处于黑暗之中;害怕排队等候;害怕出远门等。严重的患者,可长年在家,不敢出门,甚至在家中也要人陪伴。有的患者在有人陪伴时恐惧症状有所减轻。

(二)社交恐惧症

主要表现为在社交场合中出现恐怖,患者害怕出现在众人面前,在大庭广众面前害怕被别人注意,害怕会当众出丑,因此当着他人的面不敢讲话、不敢写字、不敢进食,不敢与人面对面就座,甚至不敢如厕,严重者可出现面红耳赤、出汗、心跳、心慌、震颤、呕吐、眩晕等。患者可因恐怖而回避朋友,与社会隔绝而仅与家人保持接触,甚至失去工作能力。

如果患者害怕与他人对视,或自认为眼睛的余光在窥视别人,因而惶恐不安者,则称为对视恐怖。如果患者害怕在与人相处时会面红或坚信自己有面红,则称为赤面恐怖。

(三)特定的恐惧症

特定的恐惧症或称特定的单纯恐惧症。表现为对以上两种类型以外的某些特殊物体、情境或活动的害怕。单纯恐惧症症状恒定,多只限于某一特殊对象,但部分患者在消除对某一物体的恐惧之后,又出现新的恐惧对象。多起始于童年,女性多见。

1.物体恐惧症

患者主要表现为对某些特定的物体如动物等产生恐怖,患者害怕的往往不是与这些物体接触,而是担心接触之后会产生可怕的后果,如害怕猫、老鼠、狗、鸟类或昆虫等小动物。在青春期前,对动物恐怖的男女患者比例相近,成人后则以女性为多。有些患者表现为对尖锐物体的恐怖,而不敢接触尖锐物体,害怕自己或别人会受到这些物体的伤害,也有的患者可表现为害怕见到血液等。

2.自然现象恐惧症

对打雷、闪电、波浪等恐惧。对雷雨恐怖者,不仅对雷雨觉得恐怖,而且对可能发生雷雨的阴天或湿度大的天气也可能感到强烈的不安。甚者为了解除焦虑主动离开这些地方,以回避雷雨发生。

以上各种恐惧症可单独出现,也可合并存在。

三、诊断标准

恐惧症是一种以过分和不合理地惧怕外界客体或处境为主的神经症。患者明知没有必要,但仍不能防止恐惧发作,恐惧发作时往往伴有显著的焦虑和自主神经症状。患者极力回避所害怕的客体或处境,或是带着畏惧去忍受。

(1)符合神经症的诊断标准。

(2)以恐惧为主,须符合以下4项:①对某些客体或处境有强烈恐惧,恐惧的程度与实际危险不相称。②发作时有焦虑和自主神经症状。③有反复或持续的回避行为。④知道恐惧过分、不合理,或不必要,但无法控制。

(3)对恐惧情景和事物的回避必须是或曾经是突出症状。

(4)排除焦虑症、精神分裂症、疑病症。

四、护理诊断

(一)社交障碍

社交障碍与社交恐怖有关。

(二)个人应对无效

个人应对无效与缺乏信心、无助感有关。

(三)精力困扰

精力困扰与过度紧张有关。

(四)有孤立的危险

有孤立的危险与社交恐怖有关。

(五)自尊紊乱

自尊紊乱与因恐惧症状而自卑有关。

(六)情境性自我贬低

情境性自我贬低与感觉自己无法控制局面有关。

五、护理措施

(一)心理护理

护士应以非评判性态度,认真倾听,多鼓励患者,及时肯定其进步。帮助患者认识其性格特点,认清各种负面想法,培养良好的个性。鼓励患者接触自己恐惧的事物和情景,根据患者的不同特点选用不同的方法。有的只是想象恐惧对象,有的真实面对,有的采用系统性脱敏方法,有的直接面对最高刺激,采取暴露疗法等。应鼓励患者主动反复练习,直至适应。患者接触恐惧对象时注意陪同,给予支持性心理护理。教会患者放松的方法,指导在面对恐惧对象和场合时,用放松方法对抗。鼓励患者参加文娱治疗,降低自我专注倾向,转移注意力。还可采用团体方式,让患者彼此讨论社交焦虑发病时情况及其带来的困扰,使患者知道自己的问题不是孤立的,并提供面对面与人交往的机会。

(二)观察

观察患者恐惧的类型、恐惧对象、恐惧发生时间,给予记录;观察患者睡眠情况、情绪变化,有无严重自主神经功能紊乱等,观察用药治疗后的不良反应。

(三)对症护理

患者出现恐惧情绪时,尽量安慰;欲晕厥时,可报告医师给予地西泮或普萘洛尔口服。对新入院患者,详细介绍住院环境和病友,消除其陌生感,尽快熟悉病房环境。患者产生焦虑时,应允许其来回走动,让其表达和倾诉。当患者为了避免紧张不安,产生回避行为时,护理人员要鼓励患者循序渐进接近恐惧对象,避免患者回避社会和社交而产生退缩行为。

六、健康指导

(一)患者

向患者介绍疾病的相关知识,教育患者认识自己错误的认识方式,改变不良性格特征。循序渐进地使自己暴露在恐惧的对象和环境中,正视恐惧的体验,不回避害怕的对象。遵医嘱使用药物辅助治疗。

(二)家属

帮助家属认识恐惧症特点,明确患者恐惧的对象。帮助家属采取正确态度对待患者,鼓励及陪同患者接触恐惧的场合及对象。

(王金龙)

第三节 焦 虑 症

焦虑症是以焦虑、紧张的情绪障碍,伴有自主神经功能兴奋和过分警觉为特征的一种慢性焦虑障碍。焦虑并非由于实际的威胁所致,其紧张惊恐的程度与现实情况很不相称。焦虑症是一种普遍的心理障碍,发病于青壮年期,女性发病率比男性高一倍。临床分为广泛性焦虑障碍与惊恐障碍两种主要形式。

一、病因与发病机制

焦虑症的起因,不同学派的研究者有不同的意见,这些意见相互补充。

(一)遗传

已有资料支持遗传因素在焦虑障碍的发生中起一定作用,如 Kendler 等(1992 年)研究了 1 033 对女性双生子,认为焦虑障碍有明显的遗传倾向,其遗传度约为 30%,且认为这不是家庭和环境因素的影响。但是某些研究表明,上述遗传倾向主要见于惊恐障碍,而在广泛性焦虑障碍患者中并不明显。

(二)生化因素

焦虑症患者有去甲肾上腺素能活动的增强,焦虑状态时,脑脊液中去甲肾上腺素的代谢产物增加。另外,许多主要影响中枢 5-羟色胺的药物对焦虑症状有效,表明 5-羟色胺参与了焦虑的发生,但确切机制尚不清楚。此外,苯二氮䓬类常用于治疗焦虑症取得良好效果,提示脑内苯二氮䓬受体异常可能为焦虑的生物学基础。

(三)心理因素

行为主义理论认为,焦虑是对某些环境刺激的恐惧而形成的一种条件反射。心理动力学理论认为,焦虑源于内在的心理冲突,是童年或少年期被压抑在潜意识中的冲突在成年后被激活,从而形成焦虑。焦虑症患者的病前性格大多为胆小怕事,自卑多疑,做事思前想后,犹豫不决,对新事物及新环境不能很快适应。在有生活压力事件或自然灾害发生的情况下,焦虑症患者比一般人更倾向于把模棱两可的,甚至是良性的事件解释成危机的先兆,从而出现焦虑症,压力事件还可使焦虑症状维持下去。

二、临床表现

焦虑症的具体症状包括以下特点,这些症状可以单独出现,也可以一起出现。

(1)身体紧张:焦虑症患者常常觉得自己不能放松,全身紧张。

(2)自主神经系统反应性过强。

(3)对未来无名的担心:担心自己的亲人、财产、健康等。

(4)过分机警:患者对周围环境充满警惕,影响了其他工作,甚至影响睡眠。焦虑症有两种主要的临床形式,惊恐障碍和广泛性焦虑。

(一)惊恐障碍

惊恐障碍又称急性焦虑症,据统计约占焦虑症的 41.3%。发作的典型表现常是患者在日常活动中,突然出现强烈恐惧,对外界刺激易出现惊恐反应,常伴有睡眠障碍,如入睡困难、睡眠不稳、做噩梦、易惊醒。患者感到心悸,有濒死感,有胸闷、胸痛、气急、喉头堵塞窒息感,凶此惊叫、呼救或跑出室外。有的伴有显著自主神经症状,如过度换气、头晕、多汗、口干、面部潮红或苍白、震颤、手脚麻木、胃肠道不适等,也可有人格解体、现实解体等痛苦体验。

发作并不局限于任何特定的情况或某一类环境,发作无明显而固定的诱因,以致发作不可预测。发作突然,中止迅速,10 分钟内达到高峰,一般持续 5～20 分钟,发作时意识清晰,事后能回忆发作的经过。此种发作虽历时较短暂,但不久又可突然再发,两次发作的间歇期,没有明显症状。大多数患者在间歇期因担心再次发病而紧张不安,并可出现一些自主神经活动亢进症状,称为预期性焦虑。在发作间歇期,多数患者因担心发作时得不到帮助,因此主动回避一些活动,如不愿单独出门、不愿到人多的场所、不愿乘车旅行等。惊恐发作患者也可有抑郁症状,有的有自杀倾向,需注意防范。

(二)广泛性焦虑症

广泛性焦虑症又称慢性焦虑症,是焦虑症最常见的表现形式。起病缓慢常无明显诱因,有显著的自主神经症状、肌肉紧张和运动性不安,患者难以忍受又无法解脱。

1.焦虑和烦恼

对未来可能发生的、难以预料的某种危险或不幸事件的经常担心是焦虑症的核心症状。患者常有恐慌的预感,终日心烦意乱,坐卧不宁,忧心忡忡,注意力难以集中,对日常生活中的事物失去兴趣,导致生活和工作受到严重影响。尽管知道这是一种主观的过虑,但患者不能控制使其颇为苦恼。

2.运动性不安

表现为搓手顿足、来回走动、不能静坐等,手指和面肌有轻微震颤,精神紧张时更为明显。患者可出现紧张性头痛,常表现为顶、枕区的紧压感。有的患者肌肉紧张和强直,特别在背部和肩部,经常感到疲乏。

3.自主神经功能兴奋

以交感神经系统活动过度为主,如心慌、心跳加速、胸闷、气急、头晕、多汗、面部潮红或苍白、口干、吞咽梗阻感、胃部不适、恶心、腹痛、腹胀、腹泻、尿频等。有的可出现勃起功能障碍、早泄、月经紊乱和性欲缺乏等性功能障碍。

4.过分警觉

表现为惶恐、易惊吓、对声音过敏、注意力不集中、记忆力下降等。难以入睡和容易惊醒,同时可合并抑郁、疲劳、恐惧等症状。

三、诊断标准

(1)在过去 6 个月中的大多数时间里,对某些事件和活动过度担心。

(2)个体发现难以控制自己的担心。

(3)焦虑和担心与至少下面 5 个症状中的 3 个(或更多)相联系(至少有某些症状至少在过去

6个月中的大多数时间里出现,在儿童中,只要一个症状就可以):①坐立不安;②容易疲劳,难以集中注意力,心思一片空白;③易激惹;④肌肉紧张;⑤睡眠问题(入睡困难、睡眠不稳或不踏实)。

(4)焦虑和担心的内容不是其他神经症障碍的特征内容。

(5)焦虑、担心和躯体症状给个体的社交、工作和其他方面造成了有临床显著意义的困难。

(6)上述症状不是由于药物的生理作用或者躯体疾病所引起,也不仅仅是发生在情绪障碍、精神病性障碍或普遍发展障碍之中。

四、护理诊断

(一)焦虑
焦虑与担心再次发作有关。

(二)恐惧
恐惧与惊恐发作有关。

(三)精力困扰
精力困扰与精力状态改变有关。

(四)孤立的危险
孤立的危险与担心发作而采取回避方式有关。

(五)睡眠障碍
睡眠障碍与焦虑有关。

(六)有营养失调的危险
有营养失调的危险与焦虑、食欲差有关。

五、护理措施

(一)心理护理
建立良好的护患关系,在尊重、同情、关心患者的同时,又要保持沉着冷静的态度。帮助患者认识焦虑时的行为模式,护士要接受患者的病态行为,不进行限制和批评。鼓励患者用语言表达的方式疏泄情绪,表达焦虑感受。教会患者放松技巧,鼓励其多参加文娱治疗,转移注意力,减轻焦虑。

(二)观察
观察患者的面部表情、目光、语调、语气等,评估患者的焦虑程度、持续时间和躯体症状;观察用药后病情变化及睡眠情况;对伴自杀倾向的患者更要严密观察,防止意外。

(三)生活护理
改善环境对住院患者的不良影响,保持病室安静、整洁、舒适,避免光线、噪声等不良刺激,尽量排除其他患者的不良干扰。关注睡眠环境,必要时根据医嘱使用催眠药物。观察用药的情况及不良反应,及时报告医师给予处理。饮食障碍患者,要合理安排饮食,鼓励进食。

(四)对症护理
对焦虑患者应耐心倾听其痛苦和不安,可按医嘱给予抗焦虑药物;改善患者的焦虑情绪和睡眠,鼓励患者参加力所能及的文娱活动和体育锻炼。患者出现坐立不安、血压升高、心率增快、口干、头痛等症状时,要说明这些症状往往随着焦虑的控制而缓解,并配合生物反馈疗法减轻躯体不适。患者出现睡眠障碍时,注意保持生活规律,按时作息。避免导致患者情绪激惹的因素或话题,允许患者倾诉自己的情感,允许来回走动,发泄自己的情绪。

六、健康指导

(一)患者

介绍焦虑症的有关知识,寻找产生焦虑症的原因并避免,使患者明确躯体症状的产生原因,学会控制焦虑的技巧。积极参加各种活动,转移注意力。自信缺乏的患者要充分发挥自己的积极因素,提高自信。

(二)家属

介绍疾病相关知识,协助患者分析产生焦虑的原因。学会对患者支持的方法,主动督促患者参加各种社交活动。在焦虑发作时注意保护患者安全,并给予安慰。

(吕国龙)

第四节 强 迫 症

强迫症是一种以强迫症状及强迫行为为主要临床症状的神经症,其共同特点为:①患者意识到这种强迫观念、意向和动作是不必要的,但不能靠主观意志加以控制。②患者为这些强迫症状所苦恼和不安。③患者可仅有强迫观念和强迫动作,或既有强迫观念又有强迫动作,强迫动作可认为是为了减轻焦虑不安而做出来的准仪式性活动。④患者自知力保持完好,求治心切。女性发病率略高,通常在青少年期发病,也有起病于儿童时期。一般而言,强迫症预后不良,部分患者能在1年内缓解。病情超过1年者通常呈持续波动的病程表现,可长达数年。

一、病因与发病机制

(一)遗传因素

该症有一定的家族遗传倾向。研究表明强迫症患者中A型血型较高,而O型血型较低。家系调查表明,强迫症患者的一级亲属中焦虑障碍发病危险率明显高于对照组,但患强迫症的危险率并不高于对照组。患者组父母的强迫症状危险率明显高于对照组父母,单卵双生子中的同病率高于双卵双生子。

(二)生化因素

有人认为强迫症患者5-羟色胺能神经系统活动减弱导致强迫症产生,用增加5-羟色胺生化递质的药物可治疗强迫症。

(三)器质性因素

现代脑影像学研究发现,强迫症患者可能存在涉及额叶和基底节的神经回路的异常。

(四)社会-心理因素

行为主义理论认为强迫症是一种对特定情境的习惯性反应,患者认为强迫行为和强迫性仪式动作可减轻焦虑,从而导致了重复的仪式行为的发生。生活事件和个体的人格特征(强迫型人格)在疾病的发生中也起了一定的作用。如工作环境的变化、处境困难、担心意外或家庭不和、性生活困难、怀孕、分娩造成的紧张等压力源的存在,可促发强迫症状。患者往往表现为墨守成规、优柔寡断、过分仔细、做事古板、苛求完美、力求准确的个性特征。但亦有部分患者没有强迫性格。

二、临床表现

(一)强迫观念

强迫观念多表现为同一意念的反复联想,患者明知多余,但欲罢不能,这些观念可以是毫无意义的。

1.强迫怀疑

患者对自己行为的正确性产生疑虑,虽然明知这种怀疑没有必要,但却无法摆脱。如患者离家后怀疑屋门是否锁好、煤气是否关闭、电灯是否熄灭。在此基础上,患者出现强迫行为,总是疑虑不安,常驱使自己反复查对才能放心,严重时可以影响工作及日常生活。

2.强迫性穷思竭虑

对于日常生活中的琐事或自然现象,明知毫无必要,但无休止地思索。如患者反复思考"天为什么会下雨""先有鸡还是先有蛋"等,但更多的则是日常生活中遭遇某种事情后出现。

3.强迫联想

患者看到或在脑子里出现一个观念或一个词语时,便不由自主联想到另一观念或词语,而大多是对立性质的,此时叫强迫性对立思维。如看到"温暖"即想到"寒冷",看见"安全"便想到"危险",造成内心紧张。

4.强迫表象

患者头脑里反复出现生动的视觉体验(表象),常具有令人厌恶的性质,无法摆脱。

5.强迫回忆

患者对于经历过的事情,不由自主地反复显现于脑海中,虽然明知无任何实际意义,但却无法摆脱。

(二)强迫意向

在某些场合下,患者出现一种与当时情况相违背的念头,而且被这种意向纠缠。患者明知这是违背自己意愿的,但却无法控制其出现。如患者见到墙壁上的电插座,就产生"触摸"的冲动;站在高楼上,就有"跳下去"的冲动。但是患者决不采取行动,患者意识到这种冲动的不合理,事实上也不曾出现过这一动作,但冲动的反复出现却使患者焦虑不安、忧心忡忡,以致患者回避这些场合,损害社会功能。

(三)强迫行为

1.强迫性洗涤

因害怕不清洁而假患某种传染病,患者接触某物后反复洗手,明知手已洗干净,无须再洗,但却无法控制。

2.强迫性检查

常常表现为核对数字是否有误,检查门、窗、煤气炉是否关好,如患者将门锁上后,担心未锁紧,用钥匙打开验证,每开一次都证明确实已锁牢,但仍不放心,如此反反复复数十次,患者甚感痛苦。

3.强迫性计数

与强迫联想有关的不可克制的计数。患者不自主地计数一些事物,如计数自己的脚步、路边楼房的玻璃窗、公路旁边的标志灯。患者自知无任何意义,但无法控制。

4.强迫性仪式动作

强迫性仪式动作是某种并无实际意义的程序固定的刻板的动作或行为,但患者欲罢不能。此种仪式性动作往往对患者有特殊的意义,象征着吉凶祸福,患者完成这种仪式从而使内心感到安慰。如一患者进门时先进二步,再退一步,表示能逢凶化吉;进门时要完成一套动作表示他孩子的病就能逢凶化吉,自己明知毫无意义,但如不做到则焦虑不安。

5.强迫性迟缓

临床少见,这些患者可能否认有任何强迫观念,缓慢的动机是努力使自己所做的一切都非常完美。由于以完美、精确、对称为目标,所以常常失败,因而增加时间。患者往往不感到焦虑。

三、诊断标准

(1)符合神经症的诊断标准,并以强迫症状为主,至少有下列 1 项:①以强迫思想为主,包括强迫观念、回忆或表象,强迫性对立观念、穷思竭虑、害怕丧失自控能力等。②以强迫行为(动作)为主,包括反复洗涤、核对、检查或询问等。③上述的混合形式。

(2)患者称强迫症状起源于自己内心,不是被别人或外界影响强加的。

(3)强迫症状反复出现,患者认为没有意义,并感到不快,甚至痛苦,因此试图抵抗,但不能奏效。

(4)社会功能受损。

(5)符合症状标准至少已 3 个月。

(6)排除其他精神障碍的继发性强迫症状,排除脑器质性疾病特别是基底节病变的继发性强迫症状。

四、护理诊断

(一)焦虑

焦虑与强迫症状有关。

(二)睡眠障碍

睡眠障碍与强迫观念有关。

(三)社交障碍

社交障碍与强迫症状所致活动受限有关。

(四)保持健康能力改变

保持健康能力改变与强迫行为有关。

(五)生活自理能力下降

生活自理能力下降与强迫行为有关。

(六)有皮肤完整性受损的危险

有皮肤完整性受损的危险与强迫行为有关。

五、护理措施

(一)心理护理

护士应与患者建立良好的护患关系,给予患者有力支持,使患者获得安全感和信任感,能主动与医护人员配合。在患者接受症状和相互信任的基础上,让患者参与护理计划的制订,使患者感到被关注和信任,减少焦虑情绪和无助感。帮助患者进行放松训练或进行生物反馈治疗,消除精神紧张及精神压力,转移注意力。用行为训练,如厌恶疗法等消除强迫行为及强迫思维。在患者的病情有所改善时,及时予以肯定和鼓励,让患者对疾病的康复抱有乐观的态度。

(二)生活护理

1.睡眠障碍

评估患者的睡眠状况并记录,做好交班。为患者创造良好的睡眠环境,维持病室的安静。白天督促患者多参加文娱活动,指导患者养成良好的睡眠习惯。必要时遵医嘱给予患者适量的催眠药物。

2.保持皮肤黏膜完整

每天详细评估患者洗涤处皮肤的情况,了解其损伤的程度,并做交班记录。洗涤时选择性质温和、刺激性小的肥皂,注意水温不能过热或过冷。临睡前,在皮肤上涂上护肤的营养霜或药膏。为患者制订每天的活动计划,督促患者多参加文娱活动,转移注意力。尽可能避免让患者在有水的地方停留过长的时间,以减少患者洗涤的次数和时间。对症状顽固者应适当限定其活动范围和施行必要的保护。

(三)安全护理

在疾病久治不愈、反复发作的情况下,患者可产生悲观厌世的情绪,严重者可出现自杀观念和行为。首先应与患者建立有效的沟通,了解患者的内心体验,及时、准确地掌握患者的情绪变化,并采取必要的防范措施。注意沟通技巧,避免使用中伤性的语言和使用粗暴的行为去制止患者的强迫动作和行为。以支持心理治疗为主,坚定患者的治疗信心。观察患者有无反常行为和语言,对有强烈自杀企图和行为的患者进行保护性约束时,要向患者讲清保护的目的,避免患者误解为是对他的惩罚而出现极端的行为反应。

六、健康指导

(一)患者

介绍强迫症的有关知识。教导患者采取顺应自然的态度,学习应付各种压力的积极方法和技巧。进行自我控制训练和放松训练,学会用合理的行为模式代替原有的不良行为模式,减少强迫症状和焦虑情绪。转移注意力,多关注日常生活、学习和工作,多参加体育锻炼。

(二)家属

帮助家属了解疾病知识和患者的心理状态,正确对待患者。教家属配合患者实施自我控制的强化技能,协助患者安排生活和工作。

(吕国龙)

第五节 癔 症

一、疾病概述

癔症是指一类精神因素(如重大生活事件、内心冲突、情绪激动、暗示或自我暗示)作用于易病个体引起的精神障碍。主要表现为意识范围缩小,选择性遗忘或情感爆发等精神症状或各种各样的躯体症状,但不能查出相应的器质性损害。症状具有做作、夸大、富有情感色彩等特点,有时可由暗示而诱发或消除,有反复发作的倾向。

(一)临床表现

癔症的临床表现复杂、多样,主要表现为运动感觉功能障碍,提示患者可能存在某种神经系统或躯体疾病,但体格检查、神经系统检查都不能发现其内脏和神经系统有相应的损害。其症状和体征不符合神经系统解剖生理特征。症状在被发现时常常加重,患者对症状的焦虑增加时症状也趋于加重。

(二)临床分型

1.癔症性精神障碍(分离性障碍)

(1)癔症性意识障碍:表现为患者的意识范围缩小,时空感知局限,其言行多只反映精神创伤内容,而患者对外界其他事物反应迟钝。此种状态突然发生,历时数十分钟,然后自行终止,恢复后患者对发病经过通常不能完全回忆。

(2)情绪爆发:常在遭遇精神刺激时发作,患者哭喊吵闹、捶胸顿足,甚至撕毁衣服,撞墙,尽情发泄心中的愤懑,有人劝阻或围观时症状更为剧烈,此种状态历时数十分钟后自行缓解,患者事后部分遗忘。

(3)癔症性遗忘:并非由器质性因素引起的记忆缺失。患者单单遗忘了某一个阶段的经历或某一性质的事件,而那一段经历或事件对患者来说往往是创伤性的。

(4)癔症性漫游:此症发生在白天觉醒时,患者离开住所或工作单位,外出漫游。在漫游过程中患者能保持基本的自我料理,如饮食、保持个人卫生,并能进行简单的社会交往,如购票乘车。通过短暂而肤浅的接触看不出患者有明显的失常。此种漫游事先无任何目的和构想,开始和结束都是突然的,一般历时数小时至数天。患者清醒后对发病经过不能完全回忆。

(5)癔症性双重人格或多重人格:患者突然失去自己原来的身份,而以另一种身份进行日常活动。两种身份各自独立、互无联系、交替出现。

(6)癔症性假性痴呆:一种在精神刺激后突然出现的、非器质性因素引起的智力障碍。患者对于简单的问题给予错误的回答,给人以做作的印象。

2.癔症性躯体障碍(转换性障碍)

其主要指运动障碍和感觉障碍等转化性症状,也包括躯体、内脏障碍等躯体化症状。查体和神经系统检查以及实验室检查均不能发现相应的器质性损害,且神经症状也不符合神经解剖生理特点。

(1)运动障碍。①痉挛发作:受到精神刺激或暗示时发生,患者缓慢倒地,全身僵直或肢体抖动,或成角弓反张姿势。患者表情痛苦,眼角含泪,一般持续数十分钟。②局部肌肉的抽动或阵挛:表现为肢体的粗大颤动或某一群肌肉的抽动,症状可持续数分钟至数十分钟,或中间停顿片刻,不久又可持续。③肢体瘫痪:可表现为偏瘫、单瘫或截瘫,伴有肌张力增强。患者常固定某种姿势,被动运动时出现明显抵抗,病程久者出现失用性肌萎缩。④行走不能:患者坐、躺时双下肢正常,但不能站立行走,站立时若无人支撑则缓缓倒地。⑤缄默症、失音症:患者不用语言而用书写和手势与人交流,想说话但发不出声音,或者仅仅是发出嘶哑、含糊、细微的声音。患者声带正常,可正常咳嗽。

(2)感觉障碍:表现为感觉过敏、缺失、异常,视觉、听觉障碍等。

(三)辅助检查

(1)实验室检查:检查血常规、尿常规、大便常规、肝功能、肾功能,做胸部 X 线检查、B超、心电图、脑电图等。脑电图、心电图、CT(计算机断层扫描)、各种化验等检查的正常反而能支持癔症的诊断。

(2)神经系统检查:发现运动障碍。

(3)精神状态检查:发现情绪的反常等。

(4)心理测验:如明尼苏达多相个性调查和艾森克人格问卷。

(四)诊断要点

(1)符合癔症的诊断标准,有心理社会因素作为诱因。

(2)有躯体运动障碍,如肢体瘫痪、站立不能、或步行不能。

(3)有躯体感觉障碍,如失声、失明、耳聋、部分或全部皮肤的感觉丧失。

(4)临床表现为缺乏神经解剖生理基础。

(5)有癔症性遗忘、癔症性漫游、癔症性双重或多重人格、癔症性精神病或其他癔症形式。

(6)排除器质性疾病。

(五)治疗要点

1.心理治疗

根据患者的精神障碍的种类和严重程度、人格结构、生活状况、既往治疗情况等,可采用暗示治疗、催眠治疗、支持性心理疗法、解释性心理治疗、松弛疗法等。

2.药物治疗

药物治疗的效果在于改善情感症状,根据患者的具体情况选用抗抑郁药、抗焦虑药、抗精神病药、苯二氮䓬类药等。

3.预防干预

定期的宣传或讲座使患者了解相关的知识,改变不良心态,避免诱因,使患者能够及早发现病情和早期得到治疗。对患者出现的伴随症状给予及时、有效的控制也是预防癔症的方法之一。

二、护理评估

(一)评估主观资料

注意疾病发作与情感体验的关系,例如,患者对自身的症状过度关心,有意引起别人的同情和关心;注意发作的原因、频繁性、持续性、严重性以及症状特点;注意伴随症状,如焦虑、抑郁;注意患者的个性特征、既往史和社会支持系统等。

(二)评估客观资料

客观资料包括患者的一般状况、外表、思维、情感和行为表现,如哭笑无常、情绪失控和自主神经功能紊乱。

(三)评估相关因素

病理生理因素如生活自理能力下降、情感爆发、假性痴呆、定向障碍、失明、耳聋;评估可能导致自杀、自伤的因素,如痉挛发作、癔症性漫游、焦虑、抑郁。

三、护理诊断

患者有自杀、自伤的危险,有发生冲动行为的危险,营养不足,有定向障碍、言语沟通障碍,焦虑,生活自理能力下降或丧失。

四、护理问题

护理问题包括患者对疾病缺乏充分的认识,患者对治疗的合作程度、对医师的依赖程度、对治疗效果的期望值。

五、护理目标

对癔症患者最重要的护理目标是患者能够正确认识和对待所患疾病,分析患病的原因,学会合理宣泄情绪,以积极、有效的心理应对方式应对应激事件,这也是长期目标。护理目标具体包括:①症状减轻或消失;②患者能正确认识疾病表现,恰当地宣泄焦虑、抑郁的情绪,减轻痛苦;③患者基本的生理及心理需要得到满足,舒适感增加;④患者能运用有效的心理预防机制及应对技巧控制不良情绪,减轻不适感;⑤患者能与他人建立良好的人际关系;⑥患者能增强处理压力与冲突的能力;⑦患者能正确认识心理社会因素与疾病的关系;⑧家庭及社会支持程度逐步提高;⑨患者的社会功能基本恢复。

六、护理措施

(一)安全和生活护理

(1)给患者提供安静、舒适的环境,减少外界刺激。由于患者富有暗示性,不能将其同症状较多的患者安排在同一病房,以免增加新症状或使原有症状更加顽固。

(2)加强对患者的观察和关心(但不被患者意识到)。护理人员要加强对不安全因素和危险物品的管理,以便早期发现自杀、自伤或冲动行为的先兆,防患于未然。

(3)在癔症发作期应给患者耐心地喂饭,若患者一时不能进食可稍缓喂饭。对有躯体化症状的患者,护理人员应用暗示性言语引导其进食,或分散其注意力,避免其只注意自己存在的进食障碍等症状,而妨碍进食。护理人员在患者进食时,可用没有出现不良反应的事实鼓励其进食。

(4)护理人员对有自理缺陷的患者:①做好晨间和晚间护理、生活护理(如饮食、睡眠护理)。②对癔症性瘫痪或木僵的患者定时翻身,做好皮肤、口腔等护理,防止产生压疮,并按计划进行肢体功能训练。③以暗示性言语鼓励患者循序渐进地加强自主功能训练。

(5)护理人员应鼓励患者参加文体活动。以娱乐性游艺为主,在松弛的环境中,分散患者的注意力,避免其对疾病过分关注。

(6)护理人员应尊重患者,允许其保留自己的天地和注意尊重其隐私。

(二)心理护理

(1)建立良好的护患关系。护理人员与患者谈话时,态度和蔼,注意倾听,提问简明扼要,着重于当前问题给予简明的指导;鼓励患者回忆自己病情发作时的感受,接纳患者的焦虑和抑郁感受,教会患者应对发作的简易方法。

(2)护理人员每天定时接触患者,分析癔症症状和焦虑等恶劣心境的原因和危害,使患者认识到对自身病症的过度关心和忧虑无益于恢复健康。护理人员应用支持性言语帮助患者走出困境,并且辅助患者有效地应对困难。护理人员应反复强调患者的能力和优点,不注重其缺点和功能性障碍,帮助其列出可能解决问题的各种方案,当患者初步获得疗效时,应及时表扬。

(3)护理人员应选择适当的时机,结合检查的正常结果,使患者相信其障碍并非器质性病变所指致,积极配合治疗,并针对其以自我为中心的特点,加强心理疏导及教育。

（三）特殊护理

(1)护理人员在患者癔症发作时,不要流露出紧张、厌烦的情绪,或过分给予照顾,应将患者和家属隔离,避免多人围观。护理人员必须有条不紊地进行治疗护理,并使患者明白,发作不会危及生命,疾病一定能治愈。

(2)癔症相关的焦虑反应有时可表现为挑衅和敌意,护理人员必须对患者适当限制,并对可能的后果有预见性。例如,患者出现情感爆发或痉挛发作时,应把患者安置在单间,适当约束,防止碰伤。应尊重患者,允许其保留个人的空间,注意其隐私,必要时专人陪护。

(3)患者意识狭隘时,护理人员应加强生活护理和观察,防止其对其他患者的伤害,防止其冲动、走失等。护理人员应在患者不经意中强化其原来的身份,促使恢复自我定向。

(4)护理人员要严密观察患者的情绪反应,加强与患者的沟通,了解其心理变化,对患者的不合理要求应认真解释和说服。

(5)对癔症性失明、失聪等患者,护理人员应让其了解功能障碍是短暂的,通过检查证明无器质性损害。在暗示治疗见效时,应加强语言、听力、视力训练,让患者看到希望。

(6)护理人员应对患者当前的应对机制表示认同和支持,鼓励患者按可控制和可接受的方式表达焦虑、激动,允许自我发泄,但不要过分关注。

(7)护理人员对躯体化症状要排除器质性病变。要注意倾听,但避免对每一项主诉都提供照顾,症状消失时要及时鼓励患者。

(8)护理人员遵医嘱给予相应治疗药物,如抗焦虑药、抗抑郁药、抗精神病药,让患者了解药物治疗的作用和不良反应。

(9)在间歇期教会患者放松技术,与医师配合做好暗示治疗、行为治疗、生物反馈治疗等,使患者增强治疗信心,并要争取病友、家庭和社会的支持。

（四）康复护理

护理人员在康复期帮助患者认识和正确对待致病因素和疾病性质,掌握疾病康复途径。护理人员要强化疾病可以治愈的观念,教会患者正确应对创伤性体验和困难,恰当地处理人际关系,防止疾病复发;要使其明白长期居家或住院,逃避与社会接触不利于康复,但此时谈话应慎重,以免引起患者反感或误解,导致症状加重。

七、护理评价

评价患者的症状是否得到改善,不良的心理应对方式是否得到矫正,是否消除了心理应激的影响,是否提高了社会适应能力,对癔症的知识了解了多少等。

八、健康指导

(1)护理人员应使患者和家属对癔症发作有正确的认识,消除模糊观念引起的焦虑、抑郁,纠正错误观念。

(2)护理人员应使家属理解患者的痛苦和困境,既要关心和尊重患者,又不能过分迁就或强制。

(3)护理人员应协助患者合理安排工作、生活,教会家属帮助患者恢复社会功能。

(4)癔症患者家属应注意以下几点:①精神治疗是癔症患者的一种主要而有效的治疗方法,

在进行治疗时,患者的家属、朋友、邻居及同事能否积极配合,也是治疗成功与否的关键。②癔症患者的家属应注意听取医师的解释和劝说,了解癔症的性质及发生原因,知道这是一种大脑功能性疾病,是完全可以治愈的。③要改善对患者的态度,合理安排患者的生活及工作,调整环境,去除精神刺激。④在治疗过程中,家属应全面而客观地向医师介绍病史。⑤癔症发作时,实施各种治疗方案时,家属应放心地离开治疗现场,给治疗创造一个安静、宽松的环境。否则,家属的过分关注、紧张或惊慌情绪会影响患者,很可能又成为一个不良暗示因素,使症状加重,给治疗带来困难。经治疗后,某些症状得到好转时,家属应配合医师继续鼓励或暗示患者,使症状更好地缓解。⑥家属也应正确对待精神刺激,给患者讲解癔症的性质和转归,解除患者的紧张情绪,以获得更好的疗效。⑦协助患者合理安排工作,帮其解决生活中的实际困难,减少刺激原。

(吕 晶)

第六节 神 经 症

一、概述

神经症是一组精神障碍的总称。神经症是一组高发疾病,在门诊中常见。国外报道神经症的总患病率为5%左右。我国的精神疾病流行病学调查资料显示,神经症的总患病率为2.2%,女性的患病率高于男性;以40~44岁年龄段患病率最高,但初发年龄多为20~29岁年龄段;文化层次低、经济状况差、家庭氛围不和睦者患病率较高。

其共同特征为起病常与心理社会因素有关;病前多有一定的人格基础;症状主要表现为脑功能失调症状、情绪症状、强迫症状、疑病症状、分离或转换症状、多种躯体不适感等,这些症状在不同类型的神经症患者身上常混合存在,但均不伴有器质性病变;患者无精神病性症状,对疾病有相当的自知力,对疾病的痛苦感明显,有求治要求;社会功能相对完好,行为一般保持在社会规范允许的范围之内;病程大多持续迁延。

(一)临床表现

神经症的临床表现因临床分型不同而复杂多样,但是大体分为以下几类。

1.脑功能失调症状

(1)精神易兴奋:主要表现为三个特点。①在日常生活中,事无巨细,均可使患者浮想联翩或回忆增多,多发生在睡眠阶段。②不随意注意增强,患者极易被周围细微的事物变化所吸引,以致很难集中注意力。③患者的感觉阈值降低,表现为轻声细语在他听来嘈杂难耐,感觉别人关门、移椅的声音如同山崩地裂;对身体内部信息的感觉阈值下降则表现为躯体不适的感觉增强。

(2)精神易疲劳:主要表现为能量不足、精力下降,工作稍久就觉得疲惫不堪,严重者一动脑筋就感到疲劳,很难集中注意力且不能持久,故思考问题十分困难。因为思维不清晰,精力不旺盛,记忆力差,所以工作效率低,做事常丢三落四、茫然无绪。这种能量的不足并不伴有动机的削弱,因而患者苦于"力不从心"。

2.情绪症状

(1)焦虑:是指在缺乏充足的客观原因时,患者产生紧张、不安或恐惧的感觉并表现出相应的自主神经功能失调。此时患者的警醒水平提高,严重者有大祸临头、惶惶不可终日之感;有运动性不安、坐卧不宁,伴心悸、出汗、尿频、震颤、眩晕、恶心等自主神经功能紊乱的症状。

(2)恐惧:特指患者对某种客观刺激产生的一种不合理的恐惧,而且患者明知这种情绪的出现是荒唐的、不必要的,却不能摆脱,是恐惧症的主要临床表现。患者同时伴有一系列自主神经症状,如面红或苍白、心跳和呼吸加快、恶心、出汗、血压波动,并常伴有相应的回避行为。

(3)易激惹:是一种负性情绪,它不仅指易发怒,还包括易伤感、易烦恼、易委屈、易愤慨等。这种情绪启动状态是情绪启动阈值和情绪自控能力双重降低的结果。极小的刺激便可触动情绪的扳机,一触即发、大发雷霆常见。

(4)抑郁症状:是种不愉快的情绪体验,可以表现为从轻度的缺少愉快感到严重的绝望自杀,核心症状是丧失感,如兴趣、对生活的期望、自信心、欲望均可不同程度地下降或丧失。患者常伴有厌食、体重减轻、睡眠障碍、性欲减退、疲乏无力及慢性疼痛等症状。神经症患者的抑郁症状一般程度较轻,以躯体不适的表现较为多见。

3.强迫症状

(1)强迫观念:多表现为同一意念的反复联想,患者明知这样做多余,但欲罢不能。这些观念可以是毫无意义的,对常识、自然现象和/或日常生活中遭遇的各种事件进行强迫性的穷思竭虑,患者常常是事无巨细,反复回忆思考,并为此痛苦不堪。强迫怀疑是强迫观念中常见的表现,如怀疑没有锁好门、没有关好煤气阀,相应的强迫行为常伴随出现。

(2)强迫意向:是一种尚未付诸行动的强迫性冲动,使患者感到一种强有力的内在驱使。例如,患者站在高楼上,就有"跳下去"的冲动;抱起孩子,便出现"掐死他"的冲动。这种冲动与患者的主观意愿相违背,所以一般情况下不会转变为行动。患者能够意识到这种冲动是不合理的、荒谬的,但经努力克制仍无法摆脱,冲动的反复出现使患者焦虑不安、忧心忡忡,以致患者极力回避相关场合,造成社会功能的损害。

(3)强迫行为:较为常见的表现有强迫性洗涤、强迫性检查、强迫性计数及强迫性仪式动作等。

4.疑病症状

疑病症状是指患者对自身的健康状况或身体的某些功能过分关注,以致怀疑患了某种躯体疾病或精神疾病,而与现实健康状况并不相符;医师的解释或客观医疗检查的正常结果不足以消除患者的疑病观念,因而患者到处反复求医。患者往往感觉过敏,对一般强度的外来刺激感到不堪忍受,对内脏的正常活动,也能"清晰"地感知并过分关注,如感到体内膨胀、堵塞、跳动、牵扯、扭转、流窜。这些内感性不适便成为疑病观念的原因和基础,加上患者多疑、固执,便可发展成为疑病观念。

5.躯体不适症状

(1)慢性疼痛:神经症性的疼痛以发生在头、颈部为多见,其次是发生在腰背、四肢,呈持续性或波动性。疼痛发生的频率与患者的心理压力及其他神经症症状有关。

(2)头昏:是神经症的常见症状,患者将体验描述为"头昏脑胀""头昏眼花""脑子不清晰"。头昏常与头痛、头胀相伴出现,患者自觉感知不清晰,注意力难以集中,记忆模糊,分析综合能力受损,焦虑、烦躁,并可伴有不同程度的自主神经症状。

(3)自主神经症状群:不同神经症的自主神经紊乱的表现可能不一样。神经衰弱的自主神经症状是泛化的,不具有明显的特点;焦虑症的自主神经症状以交感神经功能亢进为主要特点,主要表现在心血管方面,如心悸,也可同时出现副交感神经亢进的表现,如尿频、多汗。

6.睡眠障碍

睡眠障碍在神经症患者中极为普遍,其中失眠是睡眠障碍中最常见的形式,主要表现为睡眠时间短或睡眠质量差,或者对睡眠缺乏自我满足的体验。神经症患者主诉入睡困难最常见,其次是易惊醒和早醒。

(二)临床分型

1.焦虑症

焦虑症又称焦虑性神经症,是一种以焦虑情绪为主的神经症,以广泛和持续性焦虑或反复发作的惊恐不安为主要特征,常伴有自主神经功能紊乱、肌肉紧张与运动性不安。以上表现并非由实际的威胁所致,且患者紧张、恐慌的程度与现实情况很不相称。临床分为广泛性焦虑症与惊恐障碍两种主要形式。

(1)广泛性焦虑:又称慢性焦虑症,是焦虑症最常见的表现形式。常缓慢起病,以经常或持续存在的焦虑为主要临床症状。①精神焦虑:表现为对未来可能发生的、难以预料的某种危险或不幸事件经常担心,尽管患者知道这是一种主观的过虑,但患者因不能自控而颇感苦恼。患者常有恐慌的预感,终日心烦意乱、忧心忡忡、坐卧不宁,似有大祸临头之感。患者常伴有觉醒度提高,表现为过分的警觉,对外界刺激敏感,易于出现惊跳反应;难以集中注意力,易受干扰;难以入睡,睡中易惊醒;情绪易激惹;感觉过敏。②躯体焦虑:表现为运动性不安与多种躯体症状,如搓手顿足,不能静坐,严重时有肌肉酸痛,多见于肩背部、颈部及胸部肌肉,紧张性头痛也很常见;自主神经功能紊乱以交感神经系统活动过度为主,表现为心动过速、皮肤潮红或苍白、口干、便秘或腹泻、出汗、尿频、尿急等症状,有的患者还可出现早泄、阳痿、月经紊乱等内分泌失调症状。

(2)惊恐障碍:又称急性焦虑障碍。其特点是患者在无特殊的恐惧性处境时,突然感到一种惊恐体验,伴濒死感或失控感以及严重的自主神经功能紊乱。患者觉得好像死亡将至、灾难将至,表现为奔走、惊叫,伴胸闷、心动过速、呼吸困难、头痛、头晕、四肢麻木等自主神经症状。惊恐发作通常起病急骤,终止也迅速,一般历时5～20分钟,很少超过1小时,但不久又可突然再发。发作期间患者始终意识清晰,高度警觉,发作后仍心有余悸,担心再次发作,但此时焦虑体验不再突出,而以虚弱、无力感为主,常需数小时到数天才能恢复。

2.强迫症

强迫症又称强迫性神经症,是以强迫症状为主要临床表现的一类神经症,通常在青少年期发病,也有起病于童年期者。起病缓慢,多数无明显诱因,基本症状为强迫观念,常伴有强迫动作或行为,也可有强迫情绪和强迫意向。可以一种症状为主,也可几种症状兼而有之。强迫观念最多见,强迫动作或行为多是为减轻强迫观念引起的焦虑而不得不采取的顺应动作或行为。其特点是有意识的自我强迫和反强迫并存,两者强烈冲突使患者感到焦虑和痛苦;患者体验到强迫观念违反自己的意愿,需要极力抵抗,但无法控制;患者也意识到这些强迫症状是不必要的、异常的,但不能为主观意志所控制。患者自知力保持完好,求治心切。病程迁延者可表现为以仪式动作为主而精神痛苦减轻,但社会功能严重受损。

3.恐惧症

恐惧症又称恐惧性神经症,是以恐惧症状为主要临床表现的神经症。患者对外界某种客观事物或情境产生异乎寻常的恐惧和紧张,发作时常伴有明显的焦虑不安及自主神经症状。患者明知这种恐惧反应是过分的、不合理的和不必要的,但在相同场合下仍反复出现恐惧反应,难以控制。为了解除这种焦虑不安,患者常主动回避他所恐惧的客观事物或情境,以致影响到正常的生活和工作。根据恐惧对象的不同可将恐惧症归纳为三大类。

(1)场所恐惧症:又称广场恐惧症、旷野恐惧症、聚会恐惧症,是恐惧症中最常见的一种,主要表现为对某些特定环境的恐惧,如高处、广场、密封的环境和拥挤的公共场所。

(2)社交恐惧症:主要特点是害怕被人注视。患者一旦发现别人注视自己就不自然,脸红,不敢抬头,不敢与人对视,甚至觉得无地自容,因而回避社交,不敢在公共场合演讲,集会时不敢坐在前面。社交恐惧的对象可以是熟人,甚至是自己的亲朋、配偶,较常见的是异性、严厉的上司和未婚夫(妻)的父母亲。

(3)单一恐惧症:指患者对某一种具体的物件、动物等有一种不合理的恐惧。最常见的为对某种动物(如蛇、猫、蜘蛛、毛毛虫)的恐惧,患者也可能对鲜血、尖锐而锋利的物品或某些自然现象产生恐惧。

4.躯体形式障碍

躯体形式障碍是一种以持久的担心或相信各种躯体症状的优势观念为特征的神经症,常伴有焦虑或抑郁情绪。患者反复就医,各种医学检查的阴性结果和医师的再三解释均不能打消其疑虑。有时患者确实存在某种躯体障碍,但医师不能解释症状的性质、程度或患者的痛苦与先占观念。这些躯体症状被认为是心理冲突和个性倾向所致。躯体形式障碍包括躯体化障碍、未分化的躯体形式障碍、疑病障碍、躯体形式的自主功能紊乱、躯体形式的疼痛障碍等多种形式。

5.神经衰弱

神经衰弱是指由于存在长期的情绪紧张和精神压力,精神活动能力减弱的神经症,其主要特征是精神易兴奋和脑力易疲乏,常伴有情绪不稳定、易激惹、睡眠障碍、头痛、多种躯体不适等症状,这些症状不能归于躯体疾病、脑器质性疾病或某种特定的精神疾病。

(三)辅助检查

虽然诊断该疾病主要以临床表现为主,但是实验室的检查对该疾病的诊断也很重要,也可以与其他症状相同的疾病相鉴别,因此除完成血常规、尿常规、大便常规、肝功能、肾功能、胸片、B超、心电图外,还可以进行脑电图检查、神经系统的辅助检查和心理测验等。

(四)诊断要点

1.症状标准

以下症状之一为主要标准:轻度抑郁症状、恐怖症状、强迫症状、惊恐发作、广泛性焦虑症状、疑病症状、神经衰弱症状以及其他神经症症状或上述症状的混合。

2.严重程度标准

上述症状造成至少下述情况之一:妨碍工作、学习、生活或社交;无法摆脱精神痛苦,因此主动求医。

3.病程标准

持续病程至少 3 个月(除惊恐障碍外)。

4.排除标准

排除器质性精神障碍、精神分裂症等疾病。

神经症的起病常与心理因素或社会因素有关,患者具有一定的人格特征,没有任何可以证实的器质性病变,自知力完好,主动求治,人格完整,社会功能相对完好。

(五)治疗要点

神经症的治疗根据不同的类型各有不同,应该根据神经症的类型和患者的具体情况制定个体的治疗方案,具体有下列几种治疗方法。

1.心理治疗

(1)心理疏导:引导患者认识疾病的性质,消除患者的疑虑。鼓励患者面对现实,发挥其主动性,树立战胜疾病的信心,正确对待病因,配合医师的要求进行训练。

(2)行为治疗:常用的行为疗法有系统脱敏疗法、厌恶疗法、阳性强化方法等。

(3)认知疗法:神经症患者有特殊的易感素质,因此常常做出不现实的、病理性的估计与认知,以致出现不合理的、不恰当的反应,这种反应超过一定限度与频度,便出现疾病。认知心理治疗通过分析与改变患者的错误的认知方式来改善或消除患者的神经症症状。

(4)其他心理治疗:如精神分析疗法、森田疗法。

2.药物治疗

治疗神经症的药物种类较多,如抗焦虑药、抗抑郁药以及促进大脑代谢药。药物治疗的优点是控制靶症状起效较快,尤其是早期与心理治疗合用,有助于缓解症状,提高患者对治疗的信心,提高心理治疗的疗效,促进患者的遵医行为。

二、护理评估

(一)一般情况

护理人员评估患者的日常生活情况,如睡眠、穿衣、饮食、大小便、自理能力,评估患者与周围环境接触如何,对周围事物是否关心,主动接触及被动接触状况,护患合作情况。

(二)生理功能

神经症患者常常有许多心因性的躯体不适主诉,这些症状是心理痛苦在躯体的表现,没有器质性的改变。所以除了要常规评估患者的生命体征、睡眠、全身营养与水电解质平衡情况、进食状况、排泄状况、各器官功能及生活自理能力等情况以外,还应对患者的多种躯体不适主诉认真评估,区别其性质是器质性的还是心因性的,以便做出正确处理。

(三)心理功能

护理人员要评估患者的精神症状、情感状态、行为表现、病前性格特点、对应激的心理应对方式。

(四)社会功能

神经症患者最常见的社会功能损害是人际交往能力的缺陷,这与患者病前个性缺陷和不良的心理应对方式有关,可通过询问患者本人及其亲友来进行综合评估。

(五)家庭与环境

护理人员评估患者幼年时的生活环境、所受的教育、父母的教养方式、家庭经济状况,成年后的婚姻、子女、生活,工作习环境等情况及患者的社会支持系统等资源,尤其要了解对患者有重要影响力的人,以制定合理、有效的治疗和护理计划。

(六)其他方面

护理人员要评估患者的家族史、既往疾病史;评估患者以往用药情况、治疗效果,有无药物不良反应等;评估患者的常规化验以及特殊检查结果。

三、护理问题

(一)生理功能

患者睡眠形态紊乱,有潜在的或现存的营养失调,有疼痛或身体不适,皮肤完整性受损,部分自理能力下降。

(二)心理功能

(1)焦虑:难以集中注意力,易受干扰,情绪易激惹。

(2)抑郁:患者由于疾病的困扰可能情绪低落。

(3)患者出现恐惧。

(三)社会功能

患者有潜在的或现存的自杀、自伤行为,有发生暴力行为的危险,自我保护能力改变,社交能力受损,个人应对无效,治疗时不合作,对疾病的知识缺乏。

四、护理目标

对神经症患者最重要的护理目标是让患者能够正确认识和对待所患疾病,善于分析患病原因,学会合理地宣泄情绪,以积极、有效的心理应对方式应对应激性事件,这也是长期目标。护理目标具体包括:①症状减轻或消失。②患者能正确认识疾病表现,恰当地宣泄焦虑、抑郁的情绪,减轻痛苦。③患者基本的生理及心理需要得到满足,舒适感增加。④患者能运用有效的心理预防机制及应对技巧控制不良情绪,减轻不适感。⑤患者能与他人建立良好的人际关系。⑥患者能增强处理压力与冲突的能力。⑦患者能正确认识心理社会因素与疾病的关系。⑧家庭及社会支持程度逐步提高。⑨患者的社会功能基本恢复。

五、护理措施

(一)安全护理

护理人员要为患者提供安静、舒适的环境,减少外界刺激。加强安全护理,避免环境中存在危险品及其他不安全因素,防患于未然。

(二)生理护理

睡眠障碍与躯体不适或疼痛是神经症患者常见的躯体问题。对睡眠障碍的护理包括创造良好的睡眠环境、安排合理的作息制度、让患者养成良好的睡眠习惯等。

值得一提的是,神经症患者许多躯体不适症状的缓解在于其应激因素的消除和内心冲突的解决,因此除一般护理外,要特别注意对其心理功能的护理。护理人员要鼓励患者参加适当的集体活动,减少白天卧床的时间,转移注意力,减少对恐惧、焦虑、惊恐发作或强迫等症状的过分关注和担忧。另外,患者可能有食欲减退、体重下降等情况,因此护理人员要鼓励患者进食,帮助选择易消化、富有营养的食物。护理人员要鼓励便秘患者多进食蔬菜、水果,多喝水,养成每天排便的习惯。如患者便秘超过 3 天,护理人员应按医嘱给予缓泻剂或灌肠等帮助其排便。

(三)心理护理

1.建立良好的护患关系

护理人员要以和善、真诚、支持、理解的态度对待患者,耐心地协助患者,使患者感到自己是被接受、被关心的。例如,当患者主诉躯体不适时,护理人员应做到确实的体格检查,进行客观评估,即使有时找不到器官的病理性证据来解释症状,也应理解其所主诉的疼痛不适是真实存在的,患者并非无病呻吟,护理人员应以一种接受的态度倾听,并选择适当的时机,结合检查的正常结果,使患者相信其障碍并非器质性病变所致。

2.鼓励患者表达自己的情绪

护理人员要鼓励患者表达自己的情绪和不愉快的感受,协助其识别和接受负性情绪及相关行为。神经症患者常常不愿接受(或承认)自己的负性情绪和行为。护理人员通过评估识别出这些负性情绪后,要引导患者识别、接受它。

3.协助患者消除应激

护理人员要与患者共同探讨与疾病有关的应激原及应对方法,协助患者消除应激,帮助其正确认识和对待疾病,学习新的应对方法,接受和应付不良情绪。

4.训练患者的应对技巧

护理人员要提供环境和机会让患者学习和训练新的应对技巧,强化患者控制紧张、焦虑等负性情绪的技巧,例如,根据焦虑症的特点设计某些应激情境,召集患同类疾病的患者一起做行为的模拟,及时提供反馈信息,辅以放松训练;活动结束后,鼓励他们交流心得、取长补短。

5.帮助患者学会放松

放松的方法很多,如静坐、慢跑、练习气功、打太极拳及利用生物反馈仪放松肌肉,都是十分有效的方法。

6.积极鼓励患者

护理人员要反复强调患者的能力和优势,忽略其缺点和功能障碍;鼓励患者敢于面对疾病,提供解决问题的方案,并鼓励和督促实施;经常告知患者他的进步,及时表扬,让患者明白自己的病情正在好转,有利于增强自信心和减轻无助、无望感。

(四)社会功能护理

1.提供安静舒适的环境,减少外界刺激

(1)神经症患者常坐立不安,不愿独处,可设专门陪护,以增强其安全感。

(2)护理人员应严密观察,严加防范患者可能发生的自杀、自伤及冲动伤人等行为,早发现、早干预。

(3)护理人员应及时督促患者完成药物治疗计划,观察药物疗效和不良反应,给予服药指导,以有效控制神经症的症状。

2.协助患者获得社会支持

护理人员应帮助患者认清现有的人际资源,并扩大其社会交往的范围,使患者的情绪需求获得更多的满足,并可防止或减少患者使用身体症状来表达情绪的倾向;同时协助患者维持正常家庭角色。家庭是患者最主要的社会支持系统,它既可以帮助患者缓解压力,又可能是造成或加重患者压力的根源。护理人员应协助患者分析可能的家庭困扰,确认良好的人际关系,并对存在的困扰进行分析,鼓励患者加入互助团体、成人教育班、特殊的兴趣团体等,以便让患者发现别人有和自己同样的问题,而减少寂寞感。

3.帮助患者改善自我照顾能力

神经症患者可因躯体不适的症状以及焦虑、抑郁等负性情绪而忽视个人卫生,也可因仪式动作、强迫行为而导致生活自理能力的下降。护理人员应耐心协助患者做好沐浴、更衣、头发和皮肤的护理。这些活动均可增加患者对自己的重视与兴趣。护理人员对患者的每一个进步及时肯定、表扬,让患者感受他随时受到护理人员的关注,有利于患者逐步树立起治病的信心。

(五)康复期护理

在神经症的康复期,护理人员应帮助患者正确认识和对待疾病及其致病因素,教会患者正确应对生活的困难和创伤性体验,恰当地处理人际关系,防止疾病复发;鼓励患者积极参加社会活动,体现自身价值,增强治病信心,参加康复训练,以利于身体康复。

(六)特殊护理(惊恐发作)

(1)患者在惊恐发作时,护理人员应镇定、稳重,防止将护理人员的焦虑传给患者,应立即让患者脱离应激原或改换环境,有条不紊地进行治疗和护理;应明确地向患者表示,发作不会危及生命,病情一定能控制。

(2)对惊恐发作急性期的患者,护理人员应陪伴在患者身边,态度和蔼,耐心倾听和安抚,对其表示理解和同情,并可给予适当的按摩和安慰;对患者当前的应对机制表示认同、理解和支持;鼓励患者按可控制和可接受的方式表达焦虑、激动,允许自我发泄。

(3)与惊恐发作相关的焦虑反应有时可表现为挑衅和敌意,护理人员应对患者适当限制,并对可能的后果有预见性,针对可能出现的问题,预先制定相应的处理措施。患者惊恐发作时,护理人员应将患者和家属分开或隔离患者,以免互相影响,加重病情。

(4)有的患者坐立不安,不愿独处,又不愿到人多的地方,护理人员应尊重患者,创造有利于治疗的环境,例如,允许患者保留自己的天地和注意其隐私,必要时设专人陪护等。

(5)护理人员应遵照医嘱给予患者相应的治疗药物,如抗焦虑药、抗抑郁药,控制惊恐发作,减轻病情。

(6)护理人员应在间歇期教会患者放松的方法,让其参加反馈治疗,适当应用药物,避免再次发作,以使其相信该病有治愈的希望;配合医师做好行为治疗;做好家属工作,为患者争取家庭和社会的理解和支持。

六、护理评价

评价患者的症状是否得到改善,不良的心理应对方式是否得到矫正,是否消除了心理应激的影响,是否提高了社会适应能力,对神经症的知识了解了多少等。

七、健康指导

(1)护理人员应使患者对神经症发作有正确的认识,消除模糊观念引起的焦虑、抑郁,纠正错误观念,减少不良因素的刺激,控制疾病发作。

(2)护理人员应帮助患者充分认识自己,挖掘出自身性格上的弱点及与疾病的关系。

(3)护理人员应教会患者一些科学、实用的处理问题的方法,不断完善自己的性格,学会处理好人际关系,调整不良的情绪,增强心理承受能力。

(4)护理人员应鼓励患者积极参加有意义的活动,增强适应能力。

(5)护理人员应使家属理解患者的痛苦和困境,既要关心和尊重患者,又不能过分迁就或强制,帮助患者合理安排工作、生活,恰当地处理与患者的关系,并要教会家属帮助患者恢复社会功能。

(吕 晶)

第七节 精神分裂症

一、概述

精神分裂症是最常见、最难描述、最难做出完整定义的重性精神病。1896年，德国的克雷培林将其作为一个独立疾病"早发性痴呆"进行描述。1911年，瑞士的布鲁勒对该病进行了细致的临床观察，指出该病的临床特点是精神分裂，包括联想障碍、情感淡漠、意志缺乏和继之而来的内向性，提出了"精神分裂"的概念。该病女性患病率高于男性，城市中的患病率高于农村，但无论是城市还是农村，精神分裂症的患病率均与家庭经济水平呈负相关。该病造成的直接花费和间接损失巨大，构成患者家庭及社会疾病负担的重要部分。在我国，精神分裂症的致残率达56.4%，患者及其亲属的身心健康遭到严重损害。

精神分裂症是一组常见而病因尚未完全阐明的重性精神疾病。患者具有感知、思维、情感、行为等多方面的障碍，以精神活动脱离现实，与周围环境不协调为主要特征。患者一般无意识障碍和智力缺损，部分患者可出现认知功能损害。该病多起病于青壮年，常缓慢起病，病程迁延，有慢性化倾向和衰退的可能，而部分患者经治疗可保持痊愈或基本痊愈的状态。

(一)临床表现

1.早期症状

精神分裂症患者在发病初期、主要症状出现前，可出现一些非特异性症状。其表现多种多样，一般与起病类型有关，包括以下几个方面。

(1)类神经衰弱状态：表现为不明原因的头痛、失眠、多梦、易醒、做事丢三落四、注意力不集中、遗精、月经紊乱、倦怠乏力。患者虽有诸多不适，但无痛苦体验，且不主动就医。

(2)性格改变：一向温和、沉静的人突然变得蛮不讲理，为一点微不足道的小事就发脾气，或疑心重重，认为周围的人都跟自己过不去，见到有人讲话，就怀疑在议论自己，甚至把别人咳嗽也疑为针对自己，或出现对自己身体某个部位过分、不合理地关注。

(3)情绪反常：如无故发笑，对亲人和朋友变得淡漠，既不关心别人，又不理会别人对自己的关心，或无缘无故地紧张、焦虑、害怕。

(4)意志减退：例如，患者无明显原因而一反原有积极、热情、好学、上进的状态，工作者变得马虎，不负责任，甚至旷工，学生学习成绩下降，不专心听讲，不愿交作业，甚至逃学；或生活变得懒散，不修仪态，没有进取心，得过且过。

(5)零星出现难以理解的行为：患者一反往日热情、乐观的状态而沉默不语，动作迟疑，面无表情，或呆立、呆坐、呆视，独处，不爱交往，或对空叫骂，喃喃自语，或做些莫名其妙、令人费解的动作。

由于早期症状不具有特异性，出现频率较低，加之此时患者的其他方面基本保持正常，早期症状易被忽略。家属虽觉得患者有某些变化，但也多站在患者的角度去理解患者的症状。但早期症状对精神分裂症的早期诊断及早期治疗有重要意义，值得重视。

2.核心症状

精神分裂症的临床症状十分复杂和多样,不同类型、不同阶段的临床表现可有很大差别。患者具有特征性的思维和知觉障碍,情感、行为不协调,脱离现实环境,症状可分为阳性、阴性症状及认知功能障碍。

(1)阳性症状:主要指正常心理功能的偏移或扭曲;涉及感知、思维、情感和意志行为等多个方面,多在疾病的早期或急性发作期出现。常见的阳性症状如下。

知觉障碍:包括幻觉、错觉和感知综合障碍。①幻觉指没有现实刺激作用于感觉器官时出现的知觉体验,是一种虚幻的知觉。最常出现的知觉障碍是幻听。其内容可以是非言语性的,如机器轰鸣声、流水声、鸟叫声;也可以是言语性的,如在无客观刺激下,患者听见有人喊自己的名字,或听到某些人的秒语,或听到来自"天外"的神灵或外星人的讲话。有的患者还可以听到对自己进行评价、议论或发号施令的声音。幻听常影响患者的思维、情感和行为,可能出现与幻听对话、破口大骂,为之苦恼、不安或恐惧,并出现自杀及冲动毁物行为。少数患者还可出现幻视、幻嗅、幻味、幻触等。②正常人在光线暗的环境和恐惧、紧张、期待等心理状态下可产生错觉,但经验证后可纠正和消除。临床上多见错听和错视,如将一条绳索看成一条蛇。错觉还可见于其他精神障碍中,特别是有意识障碍的情况下。③感知综合障碍指患者对客观事物整体感知没有偏差,但对其个别属性的感知发生障碍。常见的有视物变形症,指感觉外界事物的形状、大小、体积发生变化,例如,患者看到母亲的脸变形,眼睛小如瓜子,鼻子大如鲜桃;空间知觉障碍,患者感到周围事物的距离发生改变;时间感知综合障碍,患者对时间的快慢出现不正确的感知;非真实感,患者感到周围事物和环境发生变化,变得不真实。

思维障碍:包括思维联想障碍、思维逻辑障碍和思维内容障碍。①思维联想障碍是精神分裂症的重要症状之一,主要表现在联想结构和联想自主性方面。联想结构障碍是指思维联系过程缺乏连贯性、目的性和逻辑性。其特点是患者在意识清楚时,思维活动联想松弛,内容散漫,缺乏主题,一个问题与另一个问题之间缺乏联系。患者说话东拉西扯,以至别人弄不懂他要传达什么信息(思维散漫)。严重时言语支离破碎,个别语句之间缺乏联系,甚至完全没有逻辑关系(思维破裂)。联想自主性障碍常伴有明显的不自主感,患者感到难以控制自己的思维,常做出妄想性判断,例如,认为自己的思想受外力的控制或操纵,主要表现有思维云集、思维中断、思维插入、思维被夺等。②思维逻辑障碍主要是指概念的形成及判断、推理方面的障碍,例如,如患者用一些很普通的词、句或动作表达某些特殊、只有患者自己明白的意义(病理性象征性思维)。某患者经常反穿衣服,以表示自己"表里合一、心地坦白"。有些患者还自创一些新的符号、图形、文字或语言并赋予特殊含义(词语新作)。③思维内容障碍主要表现为各种妄想。妄想是在病理基础上产生的歪曲信念,发生在意识清晰的情况下,是病态推理和判断的结果。据统计,最常出现的妄想有被害妄想、关系妄想、夸大妄想。其他常见的还有嫉妒妄想、非血统妄想、物理影响妄想、钟情妄想等。

情感障碍:精神分裂症患者可有焦虑、抑郁、易激惹等情感症状,尤其在疾病早期。但贯穿整个疾病过程的情感障碍特点是情感反应与环境不协调和情感的淡漠。疾病最早损害的是最细腻的情感,如对亲人的关怀和体贴。随着疾病发展,患者对周围事物的情感反应变得迟钝或平淡,对一切无动于衷,甚至对那些使人大悲大喜的事件也表现得心如止水。患者还可表现为矛盾意向、情感倒错。表情倒错,当提及悲伤的事时哈哈大笑,提及高兴的事时则痛哭流涕,有时对轻微小事则产生爆发性的情感反应。

意志行为障碍:最常见的症状是意志的下降或衰退,表现为主动性差,行为被动退缩,对生活毫无所求,如不主动与人来往,无故旷课或旷工。严重的患者懒于料理日常生活,长时间不梳洗,不换衣服,日益孤僻离群,脱离现实。有的患者表现为意向倒错,吃一些不能吃的东西,如肥皂、昆虫,或伤害自己的身体。有的患者可对一种事物产生对立的意向,表现为缄默、违拗。有的患者可表现为运动或行为障碍。此外,患者的自杀行为值得高度注意。据报道,约50%的精神分裂症患者存有自杀观念,15%的患者出现自杀行为。其原因主要是抑郁情绪、幻觉和妄想等精神症状的影响。

(2)阴性症状:指正常的心理功能缺失所表现的各种障碍,可表现为以下几个方面。①思维贫乏:患者言语减少,谈话内容空洞,应答反应时间延长等。②情感平淡或淡漠:患者对周围事物的情感反应变得迟钝或平淡,表情变化减少,最早涉及的是最细腻的情感,如对朋友、同事的关心、同情,对亲人的体贴。随着疾病发展,患者的情感体验日益贫乏,面部完全没有表情变化,对周围的人或自己漠不关心,丧失对周围环境的情感联系。③意志活动减退:可表现在很多方面,如不修边幅,不注意个人卫生,不能坚持正常的工作或学习,精力缺乏,社交活动减少或完全停止,与家人或朋友保持亲密的能力丧失。

(3)认知功能障碍:早在1919年就有学者描述了精神分裂症患者的认知功能障碍,但直到近几年人们才开始关注该障碍在康复过程的重要作用。据统计,有85%左右的精神分裂症患者有认知功能障碍的表现,可具体表现为注意警觉障碍、记忆障碍、抽象思维障碍、信息整合障碍、运动协调障碍。

(二)临床类型

精神分裂症根据其临床表现出的主导症状分型。在疾病的早期,往往很难明确分型,当疾病发展到一定阶段,其主导症状便逐渐明朗化,便于分型。精神分裂症的不同亚型有其特有的发病形式、临床特点、病程经过、治疗反应、预后,对临床有一定的指导意义。临床上常见的类型如下。

1.偏执型

偏执型又称妄想型,是精神分裂症最常见的一个类型。发病年龄多在25~35岁,起病缓慢或亚急性起病,其临床表现以相对稳定的妄想为主,关系妄想和被害妄想多见,其次为夸大、自罪、影响、钟情和嫉妒妄想等。妄想可单独存在,也可伴有以幻听为主的幻觉。幻觉妄想症状长期持续。情感障碍表面上可不明显,智力通常不受影响。患者的注意力和意志往往增强,被害妄想者的这种特点最显著,他们警惕、多疑且敏感。在幻觉妄想影响下,患者开始保持沉默,冷静地观察周围的情况,之后疑惑心情逐渐加重,可发生反抗,如反复向有关单位控诉或请求保护,严重时甚至发生伤人或杀人。患者也可能感到已成为"众矢之的",自己已无力反抗,不得已采取消极的自伤或自杀行为。因而此型患者容易引起社会治安问题。病程经过缓慢,发病数年后,在相当长时期内尚能保持工作能力,较少出现显著的人格改变和衰退。如能及时治疗,多数患者的疗效较好。患者若隐瞒自己的表现,往往不易早期发现,以致诊断困难。

2.紧张型

紧张型多在青春期或中年起病,起病较急,病程多呈发作性。以紧张性木僵或紧张性兴奋为主要表现,两种状态并存或单独发生,也可交替出现。典型表现是患者出现紧张综合征。该型近年来在临床上有减少趋势,预后较好。

(1)紧张性木僵:以运动抑制为突出表现。轻者动作缓慢,少语少动,或长时间保持某一个姿势不动。重者终日卧床,不动不食,缄默不语,对外界刺激不起反应,唾液、大小便滞留。两眼睁大或紧闭,四肢呈强直状,对被动运动有抵抗,稍轻者可能有蜡样屈曲、不自主服从、模仿动作和言语、重复动作等。意识无障碍,即使有严重的运动抑制,患者也能感知周围的事物,病后均可回忆。紧张性木僵一般持续数天至数周。木僵状态可在夜间缓解或转入兴奋。

(2)紧张性兴奋:以运动兴奋为突出表现。患者行为冲动,言语刻板,联想散漫,情感波动显著,可持续数天至数周,病情可自发缓解,或转入木僵状态。

3.青春型

青春型多在青春期(15~25岁)发病,起病较急,病情进展快,一般2周内达到高峰。症状以精神活动活跃且杂乱、多变为主。情感改变为突出表现,患者的情感肤浅、变化莫测,表情做作,行为幼稚、奇特,患者好扮鬼脸,常有冲动行为。患者可表现出本能活动亢进,尤其是性欲亢进,如言语低级、下流,当众手淫、裸体。患者可有意向倒错,如吃脏东西。患者可出现幻觉、妄想,但多是片段而零乱的,内容荒谬,与患者的幼稚行为相一致。因此,临床上这些患者看起来愚蠢和孩子气,常常不合时宜地扮怪相和傻笑,自我专注,幻觉、妄想支离破碎,而不像偏执型患者那样系统。此型病程发展较快,症状显著,虽可缓解,但易再发,预后欠佳。

4.单纯型

单纯型多在青少年期起病,经过缓慢,持续发展。早期多表现类似神经衰弱的症状,如有疲劳感、失眠、记忆减退、工作效率下降,但求医心情不迫切,即使求医也容易被疏忽或误诊。疾病初期常不引起重视,患者甚至会被误认为“不求上进”“性格不够开朗”或“受到打击后意志消沉”等,经过一段时间后病情发展明显才引人注意。该型以精神活动逐渐减退为主要表现。患者出现日益加重的孤僻,行为被动,情感淡漠,失去对亲友的亲近感;懒散,甚至连日常生活都懒于自理;丧失兴趣,社交活动贫乏,生活毫无目的;学习或工作效率逐渐下降。患者一般无幻觉和妄想,虽有也是片段的或一过性的。此型自动缓解者较少,治疗效果和预后差。

5.其他类型

(1)未分化型:此型患者的症状符合精神分裂症的诊断标准,但症状复杂,同时存在各型的精神症状,无法归到上述分型中的任何一个类别,故将其放到未分化型中,此型患者在临床并不少见。

(2)残留型:在发展期的急性症状缓解后,患者尚残留片段、不显著的幻觉和妄想,或有某些轻微症状,但并不严重,仍可进行日常劳动。

(3)衰退型:病期时间已久,患者思维极度贫乏或破裂,情感淡漠,意志缺乏,行为幼稚,病情固定,波动少。

此外,英国学者Crom提出了精神分裂症阳性症状和阴性症状的概念。阳性症状指精神活动异常或亢进,包括有幻觉、妄想、行为冲动紊乱、情感不稳定且与环境不协调等,也称为Ⅰ型精神分裂症;阴性症状指精神功能减弱或缺乏,如思维贫乏、情感淡漠、意志活动减退、社会隔离、反应迟钝等,也称为Ⅱ型精神分裂症。研究发现两者在临床症状、对抗精神病药物的反应、预后、生物学基础上都有不同之处,按此法分型,将生物学和症状学结合在一起,有利于临床治疗药物的选择。

(三)辅助检查

精神分裂症一般没有客观的检查依据(除器质性所致精神障碍外),因此,实验室血常规、大小便常规及生化检查一般无阳性结果。神经系统检查结果一般正常。精神状况检查可有幻觉、妄想、行为冲动紊乱、思维贫乏、意志活动减退、社会隔离、反应迟钝、情感不稳定、淡漠且与环境不协调等。脑电图、脑涨落图、心理测验可有异常发现。CT 和 MRI(磁共振成像)检查发现30％～40％精神分裂症患者有脑室扩大或其他脑结构异常,以前额角扩大最为常见。

(四)诊断要点

在遗传生物学、生物化学等实验室检查尚未发现有特异性变化以前,精神分裂症的诊断主要依据全面可靠的病史、临床特点,即建立在临床观察和描述性精神病理学的基础上。目前国内常根据《中国精神障碍分类与诊断标准(第 3 版)》(CCMD-3)的标准进行诊断。具体诊断标准如下。

1.症状学标准

症状至少有以下两项,并非继发于意识障碍、智能障碍、情感高涨或低落,单纯型分裂症另规定。①反复出现言语性幻听。②有明显的思维松弛、思维破裂,言语不连贯,思维贫乏或思维内容贫乏。③思想被插入、被撤走、被播散,思维中断,有强制性思维。④有被动、被控制、被洞悉体验。⑤有原发性妄想(包括妄想知觉、妄想心境)或其他荒谬的妄想。⑥出现思维逻辑倒错、病理性象征性思维或语词新作。⑦情感倒错或出现明显的情感淡漠。⑧出现紧张症、怪异行为或愚蠢行为。⑨有明显的意志减退或缺乏。

2.严重程度标准

有自知力障碍,社会功能严重受损或无法进行有效交谈。

3.病程标准

(1)符合症状学标准和严重程度标准至少已持续 1 个月,单纯型另有规定。

(2)若同时符合精神分裂症和情感性精神障碍的症状标准,当情感症状减轻到不能满足情感性精神障碍标准时,精神分裂症状需继续满足精神分裂症的症状标准至少 2 周,方可诊断为精神分裂症。

4.排除标准

排除器质性精神障碍、精神活性物质所致精神障碍和非成瘾物质所致精神障碍。尚未缓解的分裂症患者,若又罹患本项中前两类疾病,应并列诊断。

(五)治疗要点

在精神分裂症的治疗中,抗精神病药物起着重要作用。支持性心理治疗是改善患者的社会生活环境以及提高患者社会适应能力的康复措施,亦十分重要。一般在急性阶段,以药物治疗为主。在慢性阶段,康复措施对预防复发和提高患者的社会适应能力有十分重要的作用。

1.治疗总原则

(1)目前虽无法根治精神分裂症,但治疗能减轻或缓解病症,并减少其他疾病的患病率及死亡率。治疗目标是降低复发的频率、该病的严重性及心理社会性不良后果,并增强发作间歇期的心理社会功能。

(2)识别精神分裂症的促发或延续因素,提倡早期发现,早期治疗。应用恰当的药物,进行心理治疗和心理社会康复。后者的目的在于减少应激事件,使患者主动配合治疗。

(3)确定药物及其他治疗,制定全面的全程综合性治疗计划。

(4)努力取得患者及其家属的配合,增强执行治疗计划的依从性。

(5)精神科医师除直接治疗患者,还常作为合作伙伴或指导者,以团队工作的方式与其他人员根据患者的需要,最大限度地改善患者的社会功能和提高患者的生活质量。

(6)以适合患者及其家属的方式提供健康教育,并应贯穿整个治疗过程。

2.精神分裂症各期治疗原则

(1)前驱期:一旦明确分裂症的前驱症状,应立即治疗。药物可用于前驱期、先兆发作,或急性发病的防治以及间歇期症状的改善。

(2)急性期:①尽力减轻和缓解急性症状,重建或恢复患者的社会功能。②尽早使用抗精神病药。经典抗精神病药及利培酮、奥氮平应作为一线药。如存在不依从情况,可用肌内注射或静脉给药。③其他药在一种抗精神病药疗效不佳时可并用,如卡马西平、丙戊酸盐、苯二氮䓬类,可改用氯氮平等二线药物。④药物治疗无效,有紧张症或禁忌证时,电休克治疗(ECT)可作为后备手段。

(3)恢复期:①减少对患者的应激,改善症状,降低复发的可能性,增强患者适应社区生活的能力。如一种抗精神病药已使病情缓解,应续用相同量 6 个月,再考虑减量维持治疗。②注重心理治疗的支持作用。③避免过度逼迫患者完成高水平职业工作或实现社会功能,这样可增加复发风险。

(4)康复期:①保证患者维持和改善功能水平及生活质量,使前驱期症状或逐渐出现的分裂性症状得到有效控制,继续监测,治疗不良反应。②一旦出现早期症状,应及时干预。③抗精神病药的长期治疗计划应针对药物不良反应与复发风险加以权衡。初发患者经 1 年维持治疗,可尝试停药;多次反复发作者维持治疗至少 5 年甚至终身。

3.治疗方法

(1)抗精神病药物治疗:能有效地控制急性和慢性精神症状,提高精神分裂症的临床缓解率;在防止精神衰退治疗中常发挥出积极作用。

(2)电抽搐治疗:对紧张性兴奋、木僵、躁动、伤人、自伤和消极情绪严重者的疗效显著。症状控制后该治疗方法应配合精神药物治疗。

(3)胰岛素昏迷治疗:对妄想型和青春型精神分裂症疗效较好。由于治疗方法复杂,需要专门设施和受过训练的人员监护,治疗期长,该方法几乎已被更方便、安全的抗精神病药物取代。

(4)精神治疗:是指广义的精神治疗,纯精神分析治疗不适用于精神分裂症。精神治疗作为一种辅助治疗有利于提高和巩固疗效,适用于妄想型和精神因素明显的恢复期患者,行为治疗有利于慢性期患者的管理与康复。

(5)精神外科治疗:是一种破坏性治疗措施,在应用其他方法久治无效后使用,是对危及社会和周围人安全的慢性难治患者最后的治疗手段。

二、护理评估

在对精神分裂症患者进行护理评估时需注意:要关心和了解患者的需求,不必注重精神分裂症的分型,因为分型与护理计划的制定关系不大;要重视患者的家属、同事、朋友提供的资料,因为许多患者对本身所患疾病缺乏自知力,很难正确反映病史;对患者心理状况、社会功能评估时,可通过与患者的直接交谈从语言、表情、行为中获得直接的资料,或可从患者的书信、日记、绘画中了解情况,临床上还常借助一些评估量表来测定。

(一)健康史

(1)个人史:患者是否足月顺产,母亲在孕期及分娩期有无异常,患者的成长及智力情况如何,有无酗酒史,生活能否自理等。

(2)现病史:此次发病的时间、表现,发病有无诱因、对学习或工作的影响程度,患者的就医经过、饮食、睡眠,患者是否服用安眠剂等,有无自杀、自伤、冲动、出走。

(3)既往史:包括患者过去是否发病、第一次发病的时间和表现、治疗经过、效果如何、是否坚持服药、病后的社会交往能力等。

(4)家族史:家族成员中是否有精神疾病患者。

(二)生理功能

(1)患者的生命体征是否正常。

(2)患者的饮食、营养状况如何,有无营养失调。

(3)患者睡眠情况如何,有无入睡困难、早醒、多梦等情况。

(4)患者的大小便情况如何,有无便秘、尿潴留等情况。

(5)患者有无躯体外伤。

(6)患者个人卫生是否良好,衣着是否整洁。

(7)患者是否自理日常生活。

(三)心理功能

(1)病前个性特点:①患者病前性格特点如何,是内向型还是外向型。②患者的兴趣爱好有哪些,患者的学习、工作、生活能力如何。

(2)病前生活事件:患者在近期(6个月内)有无重大生活事件发生,如至亲的死亡、工作变化、失业、离婚,患者有什么样的反应。

(3)应付悲伤/压力:患者是如何应对挫折和压力的,具体的应付方式是什么,效果如何。

(4)对住院的态度:患者对住院、治疗的合作程度,是否配合治疗和检查,对护理人员的态度怎样。

(四)社会功能

(1)社会交往能力:①患者病前的社会交往能力如何,是否善于与人交往。②患者病前对于社会活动是否积极、回避等。

(2)人际关系:患者的人际关系如何,有无特别亲密或异常的关系,包括家属、男/女朋友、同事、同学等。

(3)支持系统:患者的社会支持系统怎样,患病后同事、同学、家属与患者的关系有无改变,家属对患者的关心程度、照顾的方式、婚姻状况有无改变等。

(4)经济状况:患者的经济收入如何,患者对医疗费用支出的态度如何。

(五)精神状况

(1)自知力:患者是否承认自己有病,是否有治疗的要求。

(2)思维:①患者有无思维联想障碍,如思维破裂、思维散漫、思维贫乏。②患者有无思维逻辑障碍,如词语新作、逻辑倒错。③患者有无思维内容障碍,如妄想及其内容、程度、频率、持续时间。

(3)情感情绪:患者的情感反应如何,有无情感淡漠、情感迟钝,情感反应与周围环境是否相符等。

(4)意志行为:①患者的意志是否减退,行为是否被动、退缩。②患者的行为与周围环境是否适宜,有无意向倒错。③患者是否出现违拗、空气枕头等现象。

(5)认知:患者有无幻觉、错觉,幻觉的表现形式、内容、程度、频率、持续时间等。

(6)人格的完整性:患者有无人格改变、人格衰退、人格解体等的表现。

(六)药物不良反应

患者有无锥体外系反应、自主神经系统反应、药物过敏史等。

三、护理诊断

(1)营养失调:营养低于机体需要量,与幻觉、妄想、极度兴奋、躁动、消耗量过大及摄入量不足有关。

(2)睡眠形态紊乱:如入睡困难、早醒、多梦,与妄想、幻听、兴奋、环境陌生、不适应、睡眠规律紊乱等有关。

(3)躯体移动障碍:与疾病症状及药物所致不良反应有关。

(4)感知改变:与疾病症状及药物所致不良反应有关。

(5)思维过程改变:与思维内容障碍(妄想)、思维逻辑障碍、思维联想障碍等有关。

(6)自我形象紊乱:与疾病症状有关。

(7)不合作:与幻听、妄想、自知力缺乏、对药物的不良反应产生恐惧、违拗等有关。

(8)角色紊乱:与疾病症状及药物不良反应有关。

(9)生活自理缺陷:与药物不良反应所致运动及行为障碍、精神障碍、精神衰退导致的生活懒散有关。

(10)有冲动、暴力行为的危险:对自己或对他人有冲动、暴力行为的危险,与命令性幻听、评论性幻听、被害妄想、嫉妒妄想、被控制妄想、精神运动性兴奋、缺乏自知力等有关。

四、护理问题

(1)语言沟通障碍:与精神障碍及药物不良反应有关。

(2)个人应对无效:与疾病症状及药物不良反应有关。

(3)功能障碍性悲哀:与精神疾病及药物不良反应有关。

(4)自我防护能力改变:与精神疾病及药物不良反应有关。

(5)社交孤立:与精神疾病及认知改变有关。

(6)医护合作问题:与药物不良反应(如急性肌张力障碍、直立性低血压)有关。

五、护理目标

(1)患者能用他人可以理解的语言或非语言方式与人沟通,并表达自己的感受。

(2)患者的精神症状逐步得到控制,日常生活不被精神症状所困扰,能最大限度地完成社会功能。

(3)患者在住院期间不发生冲动伤人、毁物的现象,能控制攻击行为。

(4)患者能学会控制自己情绪的方法,能用恰当的方法发泄自己的愤怒,适当表达自己的需要及欲望。

(5)患者按时按要求进食,患者体重不得低于标准体重的10%。

(6)患者能说出应对失眠的几种方法,患者的睡眠得到改善,能按时入睡,睡眠时间保持在每天7~8小时。

(7)患者的身体清洁无异味,患者在一定程度上生活自理。

(8)患者愿意配合治疗和护理,主动服药。患者能描述不配合治疗的不良后果。

(9)患者及其家属对疾病的知识有所了解。

六、护理措施

在护理措施的实施过程中,建立良好的护患关系,是极为重要且不容易实施的措施。因为多数患者对疾病没有自知力,不认为自己有病,所以拒绝治疗。甚至某些患者将护理人员涉入其精神症状之中,如被害妄想患者,可能认为护理人员也与他人串通加害他(她),因而对护理人员采取敌视态度甚至伤害护理人员。所以,护理人员应掌握与不同患者接触的技巧,与患者建立良好的护患关系。

(一)生活护理

患者受妄想幻觉内容的支配,拒绝进食;木僵、精神衰退的患者不能料理生活,营养失调;睡眠障碍是各型精神分裂症各阶段的常见症状;抗精神病药物的不良反应也可导致患者生活料理困难,因此做好分裂症患者的生活护理是非常必要的。

1.保证营养供给

精神分裂症患者因进食自理缺陷,往往有营养失调。所以保证患者正常进食,以纠正或防止营养失调,是护理工作面临的常见问题。护理人员应首先了解患者不进食的原因,针对不同原因采取不同的方法,保证患者正常进食。①被害妄想患者害怕食物中有毒而不敢进食,幻听的患者受命令性幻听的支配不愿进食,护理人员应耐心解释、说服,可让患者自己到配餐间参与备餐或现场示范食物无毒后督促其进食,或鼓励其与他病友集体进食。②对坚持不进食者应给予鼻饲或输液。③对兴奋、行为紊乱而不知进食的患者,护理人员宜让其单独进食或喂食,以免干扰其他患者进食。④对木僵患者及服用抗精神病药出现锥体外系反应者,护理人员宜准备半流质或容易消化的食物,协助患者进食,并密切观察,以防止吞咽困难导致噎食。⑤护理人员注意评估患者进食后的情况,有无腹胀等,记录患者的进食量,每周给患者称一次体重。

2.保证充足的睡眠

睡眠障碍是精神分裂症患者初发、复发早期常见的症状之一,护理人员应持续评估患者的睡眠情况,如入睡时间、睡眠质量、觉醒时间、醒后能否继续入睡,了解患者睡眠紊乱的原因。①提供良好的睡眠条件,保持环境安静,温度适宜,避免强光刺激。②新入院患者因环境陌生而入睡困难,护理人员应在病房多陪伴患者,直至其入睡。③防止睡眠规律倒置,鼓励患者白天尽量多参加集体活动,保证夜间的睡眠质量。④指导患者使用一些促进睡眠的方法,如深呼吸、放松术。⑤对严重的睡眠障碍患者,经诱导无效,可遵医嘱运用镇静催眠药物辅助睡眠,用药后注意患者睡眠的改善情况,做好记录与交班。

3.卫生护理

对生活懒散、木僵等生活不能自理或不完全自理的患者,护理人员应做好卫生护理、生活料理或督促其自理。①对木僵患者应做好口腔护理、二便护理、皮肤护理,做好女患者经期的护理。②保持患者的呼吸道通畅,把卧床患者的头偏向一侧。③对生活懒散者应教会其日常生活的技巧,训练其生活自理能力,如穿衣、叠被、洗脸、刷牙,应循序渐进地训练,不能操之过急,对患者的点滴进步应及时表扬、鼓励。

4.躯体状况观察

精神分裂症患者一般很少注意身体方面的疾病,即使有病也不求医,所以护理人员应该经常注意患者的身体状况,及时给予帮助。护理人员宜记录患者服抗精神病药的反应,预防可能出现藏药、拒绝服药的情况发生。在患者服药初期护理人员应特别注意患者是否有药物过敏或嗜睡反应,同时还应预防直立性低血压,告诉患者(或家属)改变体位宜缓慢。

(二)心理护理

1.与患者建立良好的护患关系

精神分裂症患者意识清晰,智能良好,无自知力,不安心住院,对护理人员有抵触情绪。护理人员只有与患者建立良好的护患关系,取得患者的信任,才能深入了解病情,顺利完成观察和护理工作。护理人员应主动接触、关心、尊重、接纳患者,温和、冷静、坦诚地对待患者,适当满足其合理要求。

2.正确运用沟通技巧

(1)护理人员应耐心倾听患者的诉说,鼓励患者说出对疾病和有关症状的认识及感受,鼓励其用语言而非冲动行为表达感受,并做出行为约定,承诺今后用其他方式表达愤怒和激动情绪。

(2)护理人员在倾听时应对每一条诉说做出适当限制,不要与患者争论有关妄想的内容,而是适当提出自己的不同感受,仅在适当时机(如幻觉减少或妄想动摇时),才对其病态体验提出合理解释,并随时注意其反应。

(3)与患者交谈时,态度要亲切、温和,语言具体、简单、明确,对思维贫乏的患者,护理人员不要提出过多要求,给患者足够的时间回答问题,不训斥、不责备、不讽刺患者。

(4)护理人员应避免一再追问妄想内容的细节,以免强化其病理联想,使症状更加顽固。

(三)社会功能方面的护理

患者由于意志减退、情感淡漠,多有社会功能缺损或衰退,包括角色紊乱,个人生活自理能力下降或丧失,生活懒散,人际交往能力受损,孤僻,退缩,处于社会隔离状态等。对此,护理人员应鼓励患者参加集体活动,减轻不良刺激因素对患者的影响;安排合理的文娱活动,转移其注意力,缓解其恶劣情绪;当患者情绪稳定后,可与患者共同制定生活技能训练和社交技巧训练计划,鼓励患者自理。对于极度懒散的患者,护理人员还可进行行为治疗,通过社会技能训练、工作康复、娱乐活动等手段,培养良好的生活习惯,促进生活、劳动技能的恢复,延缓精神衰退的进展。

(四)特殊护理

1.提供良好病房环境、合理安置患者

(1)护理人员要严格执行病区安全管理与检查制度,注意门窗、钥匙的安全管理。

(2)护理人员要将易激惹与兴奋躁动的患者分开居住与活动。

(3)护理人员要将妄想明显、症状活跃、情绪不稳等的患者与木僵、痴呆等行为迟缓的患者分开安置。

(4)护理人员应避免让有自杀、自伤行为的患者单独居住,可将其安置在重症病房,由专人看护,一旦有意外发生,应及时处理。

2.加强巡视、了解病情

(1)护理人员要及时发现自杀、自伤、冲动或出走行为的先兆。

(2)护理人员要掌握住院患者自杀、自伤、不合作、冲动、出走行为等发生的规律。

(3)护理人员要对有明显危险的患者应严加防范,将其活动应控制在工作人员视线范围内,并认真交接。

3.冲动行为的处理

(1)预防患者冲动行为的发生是非常重要的。护理人员要做好病房的安全管理工作,提供安静、舒适的环境。患者应在护理人员的视线下活动。

（2）护理人员对患者的过激言行不进行辩论，但不轻易迁就。

（3）护理人员在日常沟通、治疗、护理等需与患者发生身体接触时应谨慎，必要时应有他人陪同。

（4）患者一旦出现冲动行为，护理人员应保持冷静、沉着、敏捷，必要时患者信任的护理人员对患者口头限制，并配合药物控制。

（5）患者如有暴力行为，可酌情隔离或保护性约束患者，约束时要向患者说明，并注意约束部位的血液循环，保证患者基本的生理需要，执行保护性约束护理常规。

（6）病情缓解后及时解除隔离或约束，护理人员要向患者讲解冲动的危害性和进行隔离或约束的必要性。

（7）护理人员要对患者做好冲动后心理疏导，让患者讲述冲动原因和经过，和患者共同评价冲动前、后的感觉，让患者说出自己的感受，给予理解和帮助，以便进一步制定防范措施。

（8）护理人员要注意妥善处理遭受冲动损害者。

4.自杀自伤或受伤的处理

（1）患者因幻觉妄想、冲动或怪异行为等，易自杀、自伤或与他人起冲突，护理人员应注意保护患者的人身安全。

（2）对有严重自杀、自伤倾向的患者应禁止其单独活动与外出、在危险场所逗留，外出时应严格执行陪伴制度，必要时设专人护理。

（3）一旦患者发生自杀、自伤或受伤等意外，护理人员应立即隔离患者，与医师合作实施有效的抢救措施。

（4）对自杀、自伤后的患者，护理人员要做好自杀、自伤后心理护理，了解其心理变化，以便进一步制定针对性防范措施。

5.出走的护理

对有出走危险的患者，入院时护理人员就应注意热情接待，做好入院介绍。患者出走时，护理人员要立即报告，组织力量及时寻找并通知家属。对出走后回归的患者，护理人员要做好回归后心理护理，并了解出走经过，以便进一步制定防范措施，严禁其单独外出。

6.妄想与幻觉的护理

妄想与幻觉是精神分裂症的常见症状，可同时出现，也可单独出现。患者对妄想和幻觉的内容坚信不疑。妄想和幻觉可支配患者的思维、情感、行为，特别是"命令性幻听"，患者认为这些"命令"无法抗拒而必须执行，因而产生出走及危害社会、伤害自己和他人的行为，给患者的安全和病区的管理带来很大的困难。护理人员必须根据妄想和幻觉的内容特点及疾病的不同阶段进行护理。

妄想是精神分裂症患者最常见的思维障碍。在妄想内容的影响下，患者出现自杀、伤人、毁物、拒食、拒药等情况，需根据妄想的内容，有针对性地护理。①对有被害妄想者，护理人员应耐心劝导，如其拒食可安排集体进餐；如其对同病房患者有伤害嫌疑，及时将患者安置在不同病房，如护理人员也被牵连进其妄想内容，护理人员不要过多地解释，注意安全，必要时进行调整。②对有关系妄想者，护理人员在与其接触时，语言应谨慎，避免在患者看不到却听得到的地方轻声细语、发出笑声或谈论其病情，以免加重病情。③疑病妄想的患者认为自己患了不治之症，并有许多身体不适的主诉，护理人员要耐心解释，必要时配合医师给予暗示治疗。④自罪妄想的患者认为自己罪大恶极,死有余辜,情绪低落,以致拒绝进食,或捡拾饭菜,或无休止地劳动以求赎罪。护理人员应根据这些特点进行护理,可劝其进食或将饭菜搅拌在一起,使患者误认为是剩饭剩菜,起到诱导进食的效果。对无休止地劳动的患者应限制其劳动强度和时间,督促其休息,避免过度劳累。注意规范患者的行为,对患者的怪异言行不辩论、不训斥,但也不轻易迁就。

对有幻觉的患者,护理人员首先要注意观察其表情、言语、情绪和行为;掌握患者幻觉出现的次数、规律性、内容和时间,根据患者对幻觉所持的态度合理安置病房。①对幻觉出现频繁,并受幻觉支配而产生冲动、伤人、毁物、自伤者,应将其安置在重症监护室,由专门的护理人员护理,以密切观察病情变化,防止意外发生。②护理人员对幻觉出现频繁,影响日常生活的患者,应给予帮助,保证其基本需求。如果患者愿意诉说幻觉的内容,护理人员应认真倾听,给予同情和安慰,使患者感受到理解、关心和信任。③护理人员对因幻觉造成焦虑不安的患者,应主动询问,提供帮助;根据幻觉的内容,改变环境,设法诱导,缓解症状。④护理人员对因幻嗅、幻味而拒食的患者,应耐心解释,并可采取集体进餐的方法,以消除患者的疑虑。⑤有幻触、幻嗅的患者可嗅到病房有异常气味,感到床铺、身上穿的衣服有虫子爬,护理人员可及时为其改善居住条件,更换衣服、被褥。⑥幻觉有时在安静状态或睡眠前出现,可根据患者的特长组织参加文娱治疗活动,以分散患者的注意力;为患者创造良好的睡眠环境,缩短其入睡过程,保证足够的睡眠时间。

当患者对妄想、幻觉的信念开始动摇时,要抓紧时间和患者谈话,分析病情,引导患者进一步认识病态表现,促进自知力的恢复。

7.不合作患者的护理

(1)护理人员要主动关心、体贴、照顾患者,使患者感到自己是被重视、被接纳的。

(2)护理人员要选择适当的时机向患者宣传有关知识,帮助患者了解自己的疾病,向患者说明不配合治疗会带来的严重后果。

(3)护理人员要严格执行操作规程,发药速度宜慢,注意力高度集中,发药到手,看服到口,服后检查口腔、舌下、颊部及水杯,确保药物到胃,但要注意采取适当的方式,要尊重患者。

(4)给服药的患者提供透明塑料杯、温开水,这样便于观察。

(5)护理人员一旦发现藏药患者要书面、口头交班,让全体护理人员在发药时重点观察这些患者。

(6)对一贯假服药者,每次服药提前或最后单独进行,便于仔细检查,同时可避免其他患者学习其假服药方式。

(7)护理人员要防止个别患者跑到洗手间用特殊催吐法将尚未溶解的药丸吐出,可观察患者10～20分钟。

(8)对拒绝服药的患者,护理人员应耐心劝导,必要时采取注射方式或使用长效制剂。

(9)对药物反应明显的患者护理人员要及时给予处置,以消除患者的不适,提高其对药物的依从性。

(10)护理人员应鼓励患者表达接受治疗时的感受和想法。

8.对意志减退、退缩淡漠的患者

(1)护理人员要教会患者日常生活的基本技巧,开展针对性行为治疗。

(2)护理人员对受到挑衅或攻击时不能采取有效措施保护自己的患者,应加以保护。

(3)护理人员帮助患者制定和实施提高生活自理能力的训练计划,循序渐进,鼓励其参与文娱治疗和体育锻炼。

9.对情感障碍的患者

淡漠是患者的主要情感特点,所以护理人员很难接近患者,与患者有情感上的沟通。护理人员必须坚持以真诚、友善的态度接纳患者,让患者感到他所处的环境是安全的和值得信赖的。护理人员可用语言的或非语言的方式来表达对患者的关注,如鼓励患者说出感受,或利用治疗性触摸,甚至静坐在患者身旁陪伴他。上述方法都有利于帮助患者走出自己的情感困境,改善情感障碍。

10.对木僵患者

护理人员对木僵患者要给予生活护理;维持水、电解质、能量代谢平衡,必要时给予鼻饲;做好预防并发症的护理,如保持呼吸道通畅,做好口腔护理,取头偏向一侧卧位,做好二便护理,预防压疮;必要时遵医嘱配合医师做发射型计算机断层成像(ECT),注意观察治疗作用与不良反应。

11.用药护理

护理人员遵医嘱给各种药物,严格执行"三查八对"用药治疗制度,密切观察患者用药后的效果和不良反应,一旦出现异常情况,马上与医师联系并果断处理。

七、护理评价

(1)患者的精神症状缓解的情况,是否出现伤人、自伤、毁物等行为。

(2)患者的自知力恢复情况如何。

(3)患者有无意外事件和并发症的发生。

(4)患者最基本的生理需要是否得到满足。

(5)患者是否配合治疗护理,并参加文娱活动。

(6)患者的生活技能、语言沟通及其他社会交往技能的恢复情况如何。

(7)患者的个人应对能力与自我防护能力是否获得改善。

(8)患者对疾病的看法和对治疗的态度是否改变。

(9)患者及其家属对疾病的知识是否有所了解。

八、健康指导

精神分裂症是一种迁延性、预后大多不良的精神疾病,且有反复发作的倾向,复发次数越多,其功能损害和人格改变愈严重,最终导致精神衰退和人格瓦解,对患者及其家庭和社会造成很大的损失。精神分裂症患者在症状基本消失后,仍需较长时间的药物维持治疗和接受心理方面的治疗和训练。有效地控制症状复发,使其社会功能和行为得到最大限度的调整和恢复,是精神分裂症患者系统治疗的一个重要步骤。但患者及家属对维持治疗的依从性较差,可能不了解疾病的特点,不能耐受药物的不良反应,也可能对疾病的治疗失去信心,最终导致疾病加重。因此,对恢复期患者及其家属做好疾病知识的宣传和教育,是精神科护理人员的重要工作之一。

(1)护理人员要教会患者和家属有关精神分裂症的基本知识,让患者和家属知道精神分裂症是容易复发的精神疾病,使其认识到疾病复发的危害,认识药物维持治疗、心理治疗对预防疾病复发及防止疾病恶化的重要性。

(2)护理人员要让患者及家属知道有关精神药物的知识,对药物的作用、不良反应有所了解,告诉患者服用药物应维持的年限及服用中的注意事项;教育患者按时复诊,在医师指导下服药,不擅自增加或减少药量或停药;使患者及家属能识别药物不良反应的表现,并能采取适当的应急措施。

(3)护理人员要教育患者及家属能识别疾病复发的早期征兆,若出现睡眠障碍、情绪不稳、生活不自理、懒散、不能正常完成社会功能,应及时到医院就诊。

(4)护理人员要教育患者正确对待和处理生活中发生的各种事件,适应并正确处理与自己有关的社会矛盾,引导患者扩大接触面,克服自卑心理,树立坚强的意志,与外界保持良好的人际关系。

(5)护理人员要教育患者保持良好生活习惯,让其保持有规律的生活,保证充足的睡眠,进行适度的娱乐活动、适当的体力劳动,合理用脑。

(6)护理人员要教会患者和家属应对各种危机(如自杀、自伤、冲动)的方法。

(吕 晶)

第八节 网络成瘾症

一、概述

网络成瘾症是反复使用网络,不断刺激中枢神经系统,引起神经内分泌紊乱,从而导致社会功能受损的一组综合征,以精神症状、躯体症状、心理障碍为主要临床表现,并产生耐受性和戒断反应。该病多发于青少年。男性患者多于女性患者。该病多发生在初次上网后1年以内,以聊天和网络游戏为主。网络成瘾对个体、家庭和社会产生一定负面影响。

(一)危害

1.生理方面的危害

(1)电磁辐射的危害:世界卫生组织通过大量的研究表明,电磁辐射有可能诱导细胞产生变异。人体细胞变异会导致神经系统、内分泌系统、免疫系统的失调及各功能器官的损害。

(2)对视力的危害:医学研究证实长时间注视电脑屏幕,视网膜上的感光物质视红质消耗过多,若未能补充其合成物质维生素A和相关蛋白质,会导致视力下降、近视、眼睛疼痛、怕光、暗适应能力降低等眼疾,过度疲劳还会引起房水运行受阻,导致青光眼、干眼症甚至失明等。

(3)对神经系统、内分泌系统的损害:神经系统是人类思维、认知交流、情感传递的主要通道。网络成瘾不但会对神经系统产生不良的刺激,而且会引起神经系统功能的异化。上网时间过长,会使大脑神经中枢持续处于高度兴奋状态,引起肾上腺素水平异常升高,交感神经过度兴奋,血压升高,体内神经递质分泌紊乱。这些改变可以引起一系列复杂的生理生化的变化,尤其是自主神经功能紊乱(如紧张、神经衰弱),体内激素水平失衡,机体免疫功能降低,可能导致个体生长发育迟缓,还可能引发心血管疾病、胃肠神经性疾病、紧张性头痛、焦虑症、抑郁症等,甚至可导致猝死。

(4)对身体功能的损害:长时间上网而缺乏必要的锻炼会使人们进入亚健康状态。①操作电脑时所累及的主要部位是腰、颈、肩、肘、腕,长时间操作电脑而缺乏锻炼,容易导致脊椎增生,出现脊椎畸形、颈椎病、腰椎间盘突出症、腕关节综合征、关节无菌性炎症等慢性病。②长时间操作电脑会引发依赖骨骼肌收缩,回流的下肢静脉的压力升高,而长时间的静脉管腔扩张会引起静脉瓣功能性关闭不全,最终发展为器质性功能不全。③由于操作电脑时总是保持相对固定的姿势和重复、机械的运动,强迫体位的比重越来越大,极易突发肌肉和骨骼系统的疾病,出现重力性脂肪分布异常,产生肥胖症。有些患者甚至出现视屏晕厥现象,伴有恶心、呕吐、大脑兴奋过度,严重者还会造成睡眠节律紊乱。④电脑发出的气体可以危害人体的呼吸系统,导致肺部疾病的发生。

2.心理方面的危害

(1)认知发展受阻:青春期是逻辑能力、空间能力以及发散性创造思维能力高度发展的关键时期,青少年本来应该有着活跃的思维和丰富的想象力,但是过度使用网络影响他们多元化思维的发展。网络信息交流途径单一,认知方式刻板导致神经系统突触链接的次数减少或停止,产生神经回路废用现象,这将直接影响青少年思维的全面发展,更甚者会产生信息焦虑综合征和物理时间知觉错乱。

(2)反应功能失调:网络成瘾的患者整天把自己的思想情感沉浸于媒介内容之中,视野狭窄,对未来漠不关心,极端自我。久而久之,会造成抑郁、焦虑的心理,甚至发展成各类神经症,使得情感反应功能发生严重倒错,甚至出现"零度情感"现象。

(3)人格异化:患者长期生活在这种虚拟的环境中,必然使现实生活中形成的人格特质发生变化。他们会按照网络虚拟行为模式去组织生活方式,规范行为,最终导致心理层面的模式化和网络人格的变异,出现分裂型、癔症型、强迫型、自恋型、偏执型、依赖型、反社会型、表演型等人格。

此外网络成瘾会导致患者学业荒废、工作无序、人际关系淡漠、产生亲子冲突、情绪低落、思维迟缓,甚至产生自残和攻击的意念和行为,使人的社会性功能受到严重的损害。

3.公共社会方面的危害

(1)网络成瘾引发信任危机:网络空间是一个虚拟的数字社会,它很难形成像现实世界那样的社会规范,有很多行为也难以受到法律的明确约束。一些网民放纵自己的言行,忘却自己的社会责任,有的甚至任意说谎、伤害他人,丧失了道德感和责任感。久而久之,这些人在现实生活中缺乏真诚性而造成现实社会人际交往的混乱。

(2)网络成瘾引发网络犯罪:网络交往具有弱社会性和弱规范性的特征,自由自在、无所不为的网上行为特征使网络安全与犯罪问题凸显。

(3)网络成瘾引发道德沦丧:如因"网恋"而引发婚外情,导致一些家庭破裂。

(4)网络成瘾引发暴力犯罪:大多数网络成瘾的青少年没有经济来源,但因迷恋网络,又无法支付上网的费用,为弄钱上网而走上犯罪的道路。有关专家指出,目前网络成瘾症成为诱发青少年犯罪的重要因素。

据此,网络成瘾症已成为社会问题,成千上万的人因此不能有正常的生活。所以,救治网络成瘾患者不仅是在拯救个人,还是在拯救社会。

(二)临床类型

网络成瘾症的类型可分为网络游戏成瘾、网络关系成瘾、网络色情成瘾、网络信息成瘾、网络交易成瘾等。其临床表现形式也多种多样,初期患者只是表现为对网络的精神依赖,之后很容易发展成为躯体依赖。羞耻、隐瞒、回避是网络成瘾的根本特征。主要表现如下。

(1)患者随着反复使用网络,感觉阈限升高,对原有的上网行为不敏感,为了获得满足不断增加上网的时间和投入程度,即表现为耐受性增强。

(2)上网占据了患者整个思想与行为,表现为强烈的心理渴求与依赖。

(3)患者一旦停止或减少上网就会产生消极的情绪,表现出坐立不安、情绪波动、失眠、焦虑、双手颤抖、烦躁、食欲下降、注意力不集中、神情呆滞等症状,体现了戒断反应。

(4)患者对他人隐瞒迷恋网络的程度或因使用网络而放弃其他活动和爱好。

(5)在生理症状上,患者上网时间过长,会使神经中枢持续处于高度兴奋状态,引起肾上腺素水平异常升高,交感神经过度兴奋,血压升高,体内神经递质分泌紊乱。

(6)思维迟缓,注意力不集中,自知力不完整。情感反应及行为活动异常,包括淡漠、僵化和情绪极不稳定,表现出冲动、毁物等行为,甚至萌生自杀念头或出现攻击性行为。

(7)患者孤僻、不合群、胆小、沉默、不爱交往,对社会活动的兴趣减弱,进取心缺乏,意志薄弱等,甚至引发亲子冲突、人际交往受阻。

以上症状并不单一存在,病情严重者可以继发或伴有焦虑、抑郁、强迫、恐惧、人格改变及精神分裂症样的症状。

(三)辅助检查

首先完善其他病因的检查,然后进一步完善实验室检查及其他检查,这对网络成瘾症并发症的诊断有着重要意义。根据疾病诊断的需要,进行必要的检查,如血常规、尿常规、大便常规、脑脊液检查,心电图、脑电图、超声波、核素及放射影像学检查,心理测验和诊断量表也有一定的帮助。

(四)诊断要点

根据患者的病史诊断该病并不困难,但是也需要排除其他症状相同的疾病。

1.诊断标准

目前国际上没有明确统一的诊断标准,但是每个国家诊断的核心依据大致相同,我国较为认可的是师建国提出的网络成瘾诊断标准,如下。

(1)自己诉说具有难以控制的强烈上网欲望,虽然努力自控,但还是欲罢不能。

(2)有戒断症状,如果有一段时间减少或停止上网,就会明显地焦躁不安。

(3)每周上网至少5天,每次至少4小时。

(4)专注于思考或想象上网行为或有关情景。

(5)由于上网社会功能明显受损。

(6)上网的时间越来越长。

(7)企图缩短上网时间的努力总以失败告终。如果在过去12个月内的表现与以上标准中的3条相符就可以确诊为网络成瘾。

2.中国网瘾评测标准

(1)前提条件:上网给青少年的学习、工作或现实中的人际交往带来不良影响。

(2)补充选项:总是想着去上网;每当网络的线路被掐断或由于其他原因不能上网时会感到烦躁不安、情绪低落或无所适从;觉得在网上比在现实生活中更快乐或更能实现自我。

在满足前提条件的基础上必须至少满足补充选项中的任意一个,才能判定该网民有网络成瘾症,这是目前国内常用的网络成瘾症测评标准。

3.网络成瘾症临床病症分级

(1)偶尔上网,对正常生活与学习基本没有什么负面影响。

（2）时间比第一项稍长，但基本上自己可以控制。

（3）自己有些控制不住，但在家长的提醒下可得以控制，对学习已经产生一定影响。

（4）开始对家长的限制有反感，逐步对学习失去兴趣。

（5）有时瞒着家属上网，并且用说谎的方式为自己掩饰，开始厌学。

（6）已产生对网络的依赖，一天不上网就不舒服。

（7）与父母有公开的冲突，亲子关系紧张，上网成了生活的主要目的。

（8）对父母强烈厌倦，经常逃学，连续上网，通宵不归。并有其他很不理智的行为，如开始在家有暴力行为，敲打或毁坏东西等。

（9）不顾一切也要上网，若父母干涉，非打即骂，不但毫无亲情，甚至伤害亲人、逼父母分居或离婚。

（10）为了上网不惜走上犯罪的道路。

4.网络成瘾症诊断量表

目前网络成瘾症的诊断也可以通过量表进行，常用的量表有网络成瘾倾向的检测量表、网络成瘾症的诊断量表、网络成瘾症严重程度的测定量表（表4-1～表4-3）。

表 4-1　网络成瘾倾向的检测量表

（1）如果你不上网冲浪，你是否会感到烦躁不安？	是	否
（2）你是否原来只打算上网 15 分钟，但最终竟超过了 2 小时？	是	否
（3）你每月的电话账单是否越来越长？	是	否

注：如果以上答案均为是，则肯定有网络成瘾倾向。

表 4-2　网络成瘾症的诊断量表

（1）是否觉得上网已占据了你的身心？
（2）是否觉得只有不断增加上网的时间才能感到满足，从而使得上网的时间经常比预定的时间长？
（3）是否无法控制自己使用因特网的冲动？
（4）是否因在线线路被掐断或由于其他原因不能上网感到焦躁不安或情绪低落？
（5）是否将上网作为解脱痛苦的唯一方法？
（6）是否对家人或亲人隐瞒迷恋因特网的程度？
（7）是否因迷恋因特网而面临失学、失业或失去家庭的危险？
（8）是否在支付高额上网费用时有所后悔，但第二天却依然忍不住还要上网？

注：如果其中 4 项以上的答案为是，且持续时间达 1 年以上，即为网络成瘾症。

表 4-3　网络成瘾症严重程度的测定量表

仔细阅读每道题，然后划出适合你的分数：1.几乎不会；2.偶尔会；3.有时候；4.大多数时间；5.总是					
（1）你会发现上网时间常常超过原先计划的时间吗？	1	2	3	4	5
（2）你会不顾家事而将时间都用来上网吗？	1	2	3	4	5
（3）你会觉得上网时的兴奋感更胜于伴侣之间的亲密感吗？	1	2	3	4	5
（4）你常会在网上结交新朋友吗？	1	2	3	4	5
（5）你会因为上网费时间而受到他人的抱怨吗？	1	2	3	4	5

仔细阅读每道题,然后划出适合你的分数:1.几乎不会;2.偶尔会;3.有时候;4.大多数时间;5.总是					
(6)你会因为上网费时间而产生学习和工作的困扰吗?	1	2	3	4	5
(7)你会不由自主地检查电子信箱吗?	1	2	3	4	5
(8)你会因为上网而使得工作表现或成绩不理想吗?	1	2	3	4	5
(9)当有人问你在网上做什么的时候,你会有所防卫和隐藏吗?	1	2	3	4	5
(10)你会因为现实生活纷扰不安而在上网后得到欣慰吗?	1	2	3	4	5
(11)再次上网前,你会迫不及待地想提前上网吗?	1	2	3	4	5
(12)你会觉得"少了网络,人生是黑白的"吗?	1	2	3	4	5
(13)当有人在你上网时打扰你,你会叫骂或是感觉受到妨碍吗?	1	2	3	4	5
(14)你会因为上网而牺牲晚上的睡眠时间吗?	1	2	3	4	5
(15)你会在离线时间对网络念念不忘或是一上网便充满"遐思"吗?	1	2	3	4	5
(16)你上网时会常常说"再过几分钟就好了"这句话吗?	1	2	3	4	5
(17)你尝试过欲缩减上网时间却无法办到的体验吗?	1	2	3	4	5
(18)你会试着隐瞒自己的上网时间吗?	1	2	3	4	5
(19)你会选择把时间花在网络上而不想与他人出去走走吗?	1	2	3	4	5
(20)你会因为没上网而心情郁闷、易怒、情绪不稳定,但一上网就百病全消吗?	1	2	3	4	5

评分标准:各题分数相加,得总分。得分 20～49 分:你的上网行为是正常的,虽然有时候你多花了时间上网消遣,但仍有自我控制能力;得分 50～79 分:你正面临着来自网络的问题,虽然并未达到积重难返的地步,但是你还是应该正视网络带给你人生的全面冲击;得分 80～100 分:你的网络生涯已经到了引起严重生活问题的程度了,你恐怕需要很坚强的意志力,甚至需要求助于心理医师才能恢复正常了。

该病主要通过鉴别致瘾原因与其他成瘾行为进行区别。

(五)治疗要点

网络成瘾症的治疗需要多种治疗相结合,包括药物治疗、饮食治疗、物理治疗、心理治疗等。

1.药物治疗

在临床实践中,医师发现相当一部分网络成瘾症患者会伴有体内微量元素含量的异常及精神症状,如抑躁状态、焦虑症状、强迫症状、睡眠障碍。故患者可通过使用有效的药物来纠正神经、内分泌紊乱和排除体内的重金属物质,改善所伴有的精神症状。中药补气、补血,调整体内的阴阳失衡,也可使患者恢复正常的身体状况。

2.饮食治疗

对人类的大脑的深入研究发现人的精神行为除了与遗传因素和环境因素有关外,还与饮食结构有关,例如,体内维生素 C 缺乏可引起抑郁症、孤僻、性格改变等精神障碍。因此要针对网络成瘾症患者调配适合他们营养状态的饮食,如提供牛奶、动物肝脏、玉米、绿叶蔬菜、鱼类、水果。

3.物理治疗

可以利用物理治疗仪参照中医穴位针灸,运用中医理论给予经络氧疗法,提高血氧含量,调节大脑供血,来缓解患者的自主神经功能紊乱症状。

4.心理治疗

心理治疗在网络成瘾症患者的治疗中很重要,但大多数患者是在家长的要求下,被迫接受治疗的。他们对心理治疗的接受、顺从或抵触程度也各有不相同。他们缺乏治疗的积极动机,对治疗的过程和目标也缺乏认识;对言语性的治疗不感兴趣。因此,他们需要专业的心理治疗师根据他们不同的情况制定不同的治疗方案,并以足够的耐心去解决他们的问题。

5.其他治疗

(1)家庭治疗:孩子戒除网瘾,父母也得改错,必须打破原来一味地打骂、埋怨或者放纵溺爱,应该学会转移孩子的兴趣。

(2)内观疗法:是日本的吉本伊信于1937年提出的一种源于东方文化的独特心理疗法。内观疗法的三个主题是"他人为我所做的""我给他人的回报"和"我给他人带来的麻烦"。内观者围绕这三个主题,把自己的一生分成若干年龄段进行回顾,对自己人生中的基本人际关系进行验证,从而彻底洞察自己的人际关系,改变自我中心意识。这种治疗方法有一定的效果。

(3)此外,临床心理学家奥尔扎克认为:治疗网络成瘾症方法与治疗赌博和酗酒的方法类似,但是网络成瘾症患者面临着一大挑战,就是电脑已经成为日常生活的一部分,诱惑依然存在。他们必须学会有节制地使用电脑,就像饮食失调症患者必须学会为了生存而进食一样。

二、护理评估

进行生理、心理和社会状态评估的主要方法是客观检查、心理测评、访谈以及对行为的观察。

(一)生理方面

(1)患者的营养、发育是否正常,有无躯体疾病,健康史如何。

(2)患者的生活习惯如何,有无特殊嗜好,生活自理能力、个人卫生如何。

(3)患者的生理功能方面、睡眠情况、二便情况如何。

(4)患者的自主神经功能状态如何。

(二)心理方面

(1)患者对住院的态度及合作程度如何。

(2)患者以前的应激水平、正常的应激能力如何。

(3)患者对疾病的理解程度如何。

(4)患者的精神状态、认知状态、情感反应等如何。

(5)患者对网络的认识程度如何。

(三)社会功能方面

(1)患者的一般社会情况,与朋友、家属的关系及社会适应能力如何。

(2)评估患者的文化程度、家属的文化程度以及家属对患者的关心程度、教育方式等。

(3)患者网络成瘾后主要的心理社会问题是什么。

三、护理诊断

(1)幻觉、妄想、焦虑、抑郁、自卑:与网络依赖引起的认知改变、情感反应变化有关。

(2)潜在或现存的冲动行为:与网络依赖引起的认知改变、焦虑等情感反应有关。

(3)自知力不全或缺乏:与网络依赖引起的认知改变有关。

(4)潜在或现存的自伤自杀行为:与网络依赖引起羞耻和隐瞒、回避症状等有关。

(5)社会功能障碍:与网络依赖引起认知改变、情感反应变化、自知力不全或缺乏有关。

(6)有外走的危险:与网络依赖引起认知改变、情感反应变化有关。

(7)不合作：与网络依赖引起认知改变、自知力不全或缺乏有关。

(8)应激能力减退：与网络依赖引起的认知改变、焦虑等情感反应有关。

(9)网络依赖：与反复使用网络，所产生的精神依赖与躯体依赖有关。

四、护理问题

(1)患者有潜在或现存的营养不足，少食、偏食。

(2)患者有睡眠障碍，失眠。

(3)生活自理能力下降或丧失。

(4)知识缺乏。

五、护理目标

(1)患者能够摄入足够的营养，保证水、电解质的平衡。

(2)患者的睡眠状况改善。

(3)患者没有受伤，并能表述如何预防受伤。

(4)患者未因感知、思维过程改变出现意外，并能正确应对。

(5)患者能对疾病有恰当的认识和评价，适应环境的改变，焦虑和恐惧情绪减轻。

(6)患者的生活应激能力逐步提高。

(7)患者维护健康的能力和信心得到提高。

(8)患者对网络的依赖程度下降。

六、护理措施

(一)生活安全护理

(1)护理人员应提供良好的病房环境——安全、安静、卫生。

(2)护理人员应做好日常生活护理，注意态度，建立良好的护患关系。

(3)护理人员应注意对患者的安全教育，帮助其争取病友、家属的理解和支持。

(4)护理人员应遵医嘱给予相关的治疗，并观察药物的治疗作用与不良反应。

(二)心理护理

(1)患者的心理依赖突出，护理人员应以整体认知疗法护理。

(2)患者的年龄跨度大，护理措施应个性化实施。

(3)大部分患者系被动入院，抵触情绪较大，环境的改变也会加重患者的焦虑程度，所以其心理活动复杂化，护理人员应积极与患者进行语言或非语言的沟通。

(4)护理人员应积极开展心理治疗与护理，协助患者根据个人能力和以往的经验解决问题。

(5)护理人员应重视非语言性的沟通，因其对情感交流有重要作用。

(6)护理人员应经常深入接触患者，了解病情的动态变化和患者的心理活动，针对不同病情的患者采取不同的心理护理方法。

(三)特殊护理

(1)大多数患者思想活跃，反应灵敏，但自律能力差，缺乏自理能力，因此应进行社会行为技能的训练，包括生活、学习、工作能力与社交能力等方面，主要培养患者的生活自理能力，建立个人卫生技能量表。应要求整理房间规范、整齐，培养患者的责任感。

(2)护理人员应通过工娱治疗和适当的健身训练,鼓励网瘾患者积极参与群体活动,扩大交往接触面,达到提高生活情趣、促进身心健康的目的。

(3)护理人员可以组织患者观看优秀的青春励志影片,共同探讨积极的话题,引导患者从积极的方面去思考和解决生活中的实际问题。

(4)网络成瘾的患者一旦脱离网络会产生不同程度的戒断反应,甚至伴有精神症状和冲动行为,必要时护理人员应给予保护性约束和隔离。护理人员应避免强光、声音等对患者的刺激,经常巡视病房,预防患者自伤、自残、毁物等意外情况的发生;应避免患者接触可能产生伤害的刀、叉、玻璃等锐利物品;外出活动时应给予患者适当的活动指导,防止肌肉拉伤。

(5)护理人员应尽可能地创造一个社会性的体验学习环境,提高患者应对现实问题的能力。

七、护理评价

(1)患者的饮食生活规律。
(2)患者的独立生活能力增强。
(3)患者的精神状态、情感活动正常。
(4)患者未发生冲动行为。
(5)患者对网络的依赖性减弱或消失。

八、健康指导

(1)护理人员应指导患者以理智的态度严格控制网络使用时间。网上娱乐一天不要超过2小时,通常连续操作电脑1小时应休息5~10分钟,父母与患者共同签订一个协议,使患者懂得人生的任何游戏也像网络游戏一样,是有规则的,遵守规则才能继续,从而达到预防网络成瘾的目的。

(2)护理人员指导患者以健全的心态进入网络,强化自我防范意识,增强抵御网上不良诱惑的心理免疫力;随时提醒自己上网的目的,在面对网络上纷繁复杂的信息时,能清醒地辨识。

(3)护理人员要鼓励患者积极参加社会活动,逐步建立信任的、和谐的、支持的人际关系;告诉患者要保持正常而规律的生活,娱乐有度,不过于痴迷;每天应抽出时间与同学、同事、家人交流,感受亲情、友情。

(4)护理人员指导患者如果发现自己无法控制上网的冲动,要尽快借助周围的力量监督自己,从而获得支持和帮助,培养自己对家庭和社会的责任心。

(5)护理人员应对家属和患者同时进行指导,界定患者的行为,并与家属和患者达成共识。

（吕　晶）

第九节　品行障碍

品行障碍是以显著而持久、重复出现的行为模式为特点,这些行为模式通常具有社交紊乱、攻击或对抗的色彩。这些行为模式迥异于儿童常见的幼稚性调皮捣蛋或青春期的反抗行为,严重背离人们对与该年龄相称的社会性预期。孤立的反社会或者犯罪行为模式才是真正的问题所在。国内调查发现患病率为 1.45%～7.35%,男女之比为 9∶1,患病高峰年龄为 13 岁。可能由生物学因素、家庭因素和社会环境因素相互作用引起。

一、临床表现

临床形式表现多样,但主要有下列几点。

(一)反社会性行为

反社会性行为指一些不符合道德规范及社会准则的行为。表现为偷窃钱物、勒索或抢劫他人钱财;强迫与别人发生性关系,或有猥亵行为;对他人故意进行躯体虐待或伤害;故意纵火;经常撒谎、逃学、离家出走,不顾父母的禁令而经常在外过夜;参与社会上的犯罪团伙,一起从事犯罪行为等。

(二)攻击性行为

表现为对他人或财产的攻击,如经常挑起或参与斗殴,采用打骂、折磨、骚扰及长期威胁等手段欺负他人;虐待弱小、残疾人和动物;故意破坏他人或公共财物等。

(三)对立违抗性行为

对立违抗性行为指对成人,尤其是对家长的要求或规定不服从、违抗。表现为不是为了逃避惩罚而经常说谎,暴怒或好发脾气,喜欢怨恨和责怪他人、好记仇或心存报复,与成人争吵、与父母或老师对抗,故意干扰别人,违反校规或集体纪律,不接受批评等。

(四)合并问题

常合并多动、情绪抑郁或焦虑、情绪不稳或易激惹,也可伴有发育障碍,如语言表达和接受能力差、阅读困难、运动不协调、智商偏低等。品行障碍患儿一般以自我为中心,喜欢招人注意,好指责或支配别人,为自己的错误辩护,自私,缺乏同情心。

二、诊断要点

ICD-10 关于品行障碍的常见分类以及诊断要点如下。

(一)局限于家庭的品行障碍

本诊断要求患儿在家庭环境以外没有显著的品行紊乱,家庭以外的社会交往也在正常范围内,大多由患儿与某一位或几位核心家庭成员的关系恶化而引起。

(二)未社会化的品行障碍

与同伴玩不到一块是本障碍与社会化的品行障碍的关键区别,这个区别比所有其他区别都更重要。与同伴关系不良主要表现为被其他儿童孤立和排斥,或不受欢迎;在同龄人中缺乏亲密朋友,也不能与同龄人保持持久、交心和相互的关系;与成人的关系倾向于不和谐、敌意和怨恨。

(三)社会化的品行障碍

鉴别本障碍的关键特征是患儿与其他同龄人有着持久良好的友谊。与有权威的成人关系常常不好,但与其他人却可有良好的关系,情绪紊乱通常很轻。

(四)对立违抗性障碍

本型品行障碍特别见于 9 岁或 10 岁以下的儿童。定义为具有显著的违抗、不服从和挑衅行为,但没有更严重的触犯法律或他人权利的社会紊乱性或攻击性活动。

三、护理评估

(一)健康史
询问患儿既往的健康状况,有无较正常儿童易于罹患某些疾病。

(二)生理功能
与同龄孩子比较,躯体发育指标如身高、体重有无异常;有无躯体畸形和功能障碍;有无饮食障碍;有无营养失调及睡眠障碍;有无受伤的危险(跌倒,摔伤);有无容易感染等生理功能下降。

(三)心理功能
1.情绪状态

有无焦虑、抑郁、恐惧、情绪不稳、易激惹或淡漠迟钝等异常情绪,有无自卑心理。

2.认知功能

有无注意力、记忆和智能方面的障碍。

3.行为活动

患儿的主要异常行为有哪些,严重程度如何,哪些是最需要解决的行为问题。

(四)社会功能
1.生活自理能力

有无穿衣、吃饭、洗澡,大小便不能自理等。

2.环境的适应能力

学习能力,有无现存或潜在的学习困难;语言能力,有无言语沟通困难;自我控制与自我保护能力,有无现存或潜在的自我控制力、自我防卫能力下降;社交活动,有无人际交往障碍,是否合群。

(五)其他
有无家庭养育方式不当、父母不称职、家长对疾病有无不正确的认知;有无现存的或潜在的家庭矛盾和危机;家庭能否实施既定的治疗方案;是否伴随有多动障碍、违拗障碍、情绪障碍及发育障碍。

四、护理诊断

(一)社会交往障碍
社会交往障碍与反社会性行为、攻击性行为、对立违抗性行为有关。

(二)语言沟通障碍
语言沟通障碍与疾病所致行为与社会要求不相一致、不被社会所接受有关。

(三)个人应对无效
个人应对无效与社会交往障碍、语言沟通障碍有关。

(四)有暴力行为的危险
有暴力行为的危险与社会交往障碍、语言沟通障碍、反社会性行为、攻击性行为、对立违抗性行为等有关。

(五)自我概念紊乱
自我概念紊乱与疾病所致多动、情绪抑郁或焦虑、情绪不稳或易激惹等有关。

（六）知识缺乏

知识缺乏与缺乏心理方面的相关知识有关。

（七）焦虑、恐惧

焦虑、恐惧与个人行为不能自主控制、又不能被社会所接受和理解有关。

（八）父母角色冲突

父母角色冲突与语言沟通障碍、反社会性行为、攻击性行为、对立违抗性行为有关。

（九）执行治疗方案无效

执行治疗方案无效与疾病所致遵医行为缺陷、不能按医嘱准确执行方案有关。

（十）生活自理能力缺陷

生活自理能力缺陷与疾病所致生活自理能力下降有关。

（十一）睡眠形态紊乱

睡眠形态紊乱与疾病所致情绪抑郁、焦虑、情绪不稳或易激惹有关。

五、护理目标

（1）行为更符合道德规范和社会准则。

（2）情绪稳定，破坏性、攻击性行为减少。

（3）患儿的社交能力、学习能力、人际关系得到改善。

（4）患儿的家庭关系得到改善。

六、护理措施

（一）生活、安全及生理方面的护理

培养良好的生活规律，从日常生活小事中培养患儿遵纪守法的习惯。

（二）心理护理

以耐心、关爱、同情、包容的态度与患儿建立良好的护患关系，取得患儿的信任和合作。讲解疾病的性质，使患儿对自己的病态行为有正确的认识。以支持、肯定和给予希望的语言与患儿交流，使患儿树立起战胜疾病的信心。

（三）行为矫正训练

行为矫正训练主要有行为治疗和认知行为治疗两种方式。可采用个别治疗和小组治疗的形式，小组治疗的环境对患儿学会适当的社交技能更为有效。最好是家长、老师及医护人员在一起讨论，制定认识统一的治疗方案，切忌在患儿面前表现出不同的意见和争执。进行行为矫正技术应注意以下几点。

（1）将精力集中在处理主要问题上。

（2）行为指令要明确而不含糊，使患儿易于理解和执行。

（3）父母、照料者和老师要统一规则。

（4）奖罚结合：奖励的东西最好不是钱物，而是患儿喜欢而又无害的活动。较常用的阳性强化方式是：周末推迟就寝时间，适当延长玩耍时间或给予一个选择就餐方式的机会。典型的阴性强化是关在房子里或不准看电视。

（5）对攻击行为不明显的患儿可以应用忽视技术，对患儿的病态行为不表现出情感反应，使患儿感觉得不到注意而减少负性强化。

(四)认知治疗

对冲动性行为有效,要点包括:让患儿学习如何去解决问题;学会预先估计自己的行为所带来的后果,克制自己的冲动行为;识别自己的行为是否恰当,选择恰当的行为应对方式。

(五)督促服药

对需要服药者,应让家长和患儿理解药物治疗的好处和可能的不良反应,消除他们的顾虑,配合医师治疗;告知家长应经常与医师保持联系,定期接受咨询。

七、健康指导

包括对父母的训练和对老师的训练,提高家长的识别和处理能力,正确认识疾病和协调家庭关系,老师应协助家长观察患儿表现,强化其在家庭中所取得的成绩,提高识别和处理问题的能力。强化不导致品性障碍的保护因素,消除不利于品行障碍恢复的因素,如增强患儿的社交能力,减少患儿的应激,避免负性强化,限制看与暴力、物质滥用、性行为有关的电视和杂志等。

八、护理效果评估

(1)患儿的饮食、睡眠等生理状况是否改善。

(2)患儿伴随的病态症状是否控制,如注意缺陷、多动障碍、抑郁、焦虑、情绪不稳等。

(3)患儿不良行为是否改善,反社会行为、冲动行为、对立违拗行为是否减少或消除。

(4)患儿社会功能是否有改善,包括社会交往能力、学习能力、社会适应能力、与周围环境的接触、伙伴关系等。

(5)家庭功能是否改善,家庭参与、配合的程度是否提高,家庭态度和教养方式是否变得合理,家属对疾病的性质是否有正确理解等。

(吕　晶)

第十节　抽动障碍

抽动障碍是一种起病于儿童时期,以抽动为主要临床表现的神经精神性疾病,为一组原因未明的运动障碍,主要表现为不自主的、反复的、快速的、无目的的一个部位或多部位肌肉运动性抽动或发声性抽动,并可伴有多动、注意力不集中、强迫性动作和/或其他精神行为症状。抽动障碍的抽动症状可以时轻时重,呈波浪式进展,间或静止一段时间。新的抽动症状可以代替旧的抽动症状,或在原有抽动症状的基础上出现新的抽动症状。

抽动障碍的病因尚不明确,其发病是遗传、生物、心理和环境等因素相互作用的综合结果。症状较轻者无须特殊治疗,症状影响了学习、生活和社交活动的患儿需及时治疗,采用药物与心理调适相结合的综合治疗方法。抽动障碍经常共病注意缺陷多动障碍、强迫障碍、睡眠障碍、情绪障碍等心理行为障碍,给病情带来一定的复杂性,同时也给临床治疗带来一定的难度。

一、临床表现

主要表现为运动抽动或发声抽动,包括简单或复杂性抽动两种形式。简单的运动抽动表现为眨眼、耸鼻、张口、歪嘴、耸肩、转肩、摇头或斜颈;复杂的运动抽动如蹦跳、跑跳和拍打自己等动作。简单的发声抽动表现为类似咳嗽、清嗓、咳嗽、嗤鼻或犬吠的声音,或"啊""呀"等单调的声音;复杂的发声抽动表现为重复语言、模仿语言、秽语等。抽动可发生在单一部位或多个部位,有的抽动症状可从一种形式转变为另一种形式。

抽动症状的特点是不随意、突发、快速、重复和非节律性。若患者有意控制可以在短时间内不发生,但却不能较长时间地控制自己不发生抽动症状。患者在遭遇不良心理因素、情绪紧张、躯体疾病或其他应激情况下发作较频繁,睡眠时症状减轻或消失。

二、临床类型

(一)短暂性抽动障碍

短暂性抽动障碍为最常见类型。主要表现为简单的运动抽动症状,多首发于头面部。少数表现为简单的发声抽动症状,也可见多个部位的复杂运动抽动。抽动症状每天多次出现,持续2周以上,病程1年以内,部分患者可能发展为慢性抽动障碍或发声与多种运动联合抽动障碍。

(二)慢性运动或发声抽动障碍

多数患者表现为简单或复杂的运动抽动,少数患者表现为简单或复杂的发声抽动,但不会同时存在运动抽动和发声抽动。抽动部位除头面部、颈部和肩部肌群外,也常发生在上下肢或躯干肌群。某些患者的运动抽动和发声抽动交替出现。抽动可能每天发生,也可断续出现,发作间隙期不超过2个月。慢性抽动障碍病程1年以上。

(三)发声与多种运动联合抽动障碍

发声与多种运动联合抽动障碍又称 Tourette 综合征,是以进行性发展的多部位运动抽动和发声抽动为特征的抽动障碍,部分患者伴有模仿言语、模仿动作,或强迫、攻击、情绪障碍,及注意缺陷等行为障碍,起病于童年。一般首发症状为简单运动抽动,以面部肌肉的抽动最多,少数患者的首发症状为简单的发声抽动。随病程进展,抽动的部位增多,逐渐累及到肩部、颈部、四肢或躯干等部位,表现形式也由简单抽动发展为复杂抽动,由单一运动抽动或发声抽动发展成两者兼有,发生频度不断增加,约30%出现秽语症或猥亵行为。多数患者每天都有抽动发生,少数呈间断性,但发作间隙期不超过2个月。病程持续迁延,对患者的社会功能影响很大。

三、其他症状及共病

部分患者伴有重复语言、重复动作、模仿语言和模仿动作。患者中30%～60%共病强迫障碍,30%～50%共病注意缺陷多动障碍,还有与心境障碍或其他焦虑障碍共病者。

四、实验室及其他检查

(一)颅脑 CT 检查

大多数抽动障碍患者的颅脑 CT 检查无异常发现,仅在少部分患者显示有孤立的不重要的脑结构改变,包括脑室轻度扩大、外侧裂明显加深、蛛网膜囊肿、透明隔间腔和大脑皮层轻度萎缩等。

(二)颅脑磁共振检查

抽动障碍患者的脑内皮质-纹状体-丘脑-皮质环路功能存在异常,功能磁共振成像研究发现环路内腹侧纹状体、额前皮质、壳核、皮质辅助运动区等部位激活异常。

（三）单光子发射型计算机断层扫描

显示抽动障碍患者的基底神经节、额叶、颞叶、枕叶等部位存在局限性血流灌注减低区。

五、诊断要点

抽动障碍诊断标准主要涉及 3 个诊断系统，包括 CCMD-3、ICD-10 和 DSM-Ⅴ。目前国内外多数学者倾向采用 DSM-Ⅴ 中抽动障碍诊断标准作为本病的诊断标准。其实，DSM-Ⅴ 诊断标准与 ICD-10 和 CCMD-3 中所涉及的诊断标准条目类同。目前我国学者倾向于采用 CCMD-3 或 DSM-Ⅴ 诊断标准作为抽动障碍诊断标准。

（一）CCMD-3 关于抽动障碍的诊断标准

1.短暂性抽动障碍

（1）有单个或多个运动抽动或发声抽动，常表现为眨眼、扮鬼脸或头部抽动等简单抽动。

（2）抽动天天发生，1 天多次，至少已持续 2 周，但不超过 12 个月。某些患者的抽动只有单次发作，另一些可在数月内交替发作。

（3）18 岁前起病，以 4～7 岁儿童最常见。

（4）不是由于 Tourette 综合征、风湿性舞蹈病、药物或神经系统其他疾病所致。

2.慢性运动性或发声性抽动障碍

（1）不自主运动抽动或发声，可以不同时存在，常 1 天发生多次，可每天或间断出现。

（2）在 1 年中没有持续 2 个月以上的缓解期。

（3）18 岁前起病，至少已持续 1 年。

（4）不是由于 Tourette 综合征、风湿性舞蹈病、药物或神经系统其他疾病所致。

3.Tourette 综合征

（1）起病于 18 岁之前。

（2）表现为多种运动抽动和一种或多种发声抽动，运动和发声抽动同时存在。

（3）抽动 1 天内发生多次，可每天发生或间断出现，病程持续 1 年以上，但 1 年之内症状持续缓解期不超过 2 个月。

（4）日常生活和社会功能明显受损，患者感到十分痛苦和烦恼。

（5）排除小舞蹈症、药物或神经系统其他疾病所致。

（二）DSM-Ⅴ 关于抽动障碍的诊断标准

1.短暂性抽动障碍

（1）一种或多种运动性抽动和/或发声性抽动。

（2）自从首发抽动以来，抽动的病程少于 1 年。

（3）18 岁以前起病。

（4）抽动症状不是由某些药物（如可卡因）或内科疾病（如亨廷顿舞蹈病或病毒感染后脑炎）所致。

（5）不符合慢性运动性或发声性抽动障碍或 Tourette 综合征的诊断标准。

2.慢性运动性或发声性抽动障碍

（1）一种或多种运动性抽动或发声性抽动，但在病程中仅有一种抽动形式出现。

（2）自从首发抽动以来，抽动的频率可以增多和减少，病程在 1 年以上。

（3）18 岁以前起病。

(4)抽动症状不是由某些药物(如可卡因)或内科疾病(如亨廷顿舞蹈病或病毒感染后脑炎)所致。

(5)不符合 Tourette 综合征的诊断标准。

3.Tourette 综合征

(1)具有多种运动性抽动及一种或多种发声性抽动,而不必在同一时间出现。

(2)自从首发抽动以来,抽动的频率可以增多和减少,病程在 1 年以上。

(3)18 岁以前起病。

(4)抽动症状不是由某些药物(如可卡因)或内科疾病(如亨廷顿舞蹈病或病毒感染后脑炎)所致。

六、护理措施

(一)病情观察

抽动障碍患儿大多数以运动性抽动为首发症状,其中以眨眼最多,家长对此病缺乏认识,以为是不良习惯而加以训斥,或者错误就诊于眼科,因而延误诊断与治疗。护士要认真观察抽动障碍患者抽动发作的部位、形式、频率、强度、复杂性及干扰程度等,并做详细记录,以作为临床诊断和疗效观察的依据。充分了解引起抽动症状加重或减轻的因素,同时要注意观察有无发作先兆或诱因。

(二)用药护理

抽动障碍患儿常需服用硫必利、氟哌啶醇、可乐定、阿立哌唑等药物治疗,应向患儿及家长主动介绍药物的名称、用药时间、方法、剂量,药物的作用,注意事项及可能出现的不良反应。指导家长给患儿按时、按量服药,防止少服、漏服和多服;并告诉家长不要随便换药或改变剂量,需要调整用药时一定要在医师指导下进行;要求家长注意观察用药期间可能出现的不良反应及告知处理方法,减轻患儿及家长对药物治疗的顾虑及产生不良反应时的恐惧心理。如果出现不良反应,轻者不需要特殊处理,临床观察即可;重者应在医师的指导下减少药物剂量或更换药物品种,并进行必要的相关处理。

(三)生活护理

1.日常生活

应合理地安排好抽动障碍患儿的日常生活,做到生活有一定的规律性,如每天的作息时间相对比较固定等。要保证患儿有充足的睡眠时间,避免过度疲劳、紧张或兴奋激动等。患儿的饮食可以和正常儿童一样,但最好给予富于营养易于消化的食物,多食清淡含维生素高的蔬菜和水果,不食辛辣、刺激性食物,勿暴饮暴食。保持良好的生活习惯,注意头发不宜过长,衣领不可过高过硬。

当然,有部分抽动障碍患儿可因抽动给其生活带来不便,如头颈部抽动可影响患儿的进食;四肢抽动可影响患儿穿衣;膈肌的抽动可引起呕吐;膀胱肌肉抽动可引起尿频;还有的患儿出现频繁的强迫性咬唇、咬嘴、咬牙等症状,造成躯体感染。对于这部分患儿,在生活上必须给予照顾,如喂饭、协助穿衣、协助大小便等。

此外,抽动障碍患儿可以按时进行常见传染病的疫苗预防接种;如果因患其他方面的疾病万一需要手术时,也可以采用各种麻醉方法实施外科手术。

2.居室环境

抽动障碍患儿的居室环境除了要注意开窗通风、湿度、温度以外,最重要的是要求环境安静,减少噪声。噪声是一种公害,频率高低不一、振动节律不齐、难听的声音被称为噪声。过强的噪声会打乱人的大脑皮层兴奋与抑制的平衡,影响神经系统正常的生理功能,有害于健康。长期生活在较强噪声环境里,可使人感觉疲倦、不安、情绪紧张、睡眠不好。严重时则出现头晕、头痛、记忆力减退。抽动障碍患儿存在着中枢神经系统功能紊乱,如噪声长期干扰,必将加重病情或诱发抽动。所以,当儿童患有抽动障碍后,要保证居室安静,尽量减少噪声,如空调、冰箱、洗衣机等要离患儿居室远些;不要大声放摇滚乐、打击乐,可适当放些古典乐、小夜曲等缓慢、柔和的音乐。使患儿生活在一个相对安静的环境中,将有利于疾病的康复。

3.管教

对抽动障碍患儿的管教,应当像普通小孩一样去正常管教,不要娇惯。管教方式应该是耐心地说服教育,不要打骂或体罚。家长不要担心患儿有病就不敢管,否则,最后患儿的病治好了,却留下一身坏毛病,如不懂礼貌、任性、脾气暴躁、打骂父母等。关于游戏活动,不要让患儿玩电子游戏机或者电脑游戏,禁止看一些惊险、恐怖的影片或电视节目,对于武打片要少看甚至不看,以避免精神过度紧张而诱发抽动症状加重。对于秽语患儿,要正确引导使用文明语言。

4.上学

由于抽动障碍患儿的智力一般不受影响,故可以正常上学,但要注意患儿的学习负担不要过重,家长更不要对患儿提一些不切实际的要求,比如要求各门功课达到多少分以上,更不要过分强求患儿课外学习。患儿通常可以参加学校组织的各种活动,如春游、参观和课外文娱活动等。患儿也可以参加体育活动,至于参加哪种体育活动,可以根据患儿的年龄特点及兴趣选择,但要注意运动不要过量,有一定危险的活动应有人在旁边照看。但是,当患儿抽动发作特别频繁、用药不能控制或同时伴发比较严重的行为问题时,就需暂时停学一段时间,待临床症状明显减轻或基本控制后,再继续上学。

(四)心理护理

抽动障碍患儿虽然没有生命危险,但可能影响患儿的心理健康,影响患儿与家长、老师、同学及朋友的交流;长大成人后还可能影响社会交往,产生自卑,失去自信。因此,抽动障碍患儿的心理护理十分重要。首先应向抽动障碍患儿家长、老师和同学进行本病的特点、性质的解释与宣教工作,争取全社会对本病的了解及对患儿的理解和宽容。尤其是家长更要主动配合医师治疗,对患儿出现的抽动症状不给予特别注意或提醒,努力造就患儿良好的性格,保持一个稳定的情绪。

医护人员应对抽动障碍患儿进行精神安慰与正面引导,建立良好的护患关系,以友好的方式去主动接触患儿,主动与患儿交谈,语言和蔼,多使用表扬和鼓励的语言;耐心地了解患儿的心理活动,决不可表现出不耐烦和焦虑。当患儿发脾气时,不要激惹他(她),更不能训斥,而要耐心劝导、讲道理,以理服人。尽可能不谈及患儿不愉快的事情,用医护人员的爱心、耐心和同情心去关心体贴患儿,使患儿对我们充满着信任感。此外,在与患儿接触和交谈过程中,要树立医护人员的威信,为患儿办事认真求实,说一不二,答应的事一定办到。对年长患儿还要辅以奖励的正强化方法,以增强患儿的自知力,从而达到治疗之目的。

在心理护理中另一不可缺少的环节是争取家庭和社会配合,以保证患儿的情绪稳定性。家长应给患儿以耐心和关怀,平时要多关心照顾,合理安排生活。当患儿犯错误时,不能辱骂、殴打或大声吵闹,要细心开导,耐心说服,以使患儿的情绪平稳顺从。要与学校老师取得联系,让老师多给以正面引导,让同学们多给予帮助,其目的在于不要让同学或周围人对患儿有歧视,让患儿觉得到处都是温馨和安全的环境,让患儿感到生活中有快乐感,从而消除自卑心理,降低心理防御水平,有利于缓解抽动症状。

对于学习有可能的患儿,应给与主动帮助,不可训斥,以免加大精神压力。家长要正确评估患儿的能力,创造轻松愉快的学习环境,促进儿童健康成长,提高生活质量。

七、健康指导

(一)家长

就家长而言,当小孩患抽动障碍被确诊后,家长要尽量保持平静的心态,与医师做好配合对患儿进行治疗。虽然此病治疗较麻烦,但大部分预后良好,特别不要在患儿面前讲此病的难治性,更不要不时在患儿面前过多提及或过分关注其所表现的症状。患儿所表现的抽动症状为病理情况,并非患儿品质问题或坏习惯,家长不要认为是小孩故意捣乱,进而责骂甚至殴打。要知道,患儿对症状无控制能力,责骂或殴打会加重精神负担,可能使病情加重或反复,还将造成父母之间、父母和小孩之间的矛盾。另外,夫妻吵架、激烈动画片及电影、紧张惊险的小说等均对儿童不利,家长要尽量避免此类因素对患儿的影响。个别患儿有自残及伤害他人行为,家长要把利器、木棒等放在适当位置,不让孩子容易拿到。另外,也不要认为小孩有病就过分溺爱、顺从,以免促使患儿养成任性、固执、暴躁或不合群等不良性格。

家长要配合医师对患儿进行必要的治疗,认为没有治疗的必要,待青春期自愈的观点是不对的,特别是伴有行为异常的患儿更应积极干预治疗。如由于注意力不集中及无目的的活动太多,造成学习困难,长此以往必将影响学业,即使青春期抽动停止,但学习成绩下降,行为讨厌,也必将受到周围人们太多的批评,使儿童幼小天真的心灵受到伤害,形成自卑心理,对成年后进入社会不利。所以,当小孩患抽动障碍后,家长应积极主动地配合医师对患儿进行早期治疗,虽然短期内给家长及患儿带来一些麻烦,但对患儿以后的学习及身心健康是有好处的。此外,对抽动障碍的治疗不要频繁更换医师,因为本病是一种病程长易于反复的疾病,在治疗期间,要克服急于求成的心理,配合医师寻找一种合适的药物和剂量。抽动障碍虽然有通用的治疗方法,但不是对每例患者都有效,医师也各有自己的治疗经验和体会,当一种方法疗效不佳时,要酌情及时调整治疗方法,直至病情得到控制。在临床上可以见到一些家长见患儿服几次药效果不明显后,就认为这位医师治法不好,赶紧换一位医师,屡次换医师对每一位医师来说,都是第一次治疗该患儿,摸不准剂量及方法,对患儿非常不利。更有甚者,有的家长让患儿同时服用好几位医师的药,多种神经阻滞剂同时服用,这样不仅对患儿的治疗不利,而且还可能带来较多的不良作用。

(二)患儿

在小孩患有抽动障碍的家庭里,抽动障碍患儿像所有其他小孩一样,首先要了解他们自己及周围的世界。正是家庭给了他们对疾病的最初认识,也使得患儿的自我约束、自知力、自信及自尊等得到提高。抽动障碍多起病于学龄前期或学龄期儿童,这个年龄组的儿童,具备了一定的思考判断能力,家长要把此病适当地告诉儿童。当患儿知道自己的疾病后,可以充分调动主观能动性,对疾病的康复是有好处的。

为了促进病情的康复,建议儿童要做到以下几点:①树立战胜疾病的信心,了解自己的病是有可能治好的,积极主动地配合家长和医师的治疗。②了解自己的不可控制症状是因疾病而致,就像头痛时揉头一样自然,同学们是可以理解的,不要自己看不起自己。主动和同学交往,以增进友谊。③当影响学习使成绩下降时,要知道是暂时的,通过加倍努力后会追上或超过别人的。④避免情绪波动。平时少看电视,不玩游戏机,不看恐怖影视片。与同学和睦相处,不打架斗殴。

(三)社会

抽动障碍被确定诊断后,如何让患者本人及其家人、师长和朋友了解并接受抽动障碍比任何治疗方式都重要,而社会开明到可以完全接纳抽动障碍患者尤为重要。尽量帮助家长开始适应他们这种变化了的家庭生活,接纳家长的愤怒和倾听他们诉说的犯罪感,使他们从日益增加的失望、愤怒、犯罪感的循环中解脱出来。对患儿的学习能力和神经心理问题进行评估,当发现有异常后,要及时与家长取得沟通,作出相应的矫正对策。帮助家长关注患儿的全面发展,包括自尊、自信,以及自我保护能力,积极参与活动的能力,离开家庭结交朋友的能力。还应该考虑对抽动障碍患儿的同胞兄弟或姊妹提供帮助。如果患儿的同胞抽动症状比较轻,可能容易被人们所忽视,但他们常常担心其症状会同他们的兄弟或姐妹一样变得严重。对于未患抽动障碍的同胞常常担心他们将来有可能会患该病,内心总是充满着恐惧感。因此,在提供任何家庭帮助的同时,也应为患儿的同胞提供教育和支持。

(王金龙)

第十一节　癫痫所致精神障碍

癫痫是一种常见的神经系统疾病,是由于大脑神经元异常放电而引起的大脑功能失常的临床综合征,具有突然发作和反复发作的特点。按照癫痫发作的国际分类,癫痫可分为部分性发作和全面性发作。按病因不同,分为原发性癫痫和继发性癫痫。Conlonp 报道(1991 年)1/3 以上的癫痫患者可出现各种精神障碍。

一、病因与发病机制

原发性癫痫原因不明,可能与遗传因素有较密切的关系;继发性癫痫多由脑部疾病或全身性疾病所引起,如脑血管病、颅脑外伤、脑膜炎等。其发病机制尚未完全明确。神经系统具有复杂的调节兴奋和抑制的机制,通过反馈活动,任何一组神经元的放电频率不会过高,也不会无限制的影响其他部位,以维持神经元细胞膜电位的稳定。不论是何种原因引起的癫痫,其电生理改变是一致的,即发作时大脑神经元出现异常的、过度的同步性放电。其原因为兴奋过程的亢进,抑制过程的衰减和/或神经膜的变化。脑内最重要的兴奋性递质为谷氨酸和天门冬氨酸,其作用是使钠离子和钙离子进入神经元,在发作前,病灶中发现这两种递质都显著增加。

二、临床表现

癫痫所致精神障碍可分为发作前、发作时、发作后以及发作间歇期精神障碍。

(一)癫痫发作前精神障碍

表现为前驱症状或先兆,主要包括自主神经功能改变症状,如腹胀、流涎、脸色苍白或潮红等,患者出现咀嚼、咂嘴、吞咽动作等。认知改变,如强迫思维、梦样状态等。情感改变,如恐惧、焦虑、紧张、易激惹、抑郁、欣快等。

(二)癫痫发作时的精神障碍

1.精神性发作

精神性发作包括各种精神症状,如错觉、幻觉、视物变形、似曾相识症、旧事如新症、强制性回忆、强制性思维、焦虑、恐惧等。但是,就每个患者而言,仅出现其中几种症状。

2.自动症

这是一种无目的、反复发作、突然终止的运动和动作,持续时间一般为1～5分钟,事后不能回忆。发作时表现为无意识的重复动作,如咀嚼、伸舌、吞咽、咂嘴、摸索、走动、吐痰、扮鬼脸等;有时患者也能完成较为复杂的动作,如开门外出、整理床铺、搬运物体等看似有目的性的动作,但就其整体而言缺乏同一性,与周围环境不相适应。事后患者往往对发作期间的事情完全遗忘。

3.神游症

实际上它是一种持续时间较长的、更为罕见的自动症,历时可达数小时甚至数天,它和自动症的区别在于癫痫性神游症时意识障碍程度较轻、异常行为更为复杂、持续时间更长。而且,神游症时患者对当时周围的环境有一定的感知能力,可在相当长一段时间内从事复杂、协调的活动,如购物、付款、简单交谈等。

4.朦胧状态

在意识清晰度下降的情况下伴有意识范围缩小,可出现幻觉或错觉;会出现焦虑、恐怖情绪,以及攻击或逃避行为。

(三)癫痫发作后精神障碍

典型的表现就是谵妄状态的逐渐消失,此期持续时间从几分钟到几小时。

(四)癫痫发作间期精神障碍

此期是指在癫痫病程中发作间歇期出现的一组精神障碍,主要包括以下几种。

1.慢性精神分裂症样精神病

通常在癫痫发作许多年后发生,多见于颞叶癫痫。患者意识清晰,但出现偏执性妄想和幻觉(尤其是幻听),也可表现为思维紊乱,如思维贫乏和病理性赘述等。表现酷似精神分裂症,不同的是患者的情感表达和社会接触保持完好,同时也较少出现紧张综合征。

2.情感障碍

以焦虑和抑郁为主,躁狂较少见,也可出现周期性恶劣心境,患者在无明显诱因的情况下会突然出现情绪低落、紧张、苦闷、易激惹,甚至出现攻击性行为。情感障碍的患者自杀危险性增加。

3.人格障碍

约半数的癫痫患者会出现人格改变。主要特征是任性、固执、行为异常,有冲动、攻击行为,情绪不稳定,思维贫乏。

4.智能障碍

少数癫痫患者会出现记忆衰退,不能集中注意力,判断力下降,但大多数患者的智能障碍是轻度的,随着科学的进步以及临床治疗效果的提高,成年患者因癫痫发作而出现进行性智能减退者已少见。

三、诊断要点

有原发性癫痫的证据,且精神症状发生和病程与癫痫有关。临床症状不典型的患者可进行重复性脑电图检查,脑部 CT、MRI 及 SPECT 检查,必要时还可试用抗癫痫药物作诊断性治疗。

四、治疗要点

治疗目的是去除病因,预防发作,综合性治疗对所有癫痫患者都非常重要。治疗方法包括药物治疗和手术治疗。

(一)药物治疗

药物治疗是目前治疗的主要手段,可减少和控制发作。应根据发作类型和治疗效果选择适当药物,如苯妥英钠、卡马西平、苯巴比妥、丙戊酸钠等,先自小量开始,逐渐加大直至获得最佳疗效而又能耐受的剂量,并要坚持长期治疗,至完全控制癫痫发作达 3～5 年后才可考虑逐渐减药,减药过程亦需用 1～2 年,切忌短期停药或突然停药。

(二)手术治疗

外科手术治疗可切除癫痫病灶,破坏癫痫发作性放电的传导路径及抑制癫痫发作的强化机构。不是首选治疗方法,目前多在经几年药物治疗后才考虑。

五、护理

(一)护理评估

采用交谈、观察、身体检查及查询病历记录、诊断报告等方式,收集患者目前健康状况的主、客观资料。

1.意识方面评估

意识障碍的程度。

2.身体方面评估

患者营养状态、睡眠型态及排泄情况等。

3.认知方面评估

患者目前精神状况,是否有幻觉、妄想、判断力差以及缺乏对疾病的认识。

4.情绪方面评估

了解患者是否情绪波动大,是否经常出现躁动不安、生气及愤怒。

5.社会方面评估

家庭是否有遗传病史,与家人、朋友的关系,是否能胜任社会及婚姻角色功能,经济状况、社会及个人的支持资源如何。

(二)护理诊断

1.有窒息危险

有窒息危险与癫痫发作时的意识丧失有关。

2.有受伤危险

有受伤危险与癫痫发作时的抽搐有关。

3.有暴力行为危险

有暴力行为危险与思维、感知、情感障碍有关。

4.知识缺乏

知识缺乏与患者本身对疾病的了解少有关。

5.气体交换受损

气体交换受损与癫痫发作时牙关紧闭、呼吸肌痉挛有关。

6.突发性意识障碍

突发性意识障碍与癫痫发作时短暂性的大脑功能障碍有关。

(三)护理目标

(1)患者能够保持良好的意识水平,意识清楚或意识障碍无进一步加重。

(2)患者能够减少或不发生外伤的危险,在照顾者看护或协助下很少有外伤发生。

(3)照顾者和周围人不发生受伤、患者所处环境不受破坏。

(4)患者能从口摄入足够的营养,或增加摄入营养品的品种和数量,在得到治疗、护理的帮助下,能够获得食物。

(5)患者能够在进食和饮水后,不发生误吸和噎食的危险。有的患者能叙述进食、吸水时应该注意的事项。

(6)患者能够自诉与其情感状态有关的感受,认识产生自杀观念及其行为的后果。接受护理人员或照顾者的护理帮助与支持。

(7)患者表现合作并能理解不合作的后果。患者能够在鼓励和提醒下接受治疗和护理,或患者不拒绝治疗和护理。

(四)护理措施

1.安全和生活护理

(1)避免各种诱发因素:癫痫的诱因有很多,如疲劳、饥饿、饮酒、情绪激动、便秘、睡眠不佳、惊吓、强烈的声光刺激、突然停药、减药、感冒、发热等,护理人员应了解癫痫患者的诱发因素,避免各种诱发因素,预防癫痫发作。

(2)先兆的预防:每个患者在每次癫痫发作前的先兆大致相同,如流涎、脸色苍白或潮红、幻嗅、恐惧、抑郁、欣快等。当患者出现先兆症状时,应立即将患者安置于病床上,防止跌伤,密切观察,一般几秒钟后患者就会有意识丧失和各种发作的表现。

(3)饮食护理:患者饮食宜清淡、无刺激、富营养的食物,保持大便通畅,避免饥饿或过饱,戒除烟、酒、咖啡。

(4)建立良好的生活习惯:患者应按时作息,劳逸结合,保持充足睡眠,避免过度劳累、紧张和情绪激动,如长时间地看电视、看恐怖电影、玩游戏机等。

(5)安全护理:患者入院时应安置在易于观察到的床位,床铺不能太高,以免抽搐时落地跌伤,床垫应用木板,以免抽搐时损害腰部。病房不能有危险物品,入院后应除去义齿和眼镜,如有松动的牙齿最好应拔除,以免患者在抽搐发作时牙齿脱落跌进气管中。患者在发作停止后,应卧床休息,专人护理,并及时通知医师给予处置。

2.用药护理

(1)遵医嘱服药:坚持长期有规律服药,督促及监护患者服下,切忌突然停药、减药、漏服药及自行换药,以免发展成难治性癫痫或诱发癫痫持续状态。

(2)注意观察药物的治疗效果:如癫痫发作是否缓解,精神症状有否减轻。并注意观察药物的不良反应,如是否有心、肾功能损害,是否引起共济失调、头晕、出血、牙龈增生等,如果发现应及时报告医师,给予适当处理。

(3)定期复查:一般于首次服药后5～7天复查抗癫痫药物的血药浓度,每3个月至半年抽血检查 1 次,每月检查血常规和每季检查肝、肾功能 1 次,以了解抗癫痫药物的血药浓度、脑电图变化和药物不良反应。

3.心理护理

癫痫所致精神障碍的患者非常敏感别人对自己的态度,情绪容易波动,易激惹,会感到周围人对自己疏远、冷淡、歧视,从而产生自卑心理,导致情绪低落、消极悲观,因此心理护理非常重要。

(1)向患者解释疾病的特点,使患者认识到疾病的本质,帮助患者树立战胜疾病的信心。

(2)在与患者交往时,对患者提出来的各种问题要认真倾听,对于其合理要求一定要满足,对于不合理的要求,不能简单地拒绝或不理睬,甚至训斥患者,而应给患者耐心解释和劝慰,以免患者产生情绪低落。

(3)对于爱挑剔的患者,在分配食物或其他物品时要注意公平,使患者满意。在处理患者间冲突时,要合理公正,以免引起患者的不满而伺机报复。对于患者表现好的地方要及时表扬,如患者做得不好,也应少批评,增加正性强化,减少负性强化,使患者心理平衡。

(4)护理人员在与患者交流沟通时,要对患者尊重,态度诚恳、和善,语气恰当而委婉,不能流露出歧视与粗暴,使患者切实感觉到护理人员对自己的尊重。

4.对症护理

(1)发作时:癫痫患者有发作先兆时应立即平卧,防止摔伤。发作时,应将患者头偏向一侧,防止唾液及胃内容物进入呼吸道。立即在患者磨牙间放置缠有纱布的压舌板或牙垫,防止舌咬伤。松开患者领带、衣扣和裤带,及时清除口鼻腔分泌物,必要时用舌钳将舌拖出,防止舌后坠阻塞呼吸道,以利呼吸道通畅,防止窒息。并适度扶住患者的手脚,以防自伤和碰伤,切勿用力按压肢体,以免发生骨折或脱白。

(2)恢复期:如果患者在抽搐停止后肌肉仍处于松弛状态、意识尚未完全恢复,应卧床休息。如果此时患者躁动不安则应加以保护。如果患者有大小便失禁,应及时更换衣裤、床单。

(3)癫痫所致精神障碍的护理:患者受幻觉及妄想的支配,往往出现冲动攻击行为,故应将患者安置在易于观察的病房,发现异常及时处置。当患者出现情绪暴躁、多疑、易激惹、固执时,护理人员应将患者与其他兴奋的患者分开管理,以免发生冲突及受到激惹。

(4)癫痫大发作及癫痫持续状态的护理:应密切观察患者的生命体征及瞳孔变化,做好记录,并交班,如有异常应及时报告医师。准备好各种急救物品和药品,如气管切开包、吸痰器、开口器、舌钳、氧气等,一旦需要能及时抢救。

(五)健康指导

(1)帮助患者养成良好的生活习惯,作息规律,劳逸结合,避免过度劳累、睡眠不足等,保持情绪稳定,避免过度兴奋、紧张或悲伤。

(2)饮食宜清淡,不吃过咸、辛辣食物,戒除烟、酒、咖啡。

(3)患者及家属均应了解疾病的诱发因素,如疲劳、饥饿、饮酒、情绪激动、便秘、睡眠不佳、惊吓、强烈的声光刺激等,尽量避免各种诱发因素,预防癫痫发作。

(4)癫痫是一种慢性病,规律、持续性、正确地服药非常重要,患者应按医嘱规律服药,不可随意增减或撤换。

(5)适当地参加体力和脑力活动,外出时随身携带诊疗卡,出院后及时回归社会,不要因为自卑感而孤独离群。

　　(6)禁止进行带有危险的活动,如攀高及从事高空作业、水上作业、驾驶以及在炉火旁或高压电机旁作业等。

　　(7)定期来院复查,如有问题则应随时来院就诊。

(六)护理效果评估

　　(1)患者的意识障碍减轻或消除情况。

　　(2)患者自理能力的恢复情况。

　　(3)睡眠情况。

　　(4)营养状况。

　　(5)自我保护情况。

（吕国龙）

第五章

乳腺科常见病护理

第一节　正常乳房的解剖与发育

一、乳房的形态

乳房的形态可因种族、遗传、年龄、哺乳等因素而差异较大。乳房的中心部位是乳头。正常乳头呈筒状或圆锥状。两侧对称，表面呈粉红色或棕色。乳头周围皮肤色素沉着较深的环形区是乳晕。乳晕的直径 3～4 cm，色泽各异，青春期呈玫瑰红色，妊娠期、哺乳期色素沉着加深，呈深褐色。乳房部的皮肤在腺体周围较厚，在乳头、乳晕处较薄。有时可透过皮肤看到皮下浅静脉。

由于乳房的形态和位置存在着较大的个体差异，女性乳房的发育还受年龄及各种不同生理时期等因素的影响，因此，应避免将属于正常范围的乳房形态及位置看作是病态，从而产生不必要的思想负担。我国成年女性的乳房一般呈半球形或圆锥形，但因所含脂肪组织的多少不同，而在大小、形态方面可有较大的差异。在成年未孕妇女，根据乳房基底横径、乳房高度、乳房下垂程度，可将乳房外形分为常见 6 型：扁平形、碗圆形、半球形、圆锥形、下斜形和下垂形。

一般说来，成年女子的乳房是位于胸前壁上第 2～6 肋骨之间，内侧缘达胸骨旁，外侧缘至腋前线；但乳腺组织的掩复范围可能更大，有时薄层的乳腺组织可上达锁骨，内及胸骨中线，外侧到达背阔肌前缘，特别是它的上外侧部分有时可延伸到腋窝；这在外科医师作乳癌的根治切除时有重要意义，手术时的解剖境界必须包括上述范围。

此外，未孕乳房的外观一般多呈对称，但经产妇的乳房往往两侧大小不等，通常左侧大于右侧，是因右侧乳房在授乳时因吮吸刺激的机会较多而常较左侧更增生肥大，故断乳后反较左侧者更易萎缩退化，这在检查乳房是否有病变时需加考虑。又上外侧部位的乳腺组织往往较其余部分厚大，因而乳腺肿瘤发生在乳房上外侧的机会也较多。

整个乳房后面有疏松的结缔组织与胸大肌筋膜相连，两者之间可以相互推移。乳房前面有较薄的皮肤掩复，其中央的乳晕和乳头大小不一，色泽深浅也各异，至妊娠后即普遍增大，且色泽加深。乳头的表面高低不平，青年女性乳头一般位于第 4 肋骨或第 5 肋间水平、锁骨中线外 1 cm；中年女性乳头位于第 6 肋间水平、锁骨中线外 1 cm。乳头直径为 0.8～1.5 cm，其上有

15～20 个小孔,系乳管开口之处。已经生育过的妇女和老年妇女,其乳房不仅较大,且多下垂,形态上的变异也更多,有时可下垂至肋间甚至脐部,外缘可达腋中线。

二、乳房的组织结构

乳房主要由腺体、导管、脂肪组织和纤维组织等构成。乳房腺体由 15～20 个腺叶组成,每一腺叶分成若干个腺小叶,每一腺小叶又由 10～100 个腺泡组成,其中 10～15 个末梢膨大的腺泡、与腺泡相连的腺泡管以及与腺泡管相连的终末导管共同组成终末导管小叶单位。这一区域是乳腺癌和乳腺增生疾病主要的发生部位。乳腺腺叶呈放射状排列,腺叶之间无交通导管,因此,在手术切开乳腺实质时,易取放射状切口,以减少对腺叶损伤。

乳腺导管系统是输乳管反复分支而呈现树状分支的结构单位,90% 以下为 2 分支型,多分支型最多可达 6 分支,导管直径一般 2.0～4.5 mm,随导管分支逐渐变细,但导管分支处直径略增大,95% 以上的分支导管与上一级导管主轴延长线的夹角小于 90°,随分支变细则夹角增大,很细时可与上一级导管主轴线呈直角相交,这些结构特点适应了乳汁流动的流体力学需要,均有利于泌乳、排乳过程。乳腺导管系统自内向外依次是与腺泡直接相通的导管腺泡管、终末导管、分支导管、输乳管,输乳管在近乳头处与一个梭形膨大相连,称为乳管壶腹部,或者称为输乳窦,后者向外的管径出现一个短距离的狭窄部,开口于乳头区。随着近年来纤维乳管镜技术的开展,除了终末导管外,其余的输乳管和分支导管均可以被乳管内镜窥视,因此,乳腺导管被人为分为大导管、Ⅰ级导管、Ⅱ级导管、Ⅲ级导管等。

乳管不同部位的上皮及管周围组织有所不同。乳管开口被覆复层为鳞状上皮细胞。自乳窦以下至乳晕下方的大乳管则为双层的柱状上皮细胞,由此而后的各级乳管皆为单层柱状细胞。腺泡衬以单层柱状细胞或立方细胞为主。乳管和腺泡周围组织可分为以下 7 个层次:第一层为腺上皮,于导管腔面最内层为单层柱状上皮,腺泡为立方上皮。第二层为肌上皮层,在模式导管处最明显,腺泡处较稀疏。第三层为网状纤维形成的基底膜,基底膜是否完整是判断乳腺癌有无间质浸润的可靠依据。第四层为上皮下结缔组织。第五层为弹力纤维,主要围绕导管,腺泡少见或者缺失。第六层为较薄的平滑肌,分布和弹力纤维相同,组织学上可以依据此两层分布鉴别末梢导管和腺泡。第七层为管周的结缔组织,此层是管周型纤维腺瘤、乳腺肉瘤主要病理变化所在处。而管周结缔组织的外围是乳腺间质的一般结缔组织,通常不构成病变。末梢导管小叶单位的上皮细胞过度增生可发展成为管内癌,也可发展成为小叶癌,是乳腺癌发生的结果基础。

乳头、乳晕位于乳腺的中央区,由于该区域上皮内含有较多黑色素,故呈黑褐色,且该区域无皮下组织,而由较多螺旋走向和放射状排列的平滑肌纤维组成,当受到机械刺激时,纤维组织收缩,使乳晕缩小,乳头勃起,变小变硬,排出大乳管内的内容,有助于婴儿吸乳。乳晕下方有 15～20 个从周围呈放射状向乳头汇集的乳腺导管,因此,乳头乳晕部的手术应垂直状切开乳头或者放射状切口;如乳晕下方病变,则应在乳晕外缘做环形切口,避免直接在乳晕口作切口,防止切断平滑肌和大乳管。乳晕部含有乳晕腺,常呈小结节状突出于乳晕的表面,部分女性较明显,其可分泌油脂样物质保护乳头乳晕。此外,乳晕还富含皮脂腺、汗腺和毛囊。

在乳腺的小叶内,乳腺腺泡及各级导管的基底膜外为疏松的纤维结缔组织所包绕,这些局限在乳腺小叶内的疏松结缔组织与乳腺实质一样,也随着月经周期的变化而增生复原,在乳腺增生性疾病中往往也伴随增生,该处的纤维细胞与其他部位的纤维细胞有所不同,在乳腺癌组织中的纤维细胞可表达一些金属蛋白酶以及芳香化酶等,前者的过度表达可促进乳腺癌细胞转移,而后者可在乳腺原位合成雌激素,从而造成局部的高雌激素微环境,促进雌激素依赖性乳腺癌细胞的增殖。而位于乳腺小叶间纤维组织则为较致密的结缔组织,与其他部位的纤维组织相似,其不随月经周期的变化而变化。因此可见,乳腺小叶内的腺泡、导管由小叶内纤维组织包绕固定形成立体结构,而小叶间的纤维结缔组织包绕在小叶周围、腺叶周围,固定维系着小叶及腺叶之间的排列,除乳头乳晕外,整个乳腺再被一层皮下脂肪结缔组织所包绕,从而形成锥形或半球形的乳腺外形。

乳腺来源于外胚层,是皮肤腺体的衍化物,故位于皮下浅筋膜浅层和深层之间。浅筋膜浅层位于皮下脂肪中,乳腺癌根治术分离皮瓣时,应沿此层面间隙分离,因为这一分离层面位于真皮内小血管的深面,浅筋膜下较大脉管的浅面,出血少,这样既可以最大限度地消除癌细胞残存的可能,又可以有效地预防术后的皮瓣坏死和积液等手术并发症。在乳腺组织内,存在垂直于胸壁的纵向条索状纤维结构,其向表面连接着浅筋膜的浅层,向深面连接至浅筋膜的深层,中间贯穿于乳腺的小叶导管之间,起着固定乳腺结构的作用,成为乳腺的悬韧带,当乳腺癌组织、术后瘢痕组织或者外伤引起的脂肪坏死等病变累及悬韧带时,由于悬韧带受到不同程度的牵拉,可以使病变表面的皮肤出现不同程度的凹陷,形成"酒窝征",是乳腺癌早、中期表现。当癌组织堵塞乳腺淋巴回流发生皮肤水肿时,毛囊及皮脂腺处皮肤与皮下紧密连接,该处不出现水肿,与淋巴水肿区相比,表现为点状凹陷,称为"橘皮样"皮肤,是晚期乳腺癌的一种表现。

浅筋膜的深层位于乳房后面,乳房与胸大肌筋膜之间有疏松的结缔组织组成的间隙,称为乳房后间隙或者乳腺下滑囊。该间隙保证了乳腺在胸前有一定的活动度,为乳腺手术的一解剖标志。但是有时少量的乳腺腺小叶可以透过乳腺后间隙和胸大肌筋膜深入胸大肌深层,故施行保留胸大肌的乳腺癌改良根治术时,应将胸大肌筋膜及浅层胸大肌一并切除。

三、乳腺发育

乳腺是哺乳动物特有的结构,起源于外胚层,属于皮肤的附属腺体。乳腺的发育经历了胚胎期、婴幼儿期、青春期、性成熟期、妊娠哺乳期、绝经期和老年期的各种变化。各时期的乳腺变化均受机体内分泌激素,特别是性激素的调控,表现出相应的规律性变化。

(一)胚胎期乳腺发育

人类乳腺的发育是起自胚胎的一个渐进性过程,主要的生长发育阶段是在青春期的腺泡发育,然而乳腺发育及分化的完成则需要持续到初次妊娠分娩及哺乳的末期。乳腺发育起始于胚胎发育的第5周,有学者在4.5 mm、5.5 mm、6.0 mm长胚胎切片发现在胚胎腹面两侧,自腋下至腹股沟,外胚层局部增厚成线状结构,即2~4层细胞构成的"乳线"或"乳带"。此种发育将持续到胚胎长达21 mm为止。在乳腺原基下面,中胚层细胞同时增殖。至胚胎发育的第6~7周,长7~8 mm时,外胚层细胞聚集形成"乳头原基",至胚胎长约10 mm时,乳头原基周围仅有单层间质细胞,再到胚胎长约14 mm时,乳头原基周围的间质细胞增殖分化成四层。此时,乳头由相对背侧向腹侧移位,同时上皮增殖并埋入间质成结节状。在胚胎第9周长约26 mm时,胸节乳线上皮下陷并在间质内增生,出现4~6层细胞构成的"乳腺嵴",其余部位的乳线则开始不完全退化或发育成副乳腺。乳腺嵴的细胞呈基底细胞状,增殖成团,形成乳芽。当胚胎长为32~36 mm时,乳芽表面的上皮细胞逐渐分化成鳞状细胞样,其表面细胞开始脱落。乳芽周围的胚胎细胞继续增殖,并将乳芽四周的上皮细胞向外推移,形成乳头凹。在胚胎发育至长30~47 mm期间,大体形态基本相似,即上皮细胞继续向外胚层临近的周围间质内生长,形成瓶颈状结构。这一时期,乳芽无性别差异,乳腺发育早期阶段为非激素依赖性。到第12周时,在雌激素和睾酮的影响下,性别差异变得明显。在这一阶段,任何抗雄激素的干扰或雌激素受体的缺乏(即睾丸女性化综合征)均可导致女性型乳腺发育。

在胚胎3个月,长为54~78 mm时,乳头芽持续生长增大。当胚胎长为78~98 mm时,乳头芽基底部的基底细胞向下生长,形成乳腺芽。乳腺芽进一步延伸形成索状输乳管原基,日后演变成永久性乳腺管。此种变化一直持续到胚胎长达270 mm,乳头凹的鳞状上皮逐渐角化、脱落,形成孔洞。乳腺芽继续向下生长,侵入结缔组织中,并形成管腔,遂成乳腺管,开口于乳腺凹的乳洞部,而间质细胞则分化形成乳头和乳晕内的平滑肌。胚胎长约300 mm时,在胎盘性激素的作用下,初级导管开始出现侧支,继而分支形成15~25个条索状上皮分支并伸入其下方间质,每个细胞索反复分支,分化为各级乳腺导管,这一过程将持续至妊娠20~32周,最终形成15~20个乳腺导管,导管分支末端分化形成腺泡,细胞索周围间质分化形成结缔组织和脂肪组织,实心的条索状上皮分支变成中空导管的时间却较晚。胎儿发育至第8个月时,乳腺原基表面上皮下陷形成一小凹,称为乳凹,乳腺导管即开口于乳凹。至胎儿9个月时,实性上皮分支开始形成管腔,并衬以2~3层细胞,乳管末端有小团的基底细胞,形成乳腺小叶原基。与此同时,乳头下方的结缔组织不断增殖,使乳头逐渐外突,至此,胚胎期乳腺基本发育完成。乳腺小叶芽仅在出生后青春期时,在雌激素的作用下,才进一步发育逐渐形成末梢乳管和腺泡。在胎儿出生前后,乳凹深层间质增生,使乳凹逐渐消失,形成乳头。乳头周围的环形区形成乳晕,同时乳头—乳晕复合体的色素形成。

(二)出生后乳腺发育

1.婴幼儿期乳腺

婴幼儿期包括新生儿期和幼儿期。新生儿期的乳腺仅含几根主要的短的分支形的腺管。其出生后2~4天,由于母体激素进入新生儿体内的生理效应,约60%的两性新生儿可出现乳腺的某些生理活动,表现为乳头下出现局部肿胀、发红,或有1~3 cm的硬结,有些还可出现乳汁样分泌物。此期在组织学表现为增生性改变,光镜下可见乳管上皮细胞明显增生,细胞呈2~3层排列,其间中度分支的导管,管腔明显扩张,内含粉红色的分泌物,乳腺小导管末梢部可见萌芽性的细胞小团及腺泡样结构。上述现象一般在出生1周后,随着母体而来的激素逐渐代谢而开始消退,3月后完全消失,乳腺即进入幼儿期的静止状态,表现为乳腺的退行性变化,乳管上皮逐渐萎缩,呈排列整齐的单层柱状及立方细胞,管腔狭窄或完全闭塞,乳管周围的结缔组织呈玻璃样变,偶见游走的吞噬细胞。然而女性的静止状态较男性不完全,女性偶可见乳管上皮增生的残余改变,但两性在乳腺外形无明显差别。

2.青春期乳腺

随着青春期的到来,女性进入到乳腺发育的最重要的时期,历时3~5年。一般认为,月经来潮前3~5年,乳腺开始发育,明显发育的平均年龄为13岁,发育成熟的平均年龄为15.8岁。近些年,乳腺发育及月经来潮有逐渐提前的趋势,可能与物质文化水平提高有关。乳腺发育多呈双侧同时发育,也可单侧乳腺或部分乳腺先发育。在青春期卵巢性激素的作用下,乳头、乳晕和腺体都相继增大。整个乳房随着脂肪组织和间质纤维组织的增多而增大,乳头和乳晕颜色加深,约1年,乳腺发育成盘状,继而呈半球状或圆锥状。同时在内分泌激素作用下乳管末端基底细胞增生,随后脉管延伸,轻度扩张,出现分支,管周结缔组织增多,到月经来潮时,腺小叶始基逐步形成为末端乳管和腺泡,最终形成腺小叶结构。

男性乳腺发育晚于女性,发育时间也较女性短,程度较女性低。1/3 的男性在青春期可见乳房稍突出,乳头下可见纽扣大的硬结,往往一侧较明显,多在 2 年后退化消失。如不退化,甚至发展,则形成病理性改变,临床称为"男性乳腺肥大症"。

3.性成熟期乳腺

性成熟期,由于受到脑垂体、肾上腺和卵巢正常生理活动的影响,在雌激素和孕激素的作用下,乳腺呈现出相应的周期性变化,与女性月经周期密切相关。具体见月经周期期间乳腺的变化。

4.妊娠期乳腺

乳腺在妊娠期的变化更加明显。妊娠 5~6 周时,乳腺开始增大,至妊娠中期最明显,乳房体积增大,可见皮下浅静脉曲张,乳头增大,乳晕范围扩大,颜色加深,表皮增厚。乳晕区出现 12~15 个凸起,称为乳晕腺,可分泌皮脂润滑乳头,为婴儿吸吮做准备。这一时期的乳腺组织学改变可分为三个阶段:妊娠早期、妊娠中期、妊娠后期。

5.哺乳期乳腺

妊娠末期,乳腺上皮细胞开始分泌初乳。胎儿分娩后,由于胎盘分泌的孕激素在血中浓度突然降低,使受其抑制的催乳素水平急骤上升,而开始大量泌乳。同时,由于婴儿的吸吮对乳头的刺激,使泌乳作用可持续 9~12 个月。乳腺小叶及乳管有分泌和储存乳汁的功能。这一时期乳腺腺泡及小叶内导管明显增多、密集,小叶间组织明显减少,乳管扩张增大,充满乳汁。小叶内可见形态不同处于不同分泌周期的腺泡,说明乳腺腺泡的分泌活动是交替进行。

终止哺乳数天后,乳腺进入复旧期变化,潴留在腺泡和导管内的乳汁被重吸收;腺泡变空、萎缩、破裂;细胞内分泌颗粒消失;腺小叶变小;腺管萎缩变细,管周结缔组织增多;萌芽性末端乳管重现,腺体组织恢复到静止期状态。总共约需历时 3 个月至半年,乳腺方可恢复至非妊娠时的状态。由于上皮崩解吸收后,结缔组织的增生不能完全补充哺乳期被吸收的间质,造成哺乳后乳腺松弛、下垂和扁平。若乳腺复旧不完全或不规则,可导致乳汁潴留囊肿,导管扩张,引起乳腺继发性感染等病症。

6.绝经期及老年期乳腺

绝经前期,由于雌激素和孕激素的缺乏,乳腺腺体开始逐渐萎缩,腺小叶和末端乳管明显萎缩或消失,周围纤维组织增加且致密。到老年期,乳管周围纤维组织越来越多,可发生硬化或者钙化。导管上皮细胞扁平或者消失,腺小叶结构大量减少或消失,小乳管和血管消失。至此,乳腺已经处于退化状态。

(三)月经周期期间乳腺的变化

1.增生期

月经后 7~8 天开始,到 18~19 天结束。此期乳腺导管增长,管腔膨胀,新腺泡形成,乳管上皮细胞增生肥大,新的腺小叶形成,乳管周围组织水肿,淋巴细胞浸润,血管增多、组织充血。

2.分泌期

月经前 5~7 天开始到月经来潮为止。此期乳腺小叶因腺管末端分支增多和脉管延伸而扩大。小叶内腺泡上皮肥大、增生,有少许分泌物在导管及腺泡内积存。导管周围组织水肿,纤维结缔组织增生,淋巴细胞浸润。临床可见乳房体积增大,增生更明显,有结节感,有轻微胀痛和压痛。经期后乳房疼痛逐渐减轻或消失。

3.月经期

月经来潮至停经后一周内。由于雌孕激素水平下降,乳腺导管末端和小叶复原退化,小导管和末梢导管萎缩。此时,乳腺松弛变软和变小,胀痛和触痛消失和减轻。随后乳腺又进入增生期变化。

乳腺随着月经周期的周而复始而发生增生及复旧的变化,临床检查乳腺肿块的最佳时期是月经来潮后1周左右,此时乳腺最小,比较容易检查出病理性改变。

（李小梅）

第二节　乳腺疾病患者常见护理诊断与措施

一、知识缺乏

(一)缺乏乳房预防保健知识

缺乏乳房预防保健知识与年龄、职业、经济条件、文化程度、生活习惯等因素有关。

1.护理措施

(1)加强卫生宣教,对30岁以上妇女定期进行检查,并指导、学习自我检查,有助于乳癌的早期诊断,早期治疗。自我检查步骤如下:第一步,解开内衣,面对穿衣镜,先两手下垂放松,仔细观察双侧乳房,注意大小、外形、轮廓、对称性,有无隆起肿块,凹陷或"橘皮样",以及乳房有无溢脓和回缩,乳晕有无湿疹。第二步,两臂高举过头,看乳房外形,有无不规则凹陷和突起。第三步,仰卧,肩胛下垫薄枕,左臂高举过头,尽量放松肌肉,使左乳完全平铺于胸壁,用右手沿顺时针方向仔细检查乳房各部位有无肿块。第四步,左臂放下,用右手再摸左侧腋窝有无肿块。右侧用同样方法检查。

(2)自我检查可每月1次,最好选择在月经后1周进行。

(3)发现肿块应及时进一步到医院检查,对乳腺良性疾病亦需及时治疗。

(4)宣传绝经后妇女不宜多进脂肪类食物,乳癌早诊早治其效果和愈后均甚满意等。

2.重点评价

(1)是否学会自我检查方法。

(2)是否能定期进行自我检查。

(二)缺乏化疗知识

缺乏化疗知识与未接触过化疗、文化程度有关。

1.护理措施

(1)向患者说明乳腺癌化疗的必要性,化疗药物的毒副作用及其处理对策。

(2)向患者解释饮食在化疗期间的重要性。

(3)指导患者及家属改善饮食,协助患者制定合理食谱。如进食蔬菜、水果、鲜果汁、鸡、鸭、鱼、肉和禽蛋、米、面、杂粮等营养丰富的食物。

(4)常见化疗药物的毒副作用及防治措施如下。

胃肠道反应:厌食、恶心、呕吐、腹泻或便秘。①化疗期间患者应少食多餐,多食绿色青菜,忌食香料味过浓以及辛辣食物。②注意口腔卫生,每天口腔护理2次。③进行化疗时可听音乐、看电视等分散注意力,减少消化道反应。④保持大便通畅,必要时可给予收敛药或导泻药。⑤严重呕吐、腹泻者,遵医嘱给予静脉输液。

骨髓抑制:白细胞计数减少,血小板计数减少。①化疗期间应每周查血常规 1～2 次。②当白细胞数低于 $4×10^9/L$、血小板低于 $50×10^9/L$ 时,需暂停化疗。③注意减少外出活动,减少探视,防止交叉感染。④保持室内空气流通,每天用灭菌灯消毒 2 次。⑤血小板严重抑制者应防止皮肤破损,注意观察有无出血征象,如瘀斑、牙龈出血、鼻出血及血尿、便血等。

口腔黏膜反应:口腔炎、口腔溃疡。①每天口腔护理 2 次,保持口腔清洁。②注意使用软毛牙刷,避免损伤口腔黏膜。③漱口液可选用苏打水、多贝尔液、氯己定等。

脱发:①化疗时可给予冰帽降低头皮温度,减少局部血液循环而降低区域的药物浓度。②可试用发带、止血带扎紧头皮的阻断法,以预防脱发。③脱发后可佩戴假发或戴帽子。

2.重点评价

(1)患者对化疗知识是否掌握。

(2)患者化疗疗程完成情况。

二、焦虑

患者焦虑与恐癌、担忧手术有损形体或效果不佳、致残等因素有关。

(一)护理措施

(1)与患者交谈,了解患者的心理状况,观察其行为、举止等心理变化的特征,估计患者的心理变化程度及承受能力。

(2)有针对性地进行心理疏导,以保持最佳心理状态。

(3)在进行心理疏导的同时,对患者出现的某些症状如失眠、食欲缺乏等要及时报告医师,结合药物治疗,保证正常休息、睡眠、饮食及情绪安定,防止意外。

(二)重点评价

(1)心理是否平静,能否保证正常食欲和睡眠。

(2)能否主动接受和配合手术治疗。

三、有切口愈合延迟的危险

切口愈合延迟与切口损伤面积大、皮瓣游离、切口引流不畅、积血积液、感染等因素有关。

(一)护理措施

1.体位摆放

患者术后清醒,脉搏、血压稳定后改半卧位,患肢抬高平于肩,既舒适又利于引流。

2.伤口护理

(1)伤口需用沙袋(900 g 重 2～3 个)或绷带加压 48～72 小时,使皮瓣与胸壁贴紧,以利愈合。保持敷料清洁干燥。

(2)随时观察敷料有无渗血,绷带过松要重新包紧,加压后要注意患侧肢体远端的血供情况,如肢端肤色发绀、温度低,提示腋部血管受压,应放松绷带的紧度,若脉搏摸不清楚应立即通知医师。

3.引流管护理

术后留有负压引流管,应妥善固定防止滑脱,保持引流通畅,防堵塞、扭曲以保证正常负压吸引,有效清除积血积液,观察有无活动性出血,一般 24～48 小时拔出引流管。

4.严密观察

注意观察有无因手术损伤胸膜而引起的气胸,若有胸闷、呼吸困难、发绀等应积极配合医师对症处理。

5.其他

按医嘱给予抗生素治疗和支持疗法,加强营养,提高机体防御能力。

(二)重点评价

(1)切口是否清洁、干燥,引流是否通畅。

(2)患侧上肢远端血供是否良好。

(3)有无发热、白细胞计数增多等现象。

四、口腔黏膜改变

口腔黏膜改变与化学治疗、放射治疗等因素有关。

(一)护理措施

(1)向患者说明进行化疗、放疗时,口腔护理的重要性。

(2)给予口腔护理,每天2次,饭前、饭后漱口,改善口腔卫生。

(3)避免食用对口腔黏膜有刺激的食物。

(4)黏膜破溃者,根据唾液不同 pH 采用杀菌、抑菌促进组织修复的漱口液含漱。

(5)向患者介绍口腔卫生保健知识,如清晨、睡前漱口等。

(二)重点评价

(1)口腔黏膜有无破溃。

(2)患者能否主动保持口腔清洁卫生。

五、潜在并发症

(一)乳腺感染

乳腺感染与哺乳妇女乳汁淤积、乳头破损、护理不当等因素有关。

1.护理措施

(1)注意保护乳房及周围皮肤的清洁卫生,经常用温水清洗,勤更换内衣,哺乳时防止乳头溃破,减少病原菌入侵机会。

(2)乳汁淤积患者应卧床休息,停止哺乳,用乳罩托起乳房,用双手按摩及用吸乳器吸出淤积的乳汁,减轻胀痛。乳头破溃者,暂时停止哺乳,用吸乳器吸出乳汁,保持乳头清洁、干燥,及时治疗。

(3)感染早期局部给予热敷,可用醋金黄散(有活血、祛瘀、止痛等功能)湿敷于红肿部位,每天2次,水肿者可用 25%硫酸镁温热敷。必要时进行理疗,促进炎症吸收。全身应用抗生素治疗。

(4)乳房脓肿形成后,应及时报告医师尽快行脓肿切开引流术。术后必须保持引流通畅,切口敷料应保持干燥,污染后及时更换,低位乳房切口应取半卧位,有利引流。

2.重点评价

(1)乳汁流出是否通畅。

(2)乳头周围有否溃破。

(3)乳房局部有否红、肿、热、痛。

(4)有无发热、白细胞计数升高。

(二)患侧上肢水肿

患侧上肢水肿与乳腺癌根治术后患肢静脉、淋巴回流受阻有关。

1.护理措施

(1)卧位舒适,抬高患肢,并按摩,促进血液、淋巴回流。

(2)保护患侧上肢,防止任何破损而导致感染,加重水肿。不宜选择患者上肢测血压或各种注射。如有感染,即时加用抗生素治疗。

(3)正确指导和协助患侧上肢功能锻炼。术后第2天鼓励患者进食及进行床上活动,第3天可离床活动。第4、5天患侧上肢可开始活动,先从肘部开始,术后1周可做肩部活动,指导患者练习手指,配合肘肩并逐步增加肩部活动范围,直到能自动高举过头(做梳头动作)。

2.重点评价

(1)能否主动配合康复运动。

(2)患肢水肿是否减轻或消失。

(李小梅)

第三节 乳腺增生症

乳腺增生症是女性最常见乳房疾病,在专科门诊就诊的乳腺疾病患者中,乳腺增生症占80%以上,是明显影响女性健康的疾病。但是,目前关于乳腺增生症的诊断、治疗和护理还存在很多未解决的问题。诸如,①在我国该病的发病率如此之高,而病因尚不十分明确。与节育、生育、哺乳等的关系不清楚,相关女性激素变化情况缺乏大规模流行病学调查。②临床诊断标准不明确,临床表现为一组以乳房疼痛、乳腺张力增高、乳腺局限性增厚、结节等改变为主的综合征,但发病年龄跨度很大,不同年龄组的发病原因和发病特点有无区别不清楚。③相应的临床病理过程研究较少,在病理学上该病有多种相关的组织形态学改变,临床症状、体征与这些组织形态学改变的相对应关系不清楚。④缺少辅助检查的诊断标准,如X线、超声等常规检查的特征性表现及其临床意义尚未达到共识。⑤已有明确的资料表明乳腺增生症上皮不典型增生属癌前病变,与部分乳腺癌发生相关,对其发生癌变的特点和规律认识不清,缺少大规模的研究。目前临床上缺乏监测疾病进展的有效方法,可能造成患者的心理恐慌。⑥针对该病的治疗方法很多,没有明确的治疗指导方案和治愈标准,治疗方法及疗效判断缺乏共识。临床上同时存在重视不够和治疗过度情况。⑦世界卫生组织关于乳腺肿瘤组织学分类中对乳腺增生症的分类有明显的变化,如何用以指导临床诊断、治疗和监测尚无完善的方法。在我国综合医院中,乳腺疾病属于外科诊疗范围,但乳腺增生症绝大多数患者不需要外科手术治疗,面对如此大量的患者,哪些患者需要临床干预,哪些患者可能存在癌变风险需要密切随访等尚不明确,是造成该病诊疗无序的原因。有鉴于此,本病应该引起临床医师高度的重视,开展相应基础和临床研究,并适时制定出适合我国患者情况的相关标准和规范。

一、病因

正常妇女乳腺的发育及变化受性激素调节,其腺体和间质随女性周期(月经周期)的性激素变化而重复增生和复旧过程。在卵泡期,雌激素作用使乳腺腺体的末端导管和腺泡上皮细胞增生,DNA 合成及有丝分裂增加,间质细胞增生、水分潴留;在黄体期,雌激素和孕激素共同作用,促进正常乳腺小叶中导管、腺泡结构生成,同时孕激素调节和拮抗部分雌激素的作用,抑制细胞的有丝分裂、减轻间质反应,通过抵消醛固酮在远端肾单位的作用,促进肾脏的水、盐排出;黄体期末,腺泡上皮细胞高度分化,在基础水平催乳素的作用下,腺小叶可生成和分泌小量液体;在月经期,由于下丘脑-垂体-卵巢轴的反馈抑制作用,性激素分泌降低,伴随着月经期开始,乳腺导管-腺泡结构由于失去激素支持而复旧。如此循环往复,维持着乳腺的正常结构和功能。

国外已有临床研究显示,在育龄妇女各种原因引起的卵巢分泌功能失调,导致在月经周期中雌激素占优势,孕激素绝对或相对不足,或黄体期缩短,乳腺组织长期处于雌激素优势的作用,使之过度增生和复旧过程不完全,造成乳腺正常结构紊乱即导致本病发生。患者可在卵泡期血浆雌二醇含量明显高于正常,在黄体期血浆孕酮浓度降低,雌激素正常或增高而黄体期孕酮浓度低于正常,可减低至正常的 1/3 或出现黄体期缩短。部分患者可伴有月经紊乱或既往曾患有卵巢、子宫疾病。第三军医大学西南医院单组样本临床研究亦证实本病症状明显时确有女性内分泌激素不平衡,雌激素优势明显、孕激素相对不足或黄体期缩短等,临床常见表现为月经紊乱、不规则或月经期缩短等。但尚缺乏大样本或随机对照研究证实。在绝经期后,卵巢分泌激素锐减,乳腺小叶腺泡结构萎缩,代之以脂肪和结缔组织,仅较大的导管保留。此时患者的雌激素可来源于脂肪组织、肝脏、肌肉和大量再生器官的组织,将卵巢和肾上腺上皮细胞生成的雄烯二醇转化为雌醇。另外绝经后应用雌激素替代治疗亦是导致本病的原因之一,而因缺乏孕激素的协调作用,易导致乳腺导管上皮细胞增生。

二、病理

乳腺增生症在疾病的不同时期其病变特征不同,使病理组织学改变形态多样。其基本病理过程如下。

(一)初期

首先引起上皮下基质反应,结缔组织水肿、成纤维细胞增生,在典型病例黄体末期乳房实质体积可增加 15%,患者出现月经前期乳房胀痛。继之乳腺小叶内腺上皮细胞增生,导管分支增多,腺泡增生并可有分泌现象,有将此类形态学变化称为"乳腺小叶增生",如卵巢功能失调恢复,组织学改变可完全恢复正常。

(二)进展期

乳腺小叶增生进一步发展,小叶内导管和腺泡及纤维结缔组织呈中度或重度增生,腺小叶增大,甚至相互融合,致使小叶形态不规则、变形。部分腺小叶因纤维组织增生原有结构紊乱,部分区域导管增多、密集、受压,并有纤维组织增生,呈现腺瘤样改变,其间可有多少不等的淋巴细胞浸润。因此又称之为纤维性乳腺病、乳腺结构不良症或乳腺腺病伴腺瘤样结构形成等。

由于间质纤维化及导管上皮细胞增生,腺泡分泌物滞留导致末端导管、腺泡扩张,可形成大小不等的囊状改变,囊内液中含有蛋白质、葡萄糖、矿物质和胆固醇等。在囊肿形成过程中,可因无菌性炎症反应及囊内成分分解和降解导致囊肿内液体颜色变化,水分被逐渐吸收后内容物浓集成糜状,并有吞噬性细胞(巨噬细胞和吞噬脂类物质后形成的泡沫细胞)集聚,部分患者可见囊内容物钙化。称为囊性增生病或纤维囊性增生病。长期雌激素作用和分泌物滞留的刺激可致导管、腺泡上皮细胞增生、增生上皮细胞向管腔内生长呈乳头状、筛状或实性,部分可发生不典型增生或大汗腺样化生。

(三)慢性期

因纤维组织增生压迫血管,乳腺小叶呈退行性改变,导管—腺泡系统萎缩、硬化,间质透明变性,存留的导管或腺泡可扩张。常见纤维组织包绕的扩张导管内上皮细胞增生。

由于乳腺组织的增生和复旧过程失调,可在病灶中同时存在进行性和退行性变化,纤维组织增生、小叶增生、导管扩张、囊肿形成、上皮细胞增生和间质淋巴细胞浸润等可同时存在,呈现出组织学的多形性改变。

三、临床表现

患者多为育龄女性,以30~40岁发病率较高。初期病变可表现在一个乳房,仅乳房外上象限受累,但常发展成多灶性,半数以上为双侧同时发病。其自然病史较长,一般为数月至数年以上。主要表现为乳房疼痛、压痛、腺体局限性增厚或形成包块。40%~60%伴有月经不规则、经期提前、痛经、月经过多或有卵巢囊肿。

(一)乳房疼痛

乳房疼痛多为胀痛或针刺样痛,重者可向腋下及患侧上肢放射,影响工作和生活。早期乳房疼痛是由于结缔组织水肿和分泌物潴留,增加了末端导管和腺泡的压力,刺激神经所致。在进展期,因乳腺小叶增生、囊肿形成及纤维化和硬化性病变挤压神经,在纤维囊性变周围炎性细胞反应刺激神经可产生针刺样疼痛,或因肥大细胞释放组胺等引起疼痛。同时乳房的敏感性增强,触摸、压迫等均可加重疼痛。病变后期疼痛的规律性消失。有10%~15%的患者,尽管临床和乳腺X线检查、B超检查等证实有乳腺囊性增生病,但很少或无乳房疼痛,仅以乳房包块就诊,其原因尚不清楚。

(二)乳房包块

乳房包块可限于一侧或为双侧,常呈多发性。早期外上象限最常受累,主要表现为乳腺组织增厚,触诊乳腺腺体可呈条索状、斑片状、结节状或团块状等不同改变。部分患者乳房张力增加,整个或部分腺体呈大盘片状,腺体边缘清楚、表面呈细颗粒状或触之厚韧,压痛明显。在月经期后可伴随乳房疼痛的缓解而乳房包块缩小或消失。在进展期乳房可扪及边界不清的条索状或斑片状增厚腺体,部分呈弥散性结节状,大小不一,质韧可推动,与深部和皮肤无粘连。部分出现斑块状或囊性肿块,与乳腺组织无明显界线,而不易与乳腺癌或其他病理性肿块鉴别。

(三)乳头溢液

部分乳腺囊性增生者有乳头溢液,多为双侧多个乳腺导管溢液,溢液可为水样、黄色浆液样、乳样或呈浑浊状,需与乳腺癌或乳腺导管内乳头状瘤所致的乳头溢液鉴别。后两者多表现为一侧乳腺单个乳管溢液,可伴有乳房包块。乳管镜检查、选择性乳腺导管造影和溢液脱落细胞学检查有助于鉴别诊断。

绝经期后乳腺腺体萎缩,逐渐被脂肪组织所代替,多数患者的症状、体征缓解。但部分患者原有的乳腺导管扩张、囊肿和上皮增生等变化未能消失。临床上,40%~80%的绝经期后患者因乳腺导管扩张、囊肿、包块或疼痛就诊,此时乳腺导管内上皮细胞增生和不典型增生的比例增加。

四、诊断

乳腺增生症的临床诊断尚不统一,虽然国内不同的学术组织曾制定过各种诊断标准,但缺乏广泛认同性和可操作性。目前,临床上一般将女性有明显乳房疼痛、乳房团块样增厚或伴有多导管乳头溢液者诊断为乳腺增生症。辅助检查是进一步明确诊断的手段,乳腺影像学诊断方法均可用于乳腺增生症的诊断,常用的乳腺影像检查方法包括彩色超声检查、乳腺 X 线钼靶摄片和选择性乳腺导管造影 X 线检查,对有乳头溢液者还可进行纤维乳管镜检查。乳腺增生症影像学等辅助诊断的目的包括:①明确病灶部位、性质和数量,为进一步检查和治疗做指示或参照。②评价治疗效果。③排除乳腺癌。

乳腺超声检查通过显示增生病变区和其他部分的声像差异了解乳房内部变化,尤其对囊性病灶可清楚显示是其独特的优点。为了能够较好显示乳腺不同层次尤其是乳腺腺体内的细微变化,应使用超高频超声仪检查乳腺疾病。

乳腺 X 线钼靶摄片通过对比乳腺组织局部密度和形态改变进行诊断,尤其便于显示乳腺内的微小钙化,但对致密型乳腺 X 线钼靶摄片的对比性较差。对有乳头溢液者,选择性乳腺导管造影 X 线检查和乳管镜检查常可做出病因诊断。选择性乳腺导管造影 X 线检查可显示单个乳腺导管树状结构改变以及导管周围情况,而乳管镜检查可直观检测乳腺导管内的真实情况。既往多用于单个导管的乳头溢液者的检查,但对乳腺增生症有多个导管溢液者乳管造影和乳管镜检查亦有一定诊断价值。

其他乳腺辅助检查方法用于乳腺增生症的诊断意义尚不明确。因此,可以根据不同目的选择不同的辅助检查方法。通过不同诊断方法的联合检查综合分析,有利于明确病变的性质及程度,选择治疗和确定需要活检的患者。对乳腺增生症的病理形态学诊断仍然是临床诊断的金标准。鉴于目前对乳腺增生症临床表现、影像改变与病理形态学的联系缺乏足够的认识,推荐扩大活检范围,开展相关临床研究,进一步提高对本病的认识和诊断水平。

五、治疗

(一)药物治疗

基于前述认识,临床上应针对不同情况对乳腺增生症患者给予有针对性的积极治疗,并密切监测随访,以预防和早期发现乳腺癌。常用药物包括以下几类。

1.激素类药物

(1)他莫昔芬:具有雌激素样活性,作为雌二醇的竞争剂竞争靶细胞的雌激素受体,从而使雌激素对靶细胞失去作用,而不影响血浆雌激素水平。实验观察发现对乳腺不典型增生细胞生长有抑制作用。临床上应用他莫昔芬对缓解乳腺增生症的症状较其他药物更显著。但因其对子宫等有雌激素受体的器官、组织均有影响,可引起月经紊乱和阴道分泌物增多,应在医师的指导和观察下使用。常用剂量为 10 mg,每天 2 次。

(2)溴隐亭:半合成的麦角生物碱衍生物,有多巴胺活性。作用于下丘脑,增加催乳素抑制激素的分泌,抑制催乳素的合成和释放,并可直接作用于垂体前叶,解除催乳素对促性腺激素的作用而促使黄体生成激素的周期性释放等,故将其用于治疗乳腺增生症。但本药不良反应较大,常引起恶心、呕吐等胃肠道症状,严重者可发生直立性低血压。需用时应在专科医师指导下用药。不推荐作为一线治疗药物。

（3）雄性激素：既往有利用其对抗雌激素、抑制卵巢功能的作用治疗本病。口服有甲基睾酮，肌内注射有丙酸睾酮。但长期使用可引起女性内分泌紊乱、女性男性化和肝功能损害。因此不推荐该类药物用于治疗乳腺增生症。

2.中药类

用于治疗本病的中药成药包括功效为调节冲任、舒肝解郁、活血化瘀、软坚散结、疏经通络、散结止痛等作用的药物。根据患者具体情况选择使用可有一定疗效。

3.维生素类

维生素 A、B 族维生素、维生素 C、维生素 E 能保护肝脏及改善肝功能，从而改善雌激素的代谢。另外维 A 酸是上皮细胞的生长和分化的诱导剂，试验研究证实对预防乳腺癌发生有一定作用。维生素 E 可防止重要细胞成分过氧化，防止毒性氧化产物生成，对维持上皮细胞的正常功能起重要作用。目前维生素类常用作乳腺增生症治疗的辅助药物。

4.其他药物

（1）天冬素片：原由鲜天冬中分析提取，后经人工合成，有效成分为天冬酰胺，临床验证对部分乳腺增生症有治疗作用。常用剂量：0.25 g，每天 2 次。

（2）碘制剂类：其作用是刺激垂体前叶，产生黄体生成激素以促进卵巢滤泡囊黄体素化，调节和降低雌激素水平。常用药物为 10％碘化钾 10 mL，每天 3 次，对乳房疼痛有较好疗效，但对口腔有刺激作用。

5.用药方法及应注意的问题

（1）联合用药：乳腺增生症的治疗一般首选中药，可根据病情特点选用单独用药或不同作用机制的药物联合治疗，辅以维生素类药物。应用他莫昔芬需掌握指征，一般用于雌激素水平过高，女性周期明显失调且其他药物治疗无效者，有严重乳腺增生症用其他药物治疗增生性病变无改善者，病情反复发作且增生性病变逐渐加重者。因已有资料证实他莫昔芬有预防乳腺癌的作用，因此对 40 岁以上发病患者、有乳腺癌家族史和其他高危因素、已活检证实有乳腺上皮细胞不典型增生者应首选他莫昔芬，辅以其他药物。

（2）长期用药：由于本病发生的基础是激素分泌功能紊乱，而女性每月一个性周期（月经周期）。所使用的各种中西药以调整机体的周期性激素平衡为主要目的之一，希望能同时收到改善症状和组织学变化的效果。最终达到机体自身内分泌的平衡，防止增生性病变的发展。因此用药时间一般应以 2～3 个月为 1 个疗程，连续用药，待症状完全缓解、乳腺增生症主要体征消失、辅助检查提示病变好转或消退方可停药。同时患者可因各种原因再度导致女性内分泌系统紊乱而疾病复发，因此所选治疗药物应具有疗效较好、不良反应较少、可较长期和反复安全使用者。

（二）手术治疗

目前根据治疗目的不同，有 3 种手术。

1.空芯针活检术

乳腺增生症的导管上皮经一般性增生、不典型增生癌变是乳腺癌发生的原因之一。虽然本病实际癌变率不高，但因临床上不能根据症状和体征确定不典型增生和早期癌变，为了进一步提高对本病的认识，提高乳腺不典型增生和早期癌变的诊断，应注重空芯针活检诊断。已有研究证实，乳腺增生症局限性增厚不随月经周期改变同时经系统药物治疗不能改善者，40 岁以上出现乳腺增生症症状者，有乳腺癌家族史等易感因素者，辅助检查发现可疑病灶者等情况均是乳腺不典型增生和癌变的高危因素。对这些患者应行影像检查引导下的空芯针活检。空芯针活检方便、快捷,在超声或 X 线引导下空芯针活检对微小病灶诊断的准确性可明显提高。

2.包块切除术

对乳腺增生症有一般药物治疗无效或经治疗其他增生性病变已改善而有孤立的乳腺肿块不消失者,合并有单个乳腺导管的乳头溢液不能除外其他疾病者,更年期以后又出现症状和体征的单个病灶,超声或 X 线检查有瘤样病灶或不能除外癌变者应予病变区手术切除。对孤立性病灶的手术切除和病理检查有助于简化治疗程序,减少对早期乳腺癌的漏诊和误诊。

3.乳房切除术

对活检证实有多灶性Ⅱ级以上不典型增生者,伴有乳腺导管内乳头状瘤病者和发病早、症状明显、药物治疗效果欠佳同时证实有乳腺癌易感基因突变者应行乳房切除术。目前,乳房切除术是预防此类高危癌前病变的有效方法。经腋窝入路行腔镜皮下乳腺切除加一期假体植入术可在切除病灶的同时恢复女性乳房完美形态,且胸部无切口。对于治疗乳腺癌前病变是一种较好选择。

(三)随访观察

对乳腺增生症患者,尤其是有高危因素的患者,在积极治疗的同时应注重长期随访、定期复查。观察研究疾病复发和病情进展的原因。制定实用有效的方法监测病情变化,警惕乳腺癌发生。

六、护理措施

(一)减轻疼痛

(1)解释疼痛发生的原因,消除患者的思想顾虑,保持心情舒畅。

(2)用宽松胸罩托起乳房。

(3)遵医嘱服用中药调理或其他对症治疗药物。

(二)定期复查

遵医嘱定期复查,以便及时发现恶性变。

(三)乳腺增生症的日常护理

为预防乳腺疾病,成年女性每月都要自检。月经正常的妇女,月经来潮后第 2~11 天是检查的最佳时间,以下介绍几种自检的方法。

1.对镜向照法

面对镜子,将双臂高举过头,观察乳房的形状和轮廓有无变化,皮肤有无异常(主要是有无红肿、皮疹、浅静脉曲张、发肤皱褶、橘皮样改变等),观察乳头是含在同一水平线上,是否有抬高、回缩、凹陷等现象,用拇指和示指轻轻挤捏乳头,检查是否有异常分泌物从乳头溢出,乳晕颜色是否改变。

2.平卧触摸法

平卧,双手高举过头,并在右肩下垫一小枕头,使右侧乳房变平.左手四指并拢,用指端检查乳房各部位是否有肿块或其他变化。

3.淋浴检查法

淋浴时,因皮肤湿润更易发现问题,用一手指指端掌面慢慢滑动,仔细检查乳房的各个部位及腋窝处是否有肿块。

(李小梅)

第四节 急性乳腺炎

一、概述

(一)概念

急性乳腺炎是乳腺的急性化脓性感染。多发生于产后 3～4 周的哺乳期妇女,以初产妇最常见。主要致病菌为金黄色葡萄球菌,少数为链球菌。

(二)相关病理生理

急性乳腺炎开始时局部出现炎性肿块,数天后可形成单房或多房性的脓肿。表浅脓肿可向外破溃或破入乳管自乳头流出;深部脓肿不仅可向外破溃,也可向深部穿至乳房与胸肌间的疏松组织中,形成乳房后脓肿。感染严重者,还可并发脓毒血症。

(三)病因与诱因

1.乳汁淤积

乳汁是细菌繁殖的理想培养基,引起乳汁淤积的主要原因有:①乳头发育不良(过小或凹陷)妨碍哺乳;②乳汁过多或婴儿吸乳过少导致乳汁不能完全排空;③乳管不通(脱落上皮或衣服纤维堵塞),影响乳汁排出。

2.细菌入侵

当乳头破损时,细菌沿淋巴管入侵是感染的主要途径。细菌也可直接侵入乳管,上行至腺小叶而致感染。细菌主要来自婴儿口腔、母亲乳头或周围皮肤。多数发生于初产妇,因其缺乏哺乳经验;也可发生于断奶时,6 个月以后的婴儿已经长牙,易致乳头损伤。

(四)临床表现

1.局部表现

初期患侧乳房红、肿、胀、痛,可有压痛性肿块,随病情发展症状进行性加重,数天后可形成单房或多房性的脓肿。脓肿表浅时局部皮肤可有波动感和疼痛,脓肿向深部发展可穿至乳房与胸肌间的疏松组织中,形成乳房后脓肿和腋窝脓肿,并出现患侧腋窝淋巴结肿大、压痛。局部表现可有个体差异,应用抗生素治疗的患者,局部症状可被掩盖。

2.全身表现

感染严重者,可并发败血症,出现寒战、高热、脉快、食欲减退、全身不适、白细胞计数上升等症状。

(五)辅助检查

1.实验室检查

白细胞计数及中性粒细胞比例增多。

2.B超检查

确定有无脓肿及脓肿的大小和位置。

3.诊断性穿刺

在乳房肿块波动最明显处或压痛最明显的区域穿刺,抽出脓液可确诊脓肿已经形成。脓液应做细菌培养和药敏试验。

(六)治疗原则

主要原则为控制感染,排空乳汁。脓肿形成以前以抗菌药治疗为主,脓肿形成后,需及时切开引流。

1.非手术治疗

(1)一般处理:①患乳停止哺乳,定时排空乳汁,消除乳汁淤积。②局部外敷,用25%硫酸镁湿敷,或采用中药蒲公英外敷,也可用物理疗法促进炎症吸收。

(2)全身抗菌治疗:原则为早期、足量应用抗生素。针对革兰阳性球菌有效的药物,如青霉素、头孢菌素等。由于抗生素可被分泌至乳汁,故避免使用对婴儿有不良影响的抗菌药,如四环素、氨基苷类、磺胺类和甲硝唑。如治疗后病情无明显改善,则应重复穿刺以了解有无脓肿形成,或根据脓液的细菌培养和药敏试验结果选用抗生素。

(3)中止乳汁分泌:患者治疗期间一般不停止哺乳,因停止哺乳不仅影响婴儿的喂养,且提供了乳汁淤积的机会。但患侧乳房应停止哺乳,并以吸乳器或手法按摩排出乳汁,局部热敷。若感染严重或脓肿引流后并发乳瘘(切口常出现乳汁)需回乳。

常用方法:①口服溴隐亭1.25 mg,每天2次,服用7~14天;或口服己烯雌酚1~2 mg,每天3次,2~3天。②肌内注射苯甲酸雌二醇,每次2 mg,每天1次,至乳汁分泌停止。③中药炒麦芽,每天60 mg,分2次煎服或芒硝外敷。

2.手术治疗

脓肿形成后切开引流。于压痛、波动最明显处先穿刺抽吸取得脓液后,于该处切开放置引流,脓液做细菌培养及药物敏感试验。脓肿切开引流时注意:①切口一般呈放射状,避免损伤乳管引起乳瘘;乳晕部脓肿沿乳晕边缘做弧形切口;乳房深部较大脓肿或乳房后脓肿,沿乳房下缘做弧形切口,经乳房后间隙引流。②分离多房脓肿的房间隔以利引流。③为保证引流通畅,引流条应放在脓腔最低部位,必要时另加切口做对口引流。

二、护理评估

(一)一般评估

1.生命体征(T、P、R、BP)

评估是否有体温升高,脉搏加快。急性乳腺炎患者通常有发热,可有低热或高热;发热时呼吸、脉搏加快。

2.患者主诉

询问患者是否为初产妇,有无乳腺炎、乳房肿块、乳头异常溢液等病史;询问有无乳头内陷;评估有无不良哺乳习惯,如婴儿含乳睡觉、乳头未每天清洁等;询问有无乳房胀痛,浑身发热、无力、寒战等症状。

3.相关记录

体温、脉搏、皮肤异常等记录结果。

(二)身体评估

1.视诊

乳房皮肤有无红、肿、破溃、流脓等异常情况;乳房皮肤红肿的开始时间、位置、范围、进展情况。

2.触诊

评估乳房乳汁淤积的位置、范围、程度及进展情况；乳房有无肿块，乳房皮下有无波动感，脓肿是否形成，脓肿形成的位置、大小。

（三）心理-社会评估

评估患者心理状况，是否担心婴儿喂养与发育、乳房功能及形态改变。

（四）辅助检查阳性结果评估

患者血常规检查示血白细胞计数及中性粒细胞比例升高提示有炎症的存在；根据 B 超检查的结果判断脓肿的大小及位置，诊断性穿刺后方可确诊脓肿形成；根据脓液的药物敏感试验选择抗生素。

（五）治疗效果的评估

1.非手术治疗评估要点

应用抗生素是否有效，乳腺炎症是否得到控制，患者体温是否恢复正常；回乳措施是否起效，乳汁淤积情况有无改善，患者乳房肿胀疼痛有无减轻或加重；患者是否了解哺乳卫生和预防乳腺炎的知识，情绪是否稳定。

2.手术治疗评估要点

手术切开排脓是否彻底；伤口愈合情况是否良好。

三、主要护理诊断（问题）

（一）疼痛

疼痛与乳汁淤积、乳房急性炎症使乳房压力显著增加有关。

（二）体温过高

体温过高与乳腺急性化脓性感染有关。

（三）知识缺乏

知识缺乏与不了解乳房保健和正确哺乳知识有关。

（四）潜在并发症

乳瘘。

四、主要护理措施

（一）对症处理

定时测患者体温、脉搏、呼吸、血压，监测白细胞计数及分类变化，必要时做血培养及药物敏感试验。密切观察患者伤口敷料引流、渗液情况。

1.高热者

给予冰袋、酒精擦浴等物理降温措施，必要时遵医嘱应用解热镇痛药；脓肿切开引流后，保持引流通畅，定时更换切口敷料。

2.缓解疼痛

（1）患乳暂停哺乳，定时用吸乳器吸空乳汁。若乳房肿胀过大，不能使用吸乳器，应每天坚持用手揉挤乳房以排空乳汁，防止乳汁淤积。

（2）用乳罩托起肿大的乳房以减轻疼痛。

（3）疼痛严重时遵医嘱给予止痛药。

3.炎症已经发生

(1)消除乳汁淤积用吸乳器吸出乳汁或用手顺乳管方向加压按摩,使乳管通畅。

(2)局部热敷:每次 20～30 分钟,促进血液循环,利于炎症消散。

(二)饮食与运动

给予高蛋白、高维生素、低脂肪食物,保证足量水分摄入。注意休息,适当运动,劳逸结合。

(三)用药护理

遵医嘱早期使用抗菌药,根据药物敏感试验选择合适的抗菌药,注意评估患者有无药物不良反应。

(四)心理护理

观察了解患者心理状况,给予必要的疾病有关的知识宣教,抚慰其紧张急躁情绪。

(五)健康教育

1.保持乳头和乳晕清洁

每次哺乳前后清洁乳头,保持局部干燥清洁。

2.纠正乳头内陷

妊娠期每天挤捏、提拉乳头。

3.养成良好的哺乳习惯

定时哺乳,每次哺乳时让婴儿吸净乳汁,如有淤积及时用吸乳器或手法按摩排出乳汁;培养婴儿不含乳头睡眠的习惯;注意婴儿口腔卫生,及时治疗婴儿口腔炎症。

4.及时处理乳头破损

乳晕破损或皲裂时暂停哺乳,用吸乳器吸出乳汁哺乳婴儿;局部用温水清洁后涂以抗菌药软膏,待愈合后再行哺乳;症状严重时及时诊治。

五、护理效果评估

(1)患者的乳汁淤积情况有无改善,是否学会正确排出淤积乳汁的方法,是否坚持每天挤出已经淤积的乳汁,回乳措施是否产生效果,乳房胀痛有无逐渐减轻。

(2)患者乳房皮肤的红肿情况有无好转,乳房皮肤有无溃烂,乳房肿块有无消失或增大。

(3)患者应用抗生素后体温有无恢复正常,炎症有无消退,炎症有无进一步发展为脓肿。

(4)患者脓肿有无及时切开引流,伤口愈合情况是否良好。

(5)患者是否了解哺乳卫生和预防乳腺炎的知识,焦虑情绪是否改善。

(李小梅)

第五节　乳腺纤维腺瘤

乳腺纤维腺瘤是由纤维组织和上皮组织异常增生所致的良性肿瘤,是青年女性中最常见的乳腺良性肿瘤,约占乳腺良性肿瘤的 3/4,多发生在卵巢处于功能活跃时期的 20～35 岁青年女性,绝经后女性少见。

一、病因及病理

乳腺纤维腺瘤的发生与机体雌激素水平过高及局部乳腺组织对内分泌激素(雌激素)反应过于敏感有关,故常伴有乳腺小叶的其他增生性变化。大体观察:肿瘤多呈圆形或椭圆形,有完整包膜。直径1～3 cm,也可大于10 cm。表面光滑、结节状、中等硬度、质韧、与周围乳腺组织分界清楚。切面质地均匀,灰白或淡粉色,稍外突。当其上皮成分丰富时,切面呈淡粉红色,质地偏软;镜下观察,根据肿瘤中纤维组织和腺管结构之间的关系,一般将乳腺纤维腺瘤病理类型分为以下5型。

(1)向管型(管内型):主要为腺管上皮下结缔组织增生形成的肿瘤,上皮下平滑肌组织也参与肿瘤的形成,但无弹性纤维成分。

(2)围管型(管周型):病变主要为腺管周围弹力纤维层外的管周结缔组织增生,弹力纤维参与肿瘤形成,但无平滑肌成分,亦不成黏液变性。

(3)混合型:同时存在向管型及围管型两种病变者。

(4)囊性增生型:腺管上皮和上皮下或弹力层外结缔组织增生而形成。

(5)分叶型:基本结构似向管型纤维腺瘤,上皮下纤维组织从多点突入高度扩张的管腔,但不完全充满,因此无论用肉眼观察及镜下检查均呈明显分叶状。

二、临床表现

患者常无意中发现乳房肿块,无疼痛、压痛及乳头异常分泌物。肿块好发于乳腺外上象限。常为单发,亦有多发者。肿块多成圆形、卵圆形或扁形,表面光滑,质地坚韧,边界清楚,与表皮或胸肌无粘连,活动度大,触之有滑动感。腋下淋巴结无肿大。肿瘤增长速度很慢,数年或数十余年无变化。如果静止多年后肿瘤突然迅速增大,出现疼痛及腋窝淋巴结肿大,要高度怀疑恶变。根据肿瘤临床表现又可分为以下几种。

(一)普通型纤维腺瘤

此型最多见,瘤体小,生长缓慢,一般在3 cm以下。可发生于乳腺各个部位,以外上象限为主。大多为单发,也可多发。

(二)巨纤维腺瘤

此型多见于青春期和40岁以上女性。特点是生长迅速,短时间可占据整个乳房。肿块直径一般超过5 cm,最大可达20 cm,边界清,表面光滑,活动度良好,与表皮无粘连。乳房皮肤紧张,发红。

(三)青春型纤维腺瘤

此型临床上较少见。发病于月经初潮前,在初潮后数月及1～2年瘤体迅速增大,病程约1年瘤体即可占满全乳房,肿块最大径为1～13 cm。

由于瘤体快速膨胀生长,使乳房皮肤高度紧张,致使乳房表浅静脉曲张,此体征易被误诊为恶性肿瘤。

三、诊断

本病有典型的临床表现,并结合辅助检查即可作出诊断。辅助检查如下。

（一）乳腺彩超

瘤体多为圆形或卵圆形暗区，边界清晰，形态规则，包膜回声完整，呈均匀的中低回升。彩色多普勒表现为以周边性为主的血流信号，体积较大者，血流信号较丰富。频谱多普勒表现为RI≤0.7作为纤维腺瘤的诊断标准。

（二）乳腺钼靶X线摄影

X线下肿块表现为等密度，边缘光滑，边界清楚的肿块，有时伴有良性钙化灶，但比较少见。

（三）针吸细胞学检测

针感介于韧与脆之间，针吸细胞量较多。涂片常见3种成分：导管上皮细胞片段、裸核细胞和间质细胞片段，诊断符合率达90%以上。

四、鉴别诊断

（一）乳腺囊性增生病

乳腺囊性增生病好发于30～50岁。表现为单侧或双侧乳腺腺体增厚，肿块以双侧多发者较为常见，可呈结节状、片块状或颗粒状。肿块常有明显压痛，双侧或单侧乳房疼痛，且与月经有明显关系。经前整个乳房常有胀感，经后可缓解。必要时可行有关辅助检查予以鉴别，如钼靶X线摄片等。病理检查可确诊。

（二）乳腺癌

乳癌肿块可呈圆形、卵圆形或不规则形，质地较硬，表面欠光滑，活动度差，易与皮肤及周围组织发生粘连，肿块生长迅速，同侧腋窝淋巴结常有肿大。乳癌肿块大小为0.5～1.0 cm时，临床酷似纤维腺瘤。如发现肿瘤与表皮或深部组织有部分粘连者，应首先考虑乳腺癌。必要时行针吸细胞学检查及病理检查可提供组织学证据进行鉴别。

（三）乳腺囊肿

乳腺囊肿多见于绝经前后的中老年女性。乳腺囊肿的肿块较纤维腺瘤有囊性感，活动度不似纤维腺瘤那样大。此外，可行肿块穿刺予以鉴别，腺瘤为实性肿块，无液体，而囊肿则可抽出乳汁样或浆液性的液体。

五、治疗

（一）药物治疗

药物治疗纤维腺瘤效果不好。因此临床主张："一旦确诊，均应手术"的治疗原则。未婚女性一旦发现此病，应在婚前，至少妊娠前切除肿瘤。孕后发现肿瘤，可在妊娠3～4月时切除肿瘤。乳腺纤维腺瘤虽属良性肿瘤，但少数也有恶变可能，因此术后均应将切除的组织标本送病理检查，以明确肿块性质。

（二）开放手术

开放手术多采用以乳头为中心的放射状切口，不致损伤乳管；切口应尽量小而美观，使愈合后的瘢痕能缩小到最小程度。当肿瘤位于乳晕旁时，可在乳晕边缘做一弧形切口。当肿瘤位置较深、较大或多发时，可在乳腺下方做弧形切口，经乳腺后间隙切除肿瘤。由于该病有时包膜不完整，应做包括肿瘤及其周围至少0.5 cm正常组织在内的局部切除术。

（三）超声引导下Mammotome微创旋切术

超声引导下Mammotome微创旋切术适用于小于2.5 cm的乳腺良性肿物及病理性质不明、

需要进行切除活检的乳房肿物。对可疑乳腺癌患者可进行活检,但应避免行肿块旋切手术。有出血倾向、血管瘤及糖尿病患者为手术的禁忌证。对于肿块较大且血流丰富以及肿块位于乳晕且直径>2.5 cm 者,仍然选择外科手术传统切除。与传统手术相比,超声引导下的Mammotome微创旋切技术的优点有:精确定位,准确切除病灶。传统手术方式为凭手感盲切,Mammotome微创旋切术在高频B超精确定位下完整切除病灶,其过程为实时监控,因此其精确度较高。切口微小,美容效果好。传统开放手术,切口较多、术后瘢痕明显。Mammotome微创旋切术手术切口只有 3～5 mm,无须缝合、不留瘢痕。而且同一侧乳房多个病灶,可以通过一个切口切除,避免了切开皮肤、皮下组织和正常腺体。组织损伤小,恢复快。

六、临床护理

(一)术前护理

常规术前准备,如疑有恶变的可能时,按乳癌手术范围备皮,同时与病理科联系术中做冰冻切片,以便根据病理性质决定手术方式。

(二)术后护理

良性病变在局麻下将肿块切除,创伤较小,不影响术后患者的饮食和活动。术后 3 天换药,观察切口,如正常术后 7～8 天可拆线。如有恶变,按乳癌术后护理。

(三)康复护理

乳房纤维瘤术后患者能很快康复出院,进行正常的工作和生活。因乳房肿瘤早期无任何不适,易被忽视。故患者出院时要向其宣传卫生知识,教会患者经常进行乳房的自我检查。其方法是四指并拢,用手指的掌面上下、左右轻轻按摩,以左手检查右侧乳房,以右手检查左侧乳房,发现异常及时去医院诊治。

(李小梅)

第六章

心内科常见病护理

第一节　原发性高血压

原发性高血压的病因复杂,不是单个因素引起,与遗传有密切关系,是环境因素与遗传相互作用的结果。要诊断高血压,必须根据患者与血压对照规定的高血压标准,在未服降压药的情况下,测两次或两次以上非同日多次重复的血压所得的平均值为依据,偶然测得一次血压增高不能诊断为高血压,必须重复和进一步观察。测得高血压时。要做相应的检查以排除继发性高血压,若患者是继发性高血压,未明确病因即当成原发性高血压而长期给予降压治疗,不但疗效差,而且原发性疾病严重发作常可危及生命。

一、一般表现

原发性高血压通常起病缓慢,早期常无症状,可以多年自觉良好而偶于体格检查时发现血压升高,少数患者则在发生心、脑、肾等并发症后才被发现。高血压患者可有头痛、眩晕、气急、疲劳、心悸、耳鸣等症状,但并不一定与血压水平呈正比。往往是在患者得知患有高血压后才注意到。

高血压病初期只是在精神紧张、情绪波动后血压暂时升高,随后可恢复正常,以后血压升高逐渐趋于明显而持久,但一天之内白昼与夜间血压水平仍可有明显的差异。

高血压病后期的临床表现常与心、脑、肾功能不全或器官并发症有关。

二、实验室检查

(1)为了原发性高血压的诊断、了解靶器官(主要指心、脑、肾、血管)的功能状态并指导正确选择药物治疗,必须进行下列实验室检查:血、尿常规、肾功能、血尿酸、脂质、糖、电解质、心电图、胸部 X 线和眼底检查。早期患者上述检查可无特殊异常,后期高血压患者可出现尿蛋白增多及尿常规异常,肾功能减退,胸部 X 线可见主动脉弓迂曲延长、左心室增大,心电图可见左心室肥大劳损。部分患者可伴有血清总胆固醇、甘油三酯、低密度脂蛋白胆固醇的增高和高密度脂蛋白胆固醇的降低,也常有血糖或尿酸水平增高。目前认为,上述生化异常可能与原发性高血压的发病机制有一定的内在联系。

(2)眼底检查有助于对高血压严重程度的了解,眼底分级法;标准如下:①Ⅰ级,视网膜动脉变细、反光增强;②Ⅱ级,视网膜动脉狭窄、动静脉交叉压迫;③Ⅲ级,上述血管病变基础上有眼底出血、棉絮状渗出;④Ⅳ级,上述基础上出现视神经盘水肿。大多数患者仅为Ⅰ、Ⅱ级变化。

(3)动态血压监测与通常血压测量不同,动态血压监测是由仪器自动定时测量血压,可每隔15~30分钟自动测压(时间间隔可调节),连续24小时或更长。可测定白昼与夜间各时间段血压的平均值和离散度,能较敏感、客观地反映实际血压水平。

正常人血压呈明显的昼夜波动,动态血压曲线呈双峰一谷,即夜间血压最低,清晨起床活动后血压迅速升高,在上午6~10时及下午4~8时各有一高峰,继之缓慢下降。中、轻度高血压患者血压昼夜波动曲线与正常类似,但血压水平较高。早晨血压升高可伴有血儿茶酚胺浓度升高,血小板聚集增加及纤溶活性增高会变化,可能与早晨较多发生心脑血管急性事件有关。

血压变异性和血压昼夜节律与靶器官损害及预后有较密切的关系,即伴明显靶器官损害或严重高血压患者其血压的昼夜节律可消失。

目前尚无统一的动态血压正常值,但可参照采用以下正常上限标准:24小时平均血压值<17.3/10.7 kPa,白昼均值<18.0/11.3 kPa,夜间<16.7/10.0 kPa。夜间血压均值比白昼降低>10%,如降低不及10%,可认为血压昼夜节律消失。

动态血压监测可用于诊断"白大衣性高血压",即在诊所内血压升高,而诊所外血压正常;判断高血压的严重程度,了解其血压变异性和血压昼夜节律;指导降压治疗和评价降压药物疗效;诊断发作性高血压或低血压。

三、原发性高血压危险度的分层

原发性高血压的严重程度并不单纯与血压升高的水平有关,必须结合患者总的心血管疾病危险因素及合并的靶器官损害做全面的评价,治疗目标及预后判断也必须以此为基础。心血管疾病危险因素包括吸烟、高脂血症、糖尿病、年龄>60岁、男性或绝经后女性、心血管疾病家族史(发病年龄女性<65岁,男性<55岁)。靶器官损害及合并的临床疾病包括心脏疾病(左心室肥大、心绞痛、心肌梗死、既往曾接受冠状动脉旁路手术、心力衰竭)、脑血管疾病(脑卒中或短暂性脑缺血发作)、肾脏疾病(蛋白尿或血肌酐升高)、周围动脉疾病、高血压视网膜病变(大于等于Ⅲ级)。危险度的分层是把血压水平及危险因素及合并的器官受损情况相结合分为低、中、高和极高危险组。治疗时不仅要考虑降压,还要考虑危险因素及靶器官损害的预防及逆转。

(1)低度危险组:高血压1级,不伴有上列危险因素,治疗以改善生活方式为主,如6个月后无效,再给药物治疗。

(2)中度危险组:高血压1级伴12个危险因素或高血压2级不伴有或伴有不超过2个危险因素者。治疗除改善生活方式外,给予药物治疗。

(3)高度危险组:高血压1~2级伴至少3个危险因素者,必须药物治疗。

(4)极高危险组:高血压3级或高血压1~2级伴靶器官损害及相关的临床疾病者(包括糖尿病),必须尽快给予强化治疗。

四、临床类型

原发性高血压大多起病及进展均缓慢,病程可长达十余年至数十年,症状轻微,逐渐导致靶器官损害。但少数患者可表现为急进重危,或具特殊表现而构成不同的临床类型。

（一）高血压急症

高血压急症是指高血压患者血压显著的或急剧的升高[收缩压＞26.7 kPa(200 mmHg)，舒张压＞17.3 kPa(130 mmHg)]，常同时伴有心、脑、肾及视网膜等靶器官功能损害的一种严重危及生命的临床综合征，其舒张压＞18.7 kPa 和/或收缩压＞29.3 kPa，无论有无症状，也应视为高血压急症。高血压急症包括高血压脑病、高血压危象、急进型高血压、恶性高血压，高血压合并颅内出血、急性冠状动脉功能不全、急性左心衰竭、主动脉夹层血肿，以及子痫、嗜铬细胞瘤危象等。

（二）恶性高血压

1％～5％的中、重度高血压患者可发展为恶性高血压，其发病机制尚不清楚，可能与不及时治疗或治疗不当有关。病理上以肾小动脉纤维样坏死为突出特征。临床特点：①发病较急骤；多见于中、青年。②血压显著升高，舒张压持续＞17.3 kPa。③头痛、视力模糊、眼底出血、渗出和乳头水肿。④肾脏损害突出，表现为持续蛋白尿、血尿及管型尿，并可伴肾功能不全。⑤进展迅速，如不给予及时治疗，预后不佳，可死于肾衰竭、脑卒中或心力衰竭。

（三）高血压危重症

1.高血压危象

在高血压病程中，由于周围血管阻力的突然上升，血压明显升高，出现头痛、烦躁、眩晕、恶心、呕吐、心悸、气急及视力模糊等症状。伴靶器官病变者可出现心绞痛、肺水肿或高血压脑病。血压以收缩压显著升高为主，也可伴舒张压升高。发作一般历时短暂、控制血压后病情可迅速好转；但易复发。危象发作时交感神经活动亢进，血中儿茶酚胺升高。

2.高血压脑病

高血压脑病是指在高血压病程中发生急性脑血液循环障碍，引起脑水肿和颅内压增高而产生的临床征象。发生机制可能为过高的血压突破了脑血管的自身调节机制，导致脑灌注过多，液体渗入脑血管周围组织，引起脑水肿。临床表现有严重头痛、呕吐、神志改变，较轻者可仅有烦躁、意识模糊，严重者可发生抽搐、昏迷。

（四）急进型高血压

急进型高血压占高血压患者中1％～8％，多见于年轻人，男性居多。临床特点：①收缩压，舒张压均持续升高，舒张压常持续≥17.3 kPa(130 mmHg)，很少有波动。②症状多而明显进行性加重，有一些患者高血压是缓慢病程，但后突然迅速发展，血压显著升高。③出现严重的内脏器官的损害，常在1～2年发生心、脑、肾损害和视网膜病变，出现脑卒中、心梗、心力衰竭、尿毒症及视网膜病变（眼底Ⅲ级以上改变）。

（五）缓进型高血压

这种类型占95％以上，临床上又称为良性高血压。因其起病隐匿，病情发展缓慢，病程较长，可达数十年，多见于中老年人。临床表现：①早期可无任何明显症状，仅有轻度头痛或不适，休息之后可自行缓解。偶测血压时才发现高血压。②逐渐发展，患者表现为头痛、头晕、失眠、乏力、记忆力减退症状，血压也随着病情发展是逐步升高并趋向持续性，波动幅度也随之减小并伴随着心、脑、肾等器官的器质性损害。

此型高血压病由于病程长，早期症状不明显所以患者容易忽视其治疗，思想上不重视，不能坚持服药，最终造成不可逆的器官损害，危及生命。

（六）老年人高血压

年龄超过60岁达高血压诊断标准者即为老年人高血压。临床特点：①半数以上以收缩压为主;即单纯收缩期高血压(收缩压>18.7 kPa;舒张压<12.0 kPa),此与老年人大动脉弹性减退、顺应性下降有关,使脉压增大。流行病资料显示,单纯收缩压的升高也是心血管病致死的重要危险因素。②部分老年人高血压是由中年原发性高血压延续而来,属收缩压和舒张压均增高的混合型。③老年人高血压患者心、脑、肾器官常有不同程度损害,靶器官并发症如脑卒中、心力衰竭、心肌梗死和肾功能不全较为常见。④老年人压力感受器敏感性减退;对血压的调节功能降低、易造成血压波动及直立性低血压,尤其在使用降压药物治疗时要密切观察。老年人选用高血压药物时宜选用平和、缓慢的制剂,如利尿剂和长效钙通道阻滞剂及 ACEI 等;常规给予抗凝剂治疗;定期测量血压以予调整剂量。

(七)难治性高血压

难治性高血压又称顽固性或有抵抗性的高血压。临床特点:①治疗前血压≥24.0/15.3 kPa,经过充分的、合理的、联合应用三种药物(包括利尿剂),血压仍不能降至 21.3/7.5 kPa 以下。②治疗前血压<24.0/15.3 kPa,而适当的三联药物治疗仍不能达到:<18.7/12.0 kPa,则被认为是难治性高血压。③对于老年单纯收缩期高血压,如治疗前收缩压>26.7 kPa,经三联疗,收缩压不能降至 22.7 kPa 以下,或治疗前收缩压 21.3~26.7 kPa,而治疗后不能降至21.3 kPa 以下及至少低 1.3 kPa,也称为难治性高血压。充分的合理的治疗应包括至少三种不同药理作用的药物,包括利尿剂并加之以下两种:β受体阻滞剂,直接的血管扩张药,钙通道阻滞剂或血管紧张素转化酶抑制剂。应当说明的是,并不是所有严重的高血压都是难治性高血压,也不是难治性高血压都是严重高血压。

诊断难治性高血压应排除假性高血压及白大衣高血压,并排除继发性高血压,如嗜铬细胞瘤、原发性醛固酮增生症、肾血管性高血压等;中年或老年患者过去有效的治疗以后变得无效,则强烈提示肾动脉硬化及狭窄,肾动脉造影可确定诊断肾血管再建术可能是降低血压的唯一有效方法。

难治性高血压的主要原因可能有以下几种:①患者的依从性不好即患者没有按医师的医嘱服药,这可能是最主要的原因。依从性不好的原因可能药物方案复杂或服药次数频繁,患者未认识到控制好血压的重要性,药物费用及不良反应等。②患者食盐量过高(>5 g/d),或继续饮酒,体重控制不理想。应特别注意来自加工食品中的盐,如咸菜、罐头、腊肉、香肠、酱油、酱制品、咸鱼、成豆制品等,应劝说患者戒烟、减肥,肥胖者减少热量摄入量。③医师不愿使用利尿药或使用多种作用机制相同的药物。④药物相互作用,如阿司匹林或非甾体抗炎药因抑制前列腺素合成而干扰高血压的控制,拟交感胺类可使血压升高,麻黄素、口服避孕药、雄性激素、过多的甲状腺素、糖皮质激素等可使血压升高或加剧原先的高血压;考来烯胺可妨碍抗高血压药物的经肠道吸收。三环类抗忧郁药,苯异丙胺、抗组织胺、单胺氧化酶抑制剂及可卡因干扰胍乙啶的药理作用。

(八)儿童高血压

关于儿童高血压的诊断标准尚未统一。如世界卫生组织规定:13 岁以上正常上限为18.7/12.0 kPa,13 岁以下则为 18/11.3 kPa。《实用儿科学》中规定:8 岁以下舒张压>10.7 kPa,8 岁以上>12.0 kPa;或收缩压>16.0 kPa 与舒张压>10.7 kPa 为高血压。儿童血压测量方法与成年人有所不同:①舒张压以Korotloff第四音为准。②根据美国心脏病协会规定,使用袖带的宽度为:1 岁以下为2.5 cm,1~4 岁 5~6 cm,5~8 岁8~9 cm,成人 12.5 cm,否则将会低估或高估血压的高度。诊断儿童高血压应十分慎重,特别是轻度高血压者应加强随访。一经确诊为儿童高血压后,首先除外继发性高血压。继发性高血压中最常见的病因是肾脏疾病,其次是肾动脉血栓、肾动脉狭窄、先天性肾动脉异常、主动脉缩窄、嗜铬细胞瘤等。

临床特点：①5％的患者有高血压的家族史。②早期一般无明显症状，部分患者可有头痛，尤在剧烈运动时易发生。③超体重肥胖者达50％。④平素心动过速，心前区搏动明显，呈现高动力循环状态。⑤尿儿茶酚胺水平升高，尿缓激肽水平降低，血浆肾素活性轻度升高，交感神经活性增高。⑥对高血压的耐受力强，一般不引起心、肾、脑及眼底的损害。

(九)青少年高血压

青少年时期高血压的研究已越来越被人们重视。大量调查发现，青少年原发性高血压起源于儿童期，并认为青少年高血压与成人高血压及并发症有密切关系，同儿童期高血压病因相似，常见于继发性高血压，在青春期继发性高血压病例中，肾脏疾病仍然是主要的病因。大量的调查发现青少年血压与年龄有直接相关，青少年高血压诊断标准在不同时间(每次间隔三个月以上)三次测量坐位血压，收缩压和/或舒张压高于95百分位以上可诊断为高血压。见表6-1。

表 6-1　我国青少年年龄血压百分位值表

年龄	男性/P95	女性/P95
1～12	128/81	119/82
13～15	133/84	124/81
16～18	136/89	127/82

(十)精神紧张性高血压

交感神经系统在发病中起着重要作用。交感神经系统活性增强可导致：①血浆容量减少，血小板聚集，因而易诱发血栓形成。②激活肾素-血管紧张素系统，再加上儿茶酚胺的作用，引起左心室肥厚的血管肥厚，肥厚的血管更易引起血管痉挛。③副交感神经系统活性较低和交感神经系统活性增强，是易引起心律失常，心动过速的因素。④降低骨骼肌对胰岛素的敏感性，其主要机制为：在紧急情况下，交感神经系统活性增高引起血管收缩，导致运输至肌肉的葡萄糖减少；去甲肾上腺素刺激β受体也可引起胰岛素耐受，持续的交感神经系统还可以造成肌肉纤维类型由胰岛素耐受性慢收缩纤维转变成胰岛素耐受性快收缩纤维，这些变化可致血浆胰岛素浓度水平升高，并促进动脉粥样硬化。

(十一)白大衣性高血压

白大衣性高血压是指在诊疗单位内血压升高，但在诊疗单位外血压正常。有人估计，在高血压患者中，有20％～30％为白大衣高血压，故近年来提出患者自我血压监测。患者自我血压监测有下列好处：①能更全面更准确地反应患者的血压。②没有"白大衣效应"。③提高患者服药治疗和改变生活方式的顺从性。④无观察者的偏倚现象。自测血压可使用水银柱血压计，也可使用动态血压监测的方法进行判断。有人认为"白大衣高血压"也应予以重视，它可能是早期高血压的表现之一。我国目前的参考诊断标准为白大衣高血压患者诊室收缩压>21.3 kPa 和/或舒张压>12.0 kPa 并且白昼动态血压收缩压<18.0 kPa，舒张压<10.7 kPa，这还需要经过临床的验证和评价。

"白大衣性高血压"多见于女性、年轻人、体型瘦以及诊所血压升高、病程较短者。在这类患者中，规律性的反复出现的应激方式，例如上班工作，不会引起血压升高。动态血压监测有助于诊断"白大衣性高血压"。其确切的自然史与预后还不很清楚。

(十二)应激状态

偏快的心率是处于应激状态的一个标志,心动过速是交感神经活性增高的一个可靠指标,同时也是心血管病死亡率的一个独立危险因素。心率增快与血压升高、胆固醇升高、甘油三酯升高、血球压积升高、体重指数升高、胰岛素抵抗、血糖升高、胆固醇降低等密切相关。

(十三)夜间高血压

24小时动态血压监测发现部分患者的血压正常节律消失,夜间收缩压或舒张压的降低小于日间血压平均值的10%,甚至夜间血压反高于日间血压。夜间高血压常见于某些继发性高血压(如嗜铬细胞瘤、原发性醛固酮增多症、肾性高血压)、恶性高血压和合并心肌梗死、脑卒中的原发性高血压。夜间高血压的产生机制与神经内分泌正常节律障碍、夜间上呼吸道阻塞、换气过低和睡眠觉醒有关,其主要症状是响而不规则的打鼾、夜间呼吸暂停及日间疲乏和嗜睡。这种患者常伴有超重、易发生脑卒中、心肌梗死、心律失常和猝死。

(十四)肥胖型高血压

肥胖者易患高血压,其发病因素是多方面的,伴随的危险因素越多,则预后越差。本型高血压患者心、肾、脑、肺功能均较无肥胖者更易受损害,且合并糖尿病、高脂血症、高尿酸血症者多,患冠心病、心力衰竭、肾功能障碍者明显增加。

(十五)夜间低血压性高血压

夜间低血压性高血压是指日间为高血压(特别是老年收缩期性高血压),夜间血压过度降低,即夜间较日间血压低超过20%。其发病机制与血压调节异常、血压节律改变有关。该型高血压易发生腔隙性脑梗死,可能与夜间脑供血不足、高凝状态有关。治疗应注意避免睡前使用降压药(尤其是能使夜间血压明显降低的药物)。

(十六)顽固性高血压

顽固性高血压是指高血压患者服用三种以上的不同作用机制的全剂量降压药物,测量血压仍不能控制在18.7/12.7 kPa以下或舒张压≥13.3 kPa,老年患者血压仍>21.3/12.0 kPa,或收缩压不能降至18.7 kPa以下。顽固性高血压的原因:①治疗不当。应采用不同机制的降压药物联合应用。②对药物的不能耐受。由于降压药物引起不良反应;而中断用药,常不服药或间断服药,造成顺应性差。③继发性高血压。当患者血压明显升高并对多种治疗药物呈抵抗状态的,应考虑排除继发因素。常见肾动脉狭窄、肾动脉粥样斑块形成、肾上腺疾病等。④精神因素。工作繁忙造成白天血压升高,夜间睡眠时血压正常。⑤过度摄钠。尤其对高血压人群中,约占50%的盐敏感性高血压,例如老年患者和肾功能减退者,盐摄入量过高更易发生顽固性高血压,而低钠饮食可改善其对药物的抵抗性。

五、护理评估

(一)病史

应注意询问患者有无高血压家族史,个性特征,职业、人际关系、环境中有无引发本病的应激因素,生活与饮食习惯、烟酒嗜好,有无肥胖、心脏病、肾脏病、糖尿病、高脂血症、痛风、支气管哮喘等病史及用药情况。

(二)身体状况

高血压病根据起病和病情进展缓急分为缓进型和急进型两类,前者多见,后者占高血压病的1%～5%。

1.一般表现

缓进型原发性高血压起病隐匿,病程进展缓慢,早期多无症状,偶在体格检查时发现血压升高,少数患者在发生心、脑、肾等并发症后才被发现。高血压患者可在精神紧张、情绪激动或劳累后有头晕、头痛、眼花、耳鸣、失眠、乏力、注意力不集中等症状,但症状与血压增高程度并不一定一致。

患者血压随季节、昼夜、情绪等因素有较大波动,表现为冬季较夏季高、清晨较夜间高、激动时较平静时高等特点。体检时可听到主动脉瓣区第二心音亢进、主动脉瓣区收缩期杂音,少数患者在颈部或腹部可听到血管杂音。长期持续高血压可有左心室肥厚。

高血压病早期血压仅暂时升高,去除原因和休息后可恢复,称为波动性高血压阶段。随病情进展,血压呈持久增高,并有脏器受损表现。

2.并发症

主要表现心、脑、肾等重要器官发生器质性损害和功能性障碍。

(1)心脏:血压长期升高,增加了左心室的负担。左心室因代偿而心肌肥厚,继而扩张,形成高血压性心脏病。在心功能代偿期,除有劳累性心悸外,其他症状不明显。心功能失代偿时,则表现为心力衰竭。由于高血压后期可并发动脉粥样硬化,故部分患者可并发冠心病,发生心绞痛、心肌梗死。

(2)脑:重要的脑血管病变表现如下。①一时性(间歇性)脑血管痉挛:可使脑组织缺血,产生头痛、一时性失语、失明、肢体活动不灵或偏瘫。可持续数分钟至数天,一般在 24 小时内恢复。②脑出血:一般在紧张的体力或脑力劳动时容易发生,例如情绪激动、搬重物等时突然发生。其临床表现因出血部位不同而异,最常见的部位在脑基底节豆状核,故常损及内囊,又称内囊出血。其主要表现为突然摔倒,迅速昏迷,头、眼转向出血病灶的同侧,出血病灶对侧的"三偏"症状,即偏瘫、偏身感觉障碍和同侧偏盲。呼吸深沉而有鼾声,大小便失禁。瘫痪肢体开始完全弛缓,腱反射常引不出。数天后瘫痪肢体肌张力增高,反射亢进,出现病理反射。③脑动脉血栓形成:多在休息睡眠时发生,常先有头晕、失语、肢体麻木等症状,然后逐渐发生偏瘫,一般无昏迷。随病情进展,可发生昏迷甚至死亡。上述脑血管病变的表现,祖国医学统称为"中风"或"卒中",现代医学统称为"脑血管意外"。④高血压脑病:是指脑小动脉发生持久而严重的痉挛、脑循环发生急性障碍,导致脑水肿和颅内压增高,可发生于急进型或严重的缓进型高血压病患者。表现为血压持续升高,常超过 26.7/16.0 kPa(200/120 mmHg),剧烈头痛、恶心、呕吐、眩晕、抽搐、视力模糊、意识障碍,直至昏迷。发作可短至数分钟,长者可达数小时或数天。

(3)肾的表现:长期高血压可致肾小动脉硬化,当肾功能代偿时,临床上无明显肾功能不全表现。当肾功能转入失代偿期时,可出现多尿、夜尿增多、口渴、多饮,提示肾浓缩功能减低,尿比重固定在 1.010 左右,称为等渗尿。当肾功能衰退时,可发展为尿毒症,血中肌酐、尿素氮增高。

(4)眼底视网膜血管改变:目前我国采用 Keith-Wegener 4 级眼底分级法。①Ⅰ级,视网膜动脉变细;②Ⅱ级,视网膜动脉狭窄,动脉交叉压迫;③Ⅲ级,眼底出血或棉絮状渗出;④Ⅳ级,视神经盘水肿。眼底的改变可反映高血压的严重程度。

3.急进型高血压病

急进型高血压占高血压病的 1% 左右,可由缓进型突然转变而来,也可起病即为急进型。多见于青年和中年。基本的临床表现与缓进型高血压病相似,但各种症状更为突出,具有病情严重、发展迅速、肾功能急剧恶化和视网膜病变(眼底出血、渗出、乳头水肿)等特点。血压显著增高,舒张压持续在 17.3～18.7 kPa(130～140 mmHg)或更高,常于数月或 1～2 年出现严重的心、脑、肾损害、最后常为尿毒症死亡,也可死于急性脑血管疾病或心力衰竭。经治疗后,少数病情也可转稳定。

高血压危象:是指短期内血压急剧升高的严重临床表现。它是在高血压的基础上,交感神经亢进致周围小动脉强烈痉挛,这是血压进一步升高的结果,常表现为剧烈头痛、神志改变、恶心、呕吐、心悸、呼吸困难等。收缩压可高达 34.7 kPa(260 mmHg),舒张压 16.0 kPa(120 mmHg)以上。

(三)实验室及其他检查

1.尿常规检查

可阴性或有少量蛋白和红细胞,急进型高血压患者尿中常有大量蛋白、红细胞和管型,肾功能减退时尿比重降低,尿浓缩和稀释功能减退,血中肌酐和尿素氮增高。

2.X 线检查

轻者主动脉迂曲延长或扩张、并发高血压性心脏病时,左心室增大,心脏至靴形样改变。

3.超声波检查

心脏受累时,二维超声显示:早期左心室壁搏动增强,第Ⅱ期多见室间隔肥厚,继则左心室后型肥厚;左心房轻度扩大;超声多普勒于二尖瓣上可测出舒张期血流速度减慢,舒张末期速度增快。

4.心电图和心向量图检查

心脏受累的患者又可见左心室增厚或兼有劳损,P 波可增宽或有切凹,P 环振幅增大,特别终末向后电力更为明显。偶有心房颤动或其他心律失常。

5.血浆肾素活性和血管紧张素Ⅱ浓度测定

二者可增高,正常或降低。

6.血浆心钠素浓度测定

心钠素浓度降低。

六、护理目标

(1)头痛减轻或消失。

(2)焦虑减轻或消失。

(3)血压维持在正常水平,未发生意外伤害。

(4)能建立良好的生活方式,合理膳食。

七、护理措施

(一)一般护理

(1)头痛、眩晕、视力模糊的患者应卧床休息,抬高床头,保证充足的睡眠。指导患者使用放松技术,如缓慢呼吸、心理训练、音乐治疗等,避免精神紧张、情绪激动和焦虑,保持情绪平稳。保持病室安静,减少声光刺激和探视,护理操作动作要轻巧并集中进行,少打扰患者。对因焦虑而影响睡眠的患者遵医嘱应用镇静剂。

(2)有氧运动可降压减肥、改善脏器功能、提高活动耐力、减轻胰岛素抵抗,指导轻症患者选择适当的运动,如慢跑、健身操、骑自行车、游泳等(避免竞技性、力量型的运动),一般每周 3～

5次,每次30～40分钟,出现头晕、心慌、气短、极度疲乏等症状时应立即停止运动。

(3)合理膳食,每天摄钠量不超过6 g,减少热量、胆固醇、脂肪摄入,适当增加蛋白质,多吃蔬菜、水果,摄入足量的钾、镁、钙,避免过饱,戒烟酒及刺激性的饮料,可以降低血压,减轻体重,防止高血脂和动脉硬化,防止便秘,减轻心脏负荷。

(二)病情观察与护理

(1)注意神志、血压、心率、尿量、呼吸频率等生命体征的变化,每天定时测量并记录血压。血压有持续升高时,密切注意有无剧烈头痛、呕吐、心动过速、抽搐等高血压脑病和高血压危象的征象。出现上述现象时应给予氧气吸入,建立静脉通路,通知病危,准备各种抢救物品及急救药物,详细书写特别护理记录单;配合医师采取紧急抢救措施,加快速降压、制止抽搐,以防脑血管疾病的发生。

(2)注意用药及观察:高血压患者服药后应注意观察服药反应,并根据病情轻重、血压的变化决定用药剂量与次数,详细做好记录。若有心、脑、肾严重并发症,则药物降压不宜过快,否则供血不足易发生危险。血压变化大时,要立即报告医师予以及时处理。要告诉患者按时服药及观察,忌乱用药或随意增减剂量与擅自停药。用降压药期间要经常测量血压并做好记录,以提供治疗参考,注意起床动作要缓慢,防止直立性低血压引起摔倒。用利尿剂降压时注意记出入量,排尿多的患者应注意补充含钾高的食物和饮料,如玉米面、海带、蘑菇、枣、桃、香蕉、橘子汁等。用普萘洛尔药物要逐渐减量、停药,避免突然停用引起心绞痛发作。

(3)患者如出现肢体麻木、活动不灵活,或言语含糊不清时,应警惕高血压并发脑血管疾病。对已有高血压心脏病者,要注意有无呼吸困难、水肿等心力衰竭表现;同时检查心率、心律有无心律失常的发生。观察尿量及尿的化验变化,以发现肾脏是否受累。发现上述并发症时,要协助医师相应的治疗及做好护理工作。

(4)高血压急症时,应迅速准确按医嘱给予降压药、脱水剂及镇痉药物,注意观察药物疗效及不良反应,严格按药物剂量调节滴速,以免血压骤降引起意外。

(5)出现脑血管意外、心力衰竭、肾衰竭者,给予相应抢救配合。

八、健康教育

(1)向患者提供有关本病的治疗知识,注意休息和睡眠,避免劳累。

(2)同患者共同讨论改变生活方式的重要性,低盐、低脂、低胆固醇、低热量饮食,禁烟、酒及刺激性饮料。肥胖者节制饮食。

(3)教会患者进行自我心理平衡调整,自我控制活动量,保持良好的情绪,掌握劳逸适度,懂得愤怒会使舒张压升高,恐惧焦虑会使收缩压升高的道理,并竭力避免之。

(4)定期、准确、及时服药,定期复查。

(5)保持排便通畅,规律的性生活,避免婚外性行为。

(6)教会患者怎样测量血压及记录。让患者掌握药物的作用及不良反应,告诉患者不能突然停药。

(7)指导患者适当地进行运动,可增加患者的健康感觉和松弛紧张的情绪,增高 HDL-C。推荐作渐进式的有氧运动,如散步、慢跑;也可打太极拳、练气功;避免举高重物及做等长运动(如举重、哑铃)。

(康玉永)

第二节 心 肌 炎

心肌炎常是全身性疾病在心肌上的炎症性表现,由于心肌病变范围大小及病变程度的不同,轻者可无临床症状,严重可致猝死,诊断及时并经适当治疗者,可完全治愈,迁延不愈者,可形成慢性心肌炎或导致心肌病。

一、病因病机

(一)病因

细菌性白喉杆菌、溶血性链球菌、肺炎双球菌、伤寒杆菌等。病毒如柯萨奇病毒、艾柯病毒、肝炎病毒、流行性出血热病毒、流感病毒、腺病毒等,其他如真菌、原虫等均可致心肌炎。但目前以病毒性心肌炎较常见。

致病条件因素如下。①过度运动:运动可致病毒在心肌内繁殖复制加剧,加重心肌炎症和坏死。②细菌感染:细菌和病毒混合感染时,可能起协同致病作用。③妊娠:妊娠可以增强病毒在心肌内的繁殖,所谓围生期心肌病可能是病毒感染所致。④其他:营养不良、高热寒冷、缺氧、过度饮酒等,均可诱发病毒性心肌炎。

(二)发病机制

从动物实验、临床与病毒学、病理观察,发现有以下2种机制。

1.病毒直接作用

实验中将病毒注入血循环后可致心肌炎。以在急性期,主要在起病9天以内,患者或动物的心肌中可分离出病毒,病毒荧光抗体检查结果阳性,或在电镜检查时发现病毒颗粒。病毒感染心肌细胞后产生溶细胞物质,使细胞溶解。

2.免疫反应

病毒性心肌炎起病9天后心肌内已不能再找到病毒,但心肌炎病变仍继续;有些患者病毒感染的其他症状轻微而心肌炎表现颇为严重;还有些患者心肌炎的症状在病毒感染其他症状开始一段时间以后方出现;有些患者的心肌中可能发现抗原抗体复合体。以上都提示免疫机制的存在。

(三)病理改变

病变范围大小不一,可为弥漫性或局限性。随病程发展可为急性或慢性。病变较重者肉眼见心肌非常松弛,呈灰色或黄色,心腔扩大。病变较轻者在大体检查时无发现,仅在显微镜下有所发现而赖以诊断,而病理学检查必须在多个部位切片,方使病变免于遗漏。在显微镜下,心肌纤维之间与血管四周的结缔组织中可发现细胞浸润,以单核细胞为主。心肌细胞可有变性、溶解或坏死。病变如在心包下区则可合并心包炎,成为病毒性心包心肌炎。病变可涉及心肌与间质,也可涉及心脏的起搏与传导系统如窦房结、房室结、房室束和束支,成为心律失常的发病基础。病毒的毒力越强,病变范围越广。在实验性心肌炎中,可见到心肌坏死之后由纤维组织替代。

二、临床表现

取决于病变的广泛程度与部位。重者可致猝死,轻者几无症状。老幼均可发病,但以年轻人较易发病。男多于女。

（一）症状

心肌炎的症状可能出现于原发的症状期或恢复期。如在原发病的症状期出现，其表现可被原发病掩盖。多数患者在发病前有发热、全身酸痛、咽痛、腹泻等症状，反映全身性病毒感染，但也有部分患者原发病症状轻而不显著，须仔细追问方被注意到，而心肌炎症状则比较显著。心肌炎患者常诉胸闷、心前区隐痛、心悸、乏力、恶心、头晕。临床上诊断的心肌炎中，90%左右以心律失常为主诉或首见症状，其中少数患者可由此而发生昏厥或阿-斯综合征。极少数患者起病后发展迅速，出现心力衰竭或心源性休克。

（二）体征

1.心脏扩大

轻者心脏不扩大，一般有暂时性扩大，不久即恢复。心脏扩大显著反映心肌炎广泛而严重。

2.心率改变

心率增速与体温不相称，或心率异常缓慢，均为心肌炎的可疑征象。

3.心音改变

心尖区第一音可减低或分裂。心音可呈胎心样。心包摩擦音的出现反映有心包炎存在。

4.杂音

心尖区可能有收缩期吹风样杂音或舒张期杂音，前者为发热、贫血、心腔扩大所致，后者因左心室扩大造成的相对性左房室瓣狭窄。杂音响度都不超过三级。心肌炎好转后即消失。

5.心律失常

极常见，各种心律失常都可出现，以房性与室性期前收缩最常见，其次为房室传导阻滞，此外，心房颤动、病态窦房结综合征均可出现。心律失常是造成猝死的原因之一。

6.心力衰竭

重症弥漫性心肌炎患者可出现急性心力衰竭，属于心肌泵血功能衰竭，左右心同时发生衰竭，引起心排血量过低，故除一般心力衰竭表现外，易合并心源性休克。

三、辅助检查

（一）心电图

心电图异常的阳性率高，且为诊断的重要依据，起病后心电图由正常可突然变为异常，随感染的消退而消失。主要表现有 ST 段下移，T 波低平或倒置。

（二）X 线检查

由于病变范围及病变严重程度不同，放射线检查也有较大差别，1/3～1/2 心脏扩大，多为轻中度扩大，明显扩大者多伴有心包积液，心影呈球形或烧瓶状，心搏动减弱，局限性心肌炎或病变较轻者，心界可完全正常。

（三）血液检查

白细胞计数在病毒性心肌炎可正常，偏高或降低，血沉大多正常，也可稍增快，C 反应蛋白大多正常，GOT、GPT、LDH、CPK 正常或升高，慢性心肌炎多在正常范围。有条件者可做病毒分离或抗体测定。

四、诊断

病毒性心肌炎的诊断必须建立在有心肌炎的证据和病毒感染的证据基础上。胸闷、心悸常可提示心脏波及,心脏扩大、心律失常或心力衰竭为心脏明显受损的表现,心电图上 ST-T 改变与异位心律或传导障碍反映心肌病变的存在。病毒感染的证据有以下各点:①有发热、腹泻或流感症状,发生后不久出现心脏症状或心电图变化。②血清病毒中和抗体测定阳性结果,由于柯萨奇 B 病毒最为常见,通常检测此组病毒的中和抗体,在起病早期和 2~4 周各取血标本 1 次,如 2 次抗体效价示 4 倍上升或其中 1 次≥1∶640,可作为近期感染该病毒的依据。③咽、肛拭病毒分离,如阳性有辅助意义,有些正常人也可阳性,其意义须与阳性中和抗体测定结果相结合。④用聚合酶链反应法从粪便、血清或心肌组织中检出病毒 RNA。⑤心肌活检,从取得的活组织做病毒检测,病毒学检查对心肌炎的诊断有帮助。

五、治疗

应卧床休息,以减轻组织损伤,病变加速恢复。伴有心律失常,应卧床休息 2~4 周,然后逐渐增加活动量,严重心肌炎伴有心脏扩大者,应休息 6 个月至 1 年,直到临床症状完全消失,心脏大小恢复正常。应用免疫抑制剂,激素的应用尚有争论,但重症心肌炎伴有房室传导阻滞,心源性休克心功能不全者均可应用激素。常用泼的松,40~60 mg/d,病情好转后逐渐减量,6 周 1 个疗程。必要时也可用氢化可的松或地塞米松,静脉给药。心力衰竭者可用强心、利尿、血管扩张剂。心律失常者同一般心律失常的治疗。

六、病情观察

(1)定时测量体温、脉搏,其体温与脉率增速不成正比。

(2)密切观察患者呼吸频率、节律的变化,及早发现是否心功能不全。

(3)定时测量血压,观察记录尿量,以及早判断有无心源性休克的发生。

(4)密切观察心率与心律,及早发现有无心律失常,如室性期前收缩、不同程度的房室传导阻滞等,严重者可出现急性心力衰竭、心律失常等。

七、对症护理

(一)心悸、胸闷

保证患者休息,急性期卧床。按医嘱及时使用改善心肌营养与代谢的药物。

(二)心律失常

当急性病毒性心肌炎患者引起四度房室传导阻滞或窦房结病变引起窦房传导阻滞、窦房停搏而致阿-斯综合征者,应就地进行心肺复苏,并积极配合医师进行药物治疗或紧急做临时心脏起搏处理。

(三)心力衰竭

按心力衰竭护理常规。

八、护理措施

(1)遵医嘱给予氧气吸入,给予药物治疗。注意心肌炎时心肌细胞对洋地黄的耐受性较差,应用洋地黄时应特别注意其毒性反应。

(2)休息与活动:反复向患者解释急性期卧床休息可减轻心脏负荷,减少心肌耗氧量,有利于心功能的恢复,防止病情恶化或转为慢性病程。患者常需卧床 2~3 周,待症状、体征和实验室检查恢复后,方可逐渐增加活动量。

(3)心理护理:告诉患者体力恢复需要一段时间,不要急于求成。当活动耐力有所增加时,应及时给予鼓励。对不愿意活动或害怕活动的患者,应给予心理疏导,督促患者完成范围内的活动量。

(4)病情观察:急性期严密监测患者的体温、心率、心律、血压的变化,发现心率突然变慢、血压偏低、频发期前收缩、房室传导阻滞及时报告。观察患者有无脉速、易疲劳、呼吸困难、烦躁及肺水肿的表现。

(5)活动中监测:病情稳定后,与患者及家属一起制订并实施每天活动计划,严密监测活动时心率、心律、血压变化,若活动后出现胸闷、心悸、呼吸困难、心律失常等,应停止活动,以此作为限制最大活动量的指征。

九、健康教育

(1)讲解充分休息的必要性及心肌营养药物的作用。指导患者进食高蛋白、高维生素、易消化饮食,尤其是补充富含维生素 C 的食物如新鲜蔬菜、水果,以促进心肌代谢与修复,戒烟酒。

(2)告诉患者经积极治疗后多数可以痊愈,少数可留有心律失常后遗症,极少数患者在急性期因严重心律失常、急性心力衰竭和心源性休克而死亡,有部分患者演变成慢性心肌炎。

(3)积极预防感冒,避免受凉及接触传染源,恢复期每天有一定时间的户外活动,以适应环境,增强体质。

(4)积极治疗和消除细菌感染灶,如慢性扁桃体炎、慢性鼻窦炎、中耳炎等。

(5)遵医嘱按时服药,定期复查。

(6)教会患者及家属测脉搏、节律,发现异常或有胸闷、心悸等不适应及时复诊。

(刘永华)

第三节　急性心包炎

急性心包炎为心包脏层和壁层的急性炎症,可由细菌、病毒、自身免疫、物理、化学等因素引起。主要病因为风湿热、结核及细菌性感染。近年来,病毒感染、肿瘤、尿毒症及心肌梗死性心包炎发病率明显增多。分为纤维蛋白性和渗出性两种。

一、病因

(一)感染性心包炎

感染性心包炎以细菌最为常见,尤其是结核菌和化脓菌感染,其他病菌有病毒、肺炎支原体、真菌和寄生虫等。

(二)非感染性心包炎

非感染性心包炎以风湿性为最常见,其他有心肌梗死、尿毒症性、结缔组织病性、变态反应性、肿瘤性、放射线性和乳糜性等。临床上以结核性、风湿性、化脓性和急性非特异性心包炎较为多见。

二、临床表现

(一)心前区疼痛

心前区疼痛为纤维蛋白性心包炎的主要症状。可放射到颈部、左肩、左臂及左肩胛骨。疼痛也可呈压榨样,位于胸骨后。

(二)呼吸困难

心包积液时最突出的症状。可有端坐呼吸、身体前倾、呼吸浅速、面色苍白、发绀。

(三)心包摩擦音

心包摩擦音是纤维蛋白性心包炎的特异性征象,以胸骨左缘第3、第4肋间听诊最为明显。渗出性心包炎心脏叩诊浊音界向两侧增大为绝对浊音区,心尖冲动弱,心音低而遥远,大量心包积液时可出现心包积液征。可出现奇脉、颈静脉怒张、肝大、腹水及下肢水肿等。

三、诊断要点

根据心前区疼痛、呼吸困难、全身中毒症状,以及心包摩擦音、心音遥远等临床征象,结合心电图、X线表现和超声心动图等检查,便可确诊。

四、治疗

如结核性心包炎应给予抗结核治疗,总疗程不少于半年至1年;化脓性心包炎除使用足量、有效的抗生素外,应早期施行心包切开引流术;风湿性心包炎主要是抗风湿治疗;急性非特异性心包炎目前常采用抗生素及皮质激素合并治疗。心包渗液较多且心脏受压明显者,可行心包穿刺,以解除心脏压塞症状。

五、评估要点

(一)一般情况

观察生命体征有无异常,询问有无过敏史、家族史、有无发热、消瘦等,了解患者对疾病的认识。

(二)专科情况

(1)呼吸困难的程度、肺部啰音的变化。

(2)心前区疼痛的性质、部位及其变化,是否可闻及心包摩擦音。

(3)是否有颈静脉怒张、肝大、下肢水肿等心功能不全的表现。

(4)是否有心包积液征:左肩胛骨下出现浊音及左肺受压时引起的支气管呼吸音。心脏叩诊的性质。

(三)实验室及其他检查

1.心电图

心电图改变主要由心外膜下心肌受累而引起,多个导联出现弓背向下的ST段抬高;心包渗液时可有QRS波群低电压。

2.超声心动图

超声心动图是简而易行的可靠方法,可见液性暗区。

3.心包穿刺

心包穿刺证实心包积液的存在,并进一步确定积液的性质以及药物治疗。

六、护理诊断

(一)气体交换受损

气体交换受损与肺淤血、肺或支气管受压有关。

(二)疼痛

心前区痛与心包炎有关。

(三)体温过高

体温过高与细菌、病毒等因素导致急性炎症反应有关。

(四)活动无耐力

活动无耐力与心排血量减少有关。

七、护理措施

(1)给予氧气吸入,充分休息,保持情绪稳定,注意防寒保暖,防止呼吸道感染。

(2)给予高热量、高蛋白、高维生素易消化饮食,限制钠盐摄入。

(3)帮助患者采取半卧位或前倾坐位,保持舒适。

(4)记录心包抽液的量、性质,按要求留标本送检。

(5)控制输液滴速,防止加重心脏负荷。

(6)加强巡视,及早发现心脏压塞的症状,如心动过速、血压下降等。

(7)遵医嘱给予抗菌、抗结核、抗肿瘤等药物治疗,密切观察药物不良反应。

(8)应用止痛药物时,观察止痛药物的疗效。

八、应急措施

出现心包压塞征象时,保持患者平卧位;迅速建立静脉通路,遵医嘱给予升压药;密切观察生命体征的变化,准备好抢救物品;配合医师做好紧急心包穿刺。

九、健康教育

(1)嘱患者应注意充分休息,加强营养。注意防寒保暖,防止呼吸道感染。

(2)告诉患者应坚持足够疗程的药物治疗,勿擅自停药。

(3)对缩窄性心包炎的患者应讲明行心包切除术的重要性,解除其顾虑,尽早接受手术治疗。

(刘永华)

第七章

呼吸内科常见病护理

第一节　急性呼吸道感染

急性呼吸道感染是具有一定传染性的呼吸系统疾病,本病在于了解其发病的常见诱因,能识别出急性上呼吸道感染和急性气管-支气管炎的临床表现;能找出主要的护理诊断及医护合作性问题并能采取有效的护理措施对患者进行护理。

急性呼吸道感染通常包括急性上呼吸道感染和急性气管-支气管炎。急性上呼吸道感染是鼻腔、咽或喉部急性炎症的总称。常见病原体为病毒,仅有少数由细菌引起。本病全年皆可发病,但冬春季节多发,具有一定的传染性,有时引起严重的并发症,应积极防治。急性气管-支气管炎是指感染、物理、化学、过敏等因素引起的气管-支气管黏膜的急性炎症。可由急性上呼吸道感染蔓延而来。多见于寒冷季节或气候多变时。或气候突变时多发。

一、护理评估

(一)病因及发病机制

1.急性上呼吸道感染

急性上呼吸道感染有70%～80%由病毒引起。其中主要包括流感病毒、副流感病毒、呼吸道合胞病毒、腺病毒、鼻病毒等。由于感染病毒类型较多,又无交叉免疫,人体产生的免疫力较弱且短暂,同时在健康人群中有病毒携带者,故一个人可有多次发病。细菌感染占20%～30%,可直接或继病毒感染之后发生,以溶血性链球菌最为多见,其次为流感嗜血杆菌、肺炎球菌和葡萄球菌等。偶见革兰阴性杆菌。当全身或呼吸道局部防御功能降低时,尤其是年老体弱或有慢性呼吸道疾病者更易患病,原先存在于上呼吸道或外界侵入的病毒和细菌迅速繁殖,引起本病。通过含有病毒的飞沫或被污染的用具传播,引起发病。

2.急性气管-支气管炎

(1)感染:由病毒、细菌直接感染,或急性上呼吸道病毒(如腺病毒、流感病毒)、细菌(如流感嗜血杆菌、肺炎链球菌)感染迁延而来,也可在病毒感染后继发细菌感染。也可为衣原体和支原体感染。

(2)物理、化学性因素:过冷空气、粉尘、刺激性气体或烟雾的吸入使气管-支气管黏膜受到急性刺激和损伤,引起本病。

(3)变态反应:天花粉、有机粉尘、真菌孢子等的吸入及对细菌蛋白质过敏等,均可引起气管-支气管的变态反应。寄生虫(如钩虫、蛔虫的幼虫)移行至肺,也可致病。

(二)健康史

有无受凉、淋雨、过度疲劳等使机体抵抗力降低等情况,应注意询问本次起病情况,既往健康情况,有无呼吸道慢性疾病史等。

(三)身体状况

1.急性上呼吸道感染

急性上呼吸道感染主要症状和体征个体差异大,根据病因不同可有不同类型,各型症状、体征之间无明显界定,也可互相转化。

(1)普通感冒:又称急性鼻炎或上呼吸道卡他,以鼻咽部卡他症状为主要表现,俗称"伤风"。成人多为鼻病毒所致,起病较急,初期有咽干、咽痒或咽痛,同时或数小时后有打喷嚏、鼻塞、流清水样鼻涕,2天后分泌物变稠,伴咽鼓管炎可引起听力减退,伴流泪、味觉迟钝、声嘶、少量咳嗽、低热不适、轻度畏寒和头痛。检查可见鼻腔黏膜充血、水肿、有分泌物,咽部轻度充血。如无并发症,一般经5~7天痊愈。

流行性感冒(简称流感)则由流感病毒引起,起病急,鼻咽部症状较轻,但全身症状较重,伴高热、全身酸痛和眼结膜炎症状。而且常有较大或大范围的流行。

流行性感冒应及早应用抗流感病毒药物:起病1~2天应用抗流感病毒药物治疗,才能取得最佳疗效。目前抗流感病毒药物包括离子通道 M_2 阻滞剂和神经氨酸酶抑制剂两类。离子通道 M_2 阻滞剂:包括金刚烷胺和金刚乙胺,主要对甲型流感病毒有效。金刚烷胺类药物是治疗甲型流感的首选药物,有效率达 $70\% \sim 90\%$ 。金刚烷胺的不良反应有神经质、焦虑、注意力不集中和轻微头痛等中枢神经系统不良反应,一般在用药后几小时出现,金刚乙胺的毒副作用较小。胃肠道反应主要为恶心和呕吐,停药后可迅速消失。肾功能不全的患者需要调整金刚烷胺的剂量,对于老年人或肾功能不全者需要密切监测不良反应。神经氨酸酶抑制剂:奥司他韦(商品名达菲),作用机制是通过干扰病毒神经氨酸酶保守的唾液酸结合位点,从而抑制病毒的复制,对A(包括 H_5N_1)和 B 不同亚型流感病毒均有效。奥司他韦成人每次口服75 mg,每天 2 次,连服5 天,但须在症状出现 2 天内开始用药。奥司他韦不良反应少,一般为恶心、呕吐等消化道症状,也有腹痛、头痛、头晕、失眠、咳嗽、乏力等不良反应的报道。

(2)病毒性咽炎和喉炎:临床特征为咽部发痒、不适和灼热感,声嘶,讲话困难,咳嗽、咳嗽时咽喉疼痛,无痰或痰呈黏液性,有发热和乏力,伴有咽下疼痛时,常提示有链球菌感染,体检发现咽部明显充血和水肿、局部淋巴结肿大且触痛,提示流感病毒和腺病毒感染,腺病毒咽炎可伴有眼结膜炎。

(3)疱疹性咽峡炎:主要由柯萨奇病毒 A 引起,夏季好发。有明显咽痛、常伴有发热,病程约为 1 周。体检可见咽充血,软腭、腭垂、咽和扁桃体表面有灰白色疱疹及浅表溃疡,周围有红晕。多见儿童,偶见于成人。

(4)咽结膜热:常为柯萨奇病毒、腺病毒等引起。夏季好发,游泳传播为主,儿童多见。表现为发热、咽痛、畏光、流泪、咽及结膜明显充血。病程为 4~6 天。

(5)细菌性咽-扁桃体炎多由溶血性链球菌感染所致,其次由流感嗜血杆菌、肺炎球菌、葡萄球菌等引起。起病急,咽痛明显、伴畏寒、发热,体温超过 39 ℃。检查可见咽部明显充血,扁桃体充血肿大,其表面有黄色点状渗出物,颌下淋巴结肿大伴压痛,肺部无异常体征。

本病如不及时治疗可并发急性鼻旁窦炎、中耳炎、急性气管-支气管炎。部分患者可继发病毒性心肌炎、肾炎、风湿热等。

2.急性气管-支气管炎

急性气管-支气管炎起病较急,常先有急性上呼吸道感染的症状,继之出现干咳或少量黏液性痰,随后可转为黏液脓性或脓性痰液,痰量增多,咳嗽加剧,偶可痰中带血。全身症状一般较轻,可有发热,38 ℃左右,多于 5 天后消退。咳嗽、咳痰为最常见的症状,常为阵发性咳嗽,咳嗽、咳痰可延续 2～3 周才消失,如迁延不愈,则可演变为慢性支气管炎。呼吸音常正常或增粗,两肺可听到散在干、湿啰音。

(四)实验室及其他检查

1.血常规

病毒感染者白细胞计数正常或偏低,淋巴细胞比例升高;细菌感染者白细胞计数和中性粒细胞增高,可有核左移现象。

2.病原学检查

可做病毒分离和病毒抗原的血清学检查,确定病毒类型,以区别病毒和细菌感染。细菌培养及药物敏感试验,可判断细菌类型,并可指导临床用药。

3.X 线检查

胸部 X 线检查多无异常改变。

二、主要护理诊断及医护合作性问题

(一)舒适的改变

鼻塞、流涕、咽痛、头痛与病毒和/或细菌感染有关。

(二)潜在并发症

鼻窦炎、中耳炎、心肌炎、肾炎、风湿性关节炎。

三、护理目标

患者躯体不适缓解,日常生活不受影响;体温恢复正常;呼吸道通畅;睡眠改善;无并发症发生或并发症被及时控制。

四、护理措施

(一)一般护理

注意隔离患者,减少探视,避免交叉感染。患者咳嗽或打喷嚏时应避免对着他人。患者使用的餐具、痰盂等用具应按规定消毒,或用一次性器具,回收后焚烧弃去。多饮水,补充足够的热量,给予清淡易消化、高热量、富含丰富维生素、富含营养的食物。避免食用刺激性食物,戒烟、酒。患者以休息为主,特别是在发热期间。部分患者往往因剧烈咳嗽而影响正常的睡眠,可给患者提供容易入睡的休息环境,保持病室适宜温度、相对湿度和空气流通。保证周围环境安静,关闭门窗。指导患者运用促进睡眠的方式,如睡前泡脚、听音乐等。必要时可遵医嘱给予镇咳、祛痰或镇静药物。

(二)病情观察

关注疾病流行情况,鼻咽部发生的症状、体征及血常规和 X 线胸片改变。注意并发症,如耳痛、耳鸣、听力减退、外耳道流脓等提示中耳炎;如头痛剧烈、发热、伴脓涕、鼻窦有压痛等提示鼻旁窦炎;如在恢复期出现胸闷、心悸、眼睑水肿、腰酸和关节痛等提示心肌炎、肾炎或风湿性关节炎,应及时就诊。

(三)对症护理

1.高热护理

体温超过 37.5 ℃,应每 4 小时测体温 1 次,观察体温过高的早期症状和体征,体温突然升高或骤降时,应随时测量和记录,并及时报告医师。体温＞39 ℃时,要采取物理降温。降温效果不好可遵照医嘱选用适当的解热剂进行降温。患者出汗后应及时处理,保持皮肤的清洁和干燥,并注意保暖。鼓励多饮水。

2.保持呼吸道通畅

清除气管、支气管内分泌物,减少痰液在气管、支气管内的聚积。指导患者采取舒适的体位进行有效咳嗽。观察咳痰情况,如痰液较多且黏稠,可嘱患者多饮水,或遵照医嘱给予雾化吸入治疗,以湿润气道、利于痰液排出。

(四)用药护理

1.对症治疗

选用抗感冒复合剂或中成药减轻发热、头痛,减少鼻、咽充血和分泌物,如对乙酰氨基酚(扑热息痛)、银翘解毒片等。干咳者可选用右美沙芬、喷托维林(咳必清)等;咳嗽有痰可选用复方氯化铵合剂、溴己新(必嗽平),或雾化祛痰。咽痛者可含服喉片或草珊瑚片等。气喘者可用平喘药,如特布他林、氨茶碱等。

2.抗病毒药物

早期应用抗病毒药有一定疗效,可选用利巴韦林、奥司他韦、金刚烷胺、吗啉胍和抗病毒中成药等。

3.抗菌药物

如有细菌感染,最好根据药物敏感试验选择有效抗菌药物治疗,常可选用大环内酯类、青霉素类、氟喹诺酮类及头孢菌素类。

根据医嘱选用药物,告知患者药物的作用、可能发生的不良反应和服药的注意事项,如按时服药;应用抗生素者,注意观察有无迟发变态反应发生;对于应用解热镇痛药者注意避免大量出汗引起虚脱等。发现异常及时就诊等。

(五)心理护理

急性呼吸道感染预后良好,多数患者于一周内康复,仅少数患者可因咳嗽迁延不愈而发展为慢性支气管炎,患者一般无明显心理负担。但如果咳嗽较剧烈,加之伴有发热,可能会影响患者的休息、睡眠,进而影响工作和学习,个别患者产生急于缓解咳嗽等症状的焦虑情绪。护理人员应与患者进行耐心、细致的沟通,通过对病情的客观评价,解除患者的心理顾虑,建立治疗疾病的信心。

(六)健康指导

1.疾病知识指导

帮助患者和家属掌握急性呼吸道感染的诱发因素及本病的相关知识,避免受凉、过度疲劳,注意保暖;外出时可戴口罩,避免寒冷空气对气管、支气管的刺激。积极预防和治疗上呼吸道感染,症状改变或加重时应及时就诊。

2.生活指导

平时应加强耐寒锻炼,增强体质,提高机体免疫力。有规律生活,避免过度劳累。室内空气保持新鲜、阳光充足。少去人群密集的公共场所。戒烟、酒。

五、护理评价

患者舒适度改善;睡眠质量提高;未发生并发症或发生后被及时控制。

（王秋爽）

第二节　肺　炎

肺炎是指各种原因引起终末气道,肺泡和肺间质的炎症,为呼吸系统常见病。病原微生物感染、理化因素、免疫原性损伤等均可引起肺炎。老年人或免疫功能低下者并发肺炎的病死率高。

一、病因及发病机制

正常情况下,由于局部防御功能的正常发挥,可使气管隆凸以下的呼吸道保持无菌状态。当个体局部或全身免疫功能低下及病原体数量增多、毒力增强时,病原菌被吸入下呼吸道,并在肺泡内生长繁殖,导致肺泡毛细血管充血、水肿、炎细胞浸润和渗出,引起系列临床症状。常见的病原菌有肺炎链球菌、葡萄球菌、肺炎支原体、肺炎衣原体、病毒等。除了金黄色葡萄球菌、铜绿假单胞菌和肺炎克雷伯杆菌等可引起肺组织的坏死性病变容易形成空洞外,肺炎治愈后多不留瘢痕,肺的结构与功能可恢复。

病原菌可通过以下途径入侵:口咽部定植菌吸入;周围空气中带菌气溶胶的直接吸入;由菌血症引起的血行感染;邻近感染部位直接蔓延至肺。分类如下。

(1)按病因分类。分为:①细菌性肺炎。②病毒性肺炎。③真菌性肺炎。④其他病原体所致肺炎。⑤理化性因素所致肺炎。

(2)按解剖学分类。分为:①大叶性肺炎。②小叶性肺炎。③间质性肺炎。

(3)按感染来源分类。分为:①社区获得性肺炎。②医院获得性肺炎。

二、临床表现

(一)症状与体征

多数肺炎患者起病急剧,有高热、咳嗽、咳痰症状,不同类型的肺炎痰液有所区别,当炎症累及胸膜可出现胸痛,常伴随全身毒性症状,如疲乏、肌肉酸痛、食欲缺乏等。

(二)并发症

(1)感染性休克:当病原菌入侵使微循环和小动脉扩张,有效血容量锐减,周围循环衰竭而引起休克,出现感染性休克的表现。

(2)低氧血症:炎症使肺泡通气量减少,动脉血二氧化碳分压升高,动脉血氧分压降低,肺内气体交换障碍引起低氧血症,可出现呼吸困难、发绀等症状。

(3)肺脓肿:肺部炎症的激化,可形成肺脓肿,咳出大量脓痰或脓血痰,有臭味。

(4)肺不张:多见于年老体弱、长期卧床者,由于无力咳嗽,痰液阻塞气道,引起的肺组织萎缩。小面积肺不张症状不明显,严重肺不张可引起呼吸困难、阵发性咳嗽、胸痛、发绀。

(5)支气管扩张:肺炎病程超过 3 个月者为慢性肺炎,由于长期咳嗽、气道受阻,支气管弹力纤维受损,引起支气管扩张变形,支气管扩张加重肺炎呼吸道症状,引起恶性循环。

三、诊断要点

典型的临床表现结合辅助检查可以确诊。

(一)症状和体征

典型的肺炎症状和体征,如高热、胸痛、咳嗽、咳痰等。

(二)辅助检查

包括:①外周血白细胞检查。②病原学检查。③X 线胸片检查。④血清中特异性抗体检测。

四、治疗要点

治疗原则:抗感染和对症治疗。

(一)抗感染

根据不同的感染类型,个体化应用抗生素,重症者尤其强调早期、联合、足量、足疗程、静脉给药。用药疗程至体温恢复正常和呼吸道症状明显改善后 3~5 天停药。

病毒感染者给予对症治疗,加强支持疗法,防止并发症的发生。中毒症状明显者,如严重呼吸困难、感染性休克、呼吸衰竭等,可应用肾上腺皮质激素。

(二)对症治疗

注意纠正酸碱平衡紊乱,改善低氧血症。

五、护理评估

(一)健康史

询问既往健康状况,有无呼吸道感染史,糖尿病等慢性病史,有无着凉、淋浴、劳累等诱因,有无吸烟等不良生活方式,本次发病的症状体征如何,做过何种治疗等。

(二)身体状况

观察呼吸的频率、节律、型态、深度,有无呼吸困难,胸部叩诊有无实音或浊音,听诊有无啰音和胸膜摩擦音,有无咳嗽,痰液的性质如何,意识、体温和血压有无异常等。

(三)心理及社会因素

了解患者对疾病知识的了解,情绪状态,社会支持度。

(四)辅助检查

X 线胸片有无空洞,有无肺纹理改变及炎性浸润;血液白细胞计数有无增多,中性粒细胞有无异常;痰培养有无细菌生长,药敏试验结果等。

六、护理诊断及合作性问题

(1)体温过高:与肺部感染有关。

（2）清理呼吸道无效：与痰多、黏稠、咳痰无力有关。

（3）疼痛：胸痛与频繁咳嗽、炎症累及胸膜有关。

（4）潜在并发症：低氧血症、感染性休克与感染有关。

七、护理目标

（1）患者体温降至正常范围。

（2）能掌握咳嗽、咳痰技巧，有效咳痰，保持呼吸顺畅。

（3）学会放松技巧，疼痛缓解，舒适感增强。

（4）无并发症，或能及时发现并发症的先兆及时处理。

八、护理措施

（一）一般护理

为患者创造良好的室内环境。注意保暖，卧床休息，呼吸困难者，可采取半坐卧位，增强肺通气量。给予"三高"饮食，鼓励多饮水，酌情补液，病情危重、高热者可给清淡易消化半流质饮食。加强口腔护理，预防口腔感染。

（二）病情观察

定时测量生命体征，观察意识状态、有无休克先兆，如有四肢发凉，体温下降，无烦躁不安或反应迟钝等表示病情加重。观察记录尿量、尿 pH 和尿比重。军团菌释放毒素可引起低血钠等，应定期检查患者血电解质、尿常规及肾功能。

（三）对症护理

（1）指导有效咳嗽技巧，减轻疼痛：痰液黏稠不易咳出或无力咳出时，可协助叩背、体位引流雾化吸入、应用祛痰药，促进排痰，保持呼吸道通畅。胸痛时可用宽胶布固定患侧胸部或应用止痛药以减轻疼痛。

（2）给予氧气吸入：提高血氧饱和度，改善呼吸困难症状。对于肺水肿患者，应在湿化瓶中加入 50%乙醇，以减低肺泡中液体表面张力，使泡沫破裂，改善气体交换，缓解症状。

（3）休克患者的护理：立即采取去枕平卧、下肢略抬高，严密观察生命体征，迅速建立两条静脉通路。补液原则：先盐后糖，先快后慢，见尿加钾的原则。一条通路快速补充血容量，根据医嘱给予右旋糖酐-40 或葡萄糖盐水和抗生素，注意掌握输入量和速度，防止发生肺水肿；另一条通路输入血管活性药物，根据血压调节药物浓度和滴速，血压应维持在（12.0～13.3）/（8.0～9.3）kPa[（90～100）/（60～70）mmHg]，脉压应高于 2.7 kPa（20 mmHg）。

（4）高热护理：对症处理，体温低下者应予保暖，高热者给予物理降温，药物降温应使体温降至37～38 ℃即可，避免出汗过多引起虚脱。

（四）用药护理

密切观察药物疗效及不良反应。静脉输液过程中，注意配伍禁忌，控制好输入量和速度，防止肺水肿的发生。红霉素为治疗军团菌肺炎的首选药，可以口服，也可静脉滴注，常见药物不良反应为恶心、呕吐等胃肠道不适感，应慢速滴入，避免空腹用药。注意观察有无二重感染的迹象发生。

（五）心理护理

多数肺炎患者起病急剧，对其身体和生活造成很大影响，当病因不明诊断未出的情况下，对患者采取相应的隔离措施尤其会引起患者恐慌,因此,对该类患者的解释应透彻,并给予必要的心理干预。

(六)标本采集

清晨咳痰前,给予复方硼砂溶液含漱2~3次,再用生理盐水漱口,指导患者深吸气后,用力咳嗽,将来自下呼吸道的痰液直接吐入无菌容器中加盖,2小时内尽快送检。血液标本应在应用抗生素前进行,采血量应在10 mL以上,寒战、高热期采血阳性率高。

(七)其他

发现可疑发热患者应及时采取呼吸道隔离,防止发生交叉感染。

九、护理评价

(1)体温是否恢复正常。

(2)有无掌握咳痰技巧,能否有效咳嗽、咳痰,呼吸是否顺畅。

(3)胸痛是否缓解。

(4)有无并发症,能否及时发现并发症的先兆,是否能及时配合处理。

十、健康指导

避免过度疲劳、淋雨,季节交换时避免受凉,感冒流行时少去公共场所;纠正不良生活习惯、戒烟、避免酗酒,积极参加体育锻炼,增强机体抵抗力;保持口腔卫生,预防上呼吸道感染,及时、彻底治疗呼吸道及其他部位的感染病灶;肺炎易感者,可接受疫苗注射。

十一、分类

(一)肺炎链球菌肺炎

肺炎链球菌肺炎是由肺炎链球菌感染所引起的肺炎。本病好发于冬季和初春,约占社区获得性肺炎的半数,青壮年男性发病率高。肺炎球菌为口腔和鼻咽部的正常定植菌株,当机体抵抗力下降,协同受凉、疲劳、饥饿、长期卧床等诱因时,病菌入侵,在肺泡内繁殖滋长,引起肺泡壁水肿,白细胞和红细胞渗出,经Cohn孔向肺的中央部分蔓延,使病变呈肺段或肺叶急性炎性实变。由于病变始于外周,因而叶间分界清楚。典型病理分期为充血期、红色肝变期、灰色肝变期、消散期,抗生素应用后,肺炎发展至整个大叶性炎症已不多见,典型的肺实变则更少,而以肺段性炎症居多。肺炎球菌不产生毒素,一般情况下,不引起原发性组织坏死或形成空洞,病变消散后肺组织结构无损坏,不留纤维瘢痕。

1.临床表现

(1)症状和体征:病情轻重存在个体差异。典型的表现为:起病急剧,寒战、高热,呈稽留热;约75%的患者有胸痛,咳嗽和吸气时加重,如炎症累及膈面胸膜时,可有同侧上腹部或肩部放射性疼痛。初期有刺激性干咳,有少量白色黏液痰或带血丝痰,2天后可咳出铁锈色痰。肺泡实变可引起通气不足,且胸痛限制呼吸而引起呼吸困难,重者动脉血氧饱和度下降,皮肤、口唇发绀。可伴随头痛、肌肉酸痛、食欲缺乏、呕吐、腹泻、腹胀等全身症状。严重感染可有神志不清、谵妄或昏迷等神经系统症状。

患者呈急性病容,常伴口唇单纯疱疹,病变广泛时可有发绀。早期病变有胸廓呼吸运动幅度减小,叩诊有轻度浊音,呼吸音减弱,累及胸膜可闻及捻发音和胸膜摩擦音。肺大片实变时,叩诊浊音增强,触觉语颤增强,可闻及支气管呼吸音。消散期可闻及湿啰音。

本病自然病程为1～2周,发病5～10天,体温可自行消退。使用抗生素治疗体温可在1～3天恢复正常,其他症状和体征随之逐渐消失。

(2)并发症:已少见。严重感染中毒症者可发生感染性休克,其他并发症有胸膜炎、脓胸、肺脓肿等。

2.辅助检查

血液检查:白细胞计数多在(10～40)×10⁹/L,中性粒细胞比例增多,高达80%以上,伴核左移,细胞内可见中毒颗粒,老年人、免疫力低下者白细胞计数增高不明显;痰液检查:痰培养和涂片做革兰染色及夹膜染色镜检可找到致病菌,抗生素治疗前血培养可呈阳性;X线胸片:早期仅有肺纹理增粗或病变肺段模糊,肺发生实变可显示大片阴影,并可见支气管气道征。消散期,阴影可完全消散,少数病例肺泡内纤维蛋白吸收不完全,可形成机化性肺炎。

3.诊断要点

疾病发生于冬、春两季,突然寒战、高热、胸疼、咳嗽和咳铁锈色痰。肺部叩诊浊音,语颤增强,听诊闻及管状呼吸音和湿啰音。实验室检查白细胞计数增多,核左移、痰涂片及培养发现致病菌。X线检查显示病变肺段炎性阴影等,即可确诊。

4.治疗要点

首选青霉素。症状轻者,青霉素80万U,肌内注射,每天3次。症状重者,给予青霉素240万～480万U,静脉滴注,并发脑膜炎时,剂量可增至1 000万～3 000万U,分4次静脉滴注,每次1小时内滴完,以维持有效血浓度。或选用第1代或第2代头孢菌素,如头孢唑林、头孢孟多(头孢羟唑)等。对青霉素及头孢类药物过敏者,可用红霉素每天1.5 g静脉滴注,或林可霉素每天2 g静脉滴注。此外,结合相应的支持疗法,卧床休息,补充营养,多食富含维生素的水果、蔬菜,发热患者多饮水,补充液体。有呼吸困难者吸氧,腹胀明显者给予肛管排气,及时给予退热、止咳去痰等对症处理,禁用抑制呼吸的镇静药。

(二)葡萄球菌肺炎

葡萄球菌肺炎是由葡萄球菌引起的急性化脓性肺部炎症。起病急剧,早期可有循环衰竭,治疗不及,病死率高。常发生于糖尿病、血液病、艾滋病或原有支气管肺疾病者。儿童患流感或麻疹时易并发肺炎。此外,皮肤感染病灶中的葡萄球菌经血液循环到肺部,可引起多处肺实变、化脓及组织坏死。葡萄球菌为革兰染色阳性球菌,其致病物质主要是毒素与酶,具有溶血、坏死、杀白细胞及血管痉挛等作用。致病力可用血浆凝固酶来测定,金黄色葡萄球菌凝固酶为阳性,因而致病力较强,是化脓性感染的主要原因。

1.临床表现

(1)症状与体征:起病急剧,体温高达39～40 ℃,胸痛,脓痰,量多,带血丝或呈脓血状,全身毒性症状明显,病情严重者可早期出现周围循环衰竭,老年人症状可不典型。血源性葡萄球菌肺炎常有局部感染或侵入性治疗史,较少咳脓痰。

早期阳性体征不明显,与严重中毒症状和呼吸道症状不一致,其后可出现两肺散在湿啰音。病变较大或融合时可有肺实变体征。

(2)并发症:多并发肺脓肿、肺气囊肿和脓胸。

2.辅助检查

血液检查：白细胞计数增高，中性粒细胞比例增高，核左移；X线胸片：显示肺段或肺叶实变，可形成空洞或呈小叶状浸润，其中有单个或多发的液气囊腔，X线阴影的易变性可表现为一处炎性浸润消失而另有新病灶的出现。

3.诊断要点

根据全身毒血症状，咳嗽、脓血痰，白细胞计数增高、中性粒细胞比例增加、核左移、中毒颗粒和 X 线表现，可初步诊断。细菌学检查结果可作为确诊依据。

4.治疗要点

治疗原则为早期清除原发病灶，抗感染治疗，加强支持疗法。抗生素的选择应参考药物敏感试验结果。由于金黄色葡萄球菌对青霉素高度耐药，因而首选用耐青霉素酶的半合成青霉素或头孢类药物，如苯唑西林钠、氯唑西林等，联合氨基糖苷类药可增强疗效。

(三)克雷伯杆菌肺炎

克雷伯杆菌肺炎是由肺炎克雷伯杆菌引起的急性肺部炎症，亦称肺炎杆菌肺炎。多见于老年、营养不良、慢性酒精中毒、已有慢性支气管-肺疾病和全身衰竭的患者，为院内获得性肺炎的重要致病菌，病死率较高。肺炎克雷伯杆菌属革兰阴性杆菌为上呼吸道和肠道寄居菌，有荚膜，当机体抵抗力降低时，在肺泡内生长繁殖时，引起组织坏死、液化、形成单个或多发性脓肿。

症状与其他肺炎类似，典型病例痰液呈黏稠脓性、量多、带血，灰绿色或红砖色、胶脓状，无臭味。可有发绀、气急、心悸，可早期出现休克。X线检查显示肺叶或小叶实变，有多发性蜂窝状肺学脓肿，叶间隙下坠。老年体衰患者有急性肺炎、中毒性症状严重、且有血性黏稠痰者须考虑本病。确诊有待于痰的细菌学检查，并与其他肺炎相鉴别。

本病一经确诊应及早用药。首选氨基糖苷类药物，如庆大霉素、卡那霉素、阿米卡星(丁胺卡那霉素)等，重症者联合使用头孢菌类药物。应加强支持疗法，免疫力降低者容易发生菌血症，预后差。

(四)军团菌肺炎

军团菌肺炎主要是嗜肺军团杆菌感染引起的以肺炎为主的全身性疾病。多数病例为散发性，又称军团菌。为革兰阴性杆菌，存在于水和土壤中，可通过供水系统、空调或蒸汽吸入进入呼吸道引起感染。发生于夏末和秋初，吸烟，酗酒和应用免疫抑制者多见。

典型病例起病慢，潜伏期一般为 2～10 天，前期可有倦怠，发热，头痛和咳嗽。随后出现高热，头痛，咳嗽加剧，咳黏液样血丝痰，一般无脓痰，可有消化道症状，腹泻、呕吐等。重者可出现嗜睡等神志改变和呼吸衰竭。患者呈急性病容，可有相对缓脉、湿啰音等体征，重症者有肺部实变体征和胸部摩擦音。早期X线胸片显示片状肺泡浸润阴影，随病情进展，可出现肺段、叶实变征象，伴多发性圆形致密影。实验室检查白细胞计数增高，核左移、血沉加快，可有低血钠，肝功能试验异常，肾功能受损者有镜检血尿等。

除支持疗法，临床治疗首选红霉素，每天 1～2 g，分 4 次口服，重症者静脉给药，必要时应用利福平，疗程应超过 3 周，防止复发。

(王秋爽)

第三节　肺　结　核

肺结核是由结核分枝杆菌感染引起的肺部慢性传染性疾病。排菌患者为重要传染源,病原菌通过呼吸道传播感染,当机体抵抗力降低时发病。可累及全身多个脏器,以肺部感染最为常见。发病以青壮年居多,男性多于女性。结核病为全球流行的传染病之一,为传染疾病的主要死因,在我国仍属于需要高度重视的公共卫生问题。

一、病因及发病机制

(一)结核菌

肺炎致病菌为结核分枝杆菌,又称抗酸杆菌。可分为人型、牛型、非洲型和鼠型 4 类,引起人类感染的为人型结核分枝杆菌,少数为牛型菌感染。结核菌抵抗力强,在阴湿处能生存 5 个月以上,但在烈日暴晒下 2 小时,5％～12％甲酚(来苏水)接触 2～12 小时,70％乙醇接触 2 分钟,或煮沸 1 分钟,即被杀死。该病原菌有较强的耐药性,最简单灭菌方法是将痰吐在纸上直接焚烧。

(二)感染途径

肺结核通过呼吸道传染,患者随地吐痰,痰液干燥后随尘埃飞扬;病原菌也可通过飞沫传播,免疫力低下者吸入传染源喷出的带菌飞沫可发病。少数患者可经饮用未消毒的带菌牛奶引起消化道传染。其他感染途径少见。

(三)人体反应性

机体对入侵结核菌的反应有两种。

1.免疫力

机体对结核菌的免疫力分为非特异性和特异性免疫力两种。后者通过接种卡介苗或感染结核菌后获得免疫力。机体免疫力强可不发病或病情较轻,免疫力低下者易感染发病,或引发原病灶重新发病。

2.变态反应

结核菌入侵 8 周后,机体针对致病菌及其代谢产物所发生的变态反应,属Ⅳ型(迟发型)变态反应。

(四)结核感染及肺结核的发生发展

1.原发性结核

初次感染结核,病菌毒力强、机体抵抗力弱,病原菌在体内存活并大量繁殖引起局部炎性病变,称原发病灶。可经淋巴引起血行播散。

2.继发性结核

原发病灶遗留的结核分枝杆菌重新活动引起结核病,属内源性感染;由结核分枝杆菌再次感染而发病,由于机体具备特异性免疫力,一般不引起局部淋巴结肿大和全身播散,但可导致空洞形成和干酪性坏死。

(五)临床类型

1. Ⅰ型肺结核(原发性肺结核)

Ⅰ型肺结核多发生于儿童或边远山区、农村初次进入城市的成人。初次感染肺结核即发病，以上叶底部、中叶或下叶上部多见，X线典型征象为哑铃型阴影。通常病灶逐渐自行吸收或钙化。

2. Ⅱ型肺结核(血行播散型肺结核)

Ⅱ型肺结核分为急性、慢性或亚急性血行播散型肺结核。成人多见，结核病灶破溃，致病菌短时间内大量进入血液循环可引起肺内广泛播散引起急性病征，X线显示肺内病灶细如粟米、均匀散布于两肺。若机体免疫力强，少量致病菌经血分批侵入肺部，形成亚急性或慢性血行性播散型肺结核。

3. Ⅲ型肺结核(浸润型肺结核)

Ⅲ型肺结核包括干酪性肺炎和结核球两种特殊类型。以成人多见，抵抗力降低时，原发病灶重新活动，引起渗出和细胞浸润，是最常见的继发性肺结核。病灶多位于上肺野，X线显示渗出和浸润征象，可有不同程度的干酪样病变和空洞形成。

4. Ⅳ型肺结核(慢性纤维空洞型肺结核)

Ⅳ型肺结核为各种原因使肺结核迁延不愈，症状起伏所致，属于肺结核晚期，痰中常有结核菌，为结核病的重要传染源。X线显示单或双侧肺有厚壁空洞，伴明显胸膜肥厚。由于肺组织纤维收缩，肺门向上牵拉，肺纹理呈垂柳状阴影，纵隔向患侧移位，健侧呈代偿性肺气肿。

5. Ⅴ型肺结核(结核性胸膜炎)

Ⅴ型肺结核多见于青少年，结核菌累及胸膜引起渗出性胸膜炎。X线显示病变部位均匀致密阴影，可随体位变换而改变。

二、临床表现

(一)症状与体征

1. 全身症状

起病缓慢，病程长。常有午后低热、面颊潮红、乏力、食欲缺乏、体重减轻、盗汗等结核毒性症状。当肺部病灶急剧进展播散时，可出现持续高热。妇女可有月经失调、结节性红斑。

2. 呼吸系统症状

干咳或有少量黏液痰。继发感染时，痰呈黏液性或脓性。痰中偶有干酪样物，约1/3患者有痰血或不同程度咯血。少数患者可出现大量咯血。胸痛、干酪样肺炎或大量胸腔积液者，可有发绀和渐进性呼吸困难。病灶范围大而表浅者可有实变体征，叩诊呈浊音。大量胸腔积液局部叩诊浊音或实音。锁骨上下及肩胛间区可闻及湿啰音。慢性纤维空洞型肺结核及胸膜增厚者可有胸廓内陷，肋间变窄，气管偏移等。

(二)并发症

可并发自发性气胸、脓气胸、支气管扩张、慢性肺源性心脏病等。

三、辅助检查

(一)血常规检查

活动性肺结核有轻度白细胞计数升高，红细胞沉降率增快，急性粟粒型肺结核时白细胞计数可减少,有时出现类白血病反应的血常规。

(二)结核菌检查

痰中查到结核菌是确诊肺结核的主要依据。涂片抗酸染色镜检快捷方便,痰菌量较少可用集菌法。痰培养、聚合酶链反应(PCR)检查更为敏感。痰菌检查阳性,提示病灶为开放性有传染性。

(三)影像学检查

胸部 X 线检查可早期发现肺结核。常见肺结核 X 线检查表现有:有纤维钙化的硬结病灶者呈高密度、边缘清晰的斑点、条索或结节;浸润性病灶则呈现出低密度、边缘模糊的云雾状阴影;X 线征象呈现出较高密度、浓淡不一,有环形边界的透光空洞者,提示干酪样病灶。胸部 CT 检查可发现微小、隐蔽性病变。

(四)结核菌素(简称结素)试验

结素试验用于测定人体是否感染过结核菌。常用 PPD 试验,方法为:取 0.1 mL 纯结素(5 U)稀释液,常规消毒后于左前臂屈侧中、上 1/3 交界处行皮内注射,48～72 小时后观察皮肤硬结的直径,<5 mm 为阴性,5～9 mm 为弱阳性,10～19 mm 为阳性反应,超过 20 mm。以上或局部发生水疱与坏死者为强阳性反应。

我国城镇居民的结核感染率高,5 U 阳性表示已有结核感染,若 1 U 皮试强阳性提示体内有活动性结核病灶。成人结素试验阳性表示曾感染过结核菌或接种过卡介苗,并不一定患病;反之,则提示未感染过结核菌,或感染初期机体变态反应尚未建立。机体免疫功能低下或受抑制,可显示结素试验阴性。

(五)其他检查

纤维支气管镜检查对诊断有重要价值。

(六)诊治结果的描述和记录

描述内容包括肺结核类型、病变范围、痰菌检查、治疗史等。

1.肺结核类型的记录

血行播散型肺结核应注明"急性"或"慢性";继发性肺结核应注明"浸润型"或"纤维空洞"。

2.病变范围的描述

按左、右侧,以第 2 肋和第 4 肋下缘内侧端为分界线又分为上、中、下肺野。

3.痰菌检查结果的描记

分别用"(-)"或"(+)"描述;痰涂片、痰集菌和痰培养检查分别用"涂""集""培"表示,患者无痰或未查痰,应注明"无痰"或"未查"。

4.治疗史的描记

可分为"初治""复治"。初治指未开始抗结核治疗;正进行标准化疗疗程未满;不规则化疗未满 1 个月者。复治则指初治失败;规则满疗程用药后痰菌复阳性;不规范化疗超过 1 个月;慢性排菌者。

以上条件符合其中任何 1 条即为初治或复治。

5.并发症或手术情况描述

并发症如"自发性气胸、肺不张"等;合并症如"糖尿病"等及手术情况。

描述举例:右侧浸润型肺结核涂(+),初治,支气管扩张、糖尿病。

四、诊断要点

根据患者症状体征和病史,结合体格检查、痰结核菌检查及胸部 X 线检查结果可做出诊断。确诊后应进一步明确肺结核是否处于活动期,有无排菌等,以确定是否属于传染源。

(1)经确定为活动性病变必须给予治疗。活动性病变胸片可显示有中心溶解和空洞或播散病灶。无活动性肺结核胸片显示钙化、硬结或纤维化,痰检查不排菌,无肺结核症状。

(2)肺结核的转归的综合判断。①进展期:新发现的活动性病变;病变较前增多、恶化;新出现空洞或空洞增大;痰菌转阳性。凡有其中任何 1 条,即属进展期。②好转期:病变较前吸收好转;空洞缩小或闭合;痰菌减少或转阴。凡具备其中 1 条,即为好转期。③稳定期:病变无活动性,空洞关闭,痰菌连续 6 个月均为阴性者(每月至少查 1 次),若有空洞存在者,则痰菌连续阴性 1 年以上。

五、治疗要点

治疗原则为监督患者全程化疗,加强支持疗法,根治病灶,达到痊愈的目的。

(一)抗结核化学药物治疗(简称化疗)

化疗对疾病控制起关键作用,凡为活动性肺结核患者均需化疗。

(1)化疗原则:治疗强调早期、规律、全程、联合和适量用药,即肺结核一经确诊立即给予化疗,根据病情及药物特点,联合使用两种以上的药物,以增强疗效,减少耐药性的产生。严格遵医嘱按时按量用药,指导患者执行治疗方案,途中无遗漏或间断,坚持完成规定疗程,以达彻底杀菌和减少疾病复发的目的。

(2)常规用药见表 7-1。

表 7-1　常用抗结核药物剂量、不良反应和注意事项

药名	每天剂量(g)	间歇疗法(g/d)	主要不良反应	注意事项
异烟肼 (H,INH)	0.3 空腹顿服	0.6~0.82 3 次/周	周围神经炎、偶有肝功能损害、精神异常、皮疹、发热	避免与抗酸药同服,注意消化道反应,肢体远端感觉及精神状态,定期查肝功能
利福平 (R,REP)	0.45~0.6 空腹顿服	0.6~0.92 3 次/周	肝、肾功能损害、胃肠不适,腹泻	体液及分泌物呈橘黄色,监测肝脏毒性及变态反应,会加速口服避孕药、茶碱等药物的排泄,降低药效
链霉素 (S,SM)	0.75~1.0 一次肌内注射	0.75~1.0 2 次/周	听神经损害、眩晕、听力减退、口唇麻木、发热、肝功能损害、痛风	进行听力检查,了解有无平衡失调及听力改变,了解尿常规及肾功能变化
吡嗪酰胺 (Z,PZA)	1.5~2.0 顿服	2~3 2~3 次/周	可引起发热、黄疸、肝功能损害、痛风	警惕肝脏毒性,注意关节疼痛、皮疹反应,定期监测 ALT 及血清尿酸,避免日光过度照射
乙胺丁醇 (E,EMB)	0.75~1.0 顿服	1.5~2.0 3 次/周	视神经炎	检查视觉灵敏度和颜色的鉴别力
对氨基水杨酸钠 (P,PAS)	8~12 分 3 次 饭后服	10~12 3 次/周	胃肠道反应,变态反应,肝功能损害	定期查肝功能,监测不良反应的症状和体征

（3）化疗方法：两阶段化疗法。开始 1～3 个月为强化阶段，联合应用 2 种或 2 种以上的抗生素，迅速控制病情，至痰菌检查阴性或病灶吸收好转后，维持治疗或称巩固期治疗，疗程为 9～15 个月。

间歇疗法：有规律用药，每周 2～3 次，由于用药后结核菌生长受抑制，当致病菌重新生长繁殖时再度高剂量用药，使病菌最终被消灭。此法与每天给药效果相同，其优点在于可减少用药的次数，节约经费，减少药物毒性作用。一般主张在巩固期采用。

顿服：即一次性将全天药物剂量全部服用，使血药浓度维持相对高峰，效果优于分次口服。

（4）化疗方案：应根据病情轻重、痰菌检查和细菌耐药情况，结合药源供应和个人经济条件等，选择化疗方案。分长程和短程化疗。

长程化疗为联合应用异烟肼、链霉素及对氨基水杨酸钠，疗程为 12～18 个月。常用方案为 2HSP/10HP、2HSE/16H$_3$E$_3$，即前 2 个月为强化阶段，后 10 个月为巩固阶段，H$_3$E$_3$ 表示间歇用药，每周 3 次。其中英文字母为各种药物外文缩写，数字为用药疗程"月"，下标数字代表每周用药的次数。

短程化疗总疗程为 6～9 个月，联合应用 2 个或 2 个以上的杀菌剂。常用方案有 2SHR/4HR、2HRZ/4HR、2HRZ/4H$_3$R$_3$ 等，短程化疗与标准化疗相比，患者容易接受和执行，因而已在全球推广。

（二）对症治疗

（1）毒性症状：轻度结核毒性症状会在有效治疗 1～3 周消退，重症者可酌情加用肾上腺糖皮质激素对症治疗。

（2）胸腔积液：胸腔积液过多引起呼吸困难者，可行胸腔穿刺抽液，每次抽液量不超过 1 L，抽液速度不宜过快，操作中患者出现头晕、心悸、四肢发凉等胸膜反应时，应立即停止操作，让患者平卧，密切观察血压变化，必要时皮下注射肾上腺素，防止休克。

（三）手术治疗

肺结核以内科治疗为主，手术适用于合理化疗无效，多重耐药的厚壁空洞、大块干酪灶、支气管胸膜瘘和大咯血非手术治疗无效者。

六、护理评估

（一）健康史

患者既往健康状况，有无结核病史，了解患病及治疗经过，有无接受正规治疗，有无传染源接触史，有无接受卡介苗注射，有无长期使用激素或免疫抑制药，居住环境如何，日常活动与休息、饮食情况等。

（二）身体状况

测量生命体征，了解全身有无盗汗、乏力、午后低热及消瘦等中毒症状，有无咳嗽、咳痰、呼吸困难及咯血，咯血量的多少等。

（三）心理及社会因素

了解患者及家属对疾病的认知及态度，有无心理障碍，经济状况如何，家庭支持程度如何，需要何种干预。

（四）实验室及其他检查

痰培养结果，X 线胸片及血常规检查是否异常。

七、护理诊断及合作性问题

(1)知识缺乏:缺乏与疾病预防及化疗方面的知识。

(2)营养失调:低于机体需要量与长期低热消耗增多及摄入不足有关。

(3)活动无耐力:与长期低热、咳嗽,体重逐渐下降有关。

(4)社交孤立:与呼吸道隔离沟通受限及健康状况改变有关。

八、护理目标

(1)加强相关知识宣教,提高患者及家属对疾病的认知、治疗依从性增加。

(2)患者体重增加,恢复基础水平,清蛋白、血红蛋白值在正常范围内。

(3)进行适当的户外活动,无气促疲乏感。

(4)能描述新的应对行为所带来的积极效果,能尽快恢复健康与人沟通和交流。

九、护理措施

(一)一般护理

室内保持良好的空气流通。肺结核活动期,有咯血、高热等重症者,应卧床休息,症状轻者适当增加户外活动,保证充足的睡眠,做到劳逸结合。盗汗者及时擦汗和更衣,避免受凉。

(二)饮食护理

供给高热量、高蛋白、高维生素、富含钙质饮食,促进机体康复。成人每天蛋白质为 1.5～2.0 g/kg,以优质蛋白为主。适量补充矿物质和水分,如铁、钾、钠和水分。注意饮食调配,患者不需忌口,食物应多样化,荤素搭配,色、香、味俱全,刺激患者食欲。患者在化疗期间尤其注意营养的补充。每周测量体重 1 次。

(三)用药护理

本病疗程长,短期化疗不少于 6～10 个月。应提供药物治疗知识,强调早期、联合、适量、规律、全程化学治疗的重要性,告知耐药产生与加重经济负担等不合理用药的后果,使患者理解规范治疗的重要意义,提高用药的依从性。督促患者按时按量用药,告知并密切观察药物疗效及药物不良反应,如有胃肠不适、眩晕、耳鸣、巩膜黄染等症状时,应及时与医师沟通,不可擅自停药。

(四)咯血的护理

患者大咯血出现窒息征象时,立即协助其取头低足高位,头偏一侧,快速清除气道和口咽部血块,及时解除呼吸道阻塞。必要时气管插管、气管切开或气管镜直视下吸出血凝块。

(五)消毒隔离

痰涂片阳性的肺结核患者住院治疗期间须进行呼吸道隔离,要求病室光线充足,通风良好,定时进行空气消毒。患者衣被要经常清洗,被褥、书籍在烈日下暴晒 6 小时以上。餐具要专用,经煮沸或消毒液浸泡消毒,剩下饭菜应煮沸后弃掉。注意个人卫生,打喷嚏时应用纸巾遮掩口鼻,纸巾焚烧处理;不要随地吐痰,痰液吐在有盖容器中,患者的排泄物、分泌物应消毒后排放。减少探视,避免患者与健康人频繁接触,探视者应戴口罩。患者外出应戴口罩,口罩要每天煮沸清洗。医护人员与患者接触可戴呼吸面罩、接触患者应穿隔离衣、戴手套。处置前、后应洗手。传染性消失应及时解除隔离措施。

(六)心理护理

结核病是慢性传染病,病程长,恢复慢,在工作、生活等方面对患者乃至整个家庭产生不良影响,患者情绪变化呈多样性,护士及家属应主动了解患者的心理状态,应给予良好的心理支持,督促患者按要求用药,告知不规则用药的后果,使患者树立战胜疾病的信心,安心休息,积极配合治疗。一般情况下,痰涂片阴性和经有效抗结核治疗 4 周以上,无传染性或仅有极低传染性者,鼓励患者回归家庭和社会,以消除隔离感。

十、护理评价

(1)患者治疗的依从性是否提高,能否自觉按时按量服药。

(2)营养状况如何,饮食摄入量是否充足,体重有无改变。

(3)日常活动耐受水平是否有改变。

(4)是否有孤独感,与周围环境的关系如何。

十一、健康教育

(1)加强疾病传播知识的宣教,普及新生儿接种卡介苗制度,疾病的高危人群应定期到医院体检或进行相应预防性处理。

(2)培养良好的卫生习惯,不随地吐痰和凌空打喷嚏,同桌共餐应使用公筷。

(3)注意营养,忌烟酒,避免疲劳,增强体质,预防呼吸道感染。

(4)处于传染活动期的患者,应进行隔离治疗。

(5)全程督导结核患者坚持化学治疗,避免复发,定期复查肝功能和胸片。

(王秋爽)

第八章

普外科常见病护理

第一节 门静脉高压症

门静脉高压症指门静脉血流受阻、血液淤滞、门静脉系统压力升高,继而引起脾大及脾功能亢进、食管和胃底静脉曲张及破裂出血、腹水等一系列症状和体征的疾病。门静脉主干由肠系膜上、下静脉和脾静脉汇合而成,其左、右两干分别进入左、右半肝后逐渐分支。门静脉系与腔静脉系之间存在 4 个交通支,即胃底-食管下段交通支、直肠下端-肛管交通支、前腹壁交通支和腹膜后交通支,其中以胃底-食管下段交通支为主。正常情况下上述交通支血流量很少,于门静脉高压症时开放。门静脉血流量占全肝血流的 60%~80%,门静脉压力超过正常值 0.7~1.3 kPa(5~10 mmHg)或肝静脉压力梯度超过 0.7 kPa(5 mmHg)就可诊断为门静脉高压症。

一、病因与病理生理

门静脉无瓣膜,其压力由流入的血量和流出阻力形成并维持。门静脉血流阻力增加是门静脉高压症的始动因素。按阻力增加的部位,可将门静脉高压症分为肝前型、肝内型和肝后型 3 类,其中肝内型门静脉高压症在我国最常见。门静脉高压形成后发生下列病理变化。

(一)脾大、脾功能亢进

门静脉高压时可见脾窦扩张,单核-吞噬细胞增生和吞噬红细胞现象。外周血细胞计数减少,以白细胞和血小板计数减少明显,称为脾功能亢进。

(二)静脉交通支扩张

门静脉高压时正常的门静脉通路受阻,加之门静脉无静脉瓣,因而 4 个交通支大量开放,并扩张、扭曲形成静脉曲张。其中最有临床意义的是食管下段、胃底形成的曲张静脉,因离门静脉主干和腔静脉最近,压力差最大,因而受门静脉高压的影响最早,最明显。肝硬化患者常因胃酸反流而腐蚀食管下段黏膜,引起反流性食管炎,或由于坚硬、粗糙食物的机械性损伤,以及咳嗽、呕吐、用力排便、重负等因素使腹腔内压力突然升高,造成曲张静脉破裂,可引起致命性大出血。

(三)腹水

门静脉压力升高,门静脉系统毛细血管床的滤过压增加,肝硬化引起的低蛋白血症,血浆胶体渗透压下降及淋巴液生成增加,都是促使液体从肝表面、肠浆膜面漏入腹腔而形成腹水的原因,且中心静脉血流量降低,继发性醛固酮分泌增多,导致钠、水潴留而加剧腹水形成。

(四)门静脉高压性胃病

约 20％的门静脉高压症患者有门静脉高压性胃病,占门静脉高压症上消化道出血的 5％～20％。门静脉高压性胃病是由于门静脉高压时,胃壁淤血、水肿、胃黏膜下层的动-静脉交通支大量开放,胃黏膜微循环发生障碍,导致胃黏膜防御屏障的破坏而形成。

(五)肝性脑病

门静脉高压症时由于自身门体血流短路或手术分流,造成大量门静脉血流绕过肝细胞或因肝实质细胞功能严重受损,致使有毒物质(如氨、硫醇和 γ-氨基丁酸)不能代谢与解毒而直接进入体循环,对脑产生毒性作用并出现精神神经综合征,称为肝性脑病或门体性脑病。常因胃肠道出血、感染、过量摄入蛋白质、镇静药和利尿剂而诱发肝性脑病。

二、临床表现

门静脉高压症多见于中年男子,病情发展缓慢。主要表现是脾大、脾功能亢进、呕血或黑粪、腹水或非特异性全身症状(如疲乏、嗜睡、畏食)。曲张的食管、胃底静脉一旦破裂,可发生急性大出血。因肝功能损害引起凝血功能障碍,以及脾功能亢进引起血小板计数减少,因此出血不易停止。由于大出血引起肝组织严重缺氧,可导致肝性脑病。

三、辅助检查

(一)血常规

脾功能亢进时,血细胞计数减少,以白细胞计数降至 3×10^9/L 以下和血小板计数减少至 70×10^9/L 以下最为明显。

(二)肝功能检查

肝功能检查表现为血浆清蛋白降低而球蛋白升高,白、球蛋白比例倒置。血清总胆红素 $>51 \mu mol$/L(3 mg/dL),血浆清蛋白 <30 g/L 提示肝功严重失代偿。

(三)影像学检查

腹部超声可显示腹水、肝密度及质地、血流情况;食管吞钡 X 线检查和内镜检查可见曲张静脉形态;腹腔动脉造影的静脉相或直接肝静脉造影,可明确静脉受阻部位及侧支回流情况,对于术式选择有参考价值。

四、治疗

(一)预防和控制急性食管、胃底曲张静脉破裂出血

肝硬化患者中仅有 40％出现食管、胃底静脉曲张,其中 50％～60％并发大出血。控制大出血的具体治疗方案需依据门静脉高压症的病因、肝功能储备、门静脉系统主要血管的可利用情况,以及医师的操作技能和经验来制定。

目前常用 Child 肝功能分级评价肝功能储备(表 8-1)。Child A 级、B 级和 C 级患者的手术死亡率分别为 0～5％、10％～15％和超过 25％。

1.非手术治疗

食管胃底曲张静脉破裂出血,肝功能储备 Child C 级的患者,尽可能采用非手术治疗。对有食管胃底静脉曲张但没有出血的患者,不宜做预防性手术。

表 8-1　Child 肝功能分级

项目	异常程度得分		
	1	2	3
血清胆红素(μmol/L)	<34.2	34.2～51.3	>51.3
血浆清蛋白(g/L)	>35	28～35	<28
腹水	无	少量,易控制	中等量,难控制
肝性脑病	无	轻度	中度以上
凝血酶原延长时间(秒)	1～3	4～6	>5
(凝血酶原比率%)	(30)	(30～50)	(<30)

注:总分 5～6 分者肝功能良好(A 级),7～9 分者中等(B 级),10 分以上肝功能差(C 级)。

(1)初步处理:输液、输血、防治休克。但应避免过度扩容,防止门静脉压力反跳性增加而引起再出血。

(2)药物治疗:首选血管收缩药,或与血管扩张药硝酸酯类合用。如三甘氨酰赖氨酸加压素、生长抑素及其八肽衍生物奥曲肽。药物治疗早期再出血率较高,须采取进一步措施防止再出血。

(3)内镜治疗:包括硬化剂注射疗法和经内镜食管曲张静脉套扎术两种方法。但二者对胃底曲张静脉破裂出血无效。

(4)三腔管压迫止血:利用充气的气囊压迫胃底和食管下段的曲张静脉,达到止血目的。常适用于药物和内镜治疗无效的患者。三腔管压迫可使 80% 的食管、胃底曲张静脉出血得到控制,但约 50% 的患者排空气囊后又再出血。

结构:三腔管有 3 腔,一通圆形气囊,充气后压迫胃底;一通椭圆形气囊,充气后压迫食管下段;一通胃腔,通过此腔可行吸引、冲洗和注入止血药。

用法:先向两个气囊各充气约 150 mL,将气囊置于水下,证实无漏气后抽出气体。液状石蜡润滑导管,由患者鼻孔缓慢插管至胃内。插入 50～60 cm,抽出胃内容物为止。此后,先向胃气囊充气 150～200 mL 后,向外拉提管直到三腔管不能被拉出,并有轻度弹力时予以固定;也可利用滑车装置,于尾端悬挂重量 0.25～0.5 kg 的物品作牵引压迫。观察止血效果,如仍有出血可再向食管气囊注气 100～150 mL。放置三腔管后,应抽除胃内容物,并反复用生理盐水灌洗,同时观察胃内有无鲜血吸出。如无鲜血,且脉搏、血压渐趋稳定,说明出血已基本控制。三腔管一般放置 24 小时,持续时间不宜超过 3～5 天。出血停止时先排空食管气囊,后排空胃气囊,观察 12～24 小时,如明确出血已停止,将管慢慢拉出。

并发症及预防:包括吸入性肺炎、食管破裂和窒息等,其发生率为 10%～20%。故应在严密监护下进行三腔管压迫止血,注意下列事项:①置管期间严密观察患者的呼吸情况,慎防气囊上滑或胃囊破裂食管囊堵塞咽喉引起窒息。②做好肺部护理,以防发生吸入性肺炎。③置管期间每隔 12 小时将气囊放空 10～20 分钟,避免食管或胃底黏膜因长时间受压而发生溃烂、坏死、食管破裂。

(5)经颈静脉肝内门体分流术(TIPS):采用介入放射方法,经颈静脉在肝内肝静脉与门静脉主要分支间建立通道,置入支架以实现门体分流。TIPS 用于食管胃底曲张静脉破裂出血经药物和内镜治疗无效,肝功能失代偿(Child C 级)不宜行急诊门体分流手术的患者。并发症包括肝性脑病和支架狭窄或闭塞。

2.手术治疗

手术治疗包括分流手术和断流手术两种方法。此外,肝移植是治疗终末期肝病并发门静脉高压食管胃底曲张静脉出血患者的最理想方法。

(二)解除或改善脾大、脾功能亢进

对于严重脾大,合并明显的脾功能亢进者,单纯行脾切除术效果良好。

(三)治疗顽固性腹水

对于肝硬化引起的顽固性腹水,有效的治疗方法是肝移植。

五、护理措施

(一)术前护理

1.休息与活动

肝功能代偿较好的患者应适当休息,注意劳逸结合,肝功能代偿差的患者应卧床休息,避免腹压增加活动,如咳嗽、打喷嚏,用力大便,提举重物等,防止食管、胃底静脉因腹内压升高而破裂出血。

2.心理护理

对门静脉高压出血者,应稳定患者的情绪,避免恐惧,防止出血量增多或因误吸而造成窒息。

3.饮食护理

进食高热量、高维生素、无渣软食,避免粗糙、干硬及刺激性食物,以避免诱发大出血。为减少腹水形成,需限制液体和钠的摄入,每天钠摄入量限制在 $500\sim800$ mg(氯化钠 $1.2\sim2.0$ g),少食含钠高的食物,如咸肉、酱菜、酱油、罐头和含钠味精等。

4.维持体液平衡

定时、定部位测量体重和腹围,了解患者腹水变化情况。遵医嘱使用利尿剂,记录 24 小时出入液量,并观察有无低钾、低钠血症。

5.预防和处理出血

择期手术患者可于术前输全血,补充 B 族维生素、维生素 C、维生素 K 及凝血因子,防止术中和术后出血。术前一般不放置胃管,断流术患者必须放置时应选择细、软胃管,插入时涂大量润滑油,动作轻巧,在手术室放置。当患者出现出血时应迅速建立静脉通路、备血,及时补充液体及输血。肝硬化患者宜用新鲜血,有利止血和预防肝性脑病;严密监测患者的生命体征、中心静脉压和尿量,呕吐物的颜色、性状、量,大便的颜色、性状、量;遵医嘱给予止血药物,注意药物不良反应。

6.预防肝性脑病

急性出血时,肠道内血液在细菌作用下分解成氨,肠道吸收氨增加而导致肝性脑病。故使用弱酸性溶液灌肠(禁忌碱性溶液灌肠)清除肠道内积血,减少氨的吸收;或使用肠道杀菌剂,减少肠道菌群,减少氨的生成。择期手术术前日口服肠道杀菌剂,术前晚灌肠,防止术后肝性脑病。

(二)术后护理

1.体位

脾切除术患者血压平稳后取半卧位;行分流术者,为使血管吻合口保持通畅,1 周内取平卧位或低坡半卧位($<15°$),1 周后可逐渐下床活动。

2.引流管护理

膈下置引流管者应保持负压引流系统的无菌、通畅;观察和记录引流液的颜色、性状和量。

如引流量逐日减少、色清淡、每天少于 10 mL 时可拔管。

3.并发症的预防和护理

(1)出血:密切观察血压、脉搏、呼吸及有无伤口、引流管和消化道出血情况。若1～2小时经引流管引出 200 mL 以上血性液体应警惕出血的发生。

(2)感染:加强基础护理,预防皮肤、口腔和肺部感染的发生。

(3)静脉血栓:脾切除术后 2 周内隔天检查血小板,注意观察有无腹痛、腹胀和便血等肠系膜血栓形成的迹象。必要时,遵医嘱给予抗凝治疗,注意用药后的凝血时间延长、易出血等不良反应。

4.肝性脑病的观察和预防

(1)病情观察:分流术后患者按时监测肝功能和血氨浓度,观察有无性格异常、定向力减退、嗜睡与躁动,黄疸是否加深,有无发热、畏食、肝臭等肝功能衰竭表现。

(2)饮食:术后 24～48 小时进流质饮食,待肠蠕动恢复后逐渐过渡到普食。分流术后患者严格限制蛋白质摄取量(<30 g/d),避免诱发或加重肝性脑病。

(3)肠道准备:为减少肠道细菌量,分流术后应用非肠道吸收的抗菌药;采用生理盐水灌肠或缓泻剂刺激排泄;保持大便通畅,促进氨由肠内排出。

5.其他

分流术取自体静脉者需观察局部有无静脉回流障碍;取颈内静脉者需观察有无头痛、呕吐等颅内压升高表现,必要时根据医嘱快速滴注甘露醇。

六、健康指导

(一)饮食

少量多餐,养成规律进食习惯。进食无渣软食,避免粗糙、干硬及刺激性食物,以免诱发大出血。进食高热量、丰富维生素饮食,维持足够的能量摄入。肝功能损害较轻者,可酌情摄取优质高蛋白(50～70 g/d);肝功能严重受损及分流术后患者,限制蛋白质摄入;腹水患者限制水和钠摄入。指导患者戒烟戒酒。

(二)活动

逐步增加活动量,一旦出现头晕、心慌、出汗等症状,应卧床休息。避免劳累和过度活动,保证充分休息。

(三)避免腹内压升高

避免咳嗽、打喷嚏、用力大便、提举重物等活动,以免诱发曲张静脉破裂出血。

(四)维持良好心理状态

避免精神紧张、抑郁等不良情绪,保持乐观、稳定的心理状态。

(五)注意自身防护

避免牙龈出血,用软毛牙刷刷牙,防止外伤。

(六)观察病情和及时就诊

指导患者及家属注意避免出血的诱因及掌握出血先兆。掌握急救电话号码、紧急就诊的途径和方法。

(孙贵霞)

第二节 肝 脓 肿

肝脓肿是肝受感染后形成的脓肿。根据致病微生物不同分为细菌性肝脓肿和阿米巴性肝脓肿两种。临床上细菌性肝脓肿最多见,其中胆道感染是最常见的病因,细菌可经过胆道、肝动脉、门静脉、淋巴系统等侵入。细菌性肝脓肿可引起急性化脓性腹膜炎、膈下脓肿、脓胸、化脓性心包炎等并发症,严重者可致心脏压塞。辅助检查包括实验室检查和影像学检查,B超是肝脓肿的首选检查方法。阿米巴性肝脓肿是肠道阿米巴感染的并发症,绝大多数是单发。处理原则:全身营养支持治疗,大剂量、联合应用抗菌药物,穿刺抽脓或置管引流,必要时行切开引流或肝叶切除。

一、临床表现

(一)症状

该病起病急,主要症状是寒战、高热、肝区疼痛和肝大。体温可高达 39~40 ℃,伴恶心、呕吐、食欲缺乏和周身乏力。严重或并发胆道梗阻者,可出现黄疸。阿米巴性肝脓肿起病较缓慢,病程长,可有高热。

(二)体征

肝区钝痛或胀痛多持续性,有的可伴右肩牵涉痛,右下胸及肝区叩击痛,肿大的肝有压痛。巨大的肝脓肿可使右季肋呈现饱满状态,有时可见局限性隆起,局部皮肤可出现凹陷性水肿。

二、常见护理问题

(一)体温过高

体温过高与肝脓肿及其产生的毒素吸收有关。

(二)疼痛

疼痛与脓肿导致肝包膜张力增加或穿刺、手术治疗有关。

(三)营养失调

低于机体需要量与进食减少、感染、高热引起分解代谢增加有关。

(四)潜在并发症

腹膜炎、膈下脓肿、胸腔感染、出血及胆漏。

三、护理措施

(一)非手术治疗的护理/术前护理

1.高热护理

密切监测体温变化,遵医嘱给予物理降温或药物降温,必要时做血培养;及时更换汗湿的衣裤和床单,保持舒适。

注意降温过程中观察出汗情况,注意保暖等。鼓励患者多饮水,每天至少摄入 2 000 mL 液体,口服不足者应加强静脉补液、补钠,纠正体液失衡,防止患者因大量出汗引起虚脱。

2.用药护理

(1)遵医嘱早期使用大剂量抗菌药物以控制炎症,促使脓肿吸收自愈。注意把握用药间隔时间与药物配伍禁忌。

(2)阿米巴性肝脓肿使用抗阿米巴药物,如甲硝唑、氯喹等。甲硝唑为首选药物,一般用药2天后见效,6~9天体温可降至正常。如"临床治愈"后脓腔仍存在者,可继续服用1个疗程甲硝唑。氯喹多用于对甲硝唑无效的病例,但对心血管有不良反应如心肌受损等,应特别注意。

(3)长期使用抗菌药物者,应警惕假膜性肠炎和继发双重感染。糖尿病患者免疫功能低下,长期应用抗菌药物,可能发生口腔、泌尿系统、皮肤黏膜、肠道的各种感染。

3.营养支持

肝脓肿是一种消耗性疾病,应鼓励患者多食高蛋白、高热量、富含维生素及膳食纤维的食物;进食困难、食欲缺乏、贫血、低蛋白血症、营养不良者应适当给予白蛋白、血浆、氨基酸等营养支持。

4.病情观察

加强对生命体征和胸腹部症状、体征的观察。观察患者体温变化;观察腹部和胸部症状与体征的变化,及早发现有无脓肿破溃引起的腹膜炎、膈下脓肿、胸腔感染等并发症。肝脓肿患者如继发脓毒血症、急性化脓性胆管炎或出现中毒性休克征象时,应立即通知医师并协助抢救。

(二)经皮肝穿刺抽脓或脓肿置管引流的护理

1.术前护理

(1)解释:向患者和家属解释经皮肝穿刺抽脓或脓肿置管引流的方法、效果及配合要求;嘱患者术中配合做好双手上举、平卧位或侧卧位,以利于穿刺操作。

(2)协助做好穿刺药物和物品准备。

2.术后护理

(1)穿刺后护理:每小时测量血压、脉搏、呼吸,平稳后可停止,如有异常及时汇报医师。观察穿刺点局部有无渗血、脓液渗出、血肿等。

(2)引流管护理:如脓液较稠、抽吸后脓腔不能消失、脓液难以抽净者,留置管道引流。要点:①妥善固定,防止滑脱;②取半卧位,以利引流和呼吸;③保持引流管通畅,勿压迫、折叠管道。必要时协助医师每天用生理盐水或含抗菌药物盐水或持续冲洗脓腔,冲洗时严格无菌原则,注意出入量,观察和记录脓腔引流液的颜色、性状及量;④预防感染:适时换药,直至脓腔愈合;⑤拔管:B超复查脓腔基本消失或脓腔引流量少于10 mL/d,可拔除引流管。

(3)病情观察:观察患者有无发热、肝区疼痛等,观察肝脓肿症状和改善情况,适时复查B超,了解脓肿好转情况。位置较高的肝脓肿,穿刺后应注意呼吸、胸痛及胸部体征,及时发现气胸、脓胸等并发症。

(三)手术治疗的护理

手术方式有切开引流和肝叶切除两种。

1.术前准备

协助做好术前检查,术前常规准备等。

2.术后护理

(1)疼痛护理:评估疼痛的诱发因素、伴随症状,观察并记录疼痛程度、部位、性质及持续时间等;遵医嘱给予镇痛药物,并观察药物效果和不良反应;指导患者采取放松和分散注意力的方法应对疼痛。

(2)病情观察:行脓肿切开引流者观察患者生命体征、腹部体征,注意有无脓液流入患者腹腔而并发腹腔感染。观察肝脓肿症状和改善情况,适时复查 B 超,了解脓肿好转情况。

(3)肝叶切除护理:术后 24 小时内应卧床休息,避免剧烈咳嗽,以防出血。给予氧气吸入,保证血氧浓度,促进肝创面愈合。

(四)术后并发症的观察和护理

1.腹腔出血

腹腔出血是肝切除术后常见的并发症之一,术后 24 小时易发生。术后 48 小时内应严密观察生命体征变化,严密观察引流液的量、性质及颜色。短时间内引流管引出大量鲜红色血液,1 小时内引流出 200 mL 以上或每小时 100 mL 持续 3 小时以上的鲜红色血性液体,应考虑活动性腹腔出血,立即通知医师及时处理。

护理措施:①体位与活动。术后 24 小时内卧床休息,避免剧烈咳嗽和打喷嚏等,以防止术后肝断面出血。②输液、输血:若短期内或持续引流较大量的鲜红色血性液体,经输血、输液,患者血压、脉搏仍不稳定时,应做好再次手术的准备。③若明确为凝血机制障碍性出血,可遵医嘱给予凝血酶原复合物、纤维蛋白原,输新鲜血等。

2.膈下积液及脓肿

膈下积液及脓肿发生在术后 1 周。患者术后体温下降后再度升高,或术后发热持续不退,同时伴右上腹胀痛、呃逆、脉速、白细胞计数升高,中性粒细胞百分比达 90% 以上,应疑有膈下积液或膈下脓肿。B 超检查可明确诊断。

护理措施:①协助医师行 B 超定位引导穿刺抽脓或置管引流,后者应加强冲洗和吸引护理;②患者取半坐位,以利于呼吸和引流;③严密观察体温变化,鼓励患者多饮水;④遵医嘱加强营养支持和抗菌药物的应用护理。

3.胸腔积液

观察患者胸闷、气促、发热情况。

护理措施:①协助医师行穿刺抽胸腔积液,行胸腔闭式引流者,做好胸腔闭式引流护理;②遵医嘱加强保肝治疗,给予高蛋白饮食,必要时遵医嘱给予白蛋白、血浆及利尿剂应用。

4.胆汁漏

观察患者有无腹痛、发热和腹膜刺激征,切口有无胆汁渗出和/或腹腔引流液有无含胆汁。

护理措施:①胆汁渗出者,注意保护局部皮肤;②协助医师调整引流管,保持引流通畅,并注意观察引流液的颜色、量与性状;③如发生局部积液,应尽早行 B 超定位穿刺置管引流;④如发生胆汁性腹膜炎,应尽早手术。

四、健康教育

(一)预防复发

(1)有胆道感染等疾病者应积极治疗原发病灶。

(2)多饮水,进食高热量、高蛋白、富含维生素和纤维素营养丰富易消化的食物,增强体质,提高机体免疫力。

(3)注意劳逸结合,避免过度劳累。

(4)遵医嘱按时服药,不得擅自改变药物剂量或随意停药。

(5)合并糖尿病患者,让其了解控制血糖在本病治疗中的重要性,应注意维持血糖。嘱遵医嘱按时注射胰岛素或口服降糖药物,定时监测血糖,控制空腹血糖在 5.8~7.0 mmol/L,餐后 2 小时血糖 8~11 mmol/L。

(6)注意饮食卫生,不喝生水,不进食不卫生、未煮熟食物。

(二)自我观察与复查

遵医嘱定期复查。若出现发热、腹部疼痛等症状,警惕有复发的可能,应及时就诊。

(孙贵霞)

第三节　胆 石 症

胆石症是指胆道系统任何部位发生的结石,包括发生在胆囊和胆管内的结石,是胆道系统的最普遍疾病。其发病率随年龄增长而增高。在我国,胆石症的患病率为 0.9%~10.1%,平均 5.6%;男女比例为 1∶2.57。近二十余年来,随着影像学(B 超、CT 及 MRI 等)检查的普及,在自然人群中,胆石症的发病率达 10%左右,国内尸检结果报告,胆石症的发生率为 7%。随着生活水平的提高及饮食习惯的改变,胆石症的发生率有逐年增高的趋势,我国的胆结石以胆管的胆色素结石为主逐渐转变为以胆囊的胆固醇结石为主。

一、胆囊结石

(一)定义

胆囊结石是指发生在胆囊内的结石,常与急性胆囊炎并存。是胆道系统的常见病、多发病。在我国,其患病率为 7%~10%,其中 70%~80%的胆囊结石为胆固醇结石,约 25%为胆色素结石。多见于女性,男女比例为 1∶2~3。40 岁以后发病率随着年龄增长呈增高的趋势,随着年龄增长性别差异逐渐缩小,老年男女发病比例基本相等。

(二)临床表现

部分单发或多发的胆囊结石,在胆囊内自由存在,不易发生嵌顿,很少产生症状,被称为无症状胆囊结石。约 30%的胆囊结石患者可终身无临床症状。仅于体检或手术时发现的结石称为静止性结石。单纯性胆囊结石,未合并梗阻或感染时,在早期常无临床症状,大多数是在常规体检、手术或尸体解剖中偶然发现,或仅有轻微的消化系统症状被误认为是胃病而没有及时就诊。当结石嵌顿时,则可出现明显症状和体征。

1.症状

(1)胆绞痛:为典型的首发症状,表现为突发的右上腹、阵发性剧烈绞痛。临床症状也可在几小时后自行缓解。常发生于饱餐、进食油腻食物后或睡眠时,是由于油腻饮食后胆囊素大量分泌,胆囊平滑肌痉挛,收缩功能增强,引起胆囊内压力增高;加之胆汁酸刺激胆囊黏膜,胆囊壁充血、水肿、炎性物质渗出,导致急性胆囊炎发生;或由于睡眠时体位改变,导致结石移位并嵌顿于胆囊颈部,胆汁不能通过胆囊颈和胆囊管排出,导致胆囊内压力增高,胆囊强烈收缩所致。有部分患者可以在几小时后临床症状自行缓解。如果胆囊结石嵌顿持续不缓解,胆囊继续增大、积液,甚至合并感染,从而进展为急性胆囊炎。如果治疗不及时,少部分患者可以进展为急性化脓性胆囊炎或胆囊坏疽,严重时可发生胆囊穿孔,临床后果严重。多数患者有右肩部、肩胛部或背部放射性疼痛,常伴有恶心、呕吐、厌油、腹胀等消化不良症状。

(2)消化道症状:主要表现为上腹部或右上腹部闷胀不适、饱胀、嗳气、恶心、呕吐、厌食、呃逆等非特异性的消化道症状。大多数患者仅在进食后,特别是进食油腻食物后,胃肠道症状更明显,服用治"胃病"药物多可缓解,易被误诊。

2.体征

(1)腹部体征:有时可在右上腹部触及肿大的胆囊。可有右上腹胆囊区压痛,若继发感染,右上腹部可有明显压痛、肌紧张或反跳痛。检查者将左手平放于患者右肋部,拇指置于右腹直肌外缘于肋弓交界处,嘱患者缓慢深吸气,使肝脏下移,若患者因拇指触及肿大的胆囊引起疼痛而突然屏气,称为 Murphy 征阳性。

(2)黄疸:胆囊结石形成 Mirizzi 综合征时黄疸明显。黄疸时常有尿色变深、粪色变浅。

二、胆管结石

(一)定义

胆管结石为发生在肝内、外胆管的结石,又分为原发性和继发性胆管结石。原发于胆囊的结石迁徙到肝外胆管,称继发性胆管结石;不是来自胆囊,而是直接在肝外胆管生成的结石,称原发性胆管结石。因此,凡是不伴有胆囊结石者可确认为原发性胆管结石。但伴有胆囊结石的胆管结石是原发性还是继发性,要具体分析。肝内胆管结石无论是否合并胆囊结石,均为原发性胆管结石。

(二)临床表现

临床表现取决于胆道有无梗阻、感染及其程度。当结石阻塞胆道并继发感染时,典型的表现是反复发作的腹痛、寒战高热和黄疸,称为查科三联征。

1.肝外胆管结石

(1)腹痛:多为剑突下或右上腹部阵发性绞痛,或持续性疼痛、阵发性加剧,呈阵发性刀割样,疼痛常向右肩背部放射。这是由于结石下移嵌顿于胆总管下端或壶腹部,刺激胆管平滑肌,引起 Oddi 括约肌痉挛收缩和胆道高压所致。

(2)寒战、高热:是结石阻塞胆管并继发感染后引起的全身性中毒症状。由于胆道梗阻,胆管内压升高,感染随胆管逆行扩散,细菌和毒素通过肝窦入肝静脉进入体循环,引起菌血症或毒血症。多发生于剧烈腹痛后,体温可高达 39～40 ℃,呈弛张热热型,伴有寒战。

(3)黄疸:是胆管梗阻后胆红素逆流入血所致。胆管结石嵌于 Vater 壶腹部不缓解,1～2 天后即可出现黄疸。患者首先表现为尿黄,接着出现巩膜黄染,然后出现皮肤黄染伴瘙痒。黄疸的程度取决于梗阻的程度及是否继发感染,若梗阻不完全或结石有松动,则黄疸程度轻,且呈波动性;若为完全性梗阻,则黄疸呈进行性加深。若梗阻性黄疸长期未得到解决,将会导致严重的肝功能损害。部分患者结石嵌顿不重,阻塞的胆管近端扩张,胆石可漂移上浮,或小结石通过壶腹部排入十二指肠,使上述症状缓解。间歇性黄疸是肝外胆管结石的特点。

(4)消化道症状:多数患者有恶心、腹胀、嗳气、厌食油腻食物等。

2.肝内胆管结石

肝内胆管结石常与肝外胆管结石并存,其临床表现与肝外胆管结石相似。一般没有肝外胆管结石那样典型和严重。位于周围胆管的小结石平时可无症状。当胆管梗阻和感染仅发生在部分肝叶、段胆管时,患者可无症状或仅有轻微的肝区和患侧背部胀痛。位于Ⅱ、Ⅲ级胆管的结石平时只有肝区不适或轻微疼痛。结石位于Ⅰ、Ⅱ级胆管或整个肝内胆管充满结石,患者会有肝区胀痛,常无胆绞痛,一般无黄疸。若一侧肝内胆管结石合并感染而未能及时治疗,并发展为叶、段胆管积脓或肝脓肿时,则出现寒战、高热、轻度黄疸,甚至休克,称为急性梗阻性化脓性胆管炎(AOSC)。1983年,我国胆道外科学组建议将原"AOSC"改称为"急性重症胆管炎(ACST)",因为,胆管梗阻引起的急性化脓性胆管炎并非全部表现为AOSC,还有一部分表现为没有休克的轻型急性化脓性胆管炎,而且后者为多数。因此,目前在我国,AOST一词已逐渐被废弃,被更能反映实际病因、病例特点的ACST替代。患者可由于长时间发热、消耗而出现消瘦、体弱等表现。部分患者可有肝大、肝区压痛和叩痛等体征。

三、护理评估

(一)一般评估

1.生命体征

胆石症患者如与细菌感染并存,可出现体温偏高,疼痛刺激可能会导致心率加快、呼吸频率加快、血压上升,应监测生命体征的变化。还要注意评估患者的神志、皮肤色泽、肢端循环、尿量等,以判断有无休克的发生。

2.患者主诉

腹痛、腹胀、恶心等不适症状,发病及诊治经过等。

3.相关记录

体重、体位、饮食、面容与表情、皮肤、出入量等。

(二)身体评估

1.视诊

面部表情、皮肤黏膜颜色(黄疸、贫血)、体态、体位、腹部外形等。

2.触诊

(1)腹部触诊:腹壁紧张度、压痛与反跳痛、腹腔内包块。

(2)胆囊触诊:胆囊肿大、Murphy征等。

3.叩诊

胆囊叩击痛(胆囊炎的重要体征)。

4.听诊

一般无特殊。

(三)心理-社会评估

患者在疾病治疗过程中的心理反应与需求,家庭及社会支持情况,引导患者正确配合疾病的治疗与护理。

(四)辅助检查阳性结果评估

1.实验室检查

胆管结石血常规检查可见血白细胞计数和中性粒细胞比例明显升高;血清胆红素、转氨酶和碱性磷酸酶升高,凝血酶原时间延长。尿液检查示尿胆红素升高,尿胆原降低甚至消失,粪便检查示粪中尿胆原减少。

2.影像学检查

胆囊结石B超检查可显示胆囊内结石影;胆管结石可显示胆管内结石影,近端胆管扩张。

PTC、ERCP 或 MRCP 等检查可显示梗阻部位、程度、结石大小和数量等。

(五)治疗效果的评估

1.非手术治疗评估要点

生命体征平稳、疼痛缓解。

2.手术治疗评估要点

(1)患者自觉症状：有无腹痛、恶心、呕吐的情况。

(2)生命体征稳定，无腹部疼痛(术后伤口疼痛除外)。

(3)腹部及全身体征：腹部无阳性体征、肠鸣音恢复正常、皮肤无黄染及瘙痒等不适。

(4)伤口愈合情况：一期愈合。

(5)T 管引流的评估：引流液色泽正常、引流量逐渐减少。

(6)结合辅助检查：如胆道造影无结石残留或结合 B 超检查判断。

四、主要护理问题

(一)疼痛

疼痛与胆囊结石突然嵌顿、胆汁排空受阻致胆囊强烈收缩及手术后伤口疼痛有关。

(二)体温过高

体温过高与细菌感染致急性胆囊炎或胆管结石梗阻导致急性胆管炎有关。

(三)知识缺乏

知识缺乏与缺乏胆石症和腹腔镜手术相关知识、引流管及饮食保健知识有关。

(四)有体液不足的危险

有体液不足的危险与恶心、呕吐及感染性休克有关。

(五)营养失调

低于机体需要量与胆汁流动途径受阻有关。

(六)焦虑

焦虑与手术及不适有关。

(七)潜在并发症

(1)术后出血与术中结扎血管线脱落、肝断面渗血及凝血功能障碍有关。

(2)胆瘘与胆管损伤、胆总管下端梗阻、T 管引流不畅等有关。

(3)胆道感染与腹部切口及多种置管(引流管、尿管、输液管)有关。

(4)胆道梗阻与手术及引流不畅有关。

(5)水、电解质平衡紊乱与患者恶心、呕吐、体液补充不足有关。

(6)皮肤受损与胆管梗阻、胆盐沉积致皮肤黄疸、瘙痒及术后胆汁渗漏有关。

五、主要护理措施

(一)减轻或控制疼痛

根据疼痛的程度，采取非药物或药物方法止痛。

1.加强观察

观察疼痛的程度、性质；发作的时间、诱因及缓解的相关因素；与饮食、体位、睡眠的关系；腹膜刺激征及 Murphy 征是否阳性等，为进一步治疗和护理提供依据。

2.卧床休息

协助患者采取舒适体位,指导其有节律的深呼吸,达到放松和减轻疼痛的效果。

3.合理饮食

根据病情指导患者进食清淡饮食,忌食油腻食物;病情严重者予以禁食、胃肠减压,以减轻腹胀和腹痛。

4.药物止痛

对诊断明确的剧烈疼痛者,可遵医嘱通过口服、注射等方式给予消炎利胆、解痉或止痛药,以缓解疼痛。

(二)降低体温

根据患者的体温情况,采取物理降温和/或药物降温的方法尽快降低患者的体温。遵医嘱应用足量有效的抗菌药,以有效控制感染,恢复患者正常体温。

(三)营养支持

对于梗阻未解除的禁食患者,通过胃肠外途径补充足够的热量、氨基酸、维生素、水、电解质等,以维持良好的营养状态。对梗阻已解除、进食量不足者,指导和鼓励患者进食高蛋白、高碳水化合物、高维生素和低脂饮食。

(四)皮肤护理

1.提供相关知识

胆道结石患者常因胆道梗阻致胆汁淤滞、胆盐沉积而引起皮肤瘙痒等,应告知患者相关知识,不可用手抓挠,防止抓破皮肤。

2.保持皮肤清洁

可用温水擦洗皮肤,减轻瘙痒。瘙痒剧烈者,遵医嘱使用外用药物和/或其他药物治疗。

3.注意引流管周围皮肤的护理

若术后放置引流管,应注意其周围皮肤的护理。若引流管周围见胆汁样渗出物,应及时更换被胆汁浸湿的敷料,局部皮肤涂氧化锌软膏,防止胆汁刺激和损伤皮肤。

(五)心理护理

关心体贴患者,使患者保持良好情绪,减轻焦虑,安心接受治疗与护理。

(六)并发症的预防与护理

1.出血的预防和护理

术后早期出血的原因多由于术中结扎血管线脱落、肝断面渗血及凝血功能障碍所致,应加强预防和观察。

(1)卧床休息:对于肝部分切除术后的患者,术后应卧床 3～5 天,以防过早活动致肝断面出血。

(2)改善和纠正凝血功能:遵医嘱予以维生素 K 110 mg 肌内注射,每天 2 次,以纠正凝血机制障碍。

(3)加强观察:术后早期若患者腹腔引流管内引流出血性液增多,每小时 100 mL,持续3 小时以上,或患者出现腹胀、腹围增大,伴面色苍白、脉搏细速、血压下降等表现时,提示患者可能有腹腔内出血,应立即报告医师,并配合医师进行相应的急救和护理。治疗上如经积极的保守治疗效果不佳,则应及时采用介入治疗或手术探查止血。

2.胆瘘的预防和护理

胆管损伤、胆总管下端梗阻、T管引流不畅等均可引起胆瘘。

(1)加强观察:术后患者若出现发热、腹胀、腹痛等腹膜炎的表现,或患者腹腔引流液呈黄绿色胆汁样,常提示患者发生胆瘘。应及时与医师联系,并配合进行相应处理。

(2)妥善固定引流管:无论是腹腔引流管还是T管,均应用缝线或胶布将其妥善固定于腹壁,避免将管道固定在床上,以防患者在翻身或活动时被牵拉而脱出,T管引流袋挂于床旁应低于引流口平面。对躁动及不合作的患者,应采取相应的防护措施,防止脱出。

(3)保持引流通畅:避免腹腔引流管或T管扭曲、折叠及受压,定期从引流管的近端向远端挤捏,以保持引流通畅,术后5~7天内,禁止加压冲洗引流管。

(4)观察引流情况:定期观察并记录引流管引出胆汁的量、颜色及性质。正常成人每天分泌胆汁的量为800~1 200 mL,呈黄绿色、清亮、无沉渣、有一定黏性。术后24小时内引流量为300~500 mL,恢复进食后,每天可有600~700 mL,以后逐渐减少至每天200 mL左右。术后1~2天胆汁的颜色可呈淡黄色、混浊状,以后逐渐加深、清亮。若胆汁突然减少甚至无胆汁引出,提示引流管阻塞、受压、扭曲、折叠或脱出,应及时查找原因和处理;若引出胆汁量较多,常提示胆管下端梗阻,应进一步检查,并采取相应的处理措施。

3.感染的预防和护理

(1)采取合适体位:病情允许时应采取半坐或斜坡卧位,以利于引流和防止腹腔内渗液积聚于膈下而发生感染;平卧时引流管的远端不可高于腋中线,坐位、站立或行走时不可高于腹部手术切口,以防止引流液和/或胆汁逆流而引起感染。

(2)加强皮肤护理:每天清洁、消毒腹壁引流管口周围皮肤,并覆盖无菌纱布,保持局部干燥,防止胆汁浸润皮肤而引起炎症反应。

(3)加强引流管护理:定期更换引流袋,并严格执行无菌技术操作。

(4)保持引流通畅:避免腹腔引流管或T管扭曲、折叠和滑脱,以免胆汁引流不畅、胆管内压力升高而致胆汁渗漏和腹腔内感染。

(七)T管拔管的护理

若T管引流出的胆汁色泽正常,且引流量逐渐减少,可在术后10天左右,试行夹管1~2天,夹管期间应注意观察病情,患者若无发热、腹痛、黄疸等症状,可经T管做胆道造影,如造影无异常发现,在持续开放T管24小时充分引流造影剂后,再次夹管2~3天,患者仍无不适时即可拔管。拔管后残留窦道可用凡士林纱布填塞,1~2天可自行闭合。若胆道造影发现有结石残留,则需保留T管6周以上,再做取石或其他处理。

六、健康教育

(1)告诉患者手术可能放置引流管及其重要性,带T形管出院的患者解释T形管的重要性,告知出院后注意事项。

(2)指导饮食,告诉患者理解低脂肪饮食的意义并能够执行。

(3)低脂肪饮食,避免暴饮暴食,劳逸结合、保持良好心态。

(4)不适随诊,告诉胆囊切除术后常有大便次数的增多,数周数月后逐渐减少。由于胆管结石复发率高,若出现腹痛、发热、黄疸等不适时应及时来医院复诊。

(孙贵霞)

第四节 肠 梗 阻

任何原因引起的肠内容物通过障碍统称肠梗阻,是常见的外科急腹症。以粘连性肠梗阻最为常见,多见于有腹部手术、损伤、炎症史以及嵌顿性或绞窄性疝的患者。新生儿多因肠道先天性畸形所致,2岁以内小儿多为肠套叠,儿童可因蛔虫团所致,老年人则以肿瘤和粪块堵塞为常见原因。

一、临床表现

(一)症状

1.腹痛

机械性肠梗阻表现为阵发性腹部绞痛伴高调肠鸣音。当患者出现腹痛间歇期缩短,腹痛持续、剧烈时,应考虑为可能出现绞窄性肠梗阻。

2.呕吐

早期可出现反射性呕吐,呕吐物多为食物或胃液。

3.腹胀

腹胀一般出现较晚,程度与梗阻部位有关。高位梗阻腹胀不明显,低位梗阻腹胀明显,遍及全腹。

4.停止排气排便

完全性肠梗阻的患者不再有排气排便,但梗阻初期、不全性肠梗阻可有少量的排气排便。绞窄性肠梗阻可排出血性黏液样便。

(二)体征

1.腹部

视诊时,机械性肠梗阻常可见胃型、肠型和异常蠕动波;扭转性肠梗阻腹部隆起多不均匀对称;麻痹性肠梗阻则呈均匀性全腹膨胀。触诊时,绞窄性肠梗阻可有固定压痛和腹膜刺激征;叩诊时,绞窄性肠梗阻腹腔内有渗液,移动性浊音可呈阳性。听诊时,机械性肠梗阻肠鸣音亢进,可闻及气过水声或金属音;麻痹性肠梗阻则肠鸣音减弱或消失。

2.全身

肠梗阻早期多无明显全身改变,晚期可有唇干舌燥、眼窝凹陷、皮肤弹性差、尿少脱水体征。绞窄性肠梗阻或脱水严重时可出现中毒和休克征象。

(三)治疗

尽快解除梗阻,纠正因梗阻引起的全身生理功能紊乱。无论是否手术,都需要基础治疗。包括:禁食、胃肠减压;纠正水、电解质紊乱及酸碱平衡失调;防治感染和中毒;以及对症治疗,如明确诊断后应用镇静剂、镇痛剂等。必要时手术治疗。

二、护理评估

(一)术前评估

1.健康史

(1)个人情况:患者年龄、发病前有无体位不当、饮食不当或饱餐后剧烈运动等诱因及个人卫生情况等。

(2)既往史:既往有无腹部手术、外伤史或炎症史,有无急慢性肠道疾病史。

2.身体状况

(1)腹痛、腹胀的程度、性质,有无进行性加重。

(2)肠鸣音情况。

(3)呕吐物、排泄物及胃肠减压液的量及性状。

(4)有无腹膜刺激征。

(5)有无水、电解质及酸碱失衡。

(6)X线片、血常规、血生化检查有无异常。

3.心理社会状况

(1)是否了解疾病相关知识。

(2)有无恐惧或焦虑等不良情绪反应。

(3)患者的家庭、社会支持情况。

(二)术后评估

(1)麻醉、手术方式,术中出血、补液、输血情况。

(2)生命体征是否稳定。

(3)有无切口疼痛、腹胀、恶心呕吐等。

(4)引流是否通畅有效,引流液的颜色、量及性状。

(5)有无肠粘连、腹腔感染、肠瘘等并发症发生。

三、常见护理问题

(一)疼痛

疼痛与肠壁缺血或肠蠕动增强有关。

(二)体液不足

体液不足与频繁呕吐、腹腔及肠腔积液和胃肠减压等有关。

(三)潜在并发症

术后肠粘连、腹腔感染、肠瘘。

四、护理措施

(一)非手术治疗的护理

1.缓解腹痛和腹胀

(1)胃肠减压:是治疗肠梗阻的主要措施之一,多采用鼻胃管置入并持续低负压吸引,将积聚于胃肠道内的气体和液体吸出,降低胃肠道内的压力和张力,改善胃肠壁血液循环,有利于局限炎症;并可改善因膈肌抬高所致的呼吸与循环障碍。胃肠减压期间应保持鼻胃管的通畅和减压装置的有效负压,观察并记录引流液的颜色、量及性质,以协助判断梗阻的部位、程度。

(2)体位:取半卧位,降低腹肌张力、减轻疼痛,以利呼吸。

(3)应用解痉剂:若无肠绞窄,可给予山莨菪碱、阿托品等抗胆碱类药物,以抑制胃肠道腺体分泌,解除胃肠道平滑肌痉挛,缓解腹痛。

(4)使用生长抑素,抑制胃肠道腺体分泌,减轻水肿,有利于肠功能恢复。

(5)低压灌肠:采用肥皂水灌肠,刺激肠道排出大便,使肠道减压。但应注意压力过大可引起肠穿孔。

2.腹痛的护理

遵医嘱使用解痉止痛药物,确定无肠绞窄或肠麻痹后,可使用阿托品类解痉药解除胃肠道平滑肌痉挛,以缓解腹痛。还可热敷腹部、针灸双侧足三里穴。

注意禁用吗啡类止痛药物,以免掩盖病情而延误治疗。

3.呕吐的护理

患者呕吐时应将头转向一侧或坐起,以防呕吐物吸入气管,导致窒息或吸入性肺炎。呕吐后及时清除呕吐物,协助其漱口,保持口腔清洁。观察并记录呕吐物的颜色、性状、量及呕吐的时间、次数等。

4.维持体液与营养平衡

(1)输液、维持水电解质酸碱平衡:根据病情、年龄以及出量的多少、性状并结合血气分析和血清电解质的结果补充液体及电解质,以维持水、电解质及酸碱平衡。

(2)饮食:肠梗阻患者一般禁食、补液,待病情好转,梗阻缓解(患者恢复排气及排便,腹痛、腹胀消失)后方可试进少量流食,忌甜食和牛奶(以免引起肠胀气),逐步过渡到半流食和恢复正常饮食。

5.防治感染

遵医嘱正确、按时使用抗菌药物以防治细菌感染,减少毒素吸收,减轻中毒症状。

6.观察病情,及早发现绞窄性肠梗阻

(1)病情观察的内容:①严密观察患者的生命体征及腹痛、腹胀、呕吐等变化,是否存在口渴、尿少等脱水表现以及有无呼吸急促、烦躁不安、面色苍白、脉率增快、脉压减小等休克前期症状;②密切观察并准确记录出入液量,包括胃肠减压量、呕吐物量、尿量以及输液总量;③监测血常规、血清电解质及血气分析结果;④观察患者腹部体征变化。

(2)及早发现绞窄性肠梗阻。病情观察期间如出现以下情况,应考虑绞窄性肠梗阻可能:①腹痛发作急骤,开始即表现为持续性剧痛,或持续性疼痛伴阵发性加剧;②腹部有局限性隆起或触痛性肿块;③呕吐出现早、剧烈而频繁;④呕吐物、胃肠减压液、肛门排出液或腹腔穿刺均为血性液体;⑤有腹膜炎表现,肠鸣音可由亢进转弱甚至消失;⑥体温升高、脉率增快、白细胞计数升高;⑦病情发展迅速,早期即出现休克,抗休克治疗效果不明显;⑧经积极非手术治疗但症状体征无明显改善。

此类患者病情危重,应在抗休克、抗感染的同时,积极做好术前准备。

(二)手术治疗的护理

1.术前护理

(1)协助做好术前检查,行术前常规准备。慢性不完全性肠梗阻需行肠切除者,需遵医嘱做好肠道准备。肠道准备尽量不口服导泻剂,应予清洁灌肠。

(2)心理护理:加强护患沟通,关心、体贴患者,详细向患者和家属解释疾病发生、发展、治疗方法及预后等,消除其心理顾虑,树立战胜疾病的信心。

2.术后护理

(1)病情观察:监测生命体征,如有异常及时报告、处理。

(2)饮食:禁食期间予以静脉输液;肠蠕动恢复后可进少量流质饮食;进食后如无不适,逐渐过渡至半流质饮食。

（3）体位与活动：平卧位头偏向一侧；术后 6 小时后如血压、心率平稳，可取半卧位，如病情允许可鼓励早期下床活动。

（4）管道护理：妥善固定各引流管并保持通畅，防止管道受压、打折、扭曲或脱出；观察并记录引流液的颜色、性状及量；更换引流装置时注意无菌操作。

（三）术后并发症的观察与护理

1.肠梗阻

（1）观察：观察有无腹痛、腹胀、呕吐、停止排气排便等。

（2）护理：一旦发生，积极配合医师采取非手术治疗措施。鼓励患者术后早期活动，可有效促进胃肠蠕动和机体功能恢复，防止肠粘连。

2.切口和腹腔感染

（1）观察：监测生命体征和切口情况。如术后 3～5 天出现体温升高、切口红肿、剧痛应考虑切口感染。如术后出现腹膜炎表现，需警惕腹腔内感染可能。

（2）护理：根据医嘱进行积极的全身营养支持和抗感染治疗。

3.肠瘘

（1）观察：腹腔引流管周围流出液体有粪臭味时，应考虑肠瘘。

（2）护理：发生肠瘘后应温水擦净瘘口周围污物，涂氧化锌软膏保护局部皮肤，防止发生皮炎，并保持瘘口周围皮肤清洁干燥。遵医嘱进行全身营养支持和抗感染治疗，局部双套管负压冲洗引流，保持引流通畅。引流不畅或感染不能局限者需再次手术。

五、健康教育

（一）饮食指导

进食高蛋白、高维生素、易消化食物，少食辛辣食物；避免暴饮暴食；饱餐后勿剧烈活动，特别是弯腰、打滚、连续下蹲和起立等动作，防止发生肠扭转。

（二）保持大便通畅

老年便秘者可通过调整饮食、腹部按摩、适量活动等方法保持大便通畅，视情况适当给予缓泻剂；避免用力排便。

（三）自我观察

指导患者和家属监测病情，如出现腹痛、呕吐、腹胀及肛门停止排气排便等，应及时就诊。

（孙贵霞）

第五节 小 肠 破 裂

一、概述

小肠是消化管中最长的一段肌性管道，也是消化与吸收营养物质的重要场所。人类小肠全长3～9 m，平均 5～7 m，个体差异很大。其分为十二指肠、空肠和回肠三部分，十二指肠属上消化道,空肠及其以下肠段属下消化道。

各种外力的作用所致的小肠穿孔称为小肠破裂。小肠破裂在战时和平时均较常见,多见于交通事故、工矿事故、生活事故如坠落、挤压、刀伤和火器伤。小肠可因穿透性与闭合性损伤造成肠管破裂或肠系膜撕裂。小肠占满整个腹部,又无骨骼保护,因此易于受到损伤。由于小肠壁厚,血运丰富,故无论是穿孔修补或肠段切除吻合术,其成功率均较高,发生肠瘘的机会少。

二、护理评估

(一)健康史

了解患者腹部损伤的时间、地点及致伤源、伤情、就诊前的急救措施、受伤至就诊之间的病情变化,如果患者神志不清,应询问目击人员。

(二)临床表现

小肠破裂后在早期即产生明显的腹膜炎的体征,这是因为肠管破裂肠内容物溢出至腹腔所致。症状以腹痛为主,程度轻重不同,可伴有恶心及呕吐,腹部检查肠鸣音消失,腹膜刺激征明显。

小肠损伤初期一般均有轻重不等的休克症状,休克的深度除与损伤程度有关外,主要取决于内出血的多少,表现为面色苍白、烦躁不安、脉搏细速、血压下降、皮肤发冷等。若为多发性小肠损伤或肠系膜撕裂大出血,可迅速发生休克并进行性恶化。

(三)辅助检查

1.实验室检查

白细胞计数升高说明腹腔炎症;血红蛋白含量取决于内出血的程度,内出血少时变化不大。

2.X线检查

X线透视或摄片,检查有无气腹与肠麻痹的征象,因为一般情况下小肠内气体很少,且损伤后伤口很快被封闭,不但膈下游离气体少见,且使一部分患者早期症状隐匿。因此,阳性气腹有诊断价值,但阴性结果也不能排除小肠破裂。

3.腹部B超检查

对小肠及肠系膜血肿、腹水均有重要的诊断价值。

4.CT或磁共振检查

对小肠损伤有一定诊断价值,而且可对其他脏器进行检查,有时可能发现一些未曾预料的损伤,有助于减少漏诊。

5.腹腔穿刺

腹腔穿刺有混浊的液体或胆汁色的液体说明肠破裂,穿刺液中白细胞、淀粉酶含量均升高。

(四)治疗原则

小肠破裂一旦确诊,应立即进行手术治疗。手术方式以简单修补为主。肠管损伤严重时,则应做部分小肠切除吻合术。

(五)心理、社会因素

小肠损伤大多在意外情况下突然发生,加之伤口、出血及内脏脱出的视觉刺激和对预后的担忧,患者多表现为紧张、焦虑、恐惧。应了解其患病后的心理反应,对本病的认知程度和心理承受能力,家属及亲友对其支持情况、经济承受能力等。

三、护理问题

(一)有体液不足的危险
体液不足与创伤致腹腔内出血、体液过量丢失、渗出及呕吐有关。

(二)焦虑、恐惧
焦虑、恐惧与意外创伤的刺激、疼痛、出血、内脏脱出的视觉刺激及担心疾病的预后等有关。

(三)体温过高
体温过高与腹腔内感染毒素吸收和伤口感染等因素有关。

(四)疼痛
疼痛与小肠破裂或手术有关。

(五)潜在并发症
腹腔感染、肠瘘、失血性休克。

(六)营养失调
低于机体需要量与消化道的吸收面积减少有关。

四、护理目标

(1)患者体液平衡得到维持,生命体征稳定。
(2)患者情绪稳定,焦虑或恐惧减轻,主动配合医护工作。
(3)患者体温维持正常。
(4)患者主诉疼痛有所缓解。
(5)护士密切观察病情变化,如发现异常,及时报告医师,并配合处理。
(6)患者体重不下降。

五、护理措施

(一)一般护理
1.伤口处理

对开放性腹部损伤者,妥善处理伤口,及时止血和包扎固定。若有肠管脱出,可用消毒或清洁器皿覆盖保护后再包扎,以免肠管受压、缺血而坏死。

2.病情观察

密切观察生命体征的变化,每15分钟测定脉搏、呼吸、血压1次。重视患者的主诉,若主诉心慌、脉快、出冷汗等,及时报告医师。不注射止痛药(诊断明确者除外),以免掩盖伤情。不随意搬动伤者,以免加重病情。

3.腹部检查

每30分钟检查1次腹部体征,注意腹膜刺激征的程度和范围变化。

4.禁食和灌肠

禁食和灌肠可避免肠内容物进一步溢出,造成腹腔感染或加重病情。

5.补充液体和营养

注意纠正水、电解质及酸碱平衡失调,保证输液通畅,对伴有休克或重症腹膜炎的患者可进行中心静脉补液,这不仅可以保证及时大量的液体输入,而且有利于中心静脉压的监测,根据患者具体情况,适量补给全血、血浆或人血清蛋白,尽可能补给足够的热量和蛋白质、氨基酸及维生素等。

(二)心理护理

关心患者,加强交流,讲解相关病情、治疗方式及预后,使患者了解自己的病情,消除患者的焦虑和恐惧,保持良好的心理状态,并与其一起制订合适的应对机制,鼓励患者,增加治疗的信心。

(三)术后护理

1.妥善安置患者

麻醉清醒后取半卧位,有利于腹腔炎症的局限,改善呼吸状态。了解手术的过程,查看手术的部位,对引流管、输液管、胃管及氧气管等进行妥善固定,做好护理记录。

2.监测病情

观察患者血压、脉搏、呼吸、体温的变化。注意腹部体征的变化。适当应用止痛药,减轻患者的不适。若切口疼痛明显,应检查切口,排除感染。

3.引流管的护理

腹腔引流管保持通畅,准确记录引流液的性状及量。腹腔引流液应为少量血性液,若为绿色或褐色渣样物,应警惕腹腔内感染或肠瘘的发生。

4.饮食

继续禁食、胃肠减压,待肠功能逐渐恢复、肛门排气后,方可拔除胃肠减压管。拔除胃管当日可进清流质饮食,第2天进流质饮食,第3天进半流质饮食,逐渐过渡到普食。

5.营养支持

维持水、电解质和酸碱平衡,增加营养。维生素主要是在小肠被吸收,小肠部分切除后,要及时补充维生素 C 维生、维生素 D、维生素 K 和复合维生素 B 等维生素和微量元素钙、镁等,可经静脉、肌内注射或口服进行补充,预防贫血,促进伤口愈合。

(四)健康教育

(1)注意饮食卫生,避免暴饮暴食,进易消化食物,少食刺激性食物,避免腹部受凉和饭后剧烈活动,保持排便通畅。

(2)注意适当休息,加强锻炼,增加营养,特别是回肠切除的患者要长期定时补充维生素 B_{12} 等营养素。

(3)定期门诊随访。若有腹痛、腹胀、停止排便及伤口红、肿、热、痛等不适,应及时就诊。

(4)加强社会宣传,增进劳动保护、安全生产、安全行车、遵守交通规则等知识,避免损伤等意外的发生。

(5)普及各种急救知识,在发生意外损伤时,能进行简单的自救或急救。

(6)无论腹部损伤的轻重,都应经专业医务人员检查,以免贻误诊治。

(孙贵霞)

第六节　急性阑尾炎

急性阑尾炎是腹部外科最常见的疾病之一,是外科急腹症中最常见的疾病,其发病率约为
1∶1 000。各年龄段(不满 1 岁至 90 岁,甚至 90 岁以上)人及妊娠期妇女均可发病,但以青年最
为多见。阑尾切除术也是外科最常施行的一种手术。急性阑尾炎临床表现变化较多,需要与许
多腹腔内外疾病相鉴别。早期明确诊断,及时治疗,可使患者在短期内恢复健康。若延误诊治,
则可能出现严重后果。因此对本病的处理须予以重视。

一、病因

阑尾管腔较细且系膜短,常使阑尾扭曲,内容物排出不畅,阑尾管腔内本来就有许多微生物,
远侧又是盲端,很容易发生感染。一般认为急性阑尾炎是由下列几种因素综合而发生的。

(一)梗阻

梗阻为急性阑尾炎发病最常见的基本因素,常见的梗阻原因有:①粪石和粪块等。②寄生
虫,如蛔虫堵塞。③阑尾系膜过短,造成阑尾扭曲,引起部分梗阻。④阑尾壁的改变,以往发生过
急性阑尾炎后,肠壁可以纤维化,使阑尾腔变小,亦可减弱阑尾的蠕动功能。

(二)细菌感染

阑尾炎的发生也可能是细菌直接感染的结果。细菌可通过直接侵入、经由血运或邻接感染
等方式侵入阑尾壁,从而形成阑尾的感染和炎症。

(三)其他

与急性阑尾炎发病有关的因素还有饮食习惯、遗传因素和胃肠道功能障碍等。阑尾先天性
畸形,如阑尾过长、过度扭曲、管腔细小、血供不佳等都是易于发生急性炎症的条件。胃肠道功能
障碍(如腹泻、便秘等)引起内脏神经反射,导致阑尾肌肉和血管痉挛,当超过正常强度时,可致阑
尾管腔狭窄、血供障碍、黏膜受损,细菌入侵而致急性炎症。

二、病理

根据急性阑尾炎的临床过程和病理解剖学变化,可将其分为四种病理类型,这些不同类型可
以是急性阑尾炎在其病变发展过程中不同阶段的表现,也可能是不同的病因和发病原理所产生
的直接结果。

(一)急性单纯性阑尾炎

阑尾轻度肿胀,浆膜表面充血。阑尾壁各层组织间均有炎性细胞浸润,以黏膜和黏膜下层最
显著;黏膜上可能出现小的溃疡和出血点,阑尾腔内可能有少量渗出液,临床症状和全身反应也
较轻,如能及时处理,其感染可以消退、炎症完全吸收,阑尾也可恢复正常。

(二)急性化脓性阑尾炎

阑尾明显肿胀,壁内有大量炎性细胞浸润,可形成大量大小不一的微小脓肿;浆膜高度充血
并有较多脓性渗出物,作为肌体炎症防御、局限化的一种表现,常有大网膜下移、包绕部分或全部
阑尾。此类阑尾炎的阑尾已有不同程度的组织破坏,即使经保守治疗恢复,阑尾壁仍可留有瘢痕

挛缩,致阑尾腔狭窄,因此,日后炎症可反复发作。

(三)坏疽性及穿孔性阑尾炎

坏疽性及穿孔性阑尾炎是一种重型的阑尾炎。根据阑尾血运阻断的部位,坏死范围可仅限于阑尾的一部分或累及整个阑尾。阑尾管壁坏死或部分坏死,呈暗紫色或黑色。阑尾腔内积脓,且压力升高,阑尾壁血液循环障碍。穿孔部位多存阑尾根部和尖端。穿孔如未被包裹,感染继续扩散,则可引起急性弥漫性腹膜炎。

(四)阑尾周围脓肿

急性阑尾炎化脓坏疽或穿孔,如果此过程进展较慢,大网膜可移至右下腹部,将阑尾包裹并形成粘连,形成炎性肿块或阑尾周围脓肿。

阑尾穿孔并发弥漫性腹膜炎最为严重,常见于坏疽穿孔性阑尾炎,婴幼儿大网膜过短、妊娠期的子宫妨碍大网膜下移,故易于在阑尾穿孔后出现弥漫性腹膜炎。由于阑尾炎症严重,进展迅速,局部大网膜或肠襻粘连尚不足以局限之,故一旦穿孔,感染很快蔓及全腹腔。患者有全身性感染、中毒和脱水等现象,有全腹性的腹壁强直和触痛,并有肠麻痹的腹胀、呕吐等症状。如不经适当治疗,病死率很高;即使经过积极治疗后全身性感染获得控制,也常因发生盆腔脓肿、膈下脓肿或多发性腹腔脓肿等并发症而需多次手术引流,甚至遗下腹腔窦道、肠瘘、粘连性肠梗阻等并发症而使病情复杂、病期迁延。

三、临床表现

急性阑尾炎不论其病因如何,亦不论其病理变化为单纯性、化脓性或坏疽性,在阑尾未穿孔、坏死或并有局部脓肿以前,临床表现大致相似。多数急性阑尾炎都有较典型的症状和体征。

(一)症状

一般表现在 3 个方面。

1.腹痛不适

腹痛不适是急性阑尾炎最常见的症状,约有 98%急性阑尾炎患者以此为首发症状。典型的急性阑尾炎腹痛开始时多在上腹部或脐周围,有时为阵发性,并常有轻度恶心或呕吐;一般持续 6～36 小时(通常约 12 小时)。当阑尾炎症涉及壁腹膜时,腹痛变为持续性并转移至右下腹部,疼痛加剧,不少患者伴有呕吐、发热等全身症状。此种转移性右下腹痛是急性阑尾炎的典型症状,70%以上的患者具有此症状。该症状在临床诊断上有重要意义。但也应该指出:不少患者其腹痛可能开始时即在右下腹,不一定有转移性腹痛,这可能与阑尾炎病理过程不同有关。没有明显管腔梗阻而直接发生的阑尾感染,腹痛可能一开始就是右下腹炎性持续性疼痛。异位阑尾炎在临床上虽同样也可有初期梗阻性、后期炎症性腹痛,但其最后腹痛所在部位因阑尾部位不同而异。

腹痛的轻重程度与阑尾炎的严重性之间并无直接关系。虽然腹痛的突然减轻一般显示阑尾腔的梗阻已解除或炎症在消退,但有时因阑尾腔内压过大或组织缺血坏死,神经末梢失去感受和传导能力,腹痛也可减轻;有时阑尾穿孔以后,由于腔内压随之减低,自觉的腹痛也可突然消失。故腹痛减轻,必须伴有体征消失,方可视为是病情好转的证据。

2.胃肠道症状

恶心、呕吐、便秘、腹泻等胃肠道症状是急性阑尾炎患者所常有的。呕吐是急性阑尾炎常见的症状,当阑尾管腔梗阻及炎症程度较重时更为突出。呕吐与发病前有无进食有关。阑尾炎发生于空腹时,往往仅有恶心;饱食后发生者多有呕吐;偶然于病程晚期亦见有恶心、呕吐者,则多由腹膜炎所致。食欲缺乏,不思饮食,则更为患者常见的现象。

当阑尾感染扩散至全腹时,恶心、呕吐可加重。其他胃肠道症状如食欲缺乏、便秘、腹泻等也偶可出现,腹泻多由于阑尾炎症扩散至盆腔内形成脓肿,刺激直肠而引起肠功能亢进,此时患者常有排便不畅、便次增多、里急后重及便中带黏液等症状。

3.全身反应

急性阑尾炎患者的全身症状一般并不显著。当阑尾化脓坏疽并有扩散性腹腔内感染时,可以出现明显的全身症状,如寒战、高热、反应迟钝或烦躁不安;当弥漫性腹膜炎严重时,可同时出现血容量不足与脓毒症表现,甚至有心、肺、肝、肾等生命器官功能障碍。

(二)体征

急性阑尾炎的体征在诊断上较自觉症状更具重要性。它的表现决定于阑尾的部位、位置的深浅和炎症的程度,常见的体征有下列几类。

1.患者体位

不少患者来诊时常见弯腰行走,且往往以双手按在右下腹部。在床上平卧时其右髋关节常呈屈曲位。

2.压痛和反跳痛

本病最主要和典型的体征是右下腹压痛,其存在是诊断阑尾炎的重要依据,典型的压痛较局限,位于麦氏点(阑尾点)或其附近。无并发症的阑尾炎其压痛点比较局限,有时可以用一个手指在腹壁找到最明显压痛点;待出现腹膜炎时,压痛范围可变大,甚至全腹压痛,但压痛最剧点仍在阑尾部位。压痛点具有重大诊断价值,即使患者自觉腹痛尚在上腹部或脐周围,体检时往往已能发现在右下腹有明显的压痛点,常借此可获得早期诊断。

年老体弱、反应差的患者炎症有时即使很重,但压痛可能比较轻微,或必须深压才痛。压痛表明阑尾炎症的存在和其所在的部位,较转移性腹痛更具诊断意义。

反跳痛具有重要的诊断意义,体检时将压在局部的手突然松开,患者感到剧烈疼痛,更重于压痛。这是腹膜受到刺激的反应,可以更肯定局部炎症的存在。阑尾部位压痛与反跳痛的同时存在对诊断阑尾炎比单个存在更有价值。

3.右下腹肌紧张和强直

肌紧张是腹壁对炎症刺激的反应性痉挛,强直则是一种持续性不由自主地保护性腹肌收缩,都见于阑尾炎症已超出浆膜并侵及周围脏器或组织时。检查腹肌有无紧张和强直要求动作轻柔,患者情绪平静,以避免引起腹肌过度反应或痉挛,导致不正确结论。

4.疼痛试验

有些急性阑尾炎患者以下几种疼痛试验可能呈阳性,其主要原理是处于深部但有炎症的阑尾黏附于腰大肌或闭孔肌,在行以下各种试验时,局部受到明显刺激而出现疼痛。①结肠充气试验(Rovsing征),深压患者左下腹部降结肠处,患者感到阑尾部位疼痛。②腰大肌试验,患者左侧卧,右腿伸直并过度后伸时阑尾部位出现疼痛。③闭孔内肌试验,患者屈右髋右膝并内旋时感到阑尾部位疼痛。④直肠内触痛:直肠指检时按压右前壁患者有疼痛感。

(三)化验

急性阑尾炎患者的血常规、尿常规检查有一定重要性。90%的患者常有白细胞计数增多,是临床诊断的重要依据,一般为$(10\sim15)\times10^9/L$。随着炎症加重,白细胞计数可以增多,甚至可为$20×10^9$/L以上。但年老体弱或免疫功能受抑制的患者,白细胞数不一定增多,甚至反而下降。白细胞数增多常伴有核左移。急性阑尾炎患者的尿液检查一般无特殊改变,但对排除类似阑尾炎症状的泌尿系统疾病,如输尿管结石,常规检查尿液仍有必要。

四、诊断

多数急性阑尾炎的诊断以转移性右下腹痛或右下腹痛、阑尾部位压痛和白细胞升高三者为决定性依据。典型的急性阑尾炎(约占80%)均有上述症状、体征,易于据此作出诊断。对于临床表现不典型的患者,尚需考虑借助其他一些诊断手段,以作进一步肯定。

五、鉴别诊断

典型的急性阑尾炎一般诊断并不困难,但在另一部分病例,由于临床表现并不典型,诊断相当困难,有时甚至诊断错误,以致采用错误的治疗方法或延误治疗,产生严重并发症,甚至死亡。要与急性阑尾炎相鉴别的疾病很多,常见的为以下3类。

(一)内科疾病

临床上,不少内科疾病具有急腹症的临床表现,常被误诊为急性阑尾炎而施行不必要的手术探查,将无病变的阑尾切除,甚至危及患者生命,故诊断时必须慎重。常见的需要与急性阑尾炎鉴别的内科疾病有以下几种。

1.急性胃肠炎

一般急性胃肠炎患者发病前常有饮食不慎或食物不洁史。症状虽亦以腹痛、呕吐、腹泻三者为主,但通常以呕吐或腹泻较为突出,有时在腹痛之前即已有吐泻。急性阑尾炎患者即使有吐泻,一般也不严重,且多发生在腹痛以后。

急性胃肠炎的腹痛有时虽很剧烈,但其范围较广,部位较不固定,更无转移至右下腹的特点。

2.急性肠系膜淋巴结炎

本病多见于儿童,往往发生于上呼吸道感染之后。患者过去大多有同样腹痛史,且常在上呼吸道感染后发作。起病初期于腹痛开始前后往往即有高热,此与一般急性阑尾炎不同;腹痛初起时即位于右下腹,而无急性阑尾炎之典型腹痛转移史。其腹部触痛的范围亦较急性阑尾炎为广,部位亦较阑尾的位置高,并较靠近内侧。腹壁强直不甚明显,反跳痛亦不显著。Rovsing征和肛门指检都是阴性。

3.Meckel憩室炎

Meckel憩室炎往往无转移性腹痛,局部压痛点也在阑尾点之内侧,多见于儿童,由于1/3Meckel憩室中有胃黏膜存在,患者可有黑便史。Meckel憩室炎穿孔时成为外科疾病。临床上如诊断为急性阑尾炎而手术中发现阑尾正常者,应即检查末段回肠至少100 cm,以视有无Meckel憩室炎,免致遗漏而造成严重后果。

4.局限性回肠炎

典型局限性回肠炎不难与急性阑尾炎相区别。但不典型急性发作时,右下腹痛、压痛及白细胞升高与急性阑尾炎相似,必须通过细致临床观察,发现局限性回肠炎所致的部分肠梗阻的症状与体征(如阵发绞痛和可触及条状肿胀肠襻),方能鉴别。

5.心胸疾病

如右侧胸膜炎、右下肺炎和心包炎等均可有反射性右侧腹痛,甚至右侧腹肌反射性紧张等,但这些疾病以呼吸、循环系统功能改变为主,一般没有典型急性阑尾炎的转移性右下腹痛和压痛。

6.其他

如过敏性紫癜、铅中毒等,均可有腹痛,但腹软无压痛。详细的病史、体检和辅助检查可予以鉴别。

(二)外科疾病

1.胃十二指肠溃疡急性穿孔

本病为常见急腹症,发病突然,临床表现可与急性阑尾炎相似。溃疡病穿孔患者多数有慢性溃疡史,穿孔大多发生在溃疡病的急性发作期。溃疡穿孔所引起的腹痛,虽亦起于上腹部并可累及右下腹,但一般均迅速累及全腹,不像急性阑尾炎有局限于右下腹的趋势。腹痛发作极为突然,程度也颇剧烈,常可引致患者休克。体检时右下腹虽也有明显压痛,但上腹部溃疡穿孔部位一般仍为压痛最显著地方;腹肌的强直现象也特别显著,常呈"板样"强直。腹内因有游离气体存在,肝浊音界多有缩小或消失现象;X线透视如能确定膈下有积气,有助于诊断。

2.急性胆囊炎

总体上急性胆囊炎的症状与体征均以右上腹为主,常可扪及肿大和有压痛的胆囊,Murphy征阳性,辅以B超不难鉴别。

3.右侧输尿管结石

本病有时表现与阑尾炎相似。但输尿管结石以腰部酸痛或绞痛为主,可有向会阴部放射痛,右肾区叩击痛(+),肉眼或镜检尿液有大量红细胞,B超检查和肾、输尿管、膀胱X线片(KUB)可确诊。

(三)妇科疾病

1.右侧异位妊娠破裂

右侧异位妊娠破裂是育龄妇女最易与急性阑尾炎相混淆的疾病,尤其是未婚怀孕女性,诊断时更要细致。异位妊娠患者常有月经过期或近期不规则史,在腹痛发生以前,可有阴道不规则的出血史。其腹痛之发作极为突然,开始即在下腹部,并常伴有会阴部垂痛感觉。全身无炎症反应,但有不同程度的出血性休克症状。妇科检查常能发现阴道内有血液,子宫颈柔软而有明显触痛,一侧附件有肿大且具压痛;如阴道后穹隆或腹腔穿刺抽出新鲜不凝固血液,同时妊娠试验阳性可以确诊。

2.右侧卵巢囊肿扭转

本病可突然出现右下腹痛,囊肿绞窄坏死可刺激腹膜而致局部压痛,与急性阑尾炎相似。但急性扭转时疼痛剧烈而突然,坏死囊肿引起的局部压痛位置偏低,有时可扪到肿大的囊肿,都与阑尾炎不同,妇科双合诊或B超检查等可明确诊断。

3.其他

如急性盆腔炎、右侧附件炎、右侧卵巢滤泡或黄体破裂等,可通过病史、月经史、妇科检查、B超检查、后穹隆或腹腔穿刺等作出正确诊断。

六、治疗

手术切除是治疗急性阑尾炎的主要方法,但阑尾炎症的病理变化比较复杂,非手术治疗仍有其价值。

(一)非手术治疗

1.适应证

(1)患者一般情况差或因客观条件不允许,如合并严重心、肺功能障碍时,也可先行非手术治疗,但应密切观察病情变化。

(2)急性单纯性阑尾炎早期,药物治疗多有效,其炎症可吸收消退,阑尾能恢复正常,也可不再复发。

(3)当急性阑尾炎已被延误诊断超过48小时,病变局限,已形成炎性肿块,也应采用非手术治疗,待炎症消退,肿块吸收后,再考虑择期切除阑尾。当炎性肿块转成脓肿时,应先行脓肿切开引流,以后再进行择期阑尾切除术。

(4)急性阑尾炎诊断尚未明确,临床观察期间可采用非手术治疗。

2.方法

非手术治疗的内容和方法有卧床、禁食、静脉补充水、电解质和热量,同时应用有效抗生素以及对症处理(如镇静、止痛、止吐等)。

(二)手术治疗

绝大多数急性阑尾炎诊断明确后均应采用手术治疗,以去除病灶、促进患者迅速恢复。但是急性阑尾炎的病理变化和患者条件常有不同,因此也要根据具体情况,对不同时期、不同阶段的患者采用不同的手术方式分别处理。

七、急救护理

(一)护理目标

(1)患者焦虑情绪明显好转配合治疗及护理。

(2)患者主诉疼痛明显缓解或消失。

(3)术后未发生相关并发症或并发症发生后能得到及时治疗与处理。

(二)护理措施

1.非手术治疗

(1)体位:取半卧位休息,以减轻疼痛。

(2)饮食:轻者可进流质,重症应禁食以减少肠蠕动,利于炎症局限。

(3)加强病情观察:定时测量生命体征,密切观察患者的腹部症状和体征,尤其注意腹痛的变化;观察期间禁用镇静止痛剂,如吗啡等,以免掩盖病情。

(4)避免增加肠内压力:禁服泻药及灌肠,以免肠蠕动加快,增高肠内压力,导致阑尾穿孔或炎症扩散。

(5)使用有效的抗生素控制感染。

(6)心理护理:耐心做好患者及家属的解释工作,减轻其焦虑和紧张情绪;向患者和家属介绍疾病相关知识,使之积极配合治疗和护理。

2.术后护理

(1)体位:患者全麻术后清醒或硬膜外麻醉平卧6小时后,血压平稳,采用半卧位,以减少腹壁张力,减轻切口疼痛,有利于呼吸和引流。

(2)饮食护理:患者术后禁食,禁食期间给予静脉补液。待肛门排气,肠蠕动恢复后,进流质饮食,逐渐向半流质和普食过渡。

（3）合理使用抗生素：术后遵医嘱及时正确使用抗生素，控制感染，防止并发症发生。

（4）早期活动：鼓励患者术后在床上活动，待麻醉反应消失后可起床活动，以促进肠蠕动恢复，防止肠粘连，增进血液循环，促进伤口愈合。

（5）切口的护理：①及时更换污染敷料，保持切口清洁、干燥。②密切观察切口愈合情况，及时发现出血及感染征象。

（6）引流管的护理：①妥善固定引流管和引流袋，防止引流管折叠、受压或牵拉而脱出，并减少牵拉引起的疼痛。②保持引流通畅，经常从近端至远端挤压引流管，防止血块或脓液堵塞。如发现引流液突然减少，应检查引流管有无脱落和堵塞。③观察并记录引流液的颜色、性状及量，准确记录24小时的引流量。当引流液量逐渐减少、颜色逐渐变淡至浆液性，患者体温及血常规正常，可考虑拔管。④每周更换引流袋2～3次。更换引流袋和敷料时，严格执行无菌操作，防止污染和避免引起逆行感染。

（7）术后并发症的观察及护理。①切口感染：是阑尾切除术后最常见的并发症，多见于化脓性或穿孔性阑尾炎。切口感染可通过术中有效保护切口、彻底止血、消灭无效腔等措施得到预防。一般临床表现为术后2～3天体温升高，切口处出现红、肿、痛。治疗原则：先试穿刺抽脓液，一经确诊立即充分敞开引流。排出脓液，放置引流，定期换药，短期内可愈合。②粘连性肠梗阻：与局部炎性渗出、手术损伤和术后长期卧床等因素有关。早期手术、术后早期下床活动可以有效预防该并发症，完全性肠梗阻者应手术治疗。③腹腔内出血：常发生在术后24～48小时，多因阑尾系膜结扎线松脱或止血不彻底而引起。临床表现为腹痛、腹胀和失血性休克等。一旦发生出血，应立即输血、补液，紧急手术止血。④腹腔感染或脓肿：多发生于化脓性或坏疽性阑尾炎术后，尤其阑尾穿孔伴腹膜炎的患者。患者表现为体温升高，腹痛、腹胀、腹部压痛及全身中毒症状。按腹膜炎治疗和护理原则处理。⑤阑尾残株炎：阑尾残端保留过长超过1 cm时，术后残株易复发炎症，仍表现为阑尾炎的症状。X线钡剂检查可明确诊断。症状较重者，应手术切除阑尾残株。⑥粪瘘：很少见。残端结扎线脱落、盲肠原有结核或肿瘤等病变、手术时误伤盲肠等因素均是发生粪瘘的原因。临床表现类似阑尾周围脓肿，经非手术治疗后，粪瘘多可自行闭合。少数需手术治疗。

（三）健康教育

（1）术前向患者解释禁食的目的和意义，指导患者采取正确的卧位。

（2）指导患者术后早期下床活动，促进肠蠕动恢复，避免肠粘连。

（3）术后鼓励患者进食营养丰富的食物，以利于伤口愈合。

（4）出院指导：若出现腹痛、腹胀等症状，应及时就诊。

（孙贵霞）

第七节　急性胰腺炎

急性胰腺炎是常见的急腹症。一般认为该病是由胰腺分泌的胰酶在胰腺内被激活，对胰腺组织自身"消化"而引起的急性化学性炎症。按病理分类可分为水肿性和出血坏死性胰腺炎。前者病情轻，预后好；后者病情凶险，死亡率高，不仅表现为胰腺的局部炎症，而且常累及全身多个脏器。

一、病因与发病机制

急性胰腺炎的病因比较复杂,有多种致病危险因素。国内以胆道疾病为主,占50%以上,称胆源性胰腺炎。西方多与过量饮酒有关,约占60%。

(一)胆道疾病

胆总管下端结石嵌顿、胆道蛔虫、Oddi括约肌水肿和痉挛、壶腹部狭窄,胆汁逆流入胰管而引起急性胰腺炎。

(二)过量饮酒和暴饮暴食

胰液分泌增加引起十二指肠乳头水肿和Oddi括约肌痉挛,胰管内压力升高,细小胰管破裂,胰液进入腺泡周围组织。此时胰腺内某些酶经激活对胰腺进行"自我消化"而发生急性胰腺炎。

(三)十二指肠液反流

当十二指肠内压力升高,十二指肠液逆流入胰管,其中的肠激酶等激活胰液各种分解蛋白的酶,导致急性胰腺炎。

(四)创伤因素

上腹部损伤或手术,特别是经Vater壶腹的操作,如经内镜逆行胰胆管造影和经内镜Vater壶腹胆管取石术等,直接或间接损伤胰腺组织,并发急性胰腺炎。

(五)胰腺血液循环障碍

低血压、心肺旁路、动脉栓塞、血管炎及血液黏滞度升高等因素均可造成胰腺血液循环障碍而发生急性胰腺炎。

(六)其他因素

如感染因素、药物因素及与高脂血症、高血钙、妊娠有关的代谢、内分泌和遗传因素等。另外,少数急性胰腺炎患者找不到明确病因,被称为特发性急性胰腺炎。

二、病理生理

基本病理改变是胰腺呈不同程度的水肿、充血、出血和坏死。

(一)急性水肿性胰腺炎

急性水肿性胰腺炎病变较轻,多局限在胰体、尾部。胰腺肿胀、变硬、充血,被膜紧张,其下可有积液。腹腔内脂肪组织,特别是大网膜可见散在粟粒状或斑块状黄白色皂化斑(脂肪酸钙)。腹水呈淡黄色。

(二)出血坏死性胰腺炎

出血坏死性胰腺炎病变以胰腺实质出血和坏死为特征。胰腺肿胀,呈暗紫色,分叶结构模糊,坏死灶呈灰黑色,严重者整个胰腺变黑。腹腔内可见皂化斑和脂肪坏死灶,腹膜后可出现广泛组织坏死。腹膜后和腹膜内形成血性渗液。晚期坏死组织合并感染形成胰腺或胰周脓肿。

三、临床表现

临床表现因病变轻重不同而有所差异。

(一)腹痛

腹痛是本病的主要症状。常于饱餐和饮酒后突然发作,腹痛剧烈,呈持续性、刀割样。多位于左上腹,放射至左肩及左腰背部,有时呈束带状。胆源性者腹痛始发于右上腹,逐渐向左侧转移。病变累及全胰时,疼痛范围较宽并呈束带状向腰背部放射。

(二)腹胀

腹胀与腹痛同时存在。早期为反射性,因腹腔神经丛受刺激产生肠麻痹所致;继发感染后由腹膜后的炎症刺激所致。腹膜后炎症越重,腹胀越明显。腹水时可加重腹胀。患者排便、排气停止。

(三)恶心、呕吐

早期呕吐剧烈且频繁,常与腹痛伴发。呕吐物为十二指肠内容物,偶可呈咖啡色,呕吐后腹痛不缓解。

(四)腹膜炎体征

急性水肿性胰腺炎时压痛多只限于上腹部,常无明显肌紧张。急性出血坏死性胰腺炎压痛明显,并有肌紧张和反跳痛,范围较广或全腹。移动性浊音多为阳性。肠鸣音减弱或消失。

(五)其他

轻症急性水肿性胰腺炎可不发热或伴轻度发热;合并胆道感染时常伴寒战、高热。胰腺坏死伴感染时,持续性高热为主要症状之一。若结石嵌顿或胰头肿大压迫胆总管可出现黄疸。部分患者以突然休克为主要表现。出血坏死性胰腺炎患者可出现休克。早期以低血容量性休克为主,晚期合并感染性休克。伴急性肺功能衰竭时可有呼吸困难和发绀。有胰性脑病者可引起中枢神经系统症状,如感觉迟钝、意识模糊乃至昏迷。腹膜后坏死组织感染可出现腰部皮肤水肿、发红和压痛。少数严重患者可因外溢的胰液经腹膜后途径渗入皮下造成出血。在腰部、季肋部和腹部皮肤出现大片青紫色瘀斑,称 Grey-Turner 征;脐周围皮肤出现的蓝色改变,称 Cullen征。胃肠道出血时可有呕血和便血。血钙降低时,可出现手足抽搐。严重者可有 DIC 表现。

急性胰腺炎的局部并发症包括胰腺坏死、胰腺脓肿、急性胰腺假性囊肿及胃肠道瘘。

四、辅助检查

(一)实验室检查

1.胰酶测定

血清、尿淀粉酶测定是最常用的诊断方法。血清淀粉酶在发病数小时内升高,24 小时达高峰,5 天后逐渐降至正常;尿淀粉酶在发病 24 小时开始上升,48 小时达高峰,下降较缓慢,1～2 周恢复正常。血清淀粉酶升高＞500 U/dL(正常值 40～180 U/dL,Somogyi 法)或尿淀粉酶超过 300 U/dL(正常值 80～300 U/dL,Somogyi 法)具有诊断意义。应注意淀粉酶升高幅度和病变严重程度不一定成正比。严重的出血坏死性胰腺炎,胰腺腺泡广泛破坏,胰酶生成减少,血清淀粉酶反而不高。诊断性腹腔穿刺抽取血性渗出液,所含淀粉酶值高也有利于诊断。

2.血生化检查

血生化检查包括白细胞计数升高、高血糖、肝功能异常、低血钙、血气分析指标异常等。

(二)影像学检查

腹部 B 超是首选检查方法,可见胰腺肿大和胰周液体积聚。增强 CT 扫描和 MRI 不仅能诊断急性胰腺炎,而且对鉴别水肿性和出血坏死性胰腺炎提供有价值依据,并可提供胰外侵犯征象。

五、治疗

根据胰腺炎的分型、分期和病因选择合适的治疗方法。

(一)非手术治疗

非手术治疗适用于急性胰腺炎全身反应期、水肿性及尚无感染的出血坏死性胰腺炎。

1.禁食与胃肠减压

持续胃肠减压可减轻恶心、呕吐和腹胀,增加回心血量。

2.补液、防治休克

静脉输液,补充电解质溶液,纠正酸中毒,改善微循环,预防和治疗休克。

3.营养支持

营养支持是治疗重症胰腺炎的基本措施之一。视病情和胃肠道功能给予肠内、肠外营养支持。当血清淀粉酶恢复正常,症状、体征消失后可恢复饮食。

4.镇痛和解痉

对腹痛较重的患者给予镇痛药,如哌替啶等。禁用吗啡,以免引起Oddi括约肌痉挛。可同时给予解痉药,如山莨菪碱、阿托品等。

5.抑制胰腺分泌、抑酸及抗胰酶治疗

应用抑制胰腺分泌和胰酶活性的药物。H_2受体阻滞剂可间接抑制胰腺分泌;生长抑素用于病情比较严重的患者;胰蛋白酶抑制剂等具有一定疗效。

6.应用抗生素

急性胰腺炎发病数小时内即可合并感染,故一经诊断应立即使用抗生素预防和控制感染。早期选用广谱抗生素,以后根据细菌培养和药敏试验结果选择应用。

(二)手术治疗

1.适应证

(1)不能排除其他外科急腹症者。

(2)胰腺和胰周坏死组织继发感染者。

(3)经非手术治疗,临床症状继续恶化。

(4)重症胰腺炎经过短期(24小时)非手术治疗,多器官功能障碍仍不能得到纠正者。

(5)伴胆总管下端梗阻或胆道感染者。

(6)合并肠穿孔、大出血或胰腺假性囊肿者。

2.手术方式

手术方式最常用的是坏死组织清除加引流术。

3.胆源性胰腺炎的处理

伴有胆总管下端梗阻或胆道感染的重症急性胰腺炎,宜急诊或早期(72小时内)手术。取出结石,解除梗阻,畅通引流,并清除坏死组织作广泛引流。若以胆道疾病表现为主,急性胰腺炎的表现较轻,可在手术解除胆道梗阻后,行胆道引流和网膜囊引流术。病情许可同时切除胆囊。若有条件可经纤维十二指肠镜施行Oddi括约肌切开、取石及鼻胆管引流术。急性胰腺炎经非手术治愈后2～4周做胆道手术。

六、护理措施

(一)疼痛护理

禁食水、胃肠减压,减少胰液分泌,减轻对胰腺及周围组织的刺激。遵医嘱给予抗胰酶药、解痉药或镇痛药,并注意观察药物不良反应。协助患者取舒适体位,缓解疼痛。按摩背部,增加舒适感。

(二)维持体液平衡

(1)密切观察患者生命体征、意识状态、皮肤黏膜情况。

(2)记录每小时尿量,必要时留置导尿管。

(3)留置中心静脉导管,监测中心静脉压的变化。

(4)根据脱水程度、年龄和心功能状况调节输液速度。

(5)准确记录 24 小时出入液量,维持水、电解质平衡。

(三)维持营养平衡

(1)观察患者营养状况,如皮肤弹性、上臂肌皮褶厚度、体重等。

(2)禁食期间,遵医嘱给予营养支持。

(3)若病情稳定、淀粉酶恢复正常、肠麻痹消除,可通过空肠营养管给予肠内营养,多选要素膳或短肽类制剂。

(4)肠内、外营养液输注期间需加强护理,避免发生导管性、代谢性并发症。

(5)待患者病情恢复,可经口进食,从无渣饮食开始,如无不适可逐步过渡到普通饮食,但应限制高脂肪膳食。

(四)体温过高的护理

(1)监测体温。高热患者遵医嘱给予物理或药物降温,降温时监测降温效果及病情变化。药物降温过程中注意观察药物不良反应。长期应用抗生素者,应警惕假膜性肠炎及继发双重感染。

(2)保持病室内合适的温度和湿度。

(3)促进患者舒适:保持患者的衣裤、床单清洁、干爽。

(4)保证患者足够的液体摄入量。

(五)并发症的观察和护理

1.多器官功能障碍

常见有急性呼吸窘迫综合征和急性肾衰竭。

(1)急性呼吸窘迫综合征是以进行性呼吸困难和难以纠正的低氧血症为特征的急性呼吸衰竭。护理中需注意:①观察患者神志及生命体征的变化;②观察患者呼吸频率、节律、深浅度和皮肤黏膜颜色的变化,有无胸闷、气短、发绀等缺氧症状;③持续氧气吸入,监测血氧饱和度;④监测患者血气变化;⑤如患者出现神志改变,如烦躁不安,呼吸急促、费力、血氧饱和度下降时,应警惕急性呼吸窘迫综合征发生;⑥患者行气管插管或气管切开应用呼吸机辅助呼吸时,需做好气道护理。

(2)急性肾衰竭的临床表现为无尿或少尿、氮质血症、高钾血症和代谢性酸中毒。详细记录患者每小时尿量、尿比重、尿 pH 及 24 小时出入液量,如患者出现少尿或无尿时应警惕急性肾衰竭的发生,应立即通知医师,并作好相应护理工作。

2.感染的预防及护理

(1)病情观察:监测患者体温和血白细胞计数。

(2)基础护理:协助并鼓励患者定时翻身、深呼吸、有效咳嗽及排痰;加强口腔和尿道口护理。

(3)维持有效引流:急性胰腺炎患者术后多留置多根引流管,包括胃管、腹腔引流管、T形管、空肠营养管、胰引流管、导尿管等。应正确识别各导管的名称和部位,贴上标签后与相应引流装置正确连接固定。观察记录各引流液的颜色、性状和量。保持引流通畅,防止引流管扭曲、堵塞和受压。定期更换引流袋,注意无菌操作。

(4)遵医嘱应用抗生素。

3.出血的预防及护理

(1)密切监测生命体征变化;观察患者的排泄物、呕吐物和引流液色泽。

(2)如胃肠减压引流出血性液体,应警惕应激性溃疡发生。

(3)若引流液引流出大量血性液体,并有脉搏细数和血压下降的临床表现,应警惕血管破裂出血。

(4)若呕吐物为血性或排泄物为柏油便或鲜血便,应警惕胃肠道穿孔、出血。

(5)如患者有出血的征象,应立即通知医师,并做好抗休克及急诊手术止血的准备。

4.胰瘘、胆瘘或肠瘘的预防及护理

(1)密切观察引流液的色泽和性质,动态监测引流液的胰酶值。

(2)若从腹壁渗出或引流出无色透明或胆汁样液体时,应疑为胰瘘或胆瘘。

(3)若患者腹部出现明显的腹膜刺激征,且引流出粪汁样或输入的肠内营养样液体时,考虑肠瘘。

(4)若患者发生胰瘘、胆瘘或肠瘘时,注意保持负压引流通畅和引流管周围皮肤干燥,防止胰液、胆汁、肠液对皮肤的浸润和腐蚀。

七、健康教育

(1)指导患者及家属了解胰腺炎的病因、诱因、临床表现及预防知识,强调预防复发的重要性。

(2)指导患者养成良好的生活习惯,戒烟、酒,勿暴饮暴食。

(3)指导患者遵医嘱服药并了解服药须知,如药名、作用、剂量、途径、不良反应及注意事项。

(4)加强自我监督,定期复查。如果发现腹部肿块不断增大,并出现腹痛、腹胀、呕血、呕吐等症状,需及时就医。

（孙贵霞）

第八节　慢性胰腺炎

慢性胰腺炎是各种原因所致的胰实质和胰管的不可逆性慢性炎症,特点为反复发作的腹部疼痛伴不同程度的胰腺内、外分泌功能减退或丧失,故又称慢性复发性胰腺炎。

一、病因

长期酗酒为主要病因,在我国以胆道疾病为主。其他因素,如高脂血症、营养不良、新陈代谢紊乱及急性胰腺炎造成的胰管狭窄等也与该病的发生有关。

二、临床表现

腹痛最常见,疼痛位于上腹部剑突下或偏左,常放射到腰背部,呈束腰状。疼痛持续时间较长,可伴有食欲缺乏和体重下降。约 1/3 患者有胰岛素依赖性糖尿病,1/4 患者有脂肪泻。临床上通常将腹痛、体重下降、糖尿病和脂肪泻称为慢性胰腺炎"四联症"。少数患者可因胰头纤维增生压迫胆总管而出现黄疸。

三、辅助检查

(一)实验室检查

部分慢性胰腺炎急性发作时,血、尿淀粉酶可升高,但多数患者不升高。部分病例尿糖和糖耐量试验阳性。粪便在显微镜下有多量脂肪滴和未消化的肌纤维等。

(二)影像学检查

B 超可显示胰腺局限性结节、胰管扩张、胰肿大或纤维化、胰腺囊肿等。经内镜逆行胰胆管造影可见胰管狭窄、扩张、胰石、囊肿等。X 线腹部平片可显示胰腺的钙化或胰石影;CT 具有诊断价值,可见胰实质钙化、结节状、假性囊肿形成或胰管扩张等。

四、治疗

慢性胰腺炎的治疗原则为治疗原发病,减轻疼痛,治疗胰腺内、外分泌功能不足及由于消化、吸收不良导致的营养障碍。

(一)非手术治疗

1.病因治疗

治疗胆道疾病、戒酒。

2.饮食疗法

少食多餐,进低脂、高蛋白、高维生素饮食,按糖尿病要求控制糖的摄入。

3.补充胰酶制剂

特别对脂肪泻患者应给予大量外源性胰酶制剂,以助消化。

4.镇痛

应用长效抗胆碱能药物或镇痛药物控制腹痛,必要时行腹腔神经丛封闭。

5.营养支持

长期慢性胰腺炎多伴有营养不良,除饮食疗法外,可有计划地给予肠外和肠内营养支持。

6.控制糖尿病

控制饮食并采用胰岛素替代疗法。

(二)手术治疗

目的在于减轻疼痛、延缓疾病进展,但不能根治。

1.纠正原发疾病

若并存胆石症应行手术取出胆石,去除病因。

2.胰管引流术

经十二指肠 Oddi 括约肌切开术或胰管空肠侧侧吻合术。

3.胰腺切除术

胰腺切除术包括胰头十二指肠切除术、胰体尾切除术、胰腺次全切除术和全胰切除术。全胰切除术可用于治疗顽固性疼痛,但术后患者需终生依靠注射胰岛素和服胰酶片维持。

4.其他

内脏神经节周围注射无水乙醇或胰头神经丛切断术及腹腔神经丛切断术,用于其他方法不能缓解的顽固性疼痛。

五、护理措施

(一)心理护理

因病程迁延、反复疼痛、腹泻等,患者常有消极悲观的情绪反应。应关心理解患者,及时了解患者需要,尽可能满足患者日常生活需要及合理要求,帮助患者树立战胜疾病的信心。

(二)饮食护理

给予低脂饮食;营养不良者遵医嘱给予肠外和肠内营养支持;糖尿病患者给予糖尿病饮食。

(三)疼痛护理

疼痛剧烈者,遵医嘱给予镇痛药物。禁用吗啡,以免引起 Oddi 括约肌收缩。

六、健康教育

(1)指导患者及家属了解疾病相关知识,预防复发。

(2)指导患者养成良好的生活习惯,戒烟、酒。

(3)指导患者合理进食,勿过量进食,限茶、咖啡及辛辣饮食。

(4)加强自我监督,定期随诊。

(孙贵霞)

第九章

血管外科常见病护理

第一节　周围血管损伤

周围血管损伤是常见的外科急症,若主干血管损伤可能导致肢体伤残甚至危及生命,可分为直接损伤(锐性损伤、钝性损伤)和间接损伤。其病理改变包括血管连续性破坏(如血管壁穿孔、部分缺损、部分或完全断裂)、血管壁损伤但连续性未中断(外膜损伤、血管壁血肿、内膜撕裂或卷曲)、血管热力损伤(血管广泛烧灼伤)、继发性病变(如血栓、血肿、假性动脉瘤、动-静脉瘘等)。

临床表现为创伤部位大量出血、肢体明显肿胀、远端动脉搏动消失、组织缺血,病情危重者易发生休克。

辅助检查:超声多普勒、CTA及血管造影有助于血管损伤的诊断。

处理原则:急救止血包括压迫止血、填塞止血、钳夹止血,手术处理包括止血清创和处理损伤血管(侧壁缝合术、补片成形术、端-端吻合术、血管移植术),此外还应积极防治休克和感染。

一、常见护理诊断/问题

(一)疼痛

疼痛与创伤及手术有关。

(二)体液不足

体液不足与大量失血有关。

(三)潜在并发症

感染、骨筋膜室综合征等。

二、护理措施

(一)现场急救与术前护理

1.安全转移

迅速解除引起血管损伤的原因,让患者安全快速脱离危险环境。

2.急救止血、骨折固定

常用止血方法有:①伤口覆盖纱布后,局部压迫包扎止血。②消毒敷料填塞压迫或绷带加压包扎止血。③损伤血管暴露于伤口时用止血钳或无损伤血管钳钳夹止血。对有骨折或疑有骨折的患者应将患肢妥善固定。

3.保持呼吸道通畅

给予吸氧,昏迷患者头偏向一侧,防止窒息。

4.迅速建立中心静脉通路

(1)尽快输血、输液。

(2)遵医嘱应用抗生素及血管活性药物:使用血管活性药物时,应避免药液外渗,并使用输液泵或微量注射泵准确控制速度,注意观察其药物的不良反应。动态评估血压、心率变化,及时通知医师调整用药剂量。

静脉输液、用药时,选择未受伤的上肢或下肢静脉,避免液体从近侧损伤静脉漏出。

5.病情监测

监测患者意识、生命体征、尿量的变化;观察局部止血效果,是否有活动性出血,血肿是否进行性增大;观察患肢血液循环和功能情况。

6.疼痛护理

动态评估患者疼痛情况,轻度疼痛可采取安慰解释、体位调适、音乐疗法等非药物干预方法;已明确原因的中重度疼痛,需遵医嘱予以药物止痛,并及时评价用药后效果。

7.心理护理

医护人员保持镇定,急救措施快速、准确、有序;及时与患者或家属沟通,说明伤情及紧急救治方案以取得患者及家属配合。

8.术前准备

(1)解释:向患者和家属讲解手术方式,告知需患者配合进行的相关准备,如禁食、禁饮、备皮、配血、特殊辅助检查等。

(2)特殊材料准备:如止血敷料、球囊、栓塞材料、覆膜支架、人工血管等。

(二)术后护理

1.病情观察

监测神志、生命体征、尿量、疼痛情况;损伤肢体的血液循环和功能,包括皮肤颜色、温度、动脉搏动、肢体感觉和运动等;保持伤口敷料清洁干燥,引流管妥善固定并保持通畅。

2.用药观察

遵医嘱使用抗凝治疗,预防血栓形成。观察伤口有无出血、渗血等现象,监测血常规和凝血功能的变化,发现异常及时通知医师。

3.活动

(1)制动:行股动脉、股静脉穿刺介入手术者,遵医嘱患肢制动6～8小时,制动期间可行足部和踝关节活动。

(2)翻身:每2小时轻柔轴线翻身,促进患者舒适、预防压疮,但需避免穿刺侧肢体大幅度弯曲,诱发穿刺部位出血。

(3)体位:卧床休息期间,静脉血管术后宜抬高患肢高于心脏水平20～30 cm,动脉血管术后患肢平置或低于心脏水平。

(4)活动:非大动脉损伤、无伤口引流管者,咨询医师无出血风险后,鼓励早期下床活动。

4.饮食护理

局麻清醒后可正常进食,宜选择高蛋白、高维生素、易消化、少刺激性饮食,避免呛咳引发伤口疼痛或裂开。

(三)术后并发症的观察与护理

1.感染

(1)观察:血管重建术后并发感染可危及肢体及生命。术后应严密观察生命体征、伤口局部情况。

(2)预防与护理:开放性损伤须彻底清创,并于术前、术中及术后使用广谱抗生素控制感染。一旦感染,应及时进行伤口清创处理,并根据分泌物或血培养结果选用病原体敏感的抗生素。

2.骨筋膜室综合征

(1)观察:由于创伤后组织缺血时间较长、软组织广泛损伤、主干动、静脉同时受损等原因,使局部组织微循环灌注不良,导致肌肉和神经急性缺血、缺氧,产生一系列症状和体征,即骨筋膜室综合征。患肢表现为肿胀、疼痛、麻痹、感觉异常及无法解释的发热和心率加快。需严密观察患者局部和全身情况。

(2)护理:一旦确诊或是可疑诊断,应及早行深筋膜切开减压。切开减压后,继续观察患肢血液循环、活动及感觉等情况,并保持创面无菌及引流通畅,监测尿量和肾功能,积极抗感染治疗。

三、健康教育

(一)肢体康复锻炼

对于多发伤、严重血管损伤患者,出院后仍需卧床休息;活动受限时,需在医护人员指导下进行主动、被动的肢体康复锻炼,以保持肌肉、关节正常功能,促进功能恢复。

(二)复诊指导

重建血管通路的患者,应遵医嘱定期复查彩色多普勒超声或CT,了解血流通畅度和移植物情况。一旦肢体出现麻木、发凉、肿胀、疼痛以及活动受限时,应及时就诊。

(三)疾病预防

避免外伤和末梢组织受压,加强劳动保护。

(张桂明)

第二节　深静脉血栓形成

一、概述

(一)概念

深静脉血栓形成(DVT)是指血液在深静脉内不正常地凝结、阻塞管腔,导致静脉回流障碍。全身主干静脉均可发病,以下肢静脉多见,又以左下肢最为多见,男性略多于女性;人种与生活饮食习惯的不同,欧美国家发病率高于我国,但我国人口基数较大,每年新发患者数仍较多。若未予及时治疗,将造成程度不一的慢性深静脉功能不全,影响生活和工作,甚至致残。近年来,

DVT 的发病率有增加的趋势,血栓形成后遗症严重影响患者的工作能力,甚至致残。

(二)相关病理生理

血栓形成后可向主干静脉近端和远端滋长蔓延;随后,可在纤溶酶的作用下溶解消散,或血栓与静脉壁粘连并逐渐机化;最终形成边缘毛糙、管径粗细不一的再通静脉。同时因静脉瓣膜的破坏,造成继发性深静脉瓣膜功能不全。

(三)病因

静脉壁损伤、血流缓慢和血液高凝状态是导致深静脉血栓形成的三大因素,但在上述 3 种因素中,任何一个单一因素往往都不足以致病,常常是两个以上因素综合作用的结果,其中血液高凝状态是最重要的因素。

1.静脉损伤

可因内膜下层及胶原裸露而启动内源性凝血系统,形成血栓。

2.血流缓慢

血流缓慢主要见于长期卧床、手术以及肢体制动的患者。

3.血液高凝状态

血液高凝状态主要见于妊娠、产后、术后、创伤、肿瘤、长期服用避孕药等情况,可由于血小板数增高、凝血因子含量增加、抗凝血因子活性降低而造成血管内异常凝结形成血栓。

4.恶性肿瘤及其他病史

据报道,在 DVT 患者中 19%～30%并存恶性肿瘤,在普外科手术中,高达 29%的恶性肿瘤患者并发 DVT。恶性肿瘤患者发生 DVT 的机制是多源性的,因 90%的肿瘤患者凝血机制异常,可能是肿瘤释放的物质直接或间接地激活了凝血酶原系统致凝血机制异常。既往有静脉血栓形成史者,DVT 发病率为无既往史的 5 倍。

5.其他

女性、高龄、吸烟、糖尿病、肥胖、小腿水肿、尿毒症、下肢静脉曲张、心功能不全、凝血机制异常等均易发生 DVT。

(四)临床表现

因血栓形成的部位不同,临床表现各异。主要表现为血栓静脉远端回流障碍的症状。患肢疼痛、肿胀、浅静脉曲张、皮肤颜色的改变、水疱,并可有全身症状如发热、休克等。

1.上肢深静脉血栓形成

(1)腋静脉血栓:主要表现为前臂和手部肿胀、疼痛,手指活动受限。

(2)腋-锁骨下静脉血栓:整个上肢肿胀,伴有上臂、肩部、锁骨上和患侧前胸壁等部位的浅静脉扩张。上肢下垂时,症状加重。

2.上、下腔静脉血栓形成

(1)上腔静脉血栓:在上肢静脉回流障碍的临床表现基础上,还有面颈部和眼睑肿胀、球结膜充血水肿;颈部、胸壁和肩部浅静脉扩张;常伴有头痛、头胀及其他精神系统和原发疾病的症状。常见于纵隔器官或肺的恶性肿瘤。

(2)下腔静脉血栓:表现为双下肢深静脉回流障碍和躯干的浅静脉扩张。主要是由于下肢深静脉血栓向上蔓延所致。

3.下肢深静脉血栓形成

最常见,根据血栓发生的部位、病程及临床分型不同而有不同的临床表现。

(1)中央型:血栓发生于髂-股静脉,左侧多于右侧。表现为起病急骤,患侧髂窝、股三角区有疼痛和压痛,浅静脉扩张,下肢肿胀明显,皮温及体温均升高。

(2)周围型:包括股静脉及小腿深静脉血栓形成。前者主要表现为大腿肿痛而下肢肿胀不严重;后者的特点为突然出现小腿剧痛,患足不能着地和踏平,行走时症状加重,小腿肿胀且有深压痛,距小腿关节过度背屈试验时小腿剧痛(Homans 征阳性)。

(3)混合型:为全下肢深静脉血栓形成。主要表现为全下肢明显肿胀、剧痛、苍白(股白肿)和压痛,常有体温升高和脉率加速;任何形式的活动都可使疼痛加重。若进一步发展,肢体极度肿胀而压迫下肢动脉并出现动脉痉挛,从而导致下肢血供障碍,足背和胫后动脉搏动消失,进而足背和小腿出现水疱,皮肤温度明显降低并呈青紫色(股青肿);若处理不及时,可发生静脉性坏疽。

(五)辅助检查

1.一般检查

(1)血液 D-二聚体(D-dimer)浓度测定:在临床上有一定的实用价值,可有 D-二聚体升高,表明有血栓形成而激发的继发性纤溶反应,可提示机体内有血栓形成。

(2)血常规:急性期常有白细胞总数和中性粒细胞轻度增加。

(3)血液黏稠度、血液凝固性、血液流变学和微循环检查。

2.专科检查

(1)超声多普勒检查:通过测定静脉最大流出率可判断下肢主干静脉是否有阻塞,可准确判断静脉内是否有血栓及血栓累及的范围,但对小静脉的血栓敏感性不高。

(2)静脉造影:可直接显示下肢静脉的形态、有无血栓存在、血栓的形态、位置、范围和侧支循环。

(3)放射性核素检查:新鲜血栓对^{125}I凝血因子Ⅰ的摄取量远远＞等量血液的摄取量,基于此,若摄取量超过正常 5 倍,即提示早期血栓形成。

(4)CT 静脉造影和肺动脉造影:可明确下肢深静脉、下腔静脉及肺动脉的情况,是诊断下肢深静脉血栓的重要方法,怀疑肺动脉栓塞时首选此方法。

(六)主要治疗原则

主要治疗原则包括非手术治疗和手术取栓两类。急性期以血栓消融为主,中晚期则以减轻下肢静脉淤血和改善生活质量为主。

1.非手术治疗

非手术治疗包括一般处理、溶栓、抗凝和祛聚疗法。

(1)一般处理:卧床休息,抬高患肢,适当利用利尿剂,以减轻肢体肿胀。

(2)祛聚药物:如阿司匹林、右旋糖酐、双嘧达莫、丹参等,能扩充血容量、降低血黏度、防治血小板聚集。

(3)溶栓治疗:链激酶、尿激酶、组织型纤溶酶原激活剂等,能激活血浆中的纤溶酶原成为纤溶酶,使血栓中的纤维蛋白裂解,达到溶解血栓的目的。

(4)抗凝治疗:普通肝素或低分子肝素,降低机体血凝功能,预防血栓形成、防止血栓繁衍。

2.手术疗法

常用于下肢深静脉,尤其髂-股静脉血栓形成不超过 48 小时者。对已出现股青肿征象,即使病情较长者,也应行手术取栓以挽救肢体。采用 Fogarty 导管取栓,术后辅以抗凝、祛聚疗法,防止再发。

(七)药物治疗

(1)常用药物有尿激酶、重组链激酶、重组组织纤溶酶原激活物等药物,溶于液体中经静脉滴注,共7～10天。①尿激酶:为外源性纤溶酶原激活物。主要用于肺栓塞及其他血栓栓塞性疾病,是目前国内应用最广泛的溶栓药。不良反应较轻,无不良反应。②重组链激酶:能有效特异的溶解血栓或血块,能治疗以血栓形成为主要病例变化的疾病。③重组组织纤溶酶原激活物:又名艾通立、爱通立,是用于急性心肌梗死的溶栓治疗;血流不稳定的急性大面积肺栓塞的溶栓疗法的药物。

(2)通过肝素和香豆素类抗凝剂预防血栓的繁衍和再生,促进血栓的消融。大多先用肝素,继以香豆素类药物,一般用华法林,维持3～6个月。

二、护理评估

保守治疗患者的护理评估。

(一)一般评估

一般评估包括血栓形成的诱因、局部和全身症状以及既往病史和生活史。

1.一般情况

患者的年龄、性别、婚姻和职业。

2.血栓形成的诱因

患者近期有无外伤、手术、妊娠分娩、感染史。

3.既往史

有无长期卧床、输液史、服用避孕药及肢体固定等,有无肿瘤或出血性疾病。

(二)身体评估

1.局部

(1)腘动脉搏动和足背动脉搏动是否正常。评估动脉搏动时应注意患侧与健侧对称部位的对比,若出现动脉搏动减弱或消失,提示动脉供血不足。

(2)下肢皮肤颜色是淡红、紫色,还是红色。

(3)Homans征:当足背伸按压腓肠肌时出现疼痛为阳性,以"＋"表示;无疼痛为阴性,以"－"表示。

(4)疼痛评估:使用疼痛强度评估工具,如视觉模拟法、五指法等。

(5)肿胀程度评估。①Ⅰ度肿胀:皮纹变浅;②Ⅱ度肿胀:皮纹消失;③Ⅲ度肿胀:出现水疱。

(6)皮肤温度:评估动脉搏动和皮肤温度时应注意患侧与健侧对称部位的对比,若出现动脉搏动减弱或消失,皮肤温度降低,提示动脉供血不足。

(7)主观感觉麻痹:有或无。

(8)测量小腿周径:小腿周径是指小腿最粗部位的周长。

(9)局部伤口情况:局部伤口有无红、肿、压痛等感染征象。

2.全身

(1)评估患者是否伴有头痛、头胀等其他症状。

(2)溶栓及抗凝治疗期间有无出血倾向:如皮下出血点,鼻、牙龈出血,穿刺点和伤口渗血,血尿和黑便等。

（三）心理-社会支持状况评估

（1）突发的下肢剧烈胀痛和肿胀有无引起患者的焦虑与恐惧。

（2）患者及家属对预防本病发生的有关知识的了解程度。

（四）辅助检查阳性结果评估

1.心电图

心率（律）是否有改变；心电图 ST 段是否有洋地黄作用样改变；反应左、右心室肥厚的电压是否有改变。

2.电解质

心力衰竭可引起电解质紊乱常发生于心力衰竭治疗过程中，尤其多见于多次或长期应用利尿剂后，其中低血钾和失盐性低钠综合征最为多见，所以需要结合出入量与生化检查结果综合做动态的分析。

（五）常用药效果的评估

1.抗凝药物的评估要点

（1）每周定时监测凝血功能，如凝血酶原时间、部分激活凝血酶时间及国际标准化比值（INR）等。一般将 INR 控制在 2～3。

（2）观察抗凝状况。①肝素：静脉注射 10 分钟后即产生抗凝作用，但作用时间短，一般维持 3～6 小时。维持凝血时间超过正常值（试管法，4～12 分钟）约 2 倍为宜。若测得凝血时间为 20～25 分钟，应请示医师调整用药剂量。②香豆素类药物：一般在用药后 20～48 小时才开始起效。半衰期长，有药物积累作用，停药后 4～10 天药物作用才完全消失。用药期间应每天测定凝血酶原时间，测定结果应控制在正常值的 20%～30%。

（3）观察出血倾向：应用抗凝药物最严重的并发症是出血。因此，在抗凝治疗时要严密观察有无全身性出血倾向和切口渗血情况。每次用药后在专用记录单上记录时间、药名、剂量、给药途径和凝血时间、凝血酶原时间的检查化验结果。如果出血是由于抗凝剂过量所致，应暂停或减量使用药物，必要时给予鱼精蛋白拮抗、静脉注射维生素 K_1、输新鲜血。

2.溶栓药物的评估要点

常用药物为纤溶酶，主要作用是水解血栓内的纤维蛋白而达到溶栓目的，维持 10～14 天。

3.袪聚药物的评估要点

药物包括右旋糖酐-40、双嘧达莫（潘生丁）和丹参等。能扩充血容量，稀释血液，降低黏稠度，又能防止血小板凝聚，常作为辅助疗法。

（六）易感因素的评估要点

Hull 等将患者的 DVT 易感因素分为低、中、高 3 种。

1.低危组患者

年龄＜40 岁，全麻下腹部或胸部手术时间在 30 分钟之内。这些患者发生 DVT 的机会 ＜10%，其近心侧的 DVT 机会＜1%，致命性肺动脉栓塞的机会＜0.01%。

2.中危组患者

年龄＞40 岁，在全麻下手术＞30 分钟，还有以下几种因素，包括恶性肿瘤、肥胖、静脉曲张、瘫痪、长期卧床或心力衰竭。在没有预防措施的中危组患者中患小腿 DVT 的机会为 10%～40%，下肢近心侧患 DVT 的机会为 2%～10%，致命性肺动脉栓塞的机会为 0.1%～0.7%。

3.高危组患者

有 DVT 或肺动脉栓塞病史,有严重外伤史,因恶性肿瘤需行腹部或盆腔的广泛手术,下肢(特别是髋关节)大手术的患者都属高危组。如果没有预防措施,这些患者患小腿 DVT 的机会为 40%～80%,下肢近心侧 DVT 的机会为 10%～20%,致命性肺动脉栓塞的机会为 1%～5%。

(七)手术治疗患者的护理评估

(1)术前评估:同非手术治疗患者。

(2)术后评估:一般评估同非手术治疗患者。身体评估:①评估患者是否伴有头痛、头胀等其他症状。②溶栓及抗凝治疗期间有无出血倾向:如皮下出血点,鼻、牙龈出血,穿刺点和伤口渗血,血尿和黑便等。③手术情况:包括麻醉方式、手术方式和术中情况。

三、护理诊断(问题)

(一)疼痛

疼痛与深静脉回流障碍或手术创伤有关。

(二)知识缺乏

缺乏预防本病发生的知识。

(三)潜在并发症

出血、血栓再形成。

四、主要护理措施

(一)缓解疼痛

1.加强皮肤护理

皮肤温度反映末梢循环情况,静脉栓塞的组织缺血、缺氧,皮肤温度逐渐由暖变冷,以肢端为重,并出现青紫斑花。此时应采取保暖措施,防止肢体过凉引起血管痉挛,从而加重疼痛,可采用室温保暖,使温度保持 20～22 ℃,受累肢体用 50%硫酸镁液湿热敷,温度 38～40 ℃,以缓解血管痉挛,有利于侧支循环建立,起到减轻疼痛与促进炎性反应吸收的效果。

2.密切观察病情

(1)治疗 DVT 的关键是早期诊断、早期治疗。DVT 早期症状隐匿,症状和体征不明显,只有对高危人群仔细观察,才能发现病情变化。较易被忽视,一旦确诊,多伴有严重并发症。因此,护士要经常深入病房,密切观察患者下肢的颜色,按压局部,感觉其紧张度及温度,对高危人群认真观察,对比双下肢肤色、温度、肿胀程度及感觉,必要时测量双下肢同一平面的周径,发现异常,及时报告医师,才能提高对 DVT 的早期诊断率。

(2)对已经出现了 DVT 的患者,应严密观察全身情况,监测生命体征,注意神志、呼吸,如出现胸闷、胸痛、咳嗽、心悸、呼吸困难、高热、烦躁不安、进行性血压下降,要高度怀疑重要脏器栓塞。观察患肢皮肤色泽、温度、肿胀变化 1 次/小时,每 2 小时测量大腿中下 1/3 处及小腿肿胀处肢体周径,并与健侧比较,观察栓塞进展程度,做好记录。

3.体位护理

对已出现 DVT 症状的患者,血栓形成后 1～2 周内应卧床,抬高患肢 20°～30°,膝关节屈曲15°,以促进血液回流。注意患肢保暖,室温保持在 25 ℃左右。患肢可穿弹力袜或用弹力绷带包扎,不能过紧,不得按摩或做剧烈运动,以免造成栓子脱落,严密观察患肢体温、脉搏及皮温变化,每天测量并记录患肢不同平面的周径,并与以前记录和健侧周径相比较,以判断疗效。

4.早期活动

抬高下肢,早期活动,促进静脉血液回流。鼓励患者深呼吸及咳嗽。对多种 DVT 高危因素或高凝状态的患者,最有效的预防方法是增加活动量,鼓励患者早期下床活动。床上活动时避免用力或动作过大,禁止患肢按摩,避免用力排便,以防血栓脱落致肺栓塞。待肢体肿胀基本消退(与健侧相应部位肢体周径<0.5 cm,患肢柔软)后,方可重新开始轻微活动。由于患肢血液循环差,受压后易引起压疮,应加强基础护理,可用厚约 10 cm 的软枕垫于患肢下。术后 24 小时就应开始做下肢抬高训练,不能下床者,应鼓励并督促患者在床上主动屈伸下肢做跖屈和背屈运动,内、外翻运动,足踝的环转运动。不能活动者,由护士或家属被动按摩下肢腿部比目鱼肌和腓肠肌。

5.心理护理

下肢静脉栓塞突发的下肢剧烈疼痛和肿胀易使患者产生恐惧和焦虑心理,患者会担心手术已失败,出现烦躁、失望,对治疗、手术产生疑问,心理压力重,护士要做好解释、安抚工作,应给予心理支持和安慰,帮助患者和家属了解疾病治疗的进展,分析致病的原因、治疗方法以及可能出现的并发症,消除其顾虑,取得其配合并接受治疗。

6.有效止痛

疼痛剧烈或术后切口疼痛的患者,可遵医嘱给予有效止痛措施,如口服镇痛药物、间断肌内注射哌替啶或术后应用镇痛泵等。

7.非药物性措施

分散患者注意力,如听音乐、默念数字等。

(二)加强相关知识的宣教

1.做好健康教育

对有高血压、高血脂、高龄、吸烟、糖尿病、肥胖、小腿水肿、尿毒症、下肢静脉曲张、心功能不全、凝血机制异常等需手术的高危患者加强评估,做好高危人群宣教。高危人群如果没有预防措施,患小腿 DVT 的机会为 40%～80%,下肢近侧 DVT 的机会为 10%～20%,致命性 PE 的机会为 1%～5%。护理人员应对 DVT 加以重视,加强评估,做好高危人群的宣教。

(1)术前护士对患者及其家属加强卫生宣教,讲解手术后发生 DVT 的病因、危险因素及后果,提高患者的警惕性,配合护士做好自我防护。

(2)讲解 DVT 常见的症状,告知患者,如有不适,及时告诉医师、护士。

(3)劝其戒烟,避免高胆固醇饮食,给予低脂富含纤维素饮食,多饮水,保持大便通畅。

(4)讲解术后早期活动的重要性,指导患者正确的活动方法。

2.饮食护理

向患者及其家属讲解食物与疾病的关系,主要保证食物中充分的水分和营养。避免高胆固醇饮食,给予高蛋白、高纤维、高维生素、易消化饮食,保障营养的充分补充。避免大便干燥、秘结,如患者已发生大便秘结,可服用缓泻剂处理。避免用力排便致使腹压增加,影响下肢静脉回流。同时也可喝果汁和水,使血液黏稠度降低,增加血流速度,从而预防 DVT 的形成。

(三)并发症的预防和处理

1.预防出血

药物预防即用肝素、华法林等抗凝药物降低血液黏滞性,预防血栓形成。低分子量肝素(LMWH)由于其抗凝作用强,很少引起出血,不需监测凝血酶原时间等优点,在预防 DVT 上取得了较好的效果。常用方法：LMWH 0.4 mL 腹壁皮下注射，1 次/天，连续 7 天。在应用 LMWH 时，应注射在腹壁前外侧，左右交替。对 DVT 高危患者，口服阿司匹林也可预防 DVT 的发生。在应用肝素时应同时监测凝血酶原时间，有严重肝肾功能不全者不能用。LMWH 应用时要注意观察有无不良反应。

(1)观察抗凝状况：①肝素：若测得凝血时间为 20～25 分钟，应请示医师调整用药剂量。②香豆素类药物：用药期间应每天测定凝血酶原时间，测定结果应控制在正常值的20％～30％。

(2)观察出血倾向：在抗凝治疗时要严密观察有无全身性出血倾向和切口渗血情况，做好记录。

(3)紧急处理出血：若因肝素、香豆素类药物用量过多引起凝血时间延长或出血，应及时报告医师并协助处理，包括暂停或减量使用药物，必要时给予鱼精蛋白拮抗或静脉注射维生素 K_1，必要时给予输新鲜血。

(4)机械预防：包括间歇或持续小腿气动压迫、分级压力袜(GCS)、使用弹力绷带等。气动压迫是对套在肢体末端的袖套充气和放气来促进血液流动和深静脉血回流至心脏。分级压力袜是通过外部压力作用于静脉管壁来增加血液流速和促进血液回流，它能提供不同程度的外部压力(踝部可达 100％，小腿中部 70％，大腿中部 40％)。在普外科手术中，单独采用分级弹力袜，血栓的发生率为 21％，如分级压力袜和小剂量肝素联合应用降为 4％。许多学者认为，联合应用分级弹力袜和低分子量肝素(LMWH)的效果最佳。

2.预防血栓再形成

(1)卧床休息：急性期患者应绝对卧床休息 10～14 天，床上活动时避免动作幅度过大；禁止按摩患肢，以防血栓脱落和导致其他部位的栓塞。

(2)肺动脉栓塞：肺栓塞最常见的栓子来自下肢深静脉，约占 95％。肺栓塞实际上是 DVT 的并发症，严重者可造成猝死，大多数肺栓塞临床表现轻微，产生明显症状和体征时，又缺乏特异性，易与其他导致心肺功能异常的疾病混淆。注意观察高危人群肺栓塞的三联征表现：血痰、咳嗽、出汗；血痰、胸痛、呼吸困难；呼吸困难、胸痛、恐惧等。若患者出现以上情况，提示可能发生肺动脉栓塞，应给予紧急支持性护理，立即嘱患者平卧，避免做深呼吸、咳嗽、剧烈翻动，同时立即鼻导管或面罩吸氧，急性呼吸窘迫者可给予气管插管或机械通气。遵医嘱静脉输液以维持和升高血压。尽量安慰患者，减轻患者的恐惧。如无溶栓禁忌证，立即给予溶栓联合抗凝治疗。

(四)抗凝及溶栓治疗的护理

1.抗凝

抗凝治疗可防止血栓发展和复发，并可溶解已存在的血栓。常用的抗凝药物为普通肝素及华法林。治疗过程中常见不良反应是出血，注意有无出血倾向，特别注意观察胃肠道、颅内、鼻腔、牙龈、皮下有无异常出血，有无血尿等，可及时调整或减少抗凝及溶栓药量。加强凝血功能监测，用药过程中需定期复查 APTT，使患者 APTT 延长至正常的 1.5～2.5 倍，这样既能有效抗凝，也使出血并发症的危险降至最低。

2.溶栓

常用的溶栓药物是尿激酶，溶栓护理包括以下内容。

(1)疗效观察：用药后每 2 小时观察患肢色泽、温度、感觉和脉搏强度。注意有无消肿起皱，每天定时用皮尺精确测量并与健侧肢体对照，对病情加剧者，应立即向医师汇报。

(2)并发症观察：最常见的并发症为出血。多为牙龈出血、出血、注射部位出血、泌尿或消化道出血及手术切口的血肿和出血。用药后需严密观察出血倾向,每周查凝血酶原时间2次。沙克芳等在溶栓时采用静脉留置套管针穿刺后接三通,肝素盐水封管的方法,避免了反复穿刺抽血给患者造成的痛苦及对血管的损害,值得借鉴。

(3)溶栓后不宜过早下床活动,患肢不能过冷过热,以免部分溶解的血栓脱落,造成肺栓塞。

(4)加强宣教:应注意增强患者的自我预防意识,如刷牙时动作轻柔、防止跌伤、避免抠鼻、注意在饮食中添加蔬菜、防止便秘引起痔出血。

(五)手术疗法的护理

下肢深静脉栓塞可用手术治疗,尤其是髂股静脉血栓形成不超过48小时者,术前做好常规准备外,还应全面了解年老体弱患者心、脑、肺、肝、肾等重要器官功能,了解出、凝血系统的功能状态。实践证明,静脉取栓术加溶栓抗凝支持治疗效果优于非手术治疗。术后患肢用弹力绷带包扎并抬高,注意观察患肢远端的动脉搏动、血运、皮肤温度及肿胀消退情况。

(六)就诊指标

突然出现下肢剧烈胀痛、浅静脉曲张伴有发热等,应警惕下肢深静脉血栓形成的可能,及时就诊。

五、护理效果评估

(1)患者自述疼痛(下肢或手术切口)得到缓解或疼痛。

(2)绝对卧床期间,生理需求得到满足。

(3)患者的并发症能得到预防、及时发现和处理。

(张桂明)

第三节 下肢静脉曲张

一、概述

(一)概念

下肢静脉曲张(LEVV)也称为下肢浅静脉瓣膜功能不全,是一种常见疾病,多见于从事持久体力劳动、站立工作的人员或怀孕妇女。青年时期即可发病,但一般以中、壮年发病率最高。我国15岁以上人群发病率约为8.6%,45岁以上人群发病率为16.4%。国际上报道中一般人的发病率为20%,女性较男性高。在工业化国家的发病率远高于发展中国家,据Beaglehole统计,其患病率在南威尔士为53%,热带非洲则为0.1%。而随着经济的发展,我国的发病率有上升的趋势。

静脉曲张对患者生活质量的影响类似于其他常见的慢性疾病如关节炎、糖尿病和心血管疾病,在法国和比利时,该病治疗的总成本占社会医疗总成本的2.5%。TenBrook在2004年报道中称,美国每年因此产生的医疗费用达数十亿。

下肢静脉曲张可分为单纯性和继发性两类,前者是指大隐静脉瓣膜关闭不全所致,而后者指继发于下肢深静脉瓣膜功能不全(DVI)或下肢深静脉血栓形成后综合征所致。

(二)相关的病理生理

下肢静脉曲张的主要血流动力学改变是主干静脉和皮肤毛细血管压力升高。主干静脉高压导致浅静脉扩张;皮肤毛细血管压力升高造成皮肤微循环障碍、毛细血管通透性增加,血液中的大分子物质渗入组织间隙并聚集、沉积在毛细血管周围,形成阻碍皮肤和皮下组织细胞摄取氧气和营养的屏障,导致皮肤色素沉着、纤维化、皮下脂肪硬化和皮肤萎缩,最后形成溃疡。

当大隐静脉瓣膜遭到破坏而关闭不全后,可影响远侧和交通瓣膜,甚至通过属支而影响小隐静脉。静脉瓣膜和静脉壁距离心脏越远、强度越差,承受的压力却越高。因此,下肢静脉曲张后期的进展要比初期迅速,曲张的静脉在小腿部远比大腿部明显。

(三)病因与诱因

其病因较为复杂,常见的原因包括静脉壁薄弱或先天性瓣膜缺如、K-T综合征、基因遗传、浅静脉压力升高等,下腔静脉阻塞等是造成该病的主要原因。

静脉壁软弱、静脉瓣膜缺陷以及浅静脉内压力持续升高是引起浅静脉曲张的主要原因。静脉瓣膜功能不全是一种常见情况,约30%的下肢静脉曲张患者是由下肢静脉瓣膜功能不全引起。相关因素有以下几种。

1.先天因素

静脉瓣膜缺陷和静脉壁薄弱是全身支持组织薄弱的一种表现,与遗传因素有关。有些患者下肢静脉瓣膜稀少,有的甚至完全缺如,造成静脉血逆流。

2.后天因素

增加下肢血柱重力和循环血量超负荷是造成下肢静脉曲张的后天因素。任何增加血柱重力的因素,如长期站立、重体力劳动、妊娠、慢性咳嗽、习惯性便秘等,都可使静脉瓣膜承受过度的压力,逐渐松弛而关闭不全。循环血量经常超过负荷,造成压力升高,静脉扩张可导致瓣膜相对性关闭不全。

(四)临床表现

下肢浅静脉扩张迂曲,站立时患者酸胀不适和疼痛,行走或平卧位时消失。病程进展到后期,下肢皮肤因血液循环不畅而发生营养障碍,出现皮肤萎缩、脱屑、瘙痒、色素沉着、皮肤和皮下组织硬结,甚至湿疹和溃疡形成,尤其是足背、踝部、小腿下段,严重时或外伤后皮肤溃烂,经久不愈。

(五)辅助检查

1.特殊检查

(1)大隐静脉瓣膜功能试验:患者平卧,抬高下肢排空静脉,在大腿根部扎止血带阻断大隐静脉,然后让患者倒立,10秒内放开止血带,若出现自上而下的静脉充盈,提示瓣膜功能不全。若未放开止血带前,止血带下方的静脉在30秒内已充盈,则表明交通静脉瓣膜关闭不全。根据同样原理在腘窝部扎止血带,可检测小隐静脉瓣膜的功能。

(2)深静脉通畅试验:用止血带阻断大腿浅静脉主干,嘱患者连续用力踢腿或做下蹲活动10余次,随着小腿肌泵收缩迫使浅静脉向深静脉回流而排空。若在活动后浅静脉曲张更为明显、张力增高,甚至出现胀痛,提示深静脉不通畅。

(3)交通静脉瓣膜功能试验:患者仰卧,抬高下肢,在大腿根部扎上止血带,然后从足趾向上至腘窝第一根弹力绷带,再自止血带处向下,缠绕第二根弹力绷带,如果在第2根绷带之间的间隙出现静脉曲张,即意味着该处有功能不全的交通静脉。

2.影像学检查

（1）下肢静脉造影：下肢静脉造影被认为是诊断下肢静脉疾病的金标准，但是一种有创伤性的检查方法，可伴有穿刺部位血肿、远端血管栓塞、下肢缺血加重等并发症，对碘过敏试验阳性患者、孕妇、肾功能损害及行动不便者无法进行。目前无创检查技术已应用于临床，且在一定程度上有取代静脉造影的趋势。

（2）彩色多普勒超声血管成像（CDFI）：此检查无创、安全、无禁忌证，而且成像直观、清晰、易于识别、结果准确，特别对于微小的和局部病变的动态观察，如瓣膜的活动、功能状态、血栓形成等更优于X线造影。

（3）磁共振血管造影（MRA）：近年来MRA技术发展迅速，作为无创性检查方法已逐渐受到人们重视。MRA除无创外，尚可清晰显示动脉、静脉的走向及管径，其诊断的敏感性和特异性均较X线造影高。

（六）主要治疗原则

目前，对下肢静脉曲张的治疗方法包括保守疗法和外科干预。静脉手术的目的是缓解症状和预防并发症的发生。治疗静脉曲张是否成功取决于消除静脉的反流和功能不全。保守治疗适合于病变轻微、妊娠期及极度体弱的患者，主要是抬高患肢休息或穿着医用型弹力袜。对于单纯性静脉曲张，传统的外科治疗是大隐静脉高位结扎和剥脱术，这已经成为治疗该病的金标准。其他的方法还包括硬化剂注射疗法（CTS）、超声引导下泡沫硬化治疗法（UGFS）、射频消融（RFA）和激光治疗（EVLT）等。

二、护理评估

（一）术前评估

1.一般评估

（1）生命体征：术前评估患者的生命体征（T、R、P、BP）。

（2）患者主诉：询问患者是否存在长时间站立后小腿感觉沉重、酸胀、乏力和疼痛。

（3）相关记录：生命体征、皮肤情况。

（4）病史：如外科手术、内科疾病、药物服用等。

（5）诊断：如血管检查、实验室检查、放射性诊断。

（6）身体状况：活动性、下肢活动能力。

（7）营养状况：如肥胖。

（8）知识水平：有关下肢静脉曲张的形成及自我护理注意事项。

2.身体评估

（1）视诊：双下肢皮肤有无皮肤萎缩、紧绷、脱屑、瘙痒、色素沉着、皮肤溃疡，有无静脉明显隆起、蜿蜒成团。

（2）触诊：双下肢皮肤有无肿胀，皮肤有无硬实，皮温，检查足背动脉、胫后动脉的搏动情况。

3.心理-社会状况

患者的适应能力、经济状况、家庭支持、社交活动、个人卫生、运动量、酒癖、烟癖、药物癖等。

4.辅助检查阳性结果评估

隐静脉瓣膜功能试验阳性，出现自上而下的静脉逆向充盈，如在止血带未放开前，止血带下方的静脉在30秒内已充盈，则表明有交通静脉瓣膜关闭不全。

深静脉通畅试验阳性,活动后浅静脉曲张更为明显,张力增高,甚至有胀痛,则表明深静脉不畅。

5.根据 CEAP 分级对下肢静脉曲张肢体进行临床分级

(1)0 级:无可见或可触及的静脉疾病体征。

(2)1 级:有毛细血管扩张、网状静脉、踝部潮红。

(3)2 级:有静脉曲张。

(4)3 级:有水肿但没有静脉疾病引起的皮肤改变。

(5)4 级:有静脉疾病引起的皮肤改变,如色素沉着、静脉湿疹及皮肤硬化。

(6)5 级:有静脉疾病引起的皮肤改变和已愈合的溃疡。

(7)6 级:有静脉疾病引起的皮肤改变和正在发作的溃疡。

6.足踝指数评估(ABI)

测量患者休息时肱动脉压及足踝动脉压,足踝动脉压、肱动脉压,然后计算出指数。此方法被用作压力绷带或压力袜的一个指引,而并非诊断患者是否有原发性静脉或动脉血管病变。

(1)测量患者 ABI 用物:手提多普勒、传导性啫喱膏、血压计。

(2)测量 ABI 的操作步骤:向患者解释步骤;患者需平卧休息 10～20 分钟;置袖带于上臂,触摸肱动脉搏动;置传导性啫喱膏;开启多普勒超声,置探子 45°～60°,听取血流声音;加压于血压计直至声音消失;慢慢减压于血压计直至声音重现;记录此读数;重复此步骤于另一臂记录读数;采用较高的读数作为肱动脉压;置袖带于足踝之上;置探子于胫后动脉或足背动脉,重复以上步骤并记录读数;计算 ABI(足踝动脉压或肱动脉压)。

(3)ABI 值指引,见表 9-1。

表 9-1　ABI 值指引

ABI	临床解释	压力疗法
≥1	正常	可以安全使用压力疗法
≥0.8	可能有轻微动脉血管问题	征询医师意见才可使用压力疗法
<0.8	有动脉血管病变	不建议使用压力疗法
<0.5	有严重动脉血管病变	不可使用压力疗法

注:若 ABI 低于 0.8,应转介血管外科做进一步检查及治疗;如 ABI 太高,>1.3,可能由于动脉血管硬化所致,要再做进一步检查,不可贸然做压力疗法。

(4)测量 ABI 注意点:若怀疑患者有深静脉血栓形成,不可做此检查,因为会增加患者疼痛及可能会使血栓脱离移位。患者一定要平卧以减少因流体静力压所致的误差,但有些患者因呼吸困难或关节炎而不能平卧,则应该记录下来,以便在下一次测量时做比较。血压计袖带尺寸一定要适中,若袖带太细,便不能令动脉血管完全压缩,从而导致 ABI 值增高。探子角度为 45°～60°,不可将探子用力向下压,否则血管会因受压而影响血液流动,以至于难以听取声音。足部冰冷会影响血液流动,可先用衣物覆盖保暖。ABI 的读数与患者本身血压有重要关系,若患者有高血压病史,ABI 的读数会低,相反,读数会高。

7.下肢静脉曲张弹力袜治疗效果评估

压力疗法的基本概念是足踝压力高于膝部压力,故此静脉血液便可由小腿推进至心脏。一般认为足踝压力要达到 5.3 kPa(40 mmHg)才可有效减低静脉高压。压力疗法有不同方式,包括弹力性绷带、非弹力性绷带、间歇性气体力学压力疗法及压力袜。

(1)弹力性绷带:弹力性绷带能伸展至多于140％原有长度,当患者活动时,腓肠肌收缩,将血管压向外,当腓肠肌放松时,血管便会弹回至原位,弹力性绷带在任何时间均提供压力,故当患者休息时,压力依然存在,故活动压及休息压均高,尤其适合活动量少的患者。

(2)非弹力性绷带:非弹力性绷带也需要棉垫保护小腿及皮肤,但它的压力绷带只能伸展少许,故此形成坚实的管腔围在小腿外面,它的作用主要靠腓肠肌的收缩动作。非弹力性绷带的活动压很高,但休息压低,因此适用于活动量高的患者。

(3)间歇性气体力学压力疗法:此为一系统连接一个有拉链装置的长靴,患者将小腿及大腿放进长靴内,当泵开启时,便会有气流由足踝至大腿不停地移动,用以促进静脉血压回流及减少水肿。

(4)压力袜:压力袜同样可以帮助静脉血液回流至心脏,压力袜同样可以提供渐进式压力于小腿,英式标准的压力袜可以分为3级。①class Ⅰ:提供1.9～2.3 kPa(14～17 mmHg),适合于轻微或早期静脉曲张患者,容易穿着但只提供轻微压力,不足以抵挡静脉压高血压。②class Ⅱ:提供2.4～3.2 kPa(18～24 mmHg)压力,适合于中度或严重的静脉曲张,深静脉栓塞,可作为治疗及预防静脉性溃疡复发。③class Ⅲ:提供3.3～4.7 kPa(25～35 mmHg)压力,适合于慢性严重性静脉高血压,严重的静脉曲张、淋巴液水肿,可治疗及预防静脉性溃疡复发。

压力袜的作用:①降低静脉血压高,促进血液回流至心脏;②减轻下肢水肿;③促进静脉溃疡愈合,防止复发;④在静脉曲张患者,可以延缓静脉溃疡形成;⑤防止深静脉血栓形成;⑥减轻由淋巴液引起的下肢水肿症状。

压力袜的禁忌证。①动脉性血管病变:因会阻碍动脉血流。②下肢严重水肿,过紧橡皮筋会导致溃疡形成。③心脏病患者,因大量液体会由下肢回流致心脏,增加心脏负荷,引起心室衰竭,故征询医师意见方可使用。④糖尿病或风湿性关节炎患者,因为可能会有小血管病变,压力会导致小血管闭塞,组织缺氧而死。

使用压力袜时评估患者:①患者要明白因他人本身下肢有静脉高血压,需要长期穿着压力袜来防止静脉溃疡,但压力袜并不能治疗其静脉高血压。②下肢若有严重水肿,应先用压力绷带,待水肿减退后才穿压力袜。③皮肤情况,若有皮炎、湿疹等,应先治疗。④下肢感觉迟钝,可能患者不知道是否过紧,应教会其观察足趾温度及颜色改变。⑤观察下肢及足部是否有畸形异常。⑥患者的手部活动能力,因穿弹力袜需要特别的技巧。

压力袜的评估:评估压力袜的压力度、质量、长度、尺寸和颜色。

压力袜的测量:所有患者均需要测量下肢尺寸以购买合适的压力袜,测量压力袜时间最好是早上或解除压力绷带后,因此时下肢水肿消退,故测量比较准确。测量内容包括足踝最窄周径、腓肠肌最大周径、足的长度(由大足趾最尖端部位至足跟)、小腿长度(由足跟至膝下)、若压力袜长及大腿,患者需要站立,测量由足跟至腹股沟长度,并且测量大腿最大的周径。

压力袜穿着及除去的注意事项:①压力袜的穿着及除去均需依照厂家指引以避免并发症的发生;②穿着时间因人而异,一般来说早上起来时穿着,之后才下床,直至晚上沐浴或睡眠时除去;③一般来说,压力袜需要3～6个月更换(依厂家指引),但若有破损,则应立即更换;④定期做ABI测量及由医护人员评估是否需要减低或加强压力度,患者不可自行改变压力度。

弹力袜的效果评价:使用医用弹力袜的患者其患肢的沉重感、酸胀感及疼痛感会消失。

健康教育:压力疗法是保守性治疗静脉性高血压的最佳疗法。应保护下肢,避免损伤,穿着适当鞋袜。指导患者腓肠肌收缩运动,以促进静脉回流。不活动时,需要抬高下肢,高于心脏水平。

(二)术后评估

(1)患者的血液循环,包括患肢远端皮肤的温度、色泽、动脉搏动、感觉等有无异常。

(2)伤口的敷料是否干洁,有无渗血、局部伤口有无红肿热痛等感染征象。能否早期离床活动及正常行走。

(3)尿管是否通畅,尿液的量、颜色、性质,有无导管相关性感染的症状。

三、护理诊断(问题)

(一)活动无耐力

活动无耐力与下肢静脉回流障碍有关。

(二)皮肤完整性受损

皮肤完整性受损与皮肤营养障碍、慢性溃疡有关。

(三)疼痛

疼痛与术后使用弹力绷带、手术切口有关。

(四)潜在并发症

深静脉血栓形成、小腿曲张静脉破溃出血、下肢静脉溃疡。

四、主要护理措施

(一)促进下肢静脉回流,改善活动能力

1.术后

6小时内去枕平卧位,患肢抬高20°～30°,同时进行脚趾屈伸运动,方法:尽量用力使脚趾背屈、趾屈,每次1～2分钟,每天3～4次。次日晨嘱患者必须下床活动,除自行洗漱外,根据年龄和身体状况要求患者进行行走练习,每次10～30分钟,当天活动2～3次。在此期间避免静坐或静立不动,以促进静脉血液回流,预防下肢深静脉血栓。回床上休息时,继续用枕头将患肢抬高同时做足背伸屈运动,以促进静脉血回流。另外,注意保持弹力绷带适宜的松紧度,弹力绷带一般需维持两周才可以拆除。术后6小时内测生命体征每小时1次,动态监测创面敷料,观察肢体有无肿胀、疼痛,注意肢端感觉、温度和颜色的变化。

2.保持合适体位

采取良好坐姿,坐时双膝勿交叉过久,以免影响腘窝静脉回流;卧床休息时抬高患肢30°～40°,以利静脉回流。

3.避免引起腹内压和静脉压增高的因素

保持大便通畅,避免长时间站立,肥胖者应有计划进行减轻体重。

(二)疼痛护理

1.因弹力绷带加压包扎过紧而导致的下肢缺血性疼痛

此时要检查足背动脉搏动情况,观察足趾皮肤的温度和颜色,如有异常及时通知医师给予处理。

2.腹股沟切口疼痛

观察切口处敷料有无渗血,肢体有无肿胀,并及时通知医师,遵医嘱给予止痛剂。

(三)术后并发症的护理

1.下肢深静脉血栓的形成

术后重视患者的主诉,如出现下肢肿胀、疼痛应警惕深静脉血栓的形成。术后鼓励患者早期活动,用弹性绷带包扎整个肢体,有利于血液回流。有条件则可以给予低分子肝素钙5～7天,能有效地预防血栓的形成。

2.切口出血

术后严密观察切口敷料渗出情况及患肢包扎敷料情况,常规应用止血药1～2天。

3.切口感染

术后评估切口渗液情况,监测体温变化,如体温升高,切口疼痛,检查切口红肿应警惕切口感染的发生,保持会阴部清洁,防止切口感染。

五、护理效果评估

(1)患者的下肢的色素沉着减轻,肿胀减轻。

(2)患者的活动量逐渐增加,增加活动量无不适感。

(3)患者的疼痛得到及时缓解。

(4)未出现下肢深静脉血栓、切口出血、感染等并发症。

(张桂明)

第四节　血栓闭塞性脉管炎

一、概述

(一)概念

血栓闭塞性脉管炎(TAO)是一种累及血管的炎症性、节段性和周期发作的慢性闭塞性疾病。主要侵袭四肢的中小动、静脉,尤其是下肢血管。好发于男性青壮年。表现为患肢缺血、疼痛、间歇性跛行、足背动脉搏动减弱或消失和游走性表浅静脉炎,严重者有肢端溃疡和坏死。

(二)相关病理生理

病变主要累及四肢的中、小动脉与静脉,以下肢最为多见,通常始于动脉,然后累及静脉,由远端向近端进展。病变呈节段性分布,两段之间血管比较正常。活动期为血管全层非化脓性炎症,有内皮细胞和成纤维细胞增生,淋巴细胞浸润,管腔被血栓堵塞。后期炎症消退,血栓机化,新生毛细血管形成,动脉周围广泛纤维组织形成,常包埋静脉和神经,闭塞血管远端的组织可出现缺血性改变甚至坏死。受累静脉的病理变化与受累动脉大体相同。

(三)病因

本病的确切病因尚未明确,相关因素可归纳为两方面。

1.外来因素

主要有吸烟、寒冷与潮湿的生活环境,慢性损伤和感染。

(1)吸烟:大多数患者有吸烟史,烟碱能使血管收缩,烟草浸出液可致实验动物的动脉发生炎性病变。主动或被动吸烟是本病发生和发展的重要环节,戒烟可使病情缓解,再度吸烟常致病情复发。

(2)寒冷、潮湿:长期寒冷刺激血管痉挛,致使血管炎症变性,内膜增生变厚以及血栓形成。

(3)外伤:外伤引起血管损伤,或因外伤刺激神经感受器,进而引起中枢神经功能失调,使其逐渐丧失对血管的调节作用,引起血管痉挛,长期痉挛而导致血栓阻塞。

2.内在因素

自身免疫功能紊乱,性激素和前列腺素失调以及遗传因素。在患者的血清中有抗核抗体存在,罹患动脉中发现免疫球蛋白及 C_3 复合物,因而免疫功能紊乱可能是本病发病的重要因素。

(四)临床表现

本病起病隐匿,进展缓慢,常呈周期性发作,较长时间后症状逐渐明显和加重。主要临床表现:①患肢怕冷,皮肤温度降低。②皮肤色泽苍白或发绀。③感觉异常。④患肢疼痛,早期因血管壁炎症刺激末梢神经,后期因动脉阻塞造成缺血性疼痛及间歇性跛行或静息痛。⑤营养障碍:严重缺血者,患肢末端出现缺血性溃疡或坏疽。⑥患肢远侧动脉搏动减弱或消失。⑦游走性浅静脉炎。

动脉狭窄的程度和范围不同,患肢缺血性疼痛和皮肤营养性改变的严重程度随之而异。结合 Fontaine 分类法,临床上可分为 4 期。

(1)Ⅰ期:患肢无明显临床症状,或仅有麻木、发凉自觉症状,检查发现患肢皮肤温度较低,色泽较苍白,足背和/或胫后动脉搏动减弱。患肢已有局限性动脉狭窄病变。

(2)Ⅱ期:以患肢活动后出现间歇性跛行为主要症状。患肢皮温降低、色泽苍白更为明显,可出现皮肤干燥、脱屑、趾(指)甲变形、小腿肌萎缩等现象。足背和/或胫后动脉搏动消失。下肢动脉狭窄的程度与范围较Ⅰ期严重,肢体靠侧支循环代偿而保持存活。

(3)Ⅲ期:以缺血性静息痛为主要症状。疼痛剧烈且为持续性,夜间更甚,迫使患者屈膝护足而坐,或辗转不安,或借助肢体下垂以求减轻疼痛。除Ⅱ期所有症状加重外,趾(指)腹色泽暗红,可伴有肢体远侧水肿。动脉已有广泛、严重的狭窄,侧支循环已不能代偿静息时的血供,组织濒临坏死。

(4)Ⅳ期:症状继续加重,患肢除静息痛外,出现趾(指)端发黑、干瘪、坏疽或缺血性溃疡。如果继发感染,干性坏疽转为湿性坏疽,出现发热、烦躁等全身毒血症状。病变动脉完全闭塞,踝/肱指数<0.3,侧支循环所提供的血流,已不能维持组织存活。

(五)辅助检查

1.一般检查

(1)记录跛行距离和时间。

(2)皮肤温度测定:双侧肢体对应部位皮肤温度相差 2 ℃以上,提示皮温降低侧有动脉血流减少。

(3)患肢远侧动脉搏动减弱或不能扪及。

(4)肢体抬高试验(Buerger 试验):阳性者,提示患肢有严重供血不足。

2.特殊检查

(1)肢体血流图:血流波形平坦或消失,表示血流量明显减少,动脉严重狭窄。

(2)超声多普勒检查:可显示动脉的形态、直径和流速、血流波形等;血流的波形幅度降低或呈直线状态,表示动脉血流减少或动脉闭塞。同时还能做节段动脉压测定,了解病变部位和缺血的程度。踝肱指数,即踝压(踝部颈前或颈后动脉收缩压)与同侧肱动脉压之比,正常值＞1。若比值为 0.5～1,为缺血性疾病;若比值＜0.5,为严重缺血。

(3)数字减影血管造影(DSA):可以明确动脉阻塞的部位、程度、范围及侧支循环建立的情况。患肢中小动脉多节段狭窄或闭塞是血栓闭塞性脉管炎的典型征象。

(六)处理原则

着重于防止病变进展,改善和增进下肢血液循环。

1.一般疗法

严格戒烟、防止受冷、受潮和外伤,但不应使用热疗,以免组织需氧量增加而加重症状。疼痛严重者,可用止痛剂及镇静剂,慎用易成瘾的药物。患肢应进行适度锻炼,以利促使侧支循环建立。

2.药物治疗

(1)中医中药:辨证论治的原则。常用温经散寒、活血通络;活血化瘀,清热利湿;补气养血,辅以活血化瘀等治疗方案。

(2)扩血管药物:①前列地尔注射液(前列腺素 E_1、PGE_1),具有舒张血管和抑制血小板聚集作用,对改善患肢血供、缓解缺血性疼痛有一定效果。②硫酸镁溶液,有较好的扩血管作用。

(3)抑制血小板聚集的药物:右旋糖酐-40 可降低血液黏稠度,对抗血小板聚集,故在防止血栓繁衍和改善微循环中能起一定作用。

(4)抗生素:并发溃疡感染者,应选用广谱抗生素,或根据细菌培养及药物敏感试验,选用有效抗生素。

3.高压氧舱疗法

通过血氧量的提高,增加肢体的血氧弥散,改善组织的缺氧状况。

4.手术治疗

目的是增加肢体血供和重建动脉血流通道,改善缺血引起的后果。

(1)腰交感神经节切除术:适用于腘动脉远侧动脉狭窄的患者。先施行腰交感神经阻滞试验,如阻滞后皮温升高超过 1～2 ℃者,提示痉挛因素超过闭塞因素,可考虑施行交感神经节切除术。该手术可解除血管痉挛和促进侧支循环形成。近期效果尚称满意,但远期疗效并不理想。

(2)动脉重建术:①旁路转流术,适用于主干动脉闭塞,但在闭塞动脉的近侧和远侧仍有通畅的动脉通道者。②血栓内膜剥脱术,适用于短段的动脉阻塞。

(3)大网膜移植术:适用于动脉广泛闭塞者。

(5)截肢术:肢体远端坏死已有明确界限者,或严重感染引起毒血症者,需做截肢(趾、指)术。

5.创面处理

对干性坏疽创面,应在消毒后包扎创面,预防继发感染。感染创面可给予湿敷和换药。

二、护理评估

(一)非手术治疗患者的评估

1.健康史及相关因素

(1)一般情况:患者的年龄、性别和职业。

(2)患肢疼痛和运动的关系:疼痛的性质、程度和持续时间;与行走的关系;是间歇性跛行,还是静息痛;跛行距离和跛行时间;是否伴有麻木、发凉、针刺等异常感觉;以往采取的止痛措施及效果。

（3）既往史：①吸烟史，如开始吸烟的年龄、每天吸烟量、烟草的种类等。②生活史：是否长期在湿冷环境中工作或生活。③有无外伤和感染史。

2.身体状况

（1）患肢缺血情况：患肢皮温、色泽、动脉搏动情况；测量跛行距离和跛行时间。

（2）患肢营养改变及其他情况：有无肌萎缩、皮肤干燥脱屑、坏疽、溃疡和感染。

（3）辅助检查：影像学检查所示动脉闭塞的部位、范围、性质、程度和侧支循环建立的情况。

3.心理-社会支持状况

患者因患肢疼痛及病变加重而产生的忧虑、急躁、悲观反应；家庭成员能否给予足够的支持。

（二）手术治疗患者的评估

1.术前评估

与非手术治疗患者的评估大致相同，术前患者还需评估以下内容。

（1）生命体征（T、P、R、BP）：患肢疼痛时血压可偏高；有无发热（患肢感染导致全身感染）。

（2）患者心理情况：患者因患肢反复出现剧烈疼痛，发生肢端坏死及感染甚至须截肢，对治疗、生活丧失信心的程度；对手术治疗有无焦虑、恐慌的心理及程度。

2.术后评估

（1）手术情况：手术方式、范围和麻醉方式。

（2）局部伤口情况：有无切口渗血、渗液情况。

（3）各种引流管道：有无扭曲、折叠、脱落、堵塞情况。

（4）患肢血液循环：患肢远端皮肤的温度、色泽、感觉和足背动脉搏动的变化。

三、护理诊断（问题）

（一）疼痛

疼痛与患肢缺血、组织坏死有关。

（二）焦虑

焦虑与患肢剧烈疼痛、久治不愈、对治疗失去信心有关。

（三）组织完整性受损

组织完整性受损与肢端坏疽、脱落有关。

（四）活动无耐力

活动无耐力与患肢远端供血不足有关。

（五）潜在并发症

术后切口出血和栓塞。

四、主要护理措施

（一）非手术治疗患者的护理

1.疼痛护理

（1）绝对戒烟：告知患者吸烟的危害性，消除烟碱对血管的收缩作用。

（2）肢端保暖：告知患者应注意肢端保暖，避免受寒冷刺激，但应避免用热水袋或热水给患肢直接加温。寒冷可使血管收缩，而温度升高会使局部组织耗氧量增加，加重局部缺血缺氧。

（3）运动疗法：可促进患肢侧支循环的建立，对减轻疼痛有一定的疗效。

（4）有效镇痛：对早期轻症患者，可遵医嘱用血管扩张剂、中医中药缓解疼痛。对疼痛剧烈的中、晚期患者常需要使用麻醉性镇痛药。同时给予心理护理，提高患者对疼痛的耐受力。

2.功能锻炼

（1）步行：鼓励患者坚持每天多走路，行走时以出现疼痛时的行走时间和行走距离作为活动量的指标，以不出现疼痛为度。

（2）指导患者进行 Buerger 运动，促进侧支循环的建立。①平卧位：抬高患肢 45°以上，维持2～3 分钟。②坐位：双足自然下垂 2～5 分钟，同时做足背屈、跖屈和旋转运动。③患肢平放休息 2 分钟：重复练习 5 次，每天数次。

有以下情况时不宜运动：①腿部发生溃疡及坏死时，运动将增加组织耗氧。②动脉或静脉血栓形成时，运动可致血栓脱落造成栓塞。

3.预防或控制感染

（1）保持足部清洁、干燥：每天用温水洗脚，告诉患者先用手试水温，勿用足趾直接试水温，以免烫伤。

（2）预防组织损伤：皮肤瘙痒时，切勿用手抓痒，以免皮肤破溃导致感染甚至形成经久不愈的溃疡，可涂止痒药膏。

（3）预防继发感染：患者有皮肤溃疡或组织坏死时应卧床休息，减少损伤部位的耗氧量；保持溃疡部位的清洁，避免受压及刺激；加强创面换药，并遵医嘱使用抗菌药。

4.血管造影术后的护理

（1）体位：血管造影术后患者应平卧位，穿刺点加压包扎 24 小时，患肢制动 6～8 小时，患侧髋关节伸直，避免弯曲，以免降低加压包扎的效果。

（2）多喝水：血管造影术后鼓励患者多喝水，促进造影剂的排泄，必要时可给予补液。

5.心理护理

由于患肢疼痛和趾端坏死使患者备受疼痛折磨，使患者产生痛苦和抑郁心理，甚至对治疗失去信心，医护人员应以极大的同情心关心体贴患者，给予心理支持，调动其战胜疾病的主观能动性，使之积极配合治疗和护理。

（二）手术治疗患者的护理

与非手术治疗患者的护理大致相同，术前患者还需做好以下护理措施。

1.术前准备

按外科术前常规准备，需植皮者，做好植皮区的皮肤准备。

2.心理护理

患者因手术治疗（甚至截肢）而产生恐慌、焦虑的情绪，对预后失去信心，医护人员应详细告知患者手术治疗的过程、术后的注意事项及预后情况，稳定患者的情绪，帮助其战胜疾病的信心。极度紧张者，可酌情使用安定类药物。

（三）术后护理

（1）执行全麻或硬膜外麻醉术后护理常规。

（2）体位：术后平置患肢，血管重建术后卧床制动 1 周，动脉血管重建术后卧床制动 2 周，自体血管移植者若愈合较好，卧床制动时间可适当缩短。

（3）病情观察：观察血压、脉搏、体温、呼吸生命体征情况；观察患肢远端的皮肤温度、色泽、感觉和脉搏强度以判断血管通畅度;观察各种引流管道是否通畅及引流液情况;观察患者伤口情况,若发现伤口有红肿现象,应及早处理,并遵医嘱合理使用抗生素,预防感染。

(4)功能锻炼:卧床制动患者,应鼓励其在床上作足背伸屈活动,以利小腿深静脉血液回流。

(5)并发症的观察及护理:由于手术方式的不同,其术后并发症也各有不同的表现。

动脉重建术及动脉血栓内膜剥除术后,若动脉重建术后出现肢体肿胀、皮肤颜色发紫、皮温降低,应考虑重建部位的血管发生痉挛或继发性血栓形成,应报告医师,协助其处理或做好再次手术准备工作。

静脉动脉化手术后常见的并发症有静脉回流障碍。在分期或一期下肢深组低位术后,由于有胫前、大隐、小隐静脉和膝关节静脉网的存在,静脉回流多无严重障碍,部分患者小腿可有轻度肿胀,多能在短期内消失。下肢深组高位手术的患者可有严重的静脉回流障碍,因为大隐静脉和股深静脉远不能代替股浅静脉的功能,甚至有发生缺血性坏死的趋势。观察患肢远端皮肤的温度、色泽及大隐静脉搏动情况。指导患者抬高患肢高于心脏水平 $20\sim30$ cm,术后遵医嘱继续使用抗血小板药物。

(四)健康教育

(1)劝告患者绝对戒烟。

(2)体位:患者睡觉或休息时取头高脚低位,使血液容易灌流至下肢。告知患者避免长时间维持同一姿势(站或坐)不变,以免影响血液循环。坐时应避免将一腿搁在另一腿膝盖上,以防腘动、静脉受压和血流受阻。

(3)保护患肢:切勿赤足行走,避免外伤;注意患肢保暖,避免受寒;鞋子必须合适,不穿高跟鞋;穿棉袜子,勤换袜子,预防真菌感染。

(4)指导患者进行患肢功能锻炼,促进侧支循环建立,改善局部症状。

(5)合理使用止痛药物。

五、护理效果评估

(1)患肢疼痛能有效控制或缓解。

(2)患者活动耐力逐渐增加。

(3)损伤的局部未出现继发感染。

(4)患者焦虑、悲观程度减轻。

(5)并发症得以预防或及时发现和治疗。

(张桂明)

第五节　急性动脉栓塞

急性动脉栓塞是源于心脏或动脉脱落的血栓或斑块等随血流向远端动脉流动,造成动脉管腔堵塞,导致肢体、脏器、组织等缺血的急性病变。可发生于任何年龄组,高发于 $50\sim70$ 岁,尤其是患有心血管疾病的人群。下肢的发生率高于上肢。特点为发病突然,症状明显,进展迅速,预后严重,需要紧急处理。

急性动脉栓塞在没有侧支循环代偿的情况下,将出现急性肢体缺血征象:疼痛(pain)、苍白(pallor)、无脉(pulselessness)、感觉异常(paresthesia)和运动障碍(paralysis),即"5P"征。治疗方法主要有动脉取栓术及药物溶栓疗法。

一、术前护理

(1)卧床休息:绝对卧床休息,患肢应低于心脏平面约15°,目的是有利于血液流入肢体保持血供,下肢动脉栓塞患者床头抬高15°,上肢栓塞和腹主动脉栓塞患者取半卧位,保持室温25 ℃左右,切忌热敷和冷敷。

(2)密切观察病情:体温、心率、呼吸、皮肤缺血情况。

(3)伴有心功能不全者给予高流量吸氧,并备急救物品。

(4)术前用药:保守治疗使用肝素,在各种抗凝剂中,特别是在栓塞发生的急性期间。肝素是唯一有效、可靠的药物。肝素100 mg加入生理盐水50 mL,静脉泵入,2~3 mL/h,连续使用72小时,以后改为低分子肝素皮下注射5 000 U,注意配泵用的药物24小时更换一次,以免失效。

(5)患肢保暖,但禁用热水袋等。

二、术后护理

(1)术后72小时应密切监护心、肺、肾功能,检测水电解质及酸碱平衡的变化。

(2)观察患肢的血运情况,一般术后24小时内动脉搏动不能触及或搏动较弱,皮肤颜色、温度和静脉充盈时间可于手术当天恢复,这是由于动脉痉挛所致。若发现患肢疼痛再次出现或者比术前加剧,皮肤温度低,颜色苍白或发绀,严重时远端动脉搏动减弱或消失,应考虑血栓形成或者栓塞,应及时报告医师。

(3)观察手术切口局部有无红肿。敷料有无渗出,一旦发现伤口出血,立即报告医师。对于大量出血者,立即在肢体近端扎止血带,并报告医师及时处理。

(4)进低脂、低胆固醇清淡饮食。

三、并发症的观察及护理

(1)骨筋膜室综合征的处理是急性动脉栓塞的一种严重并发症。出现小腿前方剧痛,局部水肿,皮肤呈紫红色,局部压痛明显,足和足趾不能跖屈等症状,应及时报告医师处理。

(2)出血:观察穿刺部位是否肿胀,有无皮下淤血、局部肿块、压痛。伤口敷料的渗血、渗液情况,术后伤口加压包扎,沙袋压迫6~8小时,注意观察患肢远端动脉搏动情况。

(3)观察代谢性肌。临床表现为肢体局部肌肉水肿、张力增高,甚至僵硬;全身表现为神志恍惚、高钾血症、肌红蛋白尿、少尿或无尿、急性肾衰竭和酶学变化等,护士应及早发现征兆,报告医师。

四、健康教育

(1)劝说患者戒烟,穿宽松的衣裤和鞋袜。

(2)指导患者按时服用抗凝药及治疗心脏病的药物,用药期间观察大便颜色和皮肤、黏膜颜色,定期复查凝血功能。

(3)术后5~6个月到门诊复查多普勒超声,了解血管通畅情况。

(张桂明)

第六节 腹主动脉瘤

一、概述

(一)病因与病理

引起腹主动脉瘤的主要病因是粥样硬化(欧美国家尤为突出)、创伤、感染、梅毒、结核、先天性发育不良、Marfan综合征、大动脉炎等。腹主动脉瘤根据其结构可分为真性动脉瘤及假性动脉瘤,前者由血管壁的全层构成,而后者则仅由纤维组织所构成。真性动脉瘤多为动脉粥样硬化所致,由于动脉壁血供障碍,使得管壁肌组织及弹力组织变薄、断裂,逐渐为纤维组织所取代。在血流压力的冲击下,局部扩张形成动脉瘤,其形态多为梭形。假性主动脉瘤多为创伤所致,动脉受伤后,血液在局部软组织内形成局限性血肿,该血肿与动脉直接相通。血肿表层逐渐机化成纤维组织包囊,囊内衬有从动脉壁裂口缘延伸出来的内皮细胞,这样就形成假性动脉瘤,其形态多为囊状。

(二)临床症状与体征

腹主动脉瘤多无症状,常为体检、腹部手术及影像学检查时偶然发现,少数有较明显的脐周或中上腹痛。腹痛累及腰背部时,提示瘤体压迫或侵蚀椎体,或后壁有较小破裂形成腹膜后间隙血肿之可能。腹主动脉瘤压迫邻近组织器官时,可出现相应症状。瘤体内附壁血栓脱落进入下肢动脉时,则发生下肢缺血。腹主动脉瘤破裂前多无先兆,若腹痛加剧或突然出现腹部剧痛,则应警惕破裂。破裂到腹腔致严重出血性休克,到肠道出现消化道大出血,入腹膜后间隙有腰肋部肿块及皮下瘀斑。

体征:脐周尤其是左上腹可扪及膨胀搏动性肿块,小至3 cm,大至20 cm以上,不活动,多无触痛及压痛。偶可扪及震颤,并有收缩期杂音。腹主动脉瘤多在肾动脉以下,瘤体距左肋缘>3.5 cm。有时可伴狭窄性病变,为此应检查其他动脉,尤其是下肢动脉搏动情况。

(三)影像学检查

B超(尤其是彩色多普勒)、CT及MRI检查可明确动脉瘤的诊断,尤其是后两者,可显示主动脉瘤的部位、大小、瘤腔内血栓情况及邻近组织器官与主动脉瘤的关系等。CT三维重建及MRA可更清楚地显示整个腹主动脉瘤及邻近血管的情况。动脉造影可术前单独进行,更多的是与介入治疗同时进行。造影可显示主动脉瘤的部位、大小、范围、动脉壁情况、分支累及情况、侧支循环及与邻近组织器官的关系,是诊断及治疗的重要依据。但如瘤腔内有血栓时,则较难正确地显示瘤体大小。由此可见,综合应用多种影像检查,可在治疗前对动脉瘤有更正确的了解。

(四)适应证

经皮穿刺血管内支架置入术治疗腹主动脉瘤的原理,是把血管内支架固定在瘤体远近端颈部,并将支架两端与动脉内膜之间隙完全封闭,这便将动脉瘤排除在血液循环之外,使瘤腔内形成血栓以防止破裂。适应于肾动脉开口以下2 cm、有较好瘤颈、瘤体无明显成角、伴肠系膜下动脉闭塞或狭窄者。

(五)禁忌证

(1)双侧髂动脉阻塞或狭窄,因内支架释放系统无法通过。

(2)动脉瘤近端颈部长度<1 cm,因内支架近端无法固定封闭,远端颈部的长短不限。

(3)肠系膜上动脉狭窄或肠系膜下动脉粗大,因可引起肠缺血坏死。

(4)严重心、肾功能障碍。

(5)有严重出血倾向者。

(6)腰动脉有脊髓动脉分支者。

(六)术前准备

1.物品准备

准备各种介入器材。

2.药品准备

利多卡因、对比剂、肝素、鱼精蛋白、地塞米松、硝酸甘油、安定、0.9%氯化钠注射液和急救药品等。

3.完善检查

内支架置入前一定要行 CTA、CT 三维重建及 MRA 检查,以准确测量瘤体大小及近端颈部长短,对瘤体长度的估计宁长勿短。

(七)操作技术

(1)患者仰卧位,其背后沿胸腹主动脉纵轴体表投影放置不透 X 线的尺子。皮肤消毒,铺无菌单。

(2)局麻或全麻下,选择髂总动脉扭曲不严重的一侧行腹股沟纵切口,暴露股动脉。

(3)直视下直接穿刺股动脉并送入软头导丝,其前端至胸主动脉远端。

(4)沿导丝送入猪尾导管,其前端至腹腔动脉干水平,行胸腹主动脉造影。确定腹主动脉瘤的口径和病变长度,明确肠系膜下动脉及腰动脉的血供情况。

(5)全身肝素化。

(6)沿导管送入超硬导丝,撤出导管。

(7)自穿刺部位切开股动脉。

(8)置入内支架。①置入直筒型内支架(适用于仅限于腹主动脉病变者):沿导丝送入内支架放送系统,其前端达肾动脉开口以下位置,固定推送杆,回撤外鞘管,释放内支架;充盈推送杆远端的球囊,逐段扩张内支架,使之充分膨胀后撤出内支架放送系统后,缝合股动脉、皮下组织及皮肤。②置入带肢体型内支架(适宜于病变累及髂动脉者):支架置入方法及路径同上述方法,肢体支架需经另一侧股动脉穿刺送入,其前端与主支架重叠衔接。

(9)再次主动脉造影,观察内支架的位置及膨胀情况。

(10)撤出造影导管、鞘管。

(11)压迫穿刺部位,止血后加压包扎。

(12)术后常规应用抗凝药物。

(八)并发症与防治

1.微小栓塞

与操作有关的并发症主要是广泛微小栓塞,如下肢、内脏动脉栓塞等。常见于大而扭曲的腹主动脉瘤,并可致弥散性血管内凝血(DIC)。多为导丝在通过瘤体时引起瘤内血栓脱落所致,操作越多,血栓脱落的危险性就越大。

2.预防措施

(1)对大动脉瘤患者使用软头导丝。

(2)准确估计瘤体长度,以减少不必要的操作。

二、护理评估

(一)术前评估

1.健康史

通过详细询问病史,初步判断发病原因。了解患者的发病情况及以往的诊治过程。有无高血压、动脉粥样硬化、心脏病、创伤等病史。有无颅脑外伤史,有无其他伴随疾病。对于先天畸形患者,了解其母在妊娠期间有无异常感染、放射线辐射及分娩过程中有无难产等。

2.身体状况

了解疾病特征、类型、重要脏器功能等。评估患者的生命体征、意识状态、瞳孔、肌力及肌张力、深浅反射、感觉功能、心脏功能、疼痛程度、自理能力等。评估各项检查结果,估计可能采取的介入治疗术方式及患者对介入治疗术的耐受力,以便在介入术前后提供针对性护理。

3.心理-社会支持状况

评估患者及家属的心理状况,患者及家属对疾病及其介入治疗术方式、目的和结果有无充分了解,其认知程度如何,对介入术的心理反应或对急诊手术有无思想准备,有何要求和顾虑。患者对接受介入治疗术、介入术可能导致的并发症、生理功能改变及预后的恐惧、焦虑程度和心理承受能力。

(二)术后评估

1.术后了解

了解介入治疗术方式、麻醉方式、穿刺入路及术中各系统的功能状况。

2.术后病情观察

(1)全麻患者是否清醒,清醒后躁动的原因,对疼痛的忍受程度。

(2)心、脑、呼吸功能的监测:意识恢复情况,有无昏迷迹象;术后心功能状况及心电监护指标的变化;有无缺氧表现,呼吸状态,观察有无并发症的发生。

(3)血液供应与微循环情况:皮肤色泽、温度、湿度,双侧足背动脉的搏动情况。

(4)穿刺点或血管切开处:敷料是否渗血,包扎松紧是否适宜。

(5)肾功能监测:观察尿量多少及颜色变化。

(6)心理状况与认知程度:患者及家属能否适应监护室的环境,心理状态如何,对介入术治疗后健康教育内容和出院后康复知识的掌握程度。

三、护理诊断(问题)

(一)焦虑/恐惧/预感性悲哀

焦虑/恐惧/预感性悲哀与先天畸形、动脉瘤的诊断、担心手术效果有关。

(二)疼痛

疼痛与动脉内膜剥离有关。

（三）身体移动障碍

身体移动障碍与医源性限制有关。

（四）知识缺乏

缺乏与所患疾病相关的防治和康复知识。

（五）潜在并发症

动脉瘤破裂出血、血栓形成/栓塞、感染、肾功能不全等。

四、预期目标

（1）患者及家属心态平稳，恐惧或焦虑状况减轻，能够接受疾病的现实，主动参与治疗与护理。

（2）患者能平稳渡过疼痛期，对止痛措施表示满意。

（3）患者卧床时的各项生理需要得到满足。

（4）患者及家属能掌握健康教育内容，主动进行自我护理。

（5）患者无并发症发生，或并发症发生后能及时发现和处理。

五、护理措施

（一）术前护理

1.心理护理

经皮穿刺血管内支架置入术同传统外科手术相比有其特殊的一面，从而使得患者的心理表现也随之变化。主要表现在两方面。

（1）特定知识缺乏：由于对腹主动脉瘤的病情不了解，从而表现出一种满不在乎的、过于乐观的情绪，如逛病区、和其他患者聊天、接受过多访视等，除能坚持戒烟及控制血压外，对别的护理要求表现不热情。对此，首先要肯定其乐观情绪，同时也相应地增加患者术前的自我保护意识，委婉向患者讲明：①"微创"是相对的，经皮穿刺血管内支架移植物置放术只是相对传统手术而言系微创，由于介入术采用全身麻醉，术中机体又要承受 X 线照射，因此术前注意休息、增加机体储备、增加机体抵抗力，对术后顺利恢复是非常重要的。②过多的运动及情绪激动是危险的，可引起腹内压增高，易诱发瘤体破裂。③应正视全身其他部位病变的处理。感冒引起的剧烈咳嗽、打喷嚏、便秘、前列腺增生导致的用力排便均可引起腹压增高，使瘤体破裂，因此需认真对待。

（2）预感性悲哀：表现为情绪低落，对治疗信心不足，从而不太配合治疗。主要有以下原因：①过于担心腹主动脉瘤突然破裂致生命不保、置入支架后出现内瘘等并发症导致疗效不佳。②对腹主动脉瘤本身认识错误，认为腹主动脉瘤是"肿瘤"，虽经劝说，但对治疗的后期效果心存疑虑；患者对相对较高的医疗费用带给家庭的负担产生内疚感，从而导致治疗态度犹豫不决。因此，首先应告知患者该治疗是微创手术，风险低、预后良好，应以乐观的态度对待疾病。而平常只要注意休息，瘤体破裂出血的可能性是非常小的。其次，指导患者正确认识本病，腹主动脉瘤是胸腹主动脉某一段的局部扩张，是良性病变，并非恶性肿瘤。另外，让患者家属协同做患者的思想工作，帮助患者消除后顾之忧。

2.术前指导

（1）饮食指导：给患者以高蛋白、高热量、高维生素、低脂、易消化饮食，术前 3 天给予软食，从而提高患者的手术耐受力，保持大便通畅及防治便秘。

(2)体位指导:卧床休息,避免猛烈转身、腰腹过屈、碰撞、深蹲等不当的体位,避免剧烈咳嗽、打喷嚏等,以免引起腹内压增高,诱发瘤体破裂。

(3)戒烟:因手术需在全麻下进行,为保证术中、术后肺功能恢复,入院后吸烟患者全部戒烟,术前三天雾化吸入,并指导患者呼吸训练。

3.血压的监测

动脉瘤破裂大出血是死亡的主要原因,任何因素引起的动脉压升高,都是引起动脉瘤破裂的诱因。入院后除严密观察血压外,高血压患者应给予降压药物,根据血压给予硝普钠微量泵静脉注射 $0.5\sim5$ $\mu g/(kg\cdot min)$,并观察药物疗效,使血压控制在 $16.0\sim18.0$ kPa/$8.0\sim10.7$ kPa($120\sim135/60\sim80$ mmHg)。应用硝普钠进行降压的同时,注意观察硝普钠的毒副作用。杜绝一切外在引起血压升高的因素。

4.预防动脉瘤破裂

监测生命体征,尤其是血压、脉搏的监测。预防感冒,避免剧烈咳嗽、打喷嚏等;保证安全,避免体位不当、外伤等致瘤体破裂。动脉瘤濒于破裂时要绝对卧床休息,适当制动。监测破裂征兆,高度重视剧烈头痛、胸背部疼痛的主诉,若血压先升后降、脉搏增快,则提示破裂。应立即报告医师,迅速建立二路静脉通道(套管针),做好外科手术准备。

5.检验标本和其他资料的采集

了解患者的全身情况,紧凑合理地安排好各项检查,做好各项检查的护送,保证患者安全。采集大小便标本及血标本,除常规检查凝血功能、肝肾功能外,还应包括备血、血气分析,以防突然破裂患者的急用。血气分析一般要求避开股动脉和桡动脉,以保证术中该动脉插管的需要。

6.术前准备

术前常规备皮、药物过敏试验、测体重(便于掌握术中应用抗凝药物剂量),按医嘱备齐术中用药;术前6小时禁食、禁水;高血压患者术晨遵医嘱服用1次降压药。根据病情需要留置导尿管。昏迷患者给予留置胃管。记录患者血压、肢体肌力及足背动脉搏动情况,以便术后观察对照。

(二)术后护理

1.生命体征的观察

向术者及麻醉医师询问患者术中情况,了解介入治疗方式,有计划针对性地实施护理。监测生命体征,尤其是血压、中心静脉压和心率的变化。动脉瘤患者术后大部分表现为高动力状态,心率快,血压高,术后继续应用微量泵静脉注射硝普钠,维持收缩压 $12.0\sim13.3$ kPa($90\sim110$ mmHg)、平均动脉压 $9.3\sim10.7$ kPa($70\sim80$ mmHg),并根据血压随时调整硝普钠浓度,待血压稳定后停止用药及检测。有效控制血压,有利于动脉夹层的稳定。

2.体位护理与活动

术后回监护室,因腹主动脉内有血管支架,搬运患者时需轻抬轻放,麻醉清醒后给予床头抬高位,尤其是腹膜后径路手术的患者,可减轻腹部张力。穿刺侧肢体平伸制动12小时,做好肢体制动期间患者的护理。术后当天床上足背屈伸运动,若伤口无明显渗血,则鼓励患者早期下床活动,术后第2~3天在体力允许的情况下可下床在室内活动,这样既促进患者的肠蠕动,增加食欲,又增强其自信心,并促进体力恢复,但不可剧烈运动,应循序渐进。

3.穿刺或切开肢体护理

切开穿刺处绷带加压包扎24小时或沙袋压迫6小时,观察切开穿刺部位有无渗血、出血,有无血肿形成。观察切开穿刺侧肢体远端血液循环情况,经常触摸穿刺肢体的足背动脉和皮肤温度,双足同时触摸,以便对照;观察皮肤颜色,检查肌力的变化;询问患者有无疼痛及感觉异常,如有异常应警惕动脉血栓形成或动脉栓塞发生,及时报告医师,分析原因进行处理。

4.呼吸道护理

患者多为高龄,常伴心肺疾病,且是全麻术后,因此密切观察患者的心肺功能变化,监测血氧饱和度,随时听诊双肺呼吸音,给予吸氧、雾化吸入,协助患者翻身、叩背、咳痰,维持血氧饱和度在98%以上,但应避免患者剧烈咳嗽;有躁动时给予镇静药物。

5.抗凝治疗的护理

为了预防血栓及栓塞的形成,术中给予肝素化;另外置入体内的带膜支架材料也需小剂量抗凝,术后每天静脉滴注2万～3万单位肝素,以使部分凝血酶原时间延长至60秒。然后口服阿司匹林每天100 mg,或其他抗凝剂6个月。使用抗凝药物期间应严密观察有无出血情况,密切观察切口处有无渗血及皮下血肿、牙龈出血、尿血、皮肤出血点等出血倾向。

6.常见并发症的观察及护理

(1)动脉栓塞:由于整个手术过程均在血管腔内操作,因此,如动脉壁硬化斑块脱落或损伤血管壁可导致急性动脉栓塞、血栓形成。动脉插管易损伤血管内膜,引起管壁发炎增厚、管腔狭小以及血液黏性改变,均可导致血栓形成。另外,与术中置管时间过长、抗凝药物用量不足、反复穿刺致局部血管广泛损伤和沙袋过度压迫有关。为严防血栓形成,除技术熟练及正确使用沙袋外,还应严密观察患侧足背动脉搏动是否减弱或消失,肢体有无麻木、肿胀、发凉、苍白、疼痛。发生上述情况应立即采取溶栓治疗。另外,由于血管内支架有可能阻塞肾动脉开口或脱落的附壁血栓引起肾动脉栓塞,将导致一侧或双侧肾衰竭,因此术后要注意观察尿量并做好记录,遵医嘱及时复查肾功能。

(2)内支架置入术后综合征:主要表现为发热、血小板数下降。内支架置入体内与机体之间有免疫反应,术中导丝、导管以及移植物的鞘管对机体的刺激,使得术后可能有体温升高的吸收热现象。除给予抗炎、对症处理外,应主动向患者及家属做好解释,使他们放心。血小板下降考虑因素:①介入术后,被隔绝的瘤腔内血液停滞、形成血栓消耗大量血小板。②术中大量放射线照射对患者造血系统有影响。一般两周后逐渐恢复正常。

(三)健康教育

1.饮食方面

告知患者本病的发生与动脉粥样硬化有关,动脉粥样硬化的形成与饮食有很大关系,故嘱患者食清淡、低脂肪、低胆固醇、高蛋白的食物,多食水果、蔬菜等含维生素丰富的膳食。

2.保持良好的心理状态

避免情绪激动,避免剧烈活动,劳逸结合。

3.遵医嘱坚持服用降压药及抗凝药

并向患者详细讲解抗凝药物的服用方法及重要性。不能进入高磁场所(如磁共振检查、高压氧治疗等),因体内移植物为金属支架,避免干扰,造成不了影响。

4.其他

告知患者为观察支架是否移位、脱漏、栓塞等并发症,术后应遵医嘱定期复查。

(张桂明)

第十章

骨科常见病护理

第一节 脊髓损伤

一、概述

(一)概念

脊髓损伤是脊柱骨折最严重的并发症,由于椎体的移位或碎骨片突出于椎管内,是脊髓或马尾神经产生不同程度的损伤,多发生于颈椎下部和胸腰段。

(二)相关病理生理

按脊髓损伤和马尾损伤的程度可有不同的病理生理变化。

1.脊髓震荡

脊髓震荡属最轻微的脊髓损伤,损伤后脊髓有暂时性功能抑制,呈弛缓性瘫痪,损伤平面以下的感觉、运动、反射及括约肌功能全部丧失,常在数分钟或数小时内逐渐恢复,最后可完全恢复。无组织形态学病理变化。

2.脊髓挫伤和出血

脊髓挫伤为脊髓的实质性破坏,脊髓外观完整,但内部可有出血、水肿、神经细胞破坏和神经传导纤维束的中断。脊髓挫伤的程度很大,轻者少量点状出血、水肿,重者有成片脊髓挫伤和出血,导致脊髓软化及瘢痕形成,预后差。

3.脊髓断裂

脊髓的连续性中断可为完全性或不完全性。不完全性常伴挫伤,又称挫裂伤,脊髓断裂者预后极差。

4.脊髓受压

骨折移位或破碎的椎间盘和碎骨片挤入椎管可直接压迫脊髓,而后方皱褶的黄韧带与血肿便可压迫脊髓,产生一系列病理变化,若能及时解除脊髓压迫,脊髓功能可望得到部分或完全恢复;若压迫时间过久可发生脊髓软化,萎缩或瘢痕形成,瘫痪难以恢复。

5.马尾神经损伤

马尾神经起自 L_2 的骶脊髓,一般终止于 S_1 下缘。L_2 以下的骨折脱位可引起马尾神经损伤,受伤平面以下出现弛缓性瘫痪。

除上述各种病理生理变化外,在各种较重的脊髓损伤后均可立即发生损伤平面以下的弛缓性瘫痪,属失去高级中枢控制的一种病理生理现象,称之为脊髓休克。2周后,随脊髓实质性损伤程度不同而发生损伤平面以下不同程度的痉挛性瘫痪。

(三)病因与诱因

脊髓损伤常见于各种外伤(如交通事故、高空坠落等)所致的椎体移位或碎骨片突出于椎管内,使脊髓或马尾神经产生不同程度的损伤。

(四)临床表现

脊髓损伤可因损伤部位和程度不同而有不同表现。

1.脊髓损伤

主要表现为受伤平面以下单侧或双侧感觉、运动、反射的全部或部分丧失,可出现随意运动功能丧失。因膀胱平滑肌麻痹和排尿反射消失,可有尿潴留或充盈性尿失禁。C_8 以上水平损伤者可出现四肢瘫,C_8 以下水平损伤可出现截瘫。弛缓性瘫痪患者为肌张力降低和反射减弱;痉挛性瘫痪患者为肌张力增强和反射亢进,瘫痪的早期呈弛缓性瘫痪,胸髓及颈髓损伤患者常在伤后 3~6 周逐渐转变为痉挛性瘫痪。

2.脊髓半横切损伤

损伤平面以下同侧肢体的运动和深感觉消失,对侧肢体的痛觉和温觉消失,称脊髓半切征。

3.脊髓圆锥损伤

L_1 骨折可造成脊髓圆锥损伤。表现为会阴部皮肤鞍状感觉缺失,括约肌功能丧失,大小便不能控制,性功能障碍。两下肢的感觉、运动正常。

4.马尾神经损伤

L_2 以下骨折脱位可马尾神经损伤,表现为受伤平面以下弛缓性瘫痪,感觉和运动障碍,括约肌功能丧失,腱反射消失。

(五)辅助检查

1.影像学检查

(1)X 线检查:有助于明确骨折的部位、类型和移位情况。

(2)CT 检查:用于检查椎体的骨折情况,椎管内有无出血及碎骨片。

(3)MRI 检查:有助于观察及确定脊髓损伤的程度和范围。

2.肌电图

测量肌的电传导情况,鉴别脊髓完整性的水平。

3.实验室检查

除常规检查外,血气分析检查可判断有通气不足危险患者的呼吸状况。

(六)治疗原则

1.非手术治疗

(1)固定和制动:一般先采用枕颌带牵引或持续颅骨牵引,以防因损伤部位移位而产生脊髓再损伤。

(2)减轻脊髓水肿和继发性损害:①激素治疗,地塞米松 10~20 mg 静脉滴注,连续 5~7 天后,改为口服,0.75 mg/次,3 次/天,维持 2 周左右。②脱水,20% 甘露醇 250 mL 静脉滴注,2 次/天,连续 5~7 天。③甲泼尼龙冲击治疗,只适用于受伤 8 小时内者。每公斤体重 30 mg 剂量 1 次给药,15 分钟内静脉注射完毕,休息 45 分钟,在以后 23 小时内以 5.4 mg/(kg·h)剂量持续静脉滴注。④高压氧治疗,一般在伤后4～6 小时应用。

2.手术治疗

目前在于尽早解除对脊髓的压迫和稳定脊柱,手术方式和途径需视骨折的类型和受压部位而定。手术指征包括:①脊柱骨折-脱位有关节交锁者。②脊柱骨折复位后不满意或仍有不稳定因素存在者。③影像学显示有碎骨片突至椎管内压迫脊髓者。④截瘫平面不断上升,提示椎管内有活动性出血者。

二、护理评估

(一)一般评估

1.健康史

(1)一般情况:了解患者的年龄、职业特点、运动爱好、日常饮食结构、有无酗酒等。

(2)受伤情况:了解患者受伤的原因、部位和时间,受伤时的体位、症状和体征,搬运方式、现场及急诊室急救情况,有无昏迷史和其他部位复合伤等。

(3)既往史与服药史:有无脊柱受伤或手术史,近期是否因其他疾病而服用激素类药物,以及应用的剂量、时间和疗程。

2.生命体征(T、P、R、BP)与意识

评估患者的呼吸、血压、脉搏、体温及意识情况。包括呼吸型态、节律、频率、深浅、呼吸道是否通畅,患者能否有效咳嗽和排除分泌物;有无心动过缓和低血压;有无出汗,患者皮肤的颜色、温度;有无体温调节障碍。对伴有颅脑损伤的患者,可用格拉斯昏迷量表评估患者的意识情况。排尿和排便情况,患者有无尿潴留或充盈性尿失禁;尿液颜色、量和比重;有无便秘或大便失禁。

3.患者主诉

受伤的时间、原因和部位,受伤时的体位、症状和体征、搬运方式、现场及急诊室急救的情况,有无昏迷史和其他部位的合并伤。

4.相关记录

疼痛评分、全身皮肤及其他外伤情况。

(二)身体评估

1.视诊

受伤部位有无皮肤组织破损,局部肤色和温度,有无活动性出血及其他复合性损伤的迹象。

2.触诊

评估感觉和运动情况:患者的痛、温、触及位置觉的丧失平面及程度。

3.叩诊

患肢神经反射是否正常。

4.动诊

肢体感觉,活动和肌力的变化,双侧有无差异,有无腹胀和麻痹性肠梗阻征象。

5.神经系统检查

(1)躯体痛觉、温度觉、触觉及位置觉的丧失平面及程度,肢体运动、反射和括约肌功能损伤情况。

(2)脊髓功能丧失程度评估:可以用截瘫指数来表示。"0"代表功能完全或接近正常;"1"代表功能部分丧失；"2"代表完全或者接近完全瘫痪。一般记录肢体的自主运动,感觉及两便的三项功能情况,相加即为该患者的截瘫指数,范围在 0～6。

(三)心理-社会评估

评估患者有无恐惧、紧张心理;评估患者和亲属对疾病的心理承受能力和对相关康复知识的认知程度,家庭及社会支持情况。

(四)辅助检查阳性结果评估

评估患者的影像学检查和实验室检查结果有无异常,以帮助判断病情和预后。

(五)治疗效果的评估

(1)患者躯体感觉、运动和各项生理功能康复情况。

(2)患者有无呼吸系统或泌尿系统功能障碍、压疮等并发症发生。

(3)患者是否按计划进行功能锻炼,有无活动障碍引起的并发症。

三、主要护理诊断

(一)低效性呼吸型态

低效性呼吸型态与脊髓损伤、呼吸肌无力、呼吸道分泌物存留有关。

(二)体温过高或体温过低

体温过高或体温过低与脊髓损伤、自主神经系统功能紊乱有关。

(三)尿潴留

尿潴留与脊髓损伤、逼尿肌无力有关。

(四)便秘

便秘与脊髓神经损伤、液体摄入不足、饮食和活动受限有关。

(五)有皮肤完整性受损的危险

皮肤完整性受损与肢体感觉及活动障碍有关。

(六)体象紊乱

体象紊乱与受伤后躯体运动障碍或肢体萎缩变形有关。

四、护理措施

(一)甲泼尼龙冲击治疗的护理

1.适应证

甲泼尼龙冲击治疗只适用于受伤 8 小时内者。

2.用法及用量

每公斤体重 30 mg 剂量,1 次给药,15 分钟内静脉注射完毕,休息 45 分钟,在以后 23 小时内以 5.4 mg/(kg·h)剂量持续静脉滴注。

3.注意事项

严格遵医嘱按要求输液,同时必须使用心电监护仪和输液泵,密切观察患者的生命体征变化,同时观察患者有无消化道出血、心律失常等并发症。

(二)术后护理

1.体位

瘫痪肢体保持关节于功能位,防止关节屈曲、过伸或过展。用矫正鞋或支足板固定足部,以防足下垂。

2.观察感觉与运动功能

脊髓受手术刺激易出现水肿反应,术后严密观察躯体及肢体感觉、运动情况,当出现瘫痪平面上升、肢体麻木、肌力减弱或不能活动时,应立即通知医师,及时处理。

3.引流管护理

观察引流量与引流液颜色,保持引流通畅,以防积血压迫脊髓。

4.活动

对于瘫痪肢体每天被动的全范围关节活动和肌肉按摩,以防止肌萎缩和关节僵硬,减少截瘫后并发症。对于未瘫痪部位,可以通过举哑铃和拉拉力器等方法增强上肢力量,通过挺胸和俯卧撑等增加背部力量,为今后的自理活动准备,增强患者的信心和对生活的热爱。

(三)并发症的预防与护理

1.呼吸衰竭与呼吸道感染

(1)病情观察:观察患者的呼吸功能,如呼吸频率、节律、深浅,有无异常呼吸音、呼吸困难等。若患者呼吸>22次/分、鼻翼翕动、摇头挣扎等,则立即吸氧,寻找和解除原因,必要时协助医师气管插管、气管切开或呼吸机辅助呼吸等。

(2)给氧:给予氧气吸入,根据血气分析结果调整给氧浓度、流量和持续时间,改善机体的缺氧状态。及时处理肠胀气、便秘,不用棉被压盖胸腹,以免影响患者呼吸。

(3)减轻脊髓水肿:遵医嘱给予地塞米松、甘露醇、甲泼尼龙等治疗,以避免因进一步脊髓损伤而抑制呼吸功能。

(4)保持呼吸道通畅:预防因气道分泌物阻塞而并发坠积性肺炎和肺不张。指导患者深呼吸和咳嗽咳痰,每2小时协助翻身叩背1次,遵医嘱雾化吸入,经常做深呼吸和上肢外展运动,以促进肺膨胀和有效排痰。对不能自行咳嗽咳痰或有肺不张者及时吸痰。对气管插管或气管切开者做好相应护理。

(5)控制感染:已经发生肺部感染者应遵医嘱选用合适的抗生素,注意保暖。

2.高热和低温

颈脊髓损伤后,自主神经系统功能紊乱,受伤平面以下毛细血管网舒张而无法收缩,皮肤不能出汗,对气温的变化丧失了调解和适应能力。室温>32 ℃时,闭汗使患者容易出现高热(>40 ℃);若未有效保暖,大量散热也可使患者出现低温(<35 ℃),这些都是病情危险的征兆。

患者体温升高时,以物理降温为主,如冰敷、乙醇或温水擦浴、冰盐水灌肠等,必要时予输液和冬眠药物。夏季将患者安置在阴凉或设有空调的房间。对低温患者以物理复温为主,如使用电热毯、热水袋或电烤架等逐渐复温,但要防止烫伤,同时注意保暖。

3.泌尿系统感染和结石

(1)留置导尿管或间歇导尿:在脊髓休克期间应留置导尿管,持续引流尿液并记录尿量,以防膀胱过度膨胀。3周后改为每4～6小时开放1次导尿管,或白天每4小时导尿1次,晚间6小时导尿1次,以防膀胱萎缩。

(2)排尿训练:根据脊髓损伤部位和程度不同,3周后部分患者排尿功能可逐渐恢复,但是脊髓完全损伤者则需要进行排尿功能训练。当膀胱胀满时,鼓励患者增加腹压,用右手由外向内按摩下腹部,待膀胱缩成球状,紧按膀胱底向前下方挤压,在膀胱排尿后用左手按在右手背上加压,待尿不再排出时,可松手再加压1次,待尿排尽,训练自主性膀胱排尿,争取早日拔去导尿管,这种方法对马尾神经损伤者特别有效。同时,根据患者病情训练膀胱的反射排尿功能。

(3)预防感染:鼓励患者每天饮水量最好达 3 000 mL 以上,以稀释尿液;尽量排尽尿液,减少残余尿;每天清洁会阴部;根据需要更换尿袋及导尿管;必要时做膀胱冲洗,以冲出膀胱中积存的沉渣;定期检查残余尿量、尿常规和中段尿培养,及时发现泌尿系统感染征象。一旦发生感染,抬高床头,增加饮水或输液量,持续开放导尿管,遵医嘱使用广谱抗生素。需长期留置导尿管而又无法控制泌尿系统感染者,教会患者遵循无菌操作方法进行间歇导尿,也可做永久性耻骨上膀胱造瘘术。

4.便秘

指导患者多食富含膳食纤维的食物、新鲜水果和蔬菜,多饮水。在餐后 30 分钟做腹部按摩,从左到右,沿大肠行走的方向,以刺激肠蠕动。对顽固性便秘者可遵医嘱给予灌肠或缓泻剂。部分患者通过持续的训练可逐渐建立起反射性排便,方法为用手指按压肛门周围或者扩张肛门,刺激括约肌,反射性引起肠蠕动。当反射建立后用手指按压肛门时即可有大便排出。

5.压疮预防

(1)定时翻身:间歇性解除压迫是有效预防压疮的关键,故在卧床期间应每 2~3 小时翻身一次。翻身时采用轴线翻身法。

(2)合适的床铺:床单清洁干燥和舒适,有条件的可使用特制翻身床、明胶床垫、充气床垫、波纹气垫等。注意保护骨突出部位,使用气垫或棉圈等使骨突部位悬空,定时对受压的骨突部位进行按摩。保持个人清洁卫生和床单清洁干燥。

(3)增加营养:保证足够的营养素摄入,提高机体抵抗力。

(四)心理护理

帮助患者掌握正确的应对技巧,提高其自我护理能力,发挥其最大潜能。家庭成员和医护人员相信并认真倾听患者的诉说。可让患者和家属参与制定护理计划,帮助患者建立有效的社会支持系统,包括家庭成员、亲属、朋友、医护人员和同事等。

(五)健康教育

(1)指导患者出院后继续康复锻炼,并预防并发症的发生。

(2)指导患者练习床上坐起,使用轮椅、拐杖或助行器等移动工具,练习上下床和行走方法。

(3)指导患者和家属应用清洁导尿术进行间歇导尿,预防长期留置导尿管而引起泌尿系统感染。

(4)告知患者需定期返院检查,进行理疗有助于刺激肌肉收缩和功能恢复。

五、护理效果评估

(1)患者能否保持呼吸道通畅,维持正常呼吸功能。

(2)患者的体温能否维持在正常范围。

(3)患者是否能有效排尿或建立膀胱的反射性排尿功能。

(4)患者是否能有效排便。

(5)患者的皮肤是否清洁、完整,未发生压疮。

(6)患者是否能接受身体及生活改变的现实。

(王娜娜)

第二节　脊　柱　骨　折

一、概述

(一)概念

脊柱骨折又称脊椎骨折,占全身各类骨折的 $5\%\sim6\%$。脊柱骨折可以并发脊髓或马尾神经损伤,特别是颈椎骨折-脱位合并有脊髓损伤时能严重致残甚至丧失生命。

(二)相关病理生理

脊柱分为前中后三柱。中柱和后柱包裹了脊髓和马尾神经,该区的损伤可以累及神经系统,特别是中柱损伤,碎骨片和髓核组织可以突入椎管的前半部而损伤脊髓。胸腰段脊柱($T_{10}\sim L_2$)处于两个生理弧度的交汇处,是应力集中之处,也是常见骨折之处。

(三)病因与诱因

主要原因是暴力,多数由间接暴力引起,少数因直接暴力所致。当从高处坠落时,头、肩、臀部或足部着地,地面对身体的阻挡,使身体猛烈屈曲,所产生的垂直分力可导致椎体压缩性骨折,水平分力较大时则可同时发生脊椎脱位。直接暴力所致的脊椎骨折,多见于战伤、爆炸伤、直接撞伤等。

1.病理和分类

暴力的方向可以通过 X、Y、Z 轴,牵拉和旋转;在 X 轴上有屈、伸和侧方移动;在 Z 轴上则有侧屈和前后方向移动。因此,胸腰椎骨折和颈椎骨折分别可以有六种类型损伤。

2.胸、腰椎骨折的分类

(1)单纯性楔形压缩性骨折:脊柱前柱损伤,椎体成楔形,脊柱仍保持稳定。

(2)稳定性爆破型:前柱、中柱损伤。通常是高处坠落时,脊柱保持正直,胸腰段脊柱的椎体因受力、挤压而破碎;后柱不损伤,脊柱稳定。但破碎的椎体与椎间盘可突出于椎管前方,损伤脊髓而产生神经症状。

(3)不稳定性爆破型:前柱、中柱、后柱同时损伤。由于脊柱不稳定,可出现创作后脊柱后突和进行性神经症状。

(4)Chance 骨折:椎体水平状撕裂性损伤。如从高空仰面落下,背部被物体阻挡,脊柱过伸,椎体横形裂开;脊柱不稳定。

(5)屈曲-牵拉型:前柱部分因受压缩力而损伤,而中柱、后柱同时因牵拉的引力而损伤,造成后纵韧带断裂,脊椎关节囊破裂,关节突脱位,半脱位或骨折;是潜在性不稳定型骨折。

(6)脊柱骨折-脱位:又名移动性损伤。脊柱沿横面移位,脱位程度重于骨折。此类损伤较严重,伴脊髓损伤,预后差。

3.颈椎骨折的分类

(1)屈曲型损伤:前柱因受压缩力而损伤,而后柱因牵拉的张力而损伤。前方半脱位(过屈型扭伤),后柱韧带完全或不完全性破裂。完全性者可有棘突上韧带、棘间韧带、脊椎关节囊破裂和横韧带撕裂。不完全性者仅有棘上韧带和部分棘间韧带撕裂。双侧脊椎间关节脱位,因过度屈曲,中后柱韧带断裂,脱位的关节突超越至下一个节段小关节的前方与上方。大多数患者伴有脊髓损伤。单纯椎体楔形(压缩性)骨折,较常见,除椎体压缩性骨折外,还不同程度的后方韧带结构破裂。

(2)垂直压缩损伤:多数发生在高空坠落或高台跳水者。第一颈椎双侧前、后弓骨折,也称Jefferson骨折。爆破型骨折,颈椎椎体粉碎骨折,多见于$C_{5,6}$椎体。破碎的骨折片可凸向椎管内,瘫痪发生率高达80%。

(3)过伸损伤:过伸性脱位,前纵韧带破裂,椎体横行裂开,椎体向后脱位。损伤性枢椎椎弓骨折,暴力来自颏部,使颈椎过度仰伸,枢椎椎弓垂直状骨折。

(4)齿状突骨折:机制不清,暴力可能来自水平方向,从前向后经颅骨至齿状突。

(四)临床表现

有严重的外伤史,如高空坠落、重物撞击腰背部、塌方事件被泥土、矿石掩埋等。胸腰椎损伤后,主要症状为局部疼痛,站立及翻身困难。腹膜后血肿刺激了腹腔神经节,合并肠蠕动减慢,常出现腹痛、腹胀甚至肠麻痹症状。

检查时要详细询问病史、受伤方式、受伤时姿势、伤后有无感觉及运动障碍。注意多发伤,多发伤患者往往合并有颅脑、胸、腹脏器的损伤。要先处理紧急情况,抢救生命。检查脊柱时暴露面应足够,必须用手指从上至下逐个按压棘突,如发现位于中线部位局部肿胀和明显的局部压痛,提示后柱已有损伤;胸腰段脊柱骨折常可摸到后凸畸形。

(五)辅助检查

1.影像学检查

(1)X线检查:有助于明确脊椎骨折的部位、类型和移位情况。

(2)CT检查:用于检查椎体的骨折情况,椎管内有无出血及碎骨片。

(3)MRI检查:有助于观察及确定脊髓损伤的程度和范围。

2.肌电图

测量肌的电传导情况,鉴别脊髓完整性的水平。

3.实验室检查

除常规检查外,血气分析检查可判断有通气不足危险患者的呼吸状况。

(六)治疗原则

1.抢救生命

脊柱损伤患者伴有颅脑、胸、腹脏器损伤或并发休克时,首先处理紧急问题,抢救生命。

2.卧硬板床

胸腰椎骨折和脱位,单纯压缩骨折椎体压缩不超过1/3者,可仰卧于木板床,在骨折部加枕垫,使脊柱过伸。

3.复位固定

较轻的颈椎骨折和脱位者用枕颔带做卧位牵引复位;明显压缩移位者做持续颅骨牵引复位。牵引重量3～5 kg,复位后用头颈胸支具固定3个月。胸腰椎复位后用腰围支具固定。也可用两桌法或双踝悬吊法复位,复位后不稳定或关节交锁者,可手术治疗,做植骨和内固定。

4.腰背肌锻炼

胸腰椎单纯压缩骨折,椎体压缩不超过1/3者,在受伤后1～2天开始进行,利用背伸肌的肌力及背伸姿势,使脊柱过伸,借椎体前方的前纵韧带和椎间盘纤维环的张力,使压缩的椎体自行复位,恢复原形状。严重的胸、腰椎骨折和骨折脱位,可通过腰背肌功能锻炼,使骨折获一定程度的复位。

二、护理评估

(一)一般评估

1.健康史

(1)一般情况:了解患者的年龄、职业特点、运动爱好、日常饮食结构、有无酗酒等。

(2)受伤情况:了解患者受伤的原因、部位和时间,受伤时的体位、症状和体征,搬运方式、现场及急诊室急救情况,有无昏迷史和其他部位复合伤等。

(3)既往史与服药史:有无脊柱受伤或手术史。

2.生命体征(T、P、R、BP)与意识

评估患者的呼吸、血压、脉搏、体温及意识情况,包括呼吸型态、节律、频率、深浅、呼吸道是否通畅、患者能否有效咳嗽和排除分泌物;有无心动过缓和低血压;有无出汗,患者皮肤的颜色、温度;有无体温调节障碍。对伴有颅脑损伤的患者,可用格拉斯昏迷量表评估患者的意识情况。排尿和排便情况,患者有无尿潴留或充盈性尿失禁;尿液颜色、量和比重;有无便秘或大便失禁。

3.患者主诉

受伤的时间、原因和部位,受伤时的体位、症状和体征,搬运方式,现场及急诊室急救的情况,有无昏迷史和其他部位的合并伤。患者既往健康情况,有无脊柱受伤或手术史,近期有无因其他疾病而服用药物,应用剂量、时间和疗程。

4.相关记录

疼痛评分、全身皮肤及其他外伤情况。

(二)身体评估

1.视诊

受伤部位有无皮肤组织破损,局部肤色和温度,有无活动性出血及其他复合性损伤的迹象。

2.触诊

评估感觉和运动情况,患者的痛、温、触及位置觉的丧失平面及程度。

3.叩诊

叩诊患肢神经反射是否正常。

4.动诊

肢体感觉,活动和肌力的变化,双侧有无差异,有无腹胀和麻痹性肠梗阻征象。

(三)心理-社会评估

评估患者有无恐惧、紧张心理;评估患者和亲属对疾病的心理承受能力和对相关康复知识的认知程度,家庭及社会支持情况。

(四)辅助检查阳性结果评估

评估患者的影像学检查和实验室检查结果有无异常,以帮助判断病情和预后。

(五)治疗效果的评估

1.术前评估要点

(1)术前实验室检查结果评估:血常规及血生化、腰椎片、心电图等。

(2)术前术区皮肤、饮食、肠道、用药准备情况。

(3)患者准备：评估患者对手术过程的了解程度，有无过度焦虑或者担忧；对预后的期望值等。

2.术后评估要点

(1)生命体征的评估：术后 24 小时内，密切观察生命体征的变化，进行床边心电监护，每30 分钟至1 小时记录一次，观察有无因术中出血、麻醉等引起血压下降。

(2)体位评估：是否采取正确的体位，以保持脊柱功能位及舒适为标准。

(3)术后感觉，运动和各项功能恢复情况。

(4)功能锻炼情况，如患者是否按计划进行功能锻炼及有无活动障碍引起的并发症出现。

三、主要护理诊断

(一)有皮肤完整性受损的危险

皮肤受损与活动障碍和长期卧床有关。

(二)潜在并发症

潜在并发症，如脊髓损伤。

(三)有失用综合征的危险

失用综合征与脊柱骨折长期卧床有关。

四、护理措施

(一)病情观察与并发症预防

1.脊髓损伤的观察和预防

观察患者肢体感觉、运动、反射和括约肌功能是否随着病情发展而变化，及时发现脊髓损伤征象，报告医师并协助处理。尽量减少搬动患者，搬运时保持患者的脊柱中立位，以免造成或加重脊髓损伤。对已发生脊髓损伤者做好相应护理。

2.疼痛护理

及时评估患者疼痛程度，遵医嘱给予止痛药物。

3.预防压疮

(1)定时翻身：间歇性解除压迫是有效预防压疮的关键，故在卧床期间应每 2～3 小时翻身一次。翻身时采用轴线翻身法，胸腰段骨折者双臂交叉放于胸前，两护士分别托扶患者肩背部和腰腿部翻至侧卧位；颈段骨折者还需 1 人托扶头部，使其与肩同时翻动。患者自行翻身时，应先挺直腰背部再翻身，以利用绷紧的躯干肌肉形成天然内固定夹板。侧卧时，患者背后从肩到臀用枕头抵住以免腰胸部脊柱扭转，上腿屈髋屈膝而下腿伸直。两腿间垫枕以防髋内收。颈椎骨折患者不可随意低头、抬头或转动颈部，遵医嘱决定是否垫枕及枕头放置位置。避免在床上拖拽患者，以减少局部皮肤剪切力。

(2)合适的床铺：床单清洁干燥和舒适，有条件的可使用特制翻身床、明胶床垫、充气床垫、波纹气垫等。注意保护骨突出部位，使用垫枕将各肢体保持良肢位并使骨突部位悬空，定时对受压的骨突部位进行按摩。保持个人清洁卫生和床单清洁干燥。

(3)增加营养：保证足够的营养素摄入，提高机体抵抗力。

4.牵引护理

（1）颅骨牵引时，每班检查牵引，并拧紧螺母，防止牵引弓脱落。

（2）牵引重锤保持悬空，不可随意增减或移去牵引重量，定期测量下肢的长度和力线，以免造成过度牵引和骨端旋转。

（3）注意牵引针是否有移位，若有移位应消毒后调整。

（4）保持对抗牵引力：颅骨牵引时，应抬高床头，若身体移位，抵住了床头，及时调整，以免失去反牵引作用。

（5）告知患者和家属牵引期间牵引方向与肢体方向应成直线，以达到有效牵引。

（二）饮食

给予患者高热量、高蛋白、高纤维素、高钙、富含维生素及果胶成分饮食。如牛奶、鸡蛋、海米、虾皮、鱼汤、骨头汤、新鲜蔬菜和水果等。

（三）用药护理

了解药物变态反应，对症处理用药时观察其用药后效果。根据疼痛程度使用止痛药，并评估变态反应。

（四）心理护理

向患者和家属解释骨折的愈合是一个循序渐进的过程，充分固定能为骨折断端连接提供良好的条件。正确的功能锻炼可以促进断端生长愈合和患肢功能恢复。鼓励患者表达自己的思想，减轻患者及其家属的心理负担。

（五）健康教育

1.指导功能锻炼

脊柱损伤后长期卧床可导致失用综合征，故应根据骨折部位、程度和康复治疗计划，指导和鼓励患者早期活动和功能锻炼。单纯压缩骨折患者卧床3天后开始腰背部肌肉锻炼，开始臀部左右活动，然后要求做背伸动作，使臀部离开床面，随着腰背肌力量的增加，臀部离开床面的高度也逐渐增高。2个月后骨折基本愈合，第3个月可以下地少量活动，但仍以卧床休息为主。3个月后逐渐增加下地活动时间。除了腰背肌锻炼，还应定时进行全身各个关节的全范围被动或主动活动，每天数次，以促进血液循环，预防关节僵硬和肌萎缩。鼓励患者适当进行日常活动能力的训练，以满足其生活需要。

2.复查

告知患者及家属局部疼痛明显加重，或不能活动，应立即到医院复查并评估功能恢复情况。

3.安全指导

指导患者及家属评估家庭环境的安全性，妥善放置可能影响患者活动的障碍物。

五、护理效果评估

（1）患者是否主诉骨折部位疼痛减轻或消失，感觉舒适。

（2）患者皮肤是否保持完整，能否避免压疮发生。

（3）能否避免脊髓损伤等并发症的发生，一旦发生，能否及时发现和处理。

（4）患者在指导下能否按计划进行有效的功能锻炼，能否避免失用综合征的发生。

（王娜娜）

第三节 锁骨骨折

一、基础知识

(一)解剖生理

锁骨又名"锁子骨""缺盆骨",位于胸廓前上部两侧,全骨浅居皮下,桥架于胸骨与肩峰之间,是联系肩胛带与躯干的唯一支架。其骨干较细,内侧 2/3 呈三棱棒形,凸向前,有胸锁乳突肌和胸大肌附着,中外 1/3 交界处是骨折的好发部位。锁骨的功能是支持肩胛骨,使上肢骨与胸廓之间保持一定的距离,从而保证上肢的灵活运动。骨折后,近折端受胸锁乳突肌的牵拉而向上向后移位,远折端因上肢本身重量牵拉而向下移位,又因胸大肌、斜方肌、背阔肌的牵拉而向前向内移位,造成断端重叠。(图 10-1)锁骨骨折可发生于各种年龄,但多见于儿童及青壮年,约有 2/3 为儿童患者,又以幼儿多见。

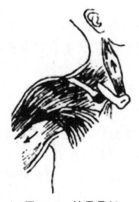

图 10-1　锁骨骨折

(二)病因

直接暴力和间接暴力均可造成锁骨骨折,但多为间接暴力所致。

(三)分类

1.横断骨折

跌倒时肩部外侧或手掌先着地,向上传导的外力经肩锁关节传至锁骨而发生骨折,以斜形或横断骨折为多。除有重叠移位,内侧段因胸锁乳突肌的牵拉向后上方移位,外侧段则由于上肢的重力和胸大肌、斜方肌、三角肌的牵拉而向前下方移位。

2.青枝骨折

幼儿骨质柔嫩而富有韧性,多发生青枝骨折。

3.粉碎骨折

直接暴力所致者,多因棒打、撞击等外力直接作用于锁骨而造成横断或粉碎骨折。粉碎骨折若严重移位,骨折片向下、向内移位时刺破胸膜或肺尖,可造成气胸、血胸。

(四)临床表现

骨折后局部疼痛、肿胀明显,锁骨上、下窝变浅或消失,骨折处异常隆起,出现功能障碍,患肩下垂并向前、内倾斜。患者常以健手托着患侧肘部,以减轻上肢重力牵拉而引起的疼痛。幼儿如不愿活动上肢,穿衣伸袖时哭闹,提示有锁骨骨折。X线检查,可了解骨折和移位情况。

二、治疗原则

(1)幼儿青枝骨折用三角巾悬吊即可,有移位骨折用"8"字绷带固定1～2周。

(2)少年或成年人有移位骨折,手法复位"8"字石膏固定。手法复位可在局麻下进行。患者坐在木凳上,双手叉腰,肩部外旋后伸挺胸,医师站在背后,一脚踏在凳上,顶在患者肩胛间区,双手握住两肩向后、向外、向上牵拉纠正移位。复位后用纱布棉垫保护腋窝,用绷带缠绕两肩在背后交叉呈"8"字形,然后用石膏绷带同样固定,使两肩固定在高度后伸、外旋和轻度外展位置。固定后即可练习握拳、伸屈肘关节及双手叉腰后伸,卧木板床休息,肩胛区可稍垫高,保持肩部后伸。3周后拆除。锁骨骨折复位并不难,但不易保持位置,愈合后上肢功能无影响,所以临床不强求解剖复位。

(3)锁骨骨折合并神经、血管压迫症状,畸形愈合影响功能,不愈合或少数要求解剖复位者,可切开复位内固定。

三、护理

(一)护理要点

(1)手法复位固定患者,要经常检查固定情况,既保持有效固定,又不能压迫腋窝。若发现患肢有麻木、发凉、运动障碍时,说明固定过紧,压迫血管神经,应及时调整固定。

(2)对粉碎性骨折,不必强行按压碎片使之复位,以防其刺伤肺尖及臂丛神经。对此种类型患者要严密观察呼吸及患肢运动情况,以便及时发现有无气、血胸及神经症状。

(3)术后患者要严密观察伤口渗血及末梢血循、感觉、运动情况,发现问题及时记录并处理。

(4)保持正常固定姿势。复位后,站立时保持挺胸提肩,卧位时应去枕仰卧于硬板床上。两肩胛间垫一窄枕,以使两肩后伸、外展,维持良好的复位位置。局部未加固定的患者,不可随便更换卧位。

(二)护理问题

有肩关节强直的可能。

(三)护理措施

(1)向患者解释功能锻炼的目的是促进气血运行,防止患肢肿胀,避免肩关节僵直,以取得患者配合。

(2)正确适时指导患者功能锻炼。

(四)出院指导

(1)锁骨骨折复位固定后,极少发生骨折不愈合,即使复位稍差,骨折畸形愈合,也不影响上肢功能,应先向患者及家属说明情况。

(2)复位固定后即出院的患者,应告诉其保持正确姿势,早期禁止做肩前屈动作,防止骨折移位;解除外固定出院的患者,应告诉其全面练习肩关节活动的要求:首先分别练习肩关节每个方向的动作,重点练习薄弱方面如肩前屈,活动范围由小到大,次数由少到多,然后进行各方面动作的综合练习,如肩关节环转活动,两臂做"箭步云手"等。不可过于急躁,活动幅度不可大,力量不可过猛,以免造成软组织损伤。

（3）按时用药，患者出院时将药的名称、剂量、时间、用法、注意事项，向患者介绍清楚。

（4）饮食调养，骨折早期宜进清淡可口、易消化的半流食或软食；骨折中后期，饮食宜富有营养，增加钙质、胶质和滋补肝肾食品。

（5）注意休息，保持心情愉快，勿急躁。

（王娜娜）

第四节　肱骨干骨折

一、基础知识

（一）解剖生理

肱骨干是指肱骨外科颈下 1 cm 至肱骨髁上 2 cm 之间的部分，肱骨干中下 1/3 交界处后外侧有桡神经沟，此处骨折易损伤桡神经；肱骨中段有营养动脉穿入下行，中段以下骨折易损伤营养血管而影响骨折愈合。此外，肱骨干骨折有时也伤及由上臂经过的肱动脉、肱静脉、正中神经和尺神经。

（二）病因

直接暴力和间接暴力均可造成肱骨干骨折，肱骨干的上 1/3、中 1/3 骨质较为坚硬。该段骨折多由直接暴力引起，如棍棒打击、重物挤压和机器缠绞等，折线多为横断或粉碎。肱骨干周围有许多肌肉附着，由于肩部和上臂周围肌肉牵拉，在不同平面的骨折可造成不同方向的移位。

（三）分类

1.肱骨干上 1/3 骨折

骨折线若在胸大肌附着点以下，三角肌止点以上，则近折端受三角肌、喙肱肌、肱二头肌和肱三头肌的牵拉而向上向外移位。

2.肱骨干中 1/3 骨折

骨折线若在三角肌止点以下，近折端受三角肌牵拉向前、向外移位，远折端受肱二头肌、肱三头肌牵拉而向上移位。如患者将患肢屈肘悬于胸前，远折端将向内旋转移位。

3.肱骨干下 1/3 骨折

肱骨干下 1/3 骨折多为间接暴力引起，折线多为斜形或螺旋形，暴力方向、前臂和肘关节的位置不同可引起不同移位，大多都有成角移位。（图 10-2）

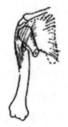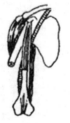

图 10-2　肱骨干骨折

(四)临床表现

伤后患臂疼痛、肿胀明显、活动障碍,患肢不能抬举,局部有明显环形压痛和纵向叩击痛。检查时必须注意腕及手指的功能,以便确定是否合并有神经损伤。肱骨中下 1/3 骨折常易合并桡神经损伤,桡神经损伤后,可出现腕下垂、掌指关节不能伸直,拇指不能伸展,手背第 1、2 掌骨间(虎口区)皮肤感觉障碍。

二、治疗原则

(一)手法复位小夹板固定

肱骨干各型骨折均可在局麻下或臂丛麻醉下行手法整复,根据 X 片移位情况,分析受伤机制,采取复位手法。麻醉后,纵向牵引纠正重叠,推按骨折两断端复位,小夹板固定。长管型石膏也可固定,但限制肩、肘关节活动。若石膏过重造成骨端分离,影响骨折愈合。

(二)骨折合并桡神经损伤

骨折无移位,神经多为挫伤,用小夹板或石膏固定,观察 1~3 个月,神经无恢复可手术探查。骨折移位明显,桡神经有嵌入骨折断端可能。手法复位可造成神经断裂,应特别小心。手术探查神经时,同时做骨折复位内固定。晚期神经损伤多为压迫或粘连,应考虑手术治疗。

(三)开放骨折

伤势轻、无神经受损,可彻底清创,关闭伤口,闭合复位外固定,变开放伤为闭合伤。伤情重、错位多可彻底清创,探查神经、血管,同时复位固定骨折。

(四)陈旧性肱骨干骨折不愈合

肱骨干骨折无论用石膏或小夹板固定,都因肢体重量悬吊的作用很少发生重叠、旋转及成角畸形,而因牵拉过度造成延迟愈合或不愈合者则多见,用石膏固定尤为常见。治疗肱骨干骨折时,要注意骨折断端分离,早期发现及时处理。已经不愈合者,应手术内固定并植骨促进愈合。

三、护理

(一)非手术治疗及术前护理

(1)减轻或预防不良情绪。

(2)给予高蛋白、高热量、高维生素、含钙丰富的饮食。

(3)U 形石膏托固定时可平卧。患肢以枕垫起,悬垂固定,2 周内只能取坐位或半坐位。

(4)合并桡神经损伤者应注意预防皮肤溃疡。

(5)外固定期间注意观察伤肢血液循环;合并桡神经损伤者观察感觉和运动功能恢复情况;注意肱动脉、肱静脉损伤情况。如发生可出现肢端皮肤苍白、皮温低、肿胀、发绀、湿冷等。

(6)功能锻炼。①早、中期:骨折固定后立即进行伤臂肌肉的收缩活动。握拳、腕伸屈及主动耸肩等动作,每天 3 次。②晚期:去除固定后逐渐进行摆肩。肩屈伸、内收、外展、内外旋等练习。

(二)术后护理

(1)内固定术后或使用外展架固定者,宜半卧位,平卧位时患肢下垫软枕。

(2)疼痛的护理:①找出引起疼痛的原因。②手术切口疼痛可用镇痛药;缺血性疼痛及时解除压迫;感染时及时处理伤口,应用抗生素。③移动时保护患处。

(3)预防血管痉挛:进行神经修复和血管重建术后,可能出现血管痉挛,应做到以下几点:①避免一切不良刺激。②一周内应用扩血管、抗凝药物。③密切观察患肢血液循环变化。④功能锻炼。

四、健康指导

(1)注意保持功能体位。

(2)合并桡神经损伤者遵医嘱服用神经营养药物。

(3)继续进行功能锻炼:复位固定后即可进行手指主动伸屈运动。外固定或手术内固定者,2 周后进行腕、肘关节的主动运动和肩关节的内收、外展运动;4 周后进行肩关节的旋转活动。

(4)复诊:U 形石膏固定者,肿胀消退后复诊;悬吊石膏固定 2 周后更换长臂石膏托,维持 6 周左右;伴桡神经损伤者,定期复查肌电图。

(王娜娜)

第五节　肱骨髁上骨折

肱骨髁上骨折指在肱骨干与肱骨髁交界处发生的骨折。多发生于 10 岁以下儿童。易损伤神经和血管,导致前臂缺血性肌挛缩,引起爪形手畸形。

一、病因与发病机制

(一)伸直型骨折

肘关节处于过伸位跌倒时,手掌着地,暴力经前臂向上,加上身体前倾,向下产生剪式应力,尺骨鹰嘴向前的杠杆力,使肱骨干与肱骨髁交界处发生骨折。骨折远端向后上移位,近折端向前下移位,尺神经、桡神经可因肱骨髁上骨折的侧方移位受伤。

(二)屈曲型骨折

此型较少见,由间接暴力引起。跌倒时,肘关节屈曲,肘后方着地,暴力向上传导至肱骨下端,导致髁上屈曲型骨折。较少合并血管和神经损伤。

二、临床表现

肘部明显疼痛、肿胀、皮下瘀斑和功能障碍,伸直型骨折肘部向后突出,近折端向前移,并处于半屈位。局部明显压痛,有骨摩擦音及假关节活动,与肘关节脱位相比较肘后三角关系正常。如果合并有正中神经、尺神经、桡神经、肱动脉损伤,则出现前臂和手相应的神经支配区的感觉减弱或消失,及相应的功能障碍。如复位不当可致肘内翻畸形。

三、实验室及其他检查

肘部正、侧位 X 线片可以明确骨折部位、类型、移位方向,为选择治疗方法提供依据。

四、诊断要点

根据 X 线片和受伤病史可以明确诊断。

五、治疗

(一)手法复位外固定

若受伤时间短,血循环良好,局部肿胀不明显者,可行手法复位后外固定。给予局部麻醉或臂丛神经阻滞麻醉。在持续牵引下,行手法复位,使患肢肘关节屈曲 60°～90°给予后侧石膏托固定 4～5 周,X 线片证实骨折愈合良好,即可拆除石膏。

(二)持续牵引

对于手法复位不成功,受伤时间较长,肢体肿胀明显者,可行尺骨鹰嘴牵引,牵引重量 1～2 kg,牵引时间控制在 4～6 周。

(三)手术复位

对于骨折移位严重,手法复位失败,有神经、血管损伤者,采取手术复位。复位方法有经皮穿针内固定、切开复位内固定。

六、护理

(一)保持有效的固定

观察固定的屈曲角度,离床活动时要用三角巾悬吊患肢于胸前。发现固定体位改变时,要及时给予纠正。

(二)严密观察

重点观察患肢的血液循环、感觉、活动情况,以利于及时发现外伤后肱动脉、正中神经、尺桡神经的损伤。

(三)康复锻炼

复位固定后当天可做握拳、屈伸手指练习,1 周后可做肩部主动活动,并逐渐加大运动幅度。3 周后去除外固定,可做腕、肘、肩部的屈伸练习。伸直型骨折注意恢复屈曲活动,屈曲型骨折注意恢复增加伸展活动。

(王娜娜)

第六节　尺、桡骨干骨折

尺、桡骨干骨折可由直接暴力、间接暴力、扭转暴力引起,青少年多见,占各类骨折的 6%。

一、病因与发病机制

(一)直接暴力

由重物打击、机器或车轮的直接碾压,导致同一平面的横形或粉碎性骨折。

(二)间接暴力

跌倒时手掌着地,暴力通过腕关节向上传导,暴力作用首先使桡骨骨折。若暴力较强,则通过骨间膜向内下方传导,可引起低位尺骨斜形骨折。

(三)扭转暴力

跌倒时前臂旋转、手掌着地,或手遭受机器扭转暴力,导致不同平面的尺桡骨螺旋形骨折或斜形骨折。可并发软组织撕裂、神经血管损伤,或合并他处骨折。

二、临床表现

伤侧前臂出现疼痛、肿胀、成角畸形及功能障碍,主要不能进行旋转活动。局部明显压痛,严重者出现剧痛、患肢肿胀、手指屈曲。可扪及骨折端、骨摩擦感及假关节活动。听诊骨传导音减弱或消失。严重者可发生骨筋膜室综合征。

三、实验室及其他检查

正位及侧位 X 线片可见骨折的部位、类型及移位方向,及是否合并有桡骨头脱位或尺骨小头脱位。

四、诊断

可依据临床检查、X 线正侧位片确诊。

五、治疗

(一)手法复位外固定

可在局部麻醉或臂丛神经阻滞麻醉下进行,重点是矫正旋转移位,恢复骨膜紧张度,紧张的骨间膜牵动骨折端复位。复位成功后,用小夹板或石膏托固定。

(二)切开复位内固定

不稳定骨折或手法复位失败者倾向于切开复位,螺钉钢板或髓内针内固定术治疗。

六、护理

(一)保持有效的固定

注意观察石膏或夹板是否有松动和移位。

(二)维持患肢良好血液循环

术后抬高患肢,观察患肢皮肤的颜色、温度、有无肿胀及桡动脉搏动情况。如出现剧痛,手部皮肤苍白、发凉、麻木,被动伸指疼痛,桡动脉搏动减弱或消失等表现时,提示骨筋膜室综合征的发生。如有缺血表现,立即通知医师处理。

(三)康复锻炼

术后 2 周开始练习手指屈伸活动和腕关节活动。4 周后开始练习肘、肩关节活动。8~10 周后 X 线片证实骨折愈合后,可进行前臂旋转活动。

(王娜娜)

第七节 桡骨远端骨折

桡骨远端骨折（Colles骨折）指距桡骨远端关节面3 cm内的骨折，占全身骨折的6.7%～11%，多见于有骨质疏松的中老年人。

一、病因与发病机制

多由间接暴力引起，通常跌倒时腕关节处于背伸位、手掌着地、前臂旋前，应力由手掌传导到桡骨下端发生骨折。骨折远端向背侧及桡侧移位。

二、临床表现

骨折部疼痛、肿胀，可出现典型畸形，由于骨折远端向背侧移位，侧面看呈"银叉"畸形，骨折远端向桡侧移位，并有缩短桡骨茎突上移畸形，正面看呈"枪刺刀样"畸形。（图10-3）检查局部压痛明显，腕关节活动障碍，皮下出现瘀斑。

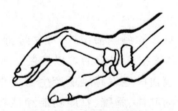

图10-3　骨折后典型移位

三、实验室及其他检查

X线片可见骨折端移位表现有：桡骨远骨折端向背侧移位，远端向桡侧移位，骨折端向掌侧成角。可同时有下尺桡关节脱位及尺骨茎突撕脱骨折。

四、诊断要点

根据X线检查结果和受伤史可明确诊断。

五、治疗

（一）手法复位外固定

局部麻醉下手法复位后，用超过腕关节的小夹板固定或石膏夹板在屈腕、尺偏位固定2周，消肿后，腕关节中立位继续用小夹板或改用前臂管型石膏固定。

（二）切开复位内固定

严重粉碎性骨折有明显移位者，桡骨下端关节面破坏，手法复位失败，或复位后不能维持固定者，应切开复位，用松质骨螺钉或钢针固定。

六、护理

(一)保持有效的固定

骨折复位固定后不可随意移动位置,注意维持骨折远端旋前、掌曲、尺偏位。避免腕关节旋后或旋前。肿胀消除后要及时调整石膏或夹板的松紧度。

(二)密切观察患肢血液循环情况

如有无腕部肿胀、疼痛、颜色异常、皮温降低等。

(三)康复锻炼

复位当天或手术后次日可做肩部的前后摆动练习,2 天后可做肩肘部的主动活动。2 周后可进行手和腕部的抗阻力练习。后期做腕部的主动屈伸练习和前臂的旋前、旋后牵引练习。

(王娜娜)

第八节 骨 盆 骨 折

一、基础知识

在多发性损伤中,骨盆骨折多见。除颅脑损伤外,骨盆骨折也是常见的致死原因,其病死率可高达 20%。主要致死原因是由血管损伤引起的难以控制的大出血,及并发的脂肪栓塞,或由于腹内脏器、泌尿生殖道损伤和腹膜血肿继发感染所产生的严重败血症和毒血症。骨盆骨折合并神经损伤,日后也可能影响患者的肢体、膀胱、直肠功能和性功能。故骨折脱位的早期复位固定,辅以正确的护理不仅有助于控制出血,减少并发症,也有利于功能康复。

(一)解剖生理

1.骨盆

骨盆是由骶骨、尾骨和两侧髋骨(髂骨、耻骨和坐骨)连接而成的坚强骨环,形如漏斗。两髂骨与骶骨构成骶髂关节,髋臼与股骨头构成髋关节,两侧耻骨借纤维软骨构成耻骨联合,三者均有坚强的韧带附着。骨盆是躯干与下肢连接的桥梁,有承上启下、保护盆腔脏器和传递重力的功能。骨盆分为前后两部,后方有两个负重的主弓,一是在站立位时由两侧髋臼斜行向上通过髂骨增厚部到达骶髂关节与对侧相交而成,称骶股弓,(图 10-4)此弓站立时支持体重;二是由两侧坐骨结节向上经髋骨后部至骶髂关节与对侧相交而成,称骶坐弓,(图 10-5)在直立位或坐位时承受体重。此二弓较坚固,不易骨折。前方上下各有 1 个起约束稳定作用的副弓,称连接弓,由双侧耻骨相连合,上束弓经耻骨体及耻骨上支,防止骶股弓分离;下束弓经耻骨下支及坐骨下支,支持骶坐弓,防止骨盆向两侧分开。副弓远不如主弓坚强有力,受外伤时副弓必先分离或骨折。当负重主弓骨折时,副弓大多同时骨折(耻骨联合分离时可无骨折)。

2.骨盆外围

骨盆外围是上身与下肢诸肌的起止处,如后方有臀部肌肉附着(臀大、中、小肌);坐骨结节处有二头肌、半腱肌、半膜肌附着;缝匠肌起于髂前上棘,股直肌抵止于髂前下棘;在耻骨支、坐骨支及坐骨结节处有内收肌群附着。骨盆的上方,在前侧有腹直肌、腹内斜肌、腹横肌分别止于耻骨联合及耻骨结节和髂嵴上;在后侧有腰方肌抵止于髂嵴。这些肌肉的急骤收缩均可引起附着点的撕脱骨折,同时也是骨盆骨折发生移位的因素之一。

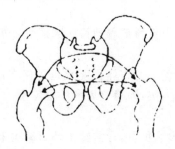

图 10-4　骶股弓

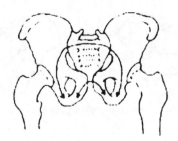

图 10-5　骶坐弓

3.盆腔内

盆腔内的主要血管与骨盆的关系密切,耻骨上支前后方各有髂外动、静脉及闭孔动、静脉经过,耻骨下支、坐骨支内缘有阴部内动、静脉经过,当耻骨、坐骨骨折或耻骨联合分离时,上述血管由于贴近骨面易受损伤;髋臼窝处有闭孔动、静脉经过,髋臼骨折或中心型脱位时可伤及此血管;骨盆后段的骶髂关节周围有髂内动、静脉及其主要分支,如臀上动、静脉经坐骨切迹到髂骨后面,骶外侧动脉走在骶骨前面,髂腹动、静脉越过骶髂关节到髂骨前面,髂内动、静脉壁支紧靠盆壁行走,此段血管排列稠密,骨折时常引起损伤,如伴骶髂关节脱位则髂腰动、静脉的分支最易撕裂。骨盆对盆腔内的内脏器官和组织(如膀胱、直肠、输尿管、性器、血管和神经)有保护作用,严重的骨盆骨折除影响负重功能外,常引起血管神经的损伤,尤其是大量出血会造成休克,盆腔脏器破裂可造成腹膜炎而危及生命。

(二)病因

骨盆骨折多由强大的外力所致,也可通过骨盆环传达暴力而发生他处骨折,如车轮碾轧碰撞、房屋倒塌、矿井塌方、机械挤压等外伤所造成。由于暴力的性质、大小和方向的不同常可引起各种形式的骨折或骨折脱位。

(1)前后方向的暴力主要作用于骶骨和耻骨,在外力作用下,骨盆前倾,既增加了负重弓前部的宽度,骶髂关节接触面又更加紧密,加之其后部有非常坚强的韧带,故常造成耻骨下支双侧骨折、耻骨联合分离,并发骶髂关节脱位、骶骨骨折和髂骨骨折等,引起膀胱和尿道损伤。

(2)侧方暴力挤压骨盆,可造成耻骨单侧上下支骨折或坐骨上下支骨折、耻骨联合分离,骶髂关节分离、骶骨纵形骨折、髂骨翼骨折。

(3)间接传导暴力经股骨头作用于髋臼时,还可引起髋臼骨折,甚至发生髋关节中心型脱位,与骶髂关节平行的剪式应力则可导致该关节的后上脱位。

（4）牵拉伤，如急剧的跑跳，肌肉强力收缩，则会引起肌肉附着点撕脱性骨折，常发生在髂前上棘和坐骨结节处。

（5）直接暴力，如由高处坠落，滑倒臀部着地可引起尾骨骨折或脱位、骶骨横断骨折。

（三）分类

骨盆骨折的严重性，取决于骨盆环的破坏程度及是否伴有盆腔内脏、血管、神经的损伤。因此，在临床上可将骨盆骨折分为两大类：即稳定型和不稳定型。

1.稳定型骨折

稳定型骨折指骨折线走向不影响负重，骨盆整个环形结构未遭破坏，其中包括不累及骨盆环的骨折如髂骨翼骨折，一侧耻骨支或坐骨支骨折，髂前上、下棘或坐骨结节处撕脱骨折、骶骨裂纹骨折或尾骨骨折脱位。（图 10-6）

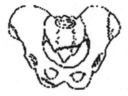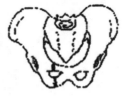

图 10-6　稳定型骨折

2.不稳定型骨折与脱位

不稳定型骨折与脱位指骨盆环的连接性遭到破坏，至少有前后两处骨折或骶髂关节松弛、脱位、骨折错位、骨盆变形，如耻骨或坐骨上、下支骨折伴耻骨联合分离，耻骨或坐骨上、下支骨折伴骶髂关节错位，耻骨联合分离并骶髂关节错位等。（图 10-7）上述骨折共同的特点是不稳定性。骨折同时发生在耻骨及髂骨部，将骨盆纵向分裂为两半，半侧骨盆连同下肢向后上移位，造成畸形和肢体短缩，导致晚期活动和负重功能严重障碍，而且常伴有其他骨折或内脏损伤，尤以尿道、膀胱损伤多见。也可发生盆腔大血管或肠道损伤，产生严重后果，治疗时需要针对不同情况进行处理。

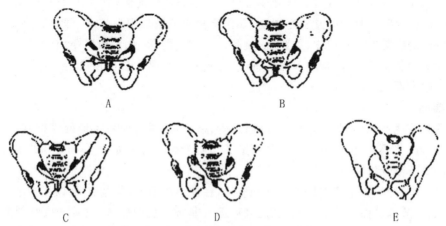

图 10-7　骨盆不稳定型骨折与脱位

A.一侧耻骨上下支骨折合并耻骨联合分离；B.一侧耻骨上下支骨折合并同侧骶髂关节脱位；C.髂骨翼骨折合并耻骨联合分离；D.单侧骶髂关节脱位合并耻骨联合分离；E.双侧耻骨上下支骨折合并骶髂关节脱位

(四)临床表现

有明显的外伤史,伤后局部疼痛、肿胀、瘀斑。骨盆骨折多由强大暴力造成,可合并有膀胱、尿道、直肠及血管神经损伤而造成大出血。因此,常有不同程度的休克表现。单处骨折骨盆环保持完整者,除局部有压痛外,多无明显症状,其他较重的骨折,如骨盆环的完整性被破坏,患者多不能翻身、坐起或站立,下肢移动时疼痛加重。局部肿胀、皮下瘀斑及压痛明显。在骶髂关节脱位时,患侧髂后上棘较健侧明显凸起,并较健侧为高,与棘突侧间距离也较健侧缩短,从脐到内踝的长度患侧缩短。交叉量诊对比测量两侧肩峰至对侧髂前上棘之间的距离,可发现变短的一侧骶髂关节错位或耻骨联合分离,或骨折向上移位。骨盆挤压试验和分离试验时在骨折处出现疼痛。尾骨骨折或脱位可有异常活动和纵向挤压痛,肛门指诊能摸到向前移位的尾骨。X线检查可显示骨折类型和移位情况,可摄左、右45°斜位片及标准前后位片,必要时做CT检查。

二、治疗原则

(一)稳定型骨盆骨折的治疗

1.单纯前环耻骨支、坐骨支骨折

不论是单侧或双侧,除个别骨折块游离突出于会阴部皮下,需手法推挤到原位,以免影响坐骑之外,一般不需整复。卧硬板床休息,对症治疗,3～4周即可下床活动。

2.撕脱性骨折

需改变体位,松弛牵拉骨折块的肌肉,有利于骨折块的稳定和愈合。如髂前上、下棘撕脱骨折,可在屈膝屈髋位休息3～4周即可下床活动;坐骨结节骨折,可在伸髋屈膝位休息4～6周下床锻炼。

3.尾骨骨折移位

可通过肛门内整复,如遗留疼痛或影响排便者,可行切除术。

(二)不稳定型骨折的治疗

对不稳定型骨折的治疗,关键在于整复骶髂关节脱位和骨盆骨折的变位,最大限度地恢复骨盆环的原状。治疗方法应根据骨折脱位的不同类型,采取相应手法,配合单相或双相牵引,或用外固定架、石膏短裤、沙袋垫挤等综合措施来保证复位后的稳定和愈合。

(1)单纯耻骨联合分离,分离轻者用侧方对挤法使之复位,两侧髂骨翼外侧放置沙袋保持固定。分离宽者,用上法复位后再用布兜悬吊以维持对位,或用多头带固定即可。

(2)骶髂关节脱位合并骶骨骨折或髂骨翼骨折,半侧骨盆向上移位而无髂翼内、外翻者,可在牵拉下手法复位,并配合同侧髁上牵引或皮牵引,重量10～15kg。维持牵引重量不宜过早减轻,以免错位。8周拆除牵引,下床锻炼。

(3)骶髂关节脱位并髂翼骨折外翻变位者,手法复位后给单向下肢牵引即可。

(4)髂翼骨折外翻变位并耻骨联合分离,骶髂关节无后上脱位者,可用骨盆夹固定;耻骨上、下支或坐骨上、下支骨折伴同侧骶髂关节错位,或耻骨联合分离并一侧骶髂关节错位者,复位后多不稳定,除用多头带固定外,患肢需用皮牵引或骨牵引,床尾抬高;如错位严重行骨牵引者,健侧需用一长石膏裤做反牵引,一般牵引时间为6～8周。

(5)髋臼骨折并股骨头中心型脱位,采用牵伸扳拉复位法和牵引复位法。牵引固定6～8周方可解除。

三、护理

(一)护理要点

(1)骨盆骨折一般出血较多,且多伴有休克征象。急诊入院时,病情急,变化快。接诊人员首先应迅速、敏捷、沉着冷静地配合抢救,及时测量血压、脉搏以判断病情,同时输氧、建立静脉通道,并备好手套、导尿包、穿刺针等,以便待病情稳定后配合医师检查腹部、尿道、会阴及肛门。若有膀胱、尿道、直肠、血管损伤需要紧急手术处理者,护士应迅速做好术前准备:备皮、留置导尿管、配血、抗休克、补充血容量、做各种药敏试验。操作时动作要轻柔,以免加重损伤,同时要给患者以心理安慰,解除其紧张恐惧情绪。对病情较轻者,除密切观察生命体征的变化外,还要注意腹部、排尿、排便等情况,警惕隐匿性内脏损伤发生。

(2)牵引治疗期间,要观察患者的体位、牵引重量和肢体外展角度,保证牵引效果,要将患者躯干、骨盆、患肢的体位联系起来观察。要求躯干要放直,骨盆要摆正,脊柱与骨盆要垂直。同时要注意倾听患者的主诉,如牵引针眼疼痛、牵引肢体麻木、足部背伸无力等,警惕因循环障碍而导致的缺血性痉挛,或因腓总神经受压而致的足下垂发生。

(3)预防并发症,长期卧床患者要加强基础护理,预防压疮及呼吸、泌尿系统并发症发生。尤其是年老体弱者,长期卧床,呼吸变浅,分泌物不易排出,容易引起坠积性肺炎及排尿不全,尿渣沉淀。要鼓励患者加强深呼吸,促进血液循环。病情允许者,利用牵引架向上牵拉抬起上身,有助于排净膀胱中尿液。

(二)护理问题

(1)有腹胀、排便困难或便秘的可能。

(2)有发生卧床并发症的可能。

(3)活动受限,自理能力下降。

(4)有骨折再移位的可能。

(5)患者体质下降。

(6)不了解功能锻炼方法。

(三)护理措施

(1)由于腹膜后血肿的刺激,造成肠麻痹或自主神经功能紊乱,可导致腹胀、排便困难或便秘,加之患者长期卧床,肠蠕动减弱,也可引起便秘。①鼓励患者多食富含粗纤维的蔬菜、水果,必要时服用麻仁润肠丸、果导片等缓泻剂。②在排除内出血情况下,可行腹部热敷,并做环形按摩,以促进肠蠕动。按摩时动作要轻柔,不可用力过猛过重。③通过暂禁食,肛管排气,必要时行胃肠减压以减轻肠胀气,逐步恢复胃肠功能。

(2)骨盆骨折后需要牵引、固定,卧床时间长,易发生压疮、肺部及泌尿系统感染等并发症,应予以积极预防。

(3)由于骨折的疼痛或因牵引固定,患者活动功能明显受到限制,给生活起居带来诸多不便。①对于轻患者或有急躁情绪者,应讲明卧床制动的重要性和必要性,及早期活动的危害,取得患者的配合。②主动关心患者,帮助患者解决饮食、生活起居所需,鼓励患者要安心养病。

(4)预防骨折再移位的发生。①每天晨晚间护理时检查患者的卧位与牵引装置,及时调整患者因重力牵引而滑动的体位、外展角度,保持脊柱为放直状态,骨盆摆正,肢体符合牵引力线。②指导并教会患者床上排便的方法,避免因抬臀坐便盆而致骨折错位。③告知患者保持正确卧位的重要性,及扭动、倾斜上身的危害,取得配合。

(5)因出血量多,卧床时间长,气虚食少、营养不足而致患者体质下降。①做好饮食指导,给高热量、高营养饮食,早期宜食清淡之牛奶、豆腐、大枣米汤,水果和蔬菜,后期给鸡汤、排骨汤、牛羊肉、核桃、桂圆等。②每天做口腔护理2次,以增进食欲。③病情稳定后可指导患者床上练功活动,如扩胸、举臂等上肢活动,以促进血液运行,增强心肺功能;每天清晨醒后做叩齿、鼓漱、咽津,以刺激胃肠蠕动。

(6)指导功能锻炼。①无移位骨折。单纯耻骨支或髂骨无移位骨折又无合并伤,仅需卧床休息者,取仰卧与侧卧交替(健侧在下),早期可在床上做股四头肌舒缩和提肛训练及患侧踝关节跖屈背伸活动。伤后1~2周可指导患者练习半坐位,做屈膝屈髋活动。3周后可根据患者情况下床站立、行走,并逐渐加大活动量。四周后经拍片证明临床愈合者可练习正常行走及下蹲。②对耻骨上、下支骨折合并骶髂关节脱位,髂骨翼骨折或骶髂关节脱位合并耻骨联合分离者,仰卧硬板床。早期可根据情况活动上肢,忌盘腿、侧卧,以防骨盆变形。2周后可进行股四头肌等长收缩及踝关节的跖屈背伸活动,每天2次推拿髌骨,以防关节强直。4周后可做膝、髋关节的被动伸屈活动,动作要缓慢,幅度由小到大,逐渐过渡到主动活动。6~8周去除固定后,可先试行扶拐不负重活动,经X线片显示骨折愈合后,可逐渐练习扶拐行走。

(四)出院指导

(1)轻症无移位骨折回家疗养者,要告知患者卧床休息的重要性,禁止早期下床活动,防止发生移位。

(2)对耻骨联合分离而要求回家休养的患者,要教会其家属正确使用骨盆兜,或掌握沙袋对挤的方法及皮肤护理和会阴部清洁的方法,防止压疮和感染,禁止侧卧。

(3)临床愈合后出院的患者,要继续坚持功能锻炼。

(4)加强营养,以补虚弱之躯,促进早日康复。

(王娜娜)

第九节　股骨颈骨折

一、基础知识

(一)解剖生理

1.内倾角

股骨颈指股骨头下至粗隆间的一段较细部,股骨颈与股骨干相交处形成夹角称颈干角,又名内倾角。正常成人颈干角为125°~135°,平均127°,幼儿可达150°,若<125°为髋内翻,>135°为髋外翻。内翻时股骨颈变短,大粗隆位置升高,沿大粗隆顶端向内的水平线高于股骨头凹,内、外翻均可引起功能障碍,影响正常步态。但临床多发生髋内翻畸形,股骨颈骨折治疗时应注意恢复正常的颈干角。

2.前倾角

下肢中立位时,股骨头与股骨干还在同一冠状面上,股骨头居前,因而股骨颈向前倾斜与股骨干之冠状面形成一个夹角,称前倾角。新生儿为 $20°\sim40°$,随年龄增长而逐渐减小,成人为 $12°\sim15°$。股骨上端大部分为松质骨,股骨颈近乎中空。股骨头表层有 $0.5\sim1.0$ cm 的致密区,股骨颈内侧骨皮质最为坚厚,称股骨距。因此当股骨颈骨折进行内固定时,理想的位置是靠近内侧皮质深达股骨头表层的致密区,固定最为牢固。

3.血液供应

股骨头、颈供血较差,其主要供血来源有三种途径。

(1)关节囊支为股骨头、颈的主要供血来源,来自由股动脉发出的旋股内动脉,分成上、下干骺端动脉,分别由上、下方距股骨头软骨缘下 0.5 cm 处,经关节囊进入股骨头,彼此交通形成血管网。

(2)网韧带支来自闭孔动脉的髋臼支,沿圆韧带进入股骨头,供血范围较小,仅供股骨头内下方不到 1/3 的范围,但为儿童生长期的重要血供来源。

(3)骨干营养支在儿童期不穿过骺板,在成年一般也只达股骨颈,仅小部分与关节囊支有吻合,故当股骨颈骨折或股骨头脱位时,均可损伤关节囊支和圆韧带支而影响血液供应,导致骨折愈合迟缓或不愈合,甚或发生股骨头缺血性坏死。

(二)病因

股骨颈骨折多发于老人,平均年龄在 60 岁以上。由于老人肾气衰弱,股骨颈骨质疏松、脆弱,不需太大外力即可造成骨折。骨折多为间接外力引起,如平地滑倒,大粗隆部着地;或下肢于固定情况下,躯体猛烈扭转;或自高坠下足跟着地时沿股骨纵轴的冲击应力,均可引起股骨颈骨折。而青壮年的股骨颈骨折,多由严重损伤引起,如工、农业和交通事故,或由高处跌坠等引起,偶有因过量负重、行走过久而引起的疲劳性骨折。

(三)分型

股骨颈骨折,从不同方面有多种分型方法,而正确的分型对指导治疗和预后都有很重要的意义。

(1)按外力作用方向和损伤机制,可分为内收型和外展型:①内收型骨折移位大时将严重损伤关节囊血管,使骨折愈合迟缓,股骨头缺血坏死率增高;②外展型骨折比较稳定,血循环破坏少,愈合率高,预后较好。

(2)按骨折移位程度,分为有移位型骨折和无移位型骨折。

(3)按骨折部位,可分为头下型、颈型和基底型三种,以颈型最多,头下型次之,基底型多见于儿童。前两型骨折部位均在关节囊内,故又称囊内骨折;后一型的骨折部位在关节囊外,故又称囊外骨折。

(4)按骨折线倾斜度可分为稳定型和不稳定型。

(5)按骨折时间可分为新鲜型和陈旧型,一般以骨折在三周以内者为新鲜性骨折,若骨折后由于某种原因失治或误治,超过三周者为陈旧性骨折。

除以上各型外,还有因负重过度、长久行走而引起的股骨颈疲劳性骨折。

(四)临床表现

1.肢体功能障碍

虽因不同类型而有很大差异,但都有程度不等的功能受限。无移位的线形或嵌插型骨折,伤后尚可站立或勉强行走,特别是疲劳性骨折,能坚持较长时间的劳动。

2.肿胀

在不同类型的股骨颈骨折中,差异很大。关节囊内骨折多无明显肿胀和瘀斑,有些可在腹股沟中点出现小片瘀斑。外展嵌插型骨折也无明显肿胀,股骨颈基底部骨折多有明显肿胀,甚或可沿内收肌向下出现大片瘀斑。

3.畸形

在不同类型的股骨颈骨折中,差异很大。无移位骨折,外展嵌插型骨折和疲劳性骨折的早期,均无明显畸形。而有移位的内收型骨折和股骨颈基底部骨折,多有明显畸形。

4.疼痛

腹股沟中点部的压痛,大粗隆部的叩击痛,沿肢体纵轴的推、顶、叩击、扭旋等的疼痛和大腿滚动试验阳性,为股骨颈骨折所共有。

二、治疗原则

(一)新鲜股骨颈骨折的治疗

1.无移位或外展嵌插型骨折

无须整复,卧床休息和限制活动即可。患肢外展30°,膝下垫枕使髋、膝关节屈曲30°～40°位,大粗隆部外贴止痛膏,挤砖法固定维持体位。也可于上述体位下采用皮肤牵引,以对抗肌肉收缩,预防骨折移位。一般牵引6～8周,骨折愈合后,可扶拐下床进行不负重活动。

2.内收型股骨颈骨折

临床上最多见的一种,治疗比较困难,不愈合率和股骨头坏死率也较高。为提高治愈率,减少并发症,在全身情况允许的情况下,应尽早整复固定,常用的固定方法为经皮进行三根鳞纹钉内固定。术后置患肢于外展30°中立位,膝关节微屈,膝下垫软枕或其他软物,固定3～4周,可下床扶拐不负重行走。

(二)陈旧性股骨颈骨折的治疗

可根据不同情况,采取下述方法处理。

(1)骨折时间在1个月左右,可先用胫骨结节或皮肤牵引,1周后拍X线片复查。若仍未完成复位者,可实行"牵拉推挤内旋外展"手法复位。复位后进行鳞纹针经皮内固定,3周后可扶拐下床不负重活动。

(2)骨折时间在2～3个月者,可进行股骨髁上牵引,1～2周拍X线片复查。若复位仍不满意者,可辅以手法矫正残余错位,然后进行鳞纹针固定术,3周后扶拐下床不负重活动。

(3)若骨折日久,折端上移,吸收均较严重,骨折不易愈合并有股骨头坏死的可能者,或陈旧性股骨颈骨折不愈合者,可以采用鳞纹针固定加股骨颈植骨手术。植骨方法多采用带肌蒂骨瓣或带血管蒂骨瓣,如股方肌骨瓣移植或带旋髂深血管的髂骨瓣移植较为常用,以改善局部血供,有利于骨折愈合和股骨头复活。

三、护理

(一)护理要点

(1)股骨颈骨折多见于老年人,感觉及反应都比较迟钝,生活能力低下,并且有不少老年人合并有其他疾病,如心脏病、高血压、糖尿病、脑血栓、偏瘫、失语、大小便失禁、气管炎、哮喘病等。因此,护理人员首先应细致地观察、了解病情,给予及时适当的治疗和护理,同时要加强基础护理,预防肺炎、泌尿系统感染、压疮等并发症的发生。

(2)鳞纹钉内固定术后,应严密观察患者体位摆放是否正确,正确的体位应保持患肢外展中立位,严禁侧卧、患肢内收、外旋、盘腿坐,以防鳞纹钉移位。

(3)陈旧性股骨颈骨折进行"带血管骨瓣移植术"后,4周内禁止患者坐起,以防骨瓣、血管蒂脱落。伤口置负压引流管的患者,应注意观察引流液的量、颜色、性质,以及时发现出血的速度及量,为治疗提供依据。

(二)护理问题

(1)疼痛。

(2)肿胀。

(3)应激的心理反应。

(4)有发生意外的可能。

(5)营养不良。

(6)生活自理能力下降。

(7)失眠。

(8)伤口感染。

(9)有发生并发症的可能。

(10)食欲缺乏。

(11)不能保持正确体位。

(12)功能锻炼主动性差。

(13)移植的骨瓣和血管有脱落的可能。

(14)股骨头置换有脱位的可能。

(三)护理措施

(1)一般护理措施。①创伤骨折、外固定过紧、压迫、伤口感染等均可引起疼痛,针对引起疼痛的不同原因对症处理,对疼痛严重而诊断已明确者,在局部对症处理前可应用吗啡、哌替啶、布桂嗪等镇痛药物,减轻患者的痛苦。②适当抬高患肢,如无禁忌应尽早恢复肌肉、关节的功能锻炼,促进损伤局部血液循环,以利于静脉血液及淋巴液回流,防止、减轻或及早消除肢体肿胀。③突然的创伤刺激的较重的伤势,可能会遗留较严重的肢体功能障碍或丧失,患者会有焦虑、恐惧、忧郁、消沉、悲观失望等应激的心理反应,要有针对性地进行医疗卫生知识宣教,及时了解患者的思想情绪波动,通过谈心、聊天,有的放矢地进行心理护理。④有些骨折及老年患者合并有潜在的心脏病、高血压、糖尿病等疾病,受到疼痛刺激后,可能诱发脑血管意外、心肌梗死、心脏骤停等意外的发生,应予以密切观察,以防发生意外。⑤加强营养,提高机体的抗病能力,对严重营养缺乏的患者可从静脉补充脂肪乳剂、氨基酸、人血清蛋白等。⑥股骨颈骨折因牵引、手术或保持有效固定的被迫体位,长期不能下床,导致生活自理能力下降。应从生活上关心体贴患者,以理解宽容的态度主动与患者交往,了解生活所需,尽量满足患者的要求,并引导患者做一些力所能及的事,以助于锻炼和增强信心。同时告诫患者力所不及的事不要勉强去做,以免影响体位引起骨折错位。⑦因疼痛、恐惧、焦虑、对环境不熟悉、生活节奏被打乱等常导致患者失眠,应同情、关心、体贴患者,消除影响患者情绪的不良因素,使患者尽快适应医院环境。避免一切影响患者睡眠的不良刺激,如噪声、强光等,为患者创造一个安静舒适的优良环境,鼓励患者适当娱乐,分散患者对疾病的注意力。⑧注意观察伤口情况,伤口疼痛的性质是否改变,有无红肿、波动感。对于伤口污染或感染严重的,应根据情况拆除缝线、敞开伤口、中药外洗、抗生素湿敷等。同时定期细菌培养,合理有效使用抗生素,积极控制感染。⑨保持病室空气新鲜,温湿度适宜,定期紫外线消毒,预防感染。鼓励患者做扩胸运动、深呼吸、拍背咳痰、吹气球等,以改善肺功能,预防发生坠积性肺炎。保持床铺平整、松软、清洁、干燥、无皱褶、无渣屑。经常为患者温水擦浴,保持皮肤清洁。每天定时按摩骶尾部、膝关节、足跟等受压部位,预防压疮发生。督促患者多饮水,便后清洗会阴部,预防泌尿系统感染。多食新鲜蔬菜和水果,以防发生胃肠道感染和大便秘结。鼓励患者及早进行正确的活动锻炼,如肌肉的等长收缩、关节活动,辅以肌肉按摩,指导髌骨以及关节的被动活动,以促进血液循环、维持肌力和关节的正常活动度,以防止发生肌肉萎缩、关节僵硬、骨质疏松等并发症。

(2)老年患者胃肠功能差,常发生紊乱:损伤早期,因情绪不佳,肝失条达,横逆反胃,往往导致消化功能减弱。①指导患者食素淡可口、易消化吸收的软食物,如米粥、面条、藕粉、青菜、水果等,忌食油腻或不易消化的食物,同时要注意色、香、味俱全,以提高患者食欲。②深入病房与之亲切交谈,进行思想、情感上的沟通,使患者心情舒畅、精神愉快。③做好口腔护理、保持口腔清洁。④加强功能锻炼,在床上进行一些力所能及的活动,促进消化功能恢复。⑤必要时,少食多餐,口服助消化的药物,以利消化。

(3)骨折整复后,要求患者被动体位,且时间较长,老年患者因耐受力差等因素,往往不能保持正确体位。①可向患者讲解股骨颈的生理解剖位置,说明保持正确体位的重要性和非正确体位会出现的不良后果,以取得患者积极合作。②患者应保持患肢外展中立位(内收型骨折外展20°~30°,外展型骨折外展15°左右即可),忌侧卧、盘腿、内收、外旋,以防鳞纹钉移位,造成不良后果。③老年患者因皮下脂肪较薄,长时间以同一姿势卧床难免不适,因此应保持床铺清洁平整、干燥,硬板床上褥子应厚些,并经常按摩受压部位,同时可协助患者适当半坐位,避免时间过长,以减轻不适。④抬高患肢,以利消肿止痛。⑤必要时穿丁字鞋,两腿之间放一枕头,以防患肢外旋、内收。

(4)由于对功能锻炼的目的不甚了解,甚至误认为功能锻炼会影响骨折愈合和对位,老年患者体质差,懒于活动等因素可导致功能锻炼主动性差。①向患者说明功能锻炼的目的及意义,打消思想顾虑,使其主动进行功能锻炼,配合治疗和护理。②督促和指导患者功能锻炼,使其掌握正确的功能锻炼方法,如股四头肌的等长收缩,踝、趾关节的自主运动。同时应给患者经常推拿、按摩髌骨,以防肌肉萎缩,髌骨粘连,膝、踝关节强直等。功能锻炼应循序渐进,量力而行,以不感到疲劳为度。③患者下床活动时,应指导患者正确使用双拐,患肢保持外展、不负重行走,2~3个月拍X线片复查后,再酌情负重行走。

(5)移植的骨瓣和血管束在未愈合的情况下,如果髋关节活动度过大或患肢体位摆放不正确,均有造成脱落的可能。①术后4周内患者保持平卧位,禁止坐起和下床活动。患肢需维持在外展20°~30°中立位,禁止外旋、内收。②术后4周后,移植的骨瓣和血管束已部分愈合,方可鼓励和帮助患者坐起并扶拐下床做不负重活动。待3个月后拍X线片复查,再酌情由轻到重进行负重行走。

(6)护理搬动方法不当、早期功能锻炼方法不正确、患者个体差异等因素均可造成所置换股骨头脱位的可能。①了解患者的手术途径、关节类型,以便做好术后护理,避免关节脱位。②术后应保持患肢外展中立位,必要时穿防外旋鞋,以防外旋引起脱位。③搬动患者时需将髋关节及患肢整个托起,指导患者将患肢保持水平位,防止内收及屈髋,避免造成髋脱位。④鼓励患者尽早进行床上功能锻炼,并使其掌握正确的功能锻炼方法,即在术后疼痛消失后,在床上锻炼股四头肌、臀肌,足跖屈、背伸等,以增强髋周围的肌肉力量,固定股骨头,避免过早进行直腿抬高活动。⑤如发生髋关节脱位,应绝对卧床休息,制动,以防发生血管、神经损伤,然后酌情处理。

(王娜娜)

第十节 股骨干骨折

股骨干骨折是指由小转子下至股骨髁上部位骨干的骨折。

一、病因与发病机制

由强大的直接暴力或间接暴力所致,多见于30岁以下的男性。直接暴力可引起横形或粉碎形骨折,间接暴力多为坠落伤,可引起斜形骨折或螺旋形骨折。

二、临床表现

股骨干骨折后出血多,当高能损伤时,软组织破坏,出血和液体外渗,肢体明显肿胀。常导致低血容量性休克。患侧肢体短缩、成角、旋转和功能障碍,可有骨擦感。如果损伤腘窝血管和神经,可出现远端肢体的血液循环、感觉、运动功能障碍。常见的并发症有低血容量性休克、脂肪栓塞综合征、深静脉血栓、创伤性关节炎等。

三、实验室及其他检查

X线正侧位摄片应包括其近端的髋关节和远端的膝关节。骨折早期进行血气监测,可监测脂肪栓塞的发生。

四、诊断

根据受伤史及受伤后患肢缩短、外旋畸形,X线正侧位片可明确骨折的部位和类型。

五、治疗

(一)儿童股骨干骨折的治疗

3岁以下儿童股骨干骨折常用 Bryant 架行双下肢垂直悬吊牵引。牵引重量以臀部稍悬空为宜。牵引时间为3~4周。由于儿童骨骼愈合塑形能力强,骨折断端即使重叠1~2 cm,轻度向前、外成角是可以自行纠正的。但不能有旋转畸形。

(二)成人股骨干骨折的治疗

一般采用骨牵引,持续股骨髁上或胫骨结节骨牵引,直到骨折临床愈合,一般需6~8周。牵引过程中要复查X线,了解复位情况。非手术治疗失败或合并有神经、血管损伤或伴有多发性损伤不宜卧床过久的老年人可采用切开复位内固定,钢板、螺钉、带锁髓内针固定。

六、护理

(一)牵引的护理

小儿垂直悬吊牵引时,经常触摸患儿足部温度、颜色及足背动脉的搏动情况,以防血液循环障碍及皮肤破损。为有效产生反牵引力,注意牵引时臀部要离开床面,两腿牵引重量要相等。成人牵引时要抬高床尾,保持牵引力方向与股骨干纵轴成直线。定期测量下肢长度和力线以保持有效牵引。骨牵引针处应每天消毒,严禁去除血痂。注意检查足背伸肌功能。腓骨头处加垫软垫,以防腓总神经受损伤。防止发生压疮。

(二)功能锻炼

1.小儿骨折

炎性期卧床进行股四头肌的静力收缩。骨痂形成期,患儿从不负重行走过渡到负重走。骨痂成熟期,由部分负重行走过渡到完全负重行走。

2.成人骨折

除疼痛减轻后进行股四头肌等长收缩外,还要练习踝关节、足关节等小关节的活动。去除外固定后,可进行行走训练,适应下床行走后,逐渐进行负重行走。

(王娜娜)

第十一节　股骨粗隆间骨折

一、基础知识

(一)解剖生理

股骨粗隆间骨折也叫转子间骨折,是指发生在大小粗隆之间的骨折。股骨大粗隆呈长方形,罩于股骨颈后上部,它的后上面无任何结构附着,由直接暴力引起骨折机会较大。小粗隆在股骨干之后上内侧,在大粗隆平面之下,髂腰肌附着其上。股骨粗隆部的结构主要是骨松质,老年时变得脆而疏松,易发生骨折,其平均年龄较股骨颈骨折还要高。骨折多沿粗隆间线由外上斜向小粗隆,移位多不大。由于该部周围有丰富的肌肉层,血运丰富,且骨折的接触面大,所以容易愈合,极少发生不愈合或股骨头缺血性坏死。但复位不良或负重过早常会造成畸形愈合,较常见的为髋内翻,并由于承重线的改变,可能在后期引起患侧创伤性关节炎。

(二)病因

股骨粗隆间骨折,多为间接外力损伤,好发于65岁以上老人,由于年老肝肾衰弱,骨质疏松变脆,关节活动不灵,应变能力较差,突遭外力身体失去平衡,仰面或侧身跌倒,患肢因过度外旋或内旋,或内翻而引起;或下肢于固定情况下,上身突然扭旋,以及跌倒时大粗隆与地面碰撞等扭旋、内翻和过伸综合伤所致。

(三)分型

股骨粗隆间骨折,根据损伤机制、骨折线的走行方向和骨折的局部情况,可分为顺粗隆间型、反粗隆间型和粉碎型骨折三种,其中以顺粗隆间型骨折最为多见。根据骨折后的移位情况,可分为无移位型和移位型两种,而无移位型骨折较为少见。根据受伤时间长短,可分为新鲜性和陈旧性骨折两种。

(四)临床表现

肿胀、疼痛、功能受限,有些可沿内收大肌和阔筋膜张肌向下、后出现大片瘀斑,患肢可有程度不等的短缩,多有明显外旋畸形。X线检查可明确骨折的类型和移位程度。

二、治疗原则

(一)无移位骨折

无需整复,只需在大粗隆部外贴接骨止痛之消定膏,患肢固定于 30°～40°外展位,或配合皮牵引。6 周左右骨折愈合后,可扶拐下床活动。

(二)顺粗隆间型骨折

手法整复,保持对位,以 5 kg 重量皮肤或胫骨结节牵引,维持患肢于 45°外展位,6 周后酌情去除牵引,扶拐下床活动。此型骨折也可用外固定器固定,固定后根据患者全身情况,2 周后下床扶拐活动,2～3 个月 X 线检查骨折愈合后,去除固定。

(三)粉碎性粗隆间骨折

手法复位后以胫骨结节或皮肤牵引,维持肢体于外展45°位8～10周,骨折愈合后去除牵引,扶拐下床活动。

(四)反粗隆间型骨折

手法复位后采用股骨髁上或胫骨结节牵引,以 5～8 kg 重量,维持肢体于外展 45°位,固定10 周左右,骨折愈合后去除牵引,扶拐下床活动。

(五)陈旧性粗隆间骨折

骨折时间 1 个月左右,全身情况允许,可在麻醉下进行手法复位,用胫骨结节或股骨髁上牵引,重量6～8 kg,维持患肢外展 45°位,6～8 周骨折愈合后,去除牵引,扶拐下床活动。

三、护理

(一)护理要点

1.股骨粗隆间骨折

股骨粗隆间骨折多见于老年人,感觉及反应都比较迟钝,生活能力低下,并且有不少老年人合并有其他疾病,如心脏病、高血压、糖尿病、脑血栓、偏瘫、失语、大小便失禁、气管炎、哮喘病等。因此,护理人员首先应细致地观察、了解病情,给予及时适当的治疗和护理,同时要加强基础护理,预防肺炎、泌尿系统感染、压疮等并发症的发生。

2.牵引固定

应严密观察患者体位摆放是否正确,应保持患肢外展中立位,切忌内收,保持有效牵引。

(二)护理问题

有发生髋内翻的可能。

(三)护理措施

1.一般护理措施

(1)创伤骨折、外固定过紧、压迫、伤口感染等均可引起疼痛,针对引起疼痛的不同原因对症处理,对疼痛严重而诊断已明确者,在局部对症处理前可应用吗啡、哌替啶、布桂嗪、曲马多等镇痛药物,减轻患者的痛苦。

(2)适当抬高患肢,如无禁忌应及早恢复肌肉、关节的功能锻炼,促进损伤局部血液循环,以利于静脉血液及淋巴液回流,防止、减轻或及早消除肢体肿胀。

(3)突然的创伤刺激及较重的伤势,可能会遗留较严重的肢体功能障碍或丧失,患者会有焦虑、恐惧、忧郁、消沉、悲观失望等应激的心理反应,要有针对性地进行医疗卫生知识宣教,及时了解患者的思想情绪波动,通过谈心、聊天,有的放矢地进行心理护理。

(4)有些骨折的老年患者合并有潜在的心脏病、高血压、糖尿病等疾病,受到疼痛刺激后,可能诱发脑血管意外、心肌梗死、心脏骤停等意外的发生,应予以密切观察,以防发生意外。

(5)加强营养,提高机体的抗病能力,对严重营养缺乏的患者可从静脉补充脂肪乳剂、氨基酸、人血清蛋白等。

(6)股骨粗隆间骨折因牵引、手术或保持有效固定的被迫体位,长期不能下床,导致生活自理能力下降。应从生活上关心体贴患者,以理解宽容的态度主动与患者交往,了解生活所需,尽量满足患者的要求,并引导患者做一些力所能及的事,以助于锻炼和增强信心,并告诫患者力所不及的事不要勉强去做,以免影响体位,引起骨折错位。

(7)因疼痛、恐惧、焦虑、对环境不熟悉、生活节奏被打乱等常导致患者失眠,应同情、关心、体贴患者,消除影响患者情绪的不良因素,使患者尽快适应医院环境。避免一切影响患者睡眠的不良刺激,如噪声、强光等,为患者创造一个安静舒适的优良环境,鼓励患者适当娱乐,分散患者对疾病的注意力。

(8)注意观察伤口情况,伤口疼痛的性质是否改变,有无红肿、波动感。对于伤口污染或感染严重的,应根据情况拆除缝线敞开伤口、中药外洗、抗生素湿敷等。定期细菌培养,合理有效使用抗生素,积极控制感染。

(9)保持病室空气新鲜,温湿度适宜,定期紫外线消毒,预防感染。鼓励患者做扩胸运动、深呼吸、拍背咳痰、吹气球等,以改善肺功能,预防发生坠积性肺炎。保持床铺平整、松软、清洁、干燥、无皱褶、无渣屑。经常为患者温水擦浴,保持皮肤清洁。每天定时按摩骶尾部、膝关节、足跟等受压部位,预防压疮发生。督促患者多饮水,便后清洗会阴部,预防泌尿系统感染。多食新鲜蔬菜和水果,以防发生胃肠道感染和大便秘结。鼓励患者及早进行正确的活动锻炼,如肌肉的等长收缩、关节活动,辅以肌肉按摩,指导髌骨以及关节的被动活动,以促进血液循环、维持肌力和关节的正常活动度,以防止发生肌肉萎缩、关节僵硬、骨质疏松等并发症。

2.股骨粗隆间骨折的特殊护理

(1)早期满意的整复和有效固定是防止发生髋内翻畸形的关键。因此,在整复对位后应向患者说明保持正确体位的重要性和必要性,以取得他们的配合。

(2)保持患肢外展、中立位,切忌内收,保持有效牵引,预防内收肌牵拉引起髋内翻畸形。

(3)为了防止患肢内收,应将骨盆放正,必要时进行两下肢同时外展中立位牵引,预防髋内翻畸形。

(4)牵引或外固定解除后,仍应保持患肢外展位,避免过早离拐。应在 X 线片检查骨折已坚固愈合后,方可弃拐负重行走。

(王娜娜)

第十二节 关节脱位

一、概述

关节稳态结构受到损伤,使关节面失去正常的对合关系,称为关节脱位。除了骨端对合失常外,其病理表现还有相应的骨端骨折、关节周围软组织损伤、关节腔的血肿及后期关节粘连异位骨化,丧失功能,可并发神经、血管损伤。创伤性脱位最多见,上肢脱位较下肢脱位常见。发生脱位的部位以肩关节、肘关节、髋关节多见。

(一)护理评估

1.健康史

(1)一般情况:如年龄、出生时的情况、对运动的喜好等。

(2)外伤史:评估患者有无突发外伤史,受伤后的症状和疼痛的特点、受伤后的处理方法。

(3)既往史:患者以前有无类似外伤病史、有无关节脱位的习惯、既往脱位后的治疗和回复情况等。

2.身体状况

(1)局部情况:患肢疼痛程度。有无血管和神经受压的表现、皮肤有无受损。

(2)全身情况:生命体征、躯体活动能力、生活自理能力等。

(3)辅助检查:X线检查有无阳性结果发现。

3.心理-社会状况

患者的心理状态,对本次治疗有无信心。患者所具有的疾病知识和对治疗、护理的期望。

(二)常见护理诊断/问题

(1)疼痛:与关节脱位引起局部组织损伤及神经受压有关。

(2)躯体功能障碍:与关节脱位、疼痛、制动有关。

(3)有皮肤完整受损的危险:与外固定压迫局部皮肤有关。

(4)潜在并发症:血管、神经受损。

(三)护理目标

(1)患者疼痛逐渐减轻直至消失,感觉舒适。

(2)患者关节活动能力和舒适度得到改善。

(3)患者皮肤完整,未出现压疮。

(4)患者未出现血管、神经损伤,若发生能被及时发现和处理。

(四)护理措施

1.体位

抬高患肢并保持患肢处于关节的功能位,以利于回流,减轻肿胀。

2.缓解疼痛

(1)局部冷热敷:受伤24小时内局部冷敷,达到消肿止痛目的;受伤24小时后,局部热敷以减轻肌肉痉挛引起的疼痛。

(2)镇痛:应用心理暗示、转移注意力或放松治疗法等非药物镇痛方法缓解疼痛,必要时遵医嘱给予镇痛剂。

3.病情观察

定时观察患肢远端血运、皮肤颜色、温度、感觉和活动情况等,若发现患肢苍白、发冷、疼痛加剧、感觉麻木等,及时通知医师。

4.保持皮肤完整性

使用石膏固定或牵引的患者,避免因固定物压迫而损伤皮肤。对皮肤感觉功能障碍的肢体,防止烫伤和冻伤。

5.心理护理

关节脱位多由意外事故造成,患者常焦虑、恐惧。在生活上给予帮助,加强沟通,使之心情舒畅,从而愉快地接受并配合治疗。

(五)护理评价

(1)疼痛得到有效控制。

(2)关节功能得以恢复,满足日常活动需要。

(3)皮肤完整,无压疮或感染发生。

(4)发生血管、神经损伤,若发生能被及时发现和处理。

二、肩关节脱位

肩关节脱位最为常见,占全身关节脱位的1/2。肩胛盂关节面小而浅,关节囊和韧带松大薄弱,有利于肩关节活动,但缺乏稳定性,容易脱位。

(一)病因与发病机制

肩关节脱位分为前脱位、后脱位、下脱位、盂上脱位,前脱位又分为喙突下脱位、盂下脱位、锁骨下脱位,(图10-8)由于肩关节前下方组织薄弱,以前脱位最为多见。

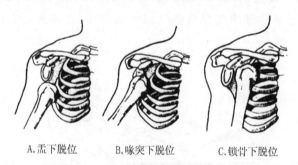

A.盂下脱位　　　　B.喙突下脱位　　　　C.锁骨下脱位

图10-8　脱位类型

导致肩关节脱位最常见的暴力形式为间接外力。摔倒时肘或手撑地,肩关节处于外展、外旋和后伸位,肱骨头滑出肩胛盂窝,位于喙突的下方,发生最常见的喙突下脱位。当肩关节极度外展、外旋和后伸,以肩峰作为支点通过上肢的杠杆作用发生盂下脱位。前脱位除了前关节囊损伤外,可有前缘的盂缘软骨撕脱,称Bankart损伤。也可造成肩胛下肌近止点处肌腱损伤,造成关节不稳定,成为脱位复发的潜在因素。肱骨头后上骨软骨塌陷骨折称Hill-Saehs损伤,肩关节脱位还常合并肱骨大结节撕脱骨折和肩袖损伤。

(二)临床表现

1.一般表现

外伤性肩关节前脱位主要表现为肩关节疼痛、周围软组织肿胀、关节活动受限。健侧手常用以扶持患肢前臂,头倾向于患肩,以减少活动及肌牵拉,减轻疼痛。

2.局部特异体征

(1)弹性固定:上臂保持固定在轻度外展前屈位,任何方向上的活动都导致疼痛。

(2)Dugas征阳性:患肢肘部贴近胸壁,患手不能触及对侧肩部,反之,患手放到对侧肩,患肘不能贴近胸壁。

(3)畸形:从前方观察患者,患肩失去正常饱满圆钝的外形,呈"方肩"畸形,患肢较健侧长,是肱骨头脱出于喙突下所致。

(4)关节窝空虚:除方肩畸形外,触诊肩峰下有空虚感,可在肩关节盂外触到脱位肱骨头。

(三)诊断

结合外伤病史,如跌倒时手掌撑地,肩部出现外展外旋,或肩关节后方直接受到剧烈撞击,就诊时患者特有的体态和临床表现,及 X 线检查可以确诊。

(四)实验室及其他检查

影像学检查 X 线检查可以了解脱位的类型,还能明确是否合并骨折。必要时行 MRI 检查,可进一步了解关节囊、韧带及肩袖损伤。

(五)治疗

治疗包括急性期的复位、固定和恢复期的功能锻炼。

1.复位

(1)手法复位:新鲜脱位应尽早进行复位,以便早期解除病痛。切忌暴力强行手法复位,以免损伤神经、血管、肌肉,甚至造成骨折。经典方法有:①Hippocrates 法,医师站于患者的患侧,沿患肢畸形方向缓慢持续牵引的同时以足蹬于患侧腋窝,逐渐增加牵引力量,轻柔旋转上臂,借用足作为支点,内收上臂,完成复位(图 10-9)。②Stimson 法,患者俯卧于床,患肢垂于床旁,用布带将 2.3~4.5 kg 重物悬系患肢手腕自然牵拉10~15 分钟,肱骨头可在持续牵引中自动复位。该法安全、有效。(图 10-10)

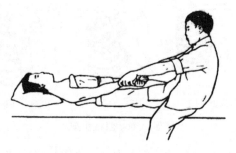

图 10-9　肩关节前脱位 Hippocrates 法复位

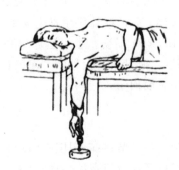

图 10-10　肩关节脱位 Stimson 法复位

(2)切开复位:如手法正确仍不能完成复位者,可采用切开复位。切开复位指征:软组织阻挡、肩胛盂骨折移位、合并大结节骨折、肱骨头移位明显,影响复位和稳定者。

2.固定

复位成功后,损伤的关节囊、韧带、肌腱、骨与软骨必须通过制动来修复。应使患肢内旋肘关节屈曲 90°于胸前,腋窝垫棉垫,以三角巾悬吊或将上肢以绷带与胸壁固定。关节囊破损明显或仍有肩关节半脱位者,将患侧手置于对侧肩上,上肢贴胸壁,腋窝垫棉垫,用绷带固定于胸壁前。

40岁以下患者宜制动3～4周;40岁以上患者,制动时间可相应缩短,因为年长者复发性肩关节脱位发生率相对较低,而肩关节僵硬却常有发生。

3.功能锻炼

肩关节的活动锻炼应开始于制动解除以后,而且应循序渐进,切忌操之过急。固定期间,活动腕部和手指,症状缓解后指导患者用健手被动外展和内收患肢。3周后指导患者锻炼患肢。方法:弯腰90°,患肢自然下垂,以肩为顶点做圆锥环转,范围逐渐增大。4周后,指导患者手指爬墙外展、举手摸头顶、借力臂上举等,使肩关节功能恢复。

(六)护理要点

1.心理护理

给予患者生活上的照顾,及时解决困难,精神安慰,缓解紧张心理。

2.病情观察

移位的骨端可压迫邻近的血管和神经,引起患肢缺血、感觉、运动障碍。对皮肤感觉功能障碍的肢体要防止烫伤。定时检查患肢末端的血液循环状况,若发现患肢苍白、发冷、大动脉搏动消失,提示有大动脉损伤的可能,应及时处理。动态观察患肢的感觉和运动,以了解患肢神经损伤的程度和恢复情况。

3.复位

做好复位前的身体与心理准备。复位前给予适当的麻醉,以减轻疼痛,同时使用肌肉松弛剂,利于复位。复位成功后被动活动。

4.固定

向患者及家属讲解复位后固定的目的、方法、意义、注意事项。使之充分了解关节脱位后复位固定的重要性。固定期间,要保持固定有效,经常观察患者肢体位置是否正确;固定时间不宜过长,固定时间过长易发生关节僵硬;固定时间过短,损伤得不到充分修复,易发生再脱位。一般固定3周左右,若合并骨折、陈旧性脱位、习惯性脱位,应适当延长固定的时间。由于肩关节脱位患肢固定于胸壁,注意腋窝下要垫棉垫以保护腋窝胸壁皮肤。40岁以上患者可适当缩短制动时间,注意肩关节僵硬的发生。

5.缓解疼痛

早期正确复位固定可使疼痛缓解或消失。移动患者时,帮患者托扶固定患肢,动作轻柔,避免因活动患肢加重疼痛。指导患者和家属应用心理暗示、松弛疗法等转移注意力而缓解疼痛。遵医嘱应用镇痛剂,促进患者舒适与睡眠。

6.健康指导

向患者及家属讲解关节脱位治疗和康复知识,讲述功能锻炼的重要性和必要性,指导并使患者能自觉地按计划进行正确的功能锻炼,减少盲目性。

三、肘关节脱位

全身大关节中,肘关节脱位的发生率相对低,约占总发病数的1/5。脱位后如不及时复位,容易导致前臂缺血性挛缩。

(一)病因与脱位机制

肘关节脱位可有后脱位、外侧方脱位、内侧方脱位和前脱位,其中后脱位最常见,(图10-11)多为间接暴力所致。摔倒时前臂旋后位手掌撑地,由于肱骨滑车横轴线向外倾斜,使所传达的暴力达到肘部时转成肘外翻及前臂旋后过伸的应力,尺骨鹰嘴突在鹰嘴窝内呈杠杆作用,导致尺桡骨近端同时被推向后外侧,产生后脱位。肘前关节囊及肱前肌撕裂,后关节囊及内侧副韧带损伤,可合并肱骨内上髁骨折、正中神经和尺神经损伤。晚期可发生骨化性肌炎。

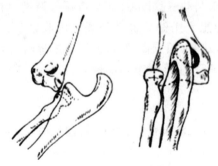

图 10-11　肘关节后脱位

(二)临床表现

1.一般表现

伤后局部疼痛、肿胀、功能和活动受限。

2.特异体征

(1)畸形:肘后突,前臂短缩,肘后三角相互关系改变,鹰嘴突出内外髁,肘前皮下可触及肱骨下端。

(2)弹性固定:肘处于半屈近于伸直位,屈伸活动有阻力。

(3)关节窝空虚:肘后侧可触及鹰嘴的半月切迹。

3.并发症

脱位后,由于肿胀而压迫周围神经、血管。后脱位时可伤及正中神经、尺神经、肱动脉。

(1)正中神经损伤:成"猿手"畸形,拇指、示指、中指感觉迟钝或消失,不能屈曲,拇指不能外展和对掌。

(2)尺神经损伤:成"爪状手"畸形,表现为手部尺侧皮肤感觉消失,小鱼际及骨间肌萎缩,掌指关节过伸,拇指不能内收其他四指不能外展及内收。

(3)动脉受压:患肢血液循环障碍,表现为患肢苍白、发冷、大动脉搏动减弱或消失。

(三)实验室及其他检查

X线检查用以证实脱位及发现合并的骨折。

(四)诊断

有外伤史,以跌倒手掌撑地最常见,根据临床表现和X线检查可明确诊断。

(五)治疗

1.复位

一般均能通过闭合方法完成复位。助手沿畸形关节方向对前臂和上臂做牵引和反牵引,术者从肘后用双手握住肘关节,以指推压尺骨鹰嘴向前下,同时矫正侧方移位,助手在复位过程中配合维持牵引并逐渐屈肘,出现弹跳感则表示复位成功。

2.固定

用长臂石膏或超关节夹板固定肘关节于功能位,3周后去除固定。

3.功能锻炼

要求主动渐进活动关节,避免超限和被动牵拉关节。固定期间,可主动伸掌、握拳、屈伸手指等,去除固定后练习肘关节屈伸旋转以利功能恢复。

(六)护理

1.固定

注意观察固定的正确有效,固定期间保持肘关节的功能位,不可随意放松。

2.保持清洁、平整

肘关节周围皮肤保持清洁,石膏夹板内衬物保持平整。

3.指导活动

指导患者活动患侧掌指,按摩患肢,防止肌肉萎缩。

四、桡骨头半脱位

桡骨头半脱位是小儿多见的日常损伤,俗称牵拉肘。多发生在 5 岁以内,以 2～3 岁最常见。

(一)损伤机制与病理

患儿肘关节处于伸直位,前臂旋前时突然受到牵拉致伤。前臂旋前时,桡骨头容易从环状韧带的撕裂处脱出,使环状韧带嵌于肱桡关节间隙内。一般环状韧带滑脱不到桡骨头周径的一半,所以屈肘和前臂旋后容易复位。5 岁以后,环状韧带增厚,附着力渐强,不易发生半脱位。

(二)临床表现

患儿被牵拉受伤后,因疼痛哭闹,不让触动患部,不肯使用患肢,特别是举起前臂。检查发现前臂多呈旋前位,半屈;桡骨头处可有压痛,但无肿胀和畸形;肘关节活动受限。

(三)辅助检查与诊断

X 线检查无阳性发现。诊断主要依靠牵拉病史、症状和体征。

(四)治疗

1.复位

闭合复位多能成功。方法是一手握住患儿的前臂和腕部,另一手握住肘关节,拇指压住桡骨头,使前臂旋后多能获得复位。

2.固定

复位后无须特殊固定,用三角巾或布带悬吊患肢于功能位 1 周即可。

(五)护理

嘱患儿家属勿强力牵拉患儿手臂,复位后症状不能立即消除者,要密切观察一段时间来明确复位是否成功。

五、髋关节脱位

髋关节是身体最大的杵臼关节,结构稳固,周围有强大韧带和肌肉附着,只有高能暴力才能导致脱位,如车祸中高速暴力撞击。按股骨头的移位方向,髋关节脱位分为前脱位、后脱位和中心脱位,其中后脱位最多见,占 85％～90％。以髋关节后脱位为例详细阐述。

(一)病因病理与分类

1.脱位机制

髋关节后脱位一般发生于交通事故时,患者处于髋关节屈曲内收和屈膝体位,强力使大腿急剧内收、内旋时,迫使股骨颈前缘抵于髋臼前缘形成支点,因杠杆作用股骨头冲破后关节囊,滑向髋臼后方形成后脱位。如暴力自前方作用于屈曲的膝,沿股骨纵轴传达到髋,也可使股骨头向后方脱位。

2.分类

临床上按有无合并骨折分型。①Ⅰ型:无骨折伴发,复位后无临床不稳定。②Ⅱ型:闭合手法不可复位,无股骨头或髋臼骨折。③Ⅲ型:不稳定,合并关节面、软骨或骨碎片骨折。④Ⅳ型:脱位合并髋臼骨折,须重建,恢复稳定和外形。⑤Ⅴ型:合并股骨头或股骨颈骨折。

(二)临床表现

脱位后出现髋部疼痛,髋关节活动受限。患肢呈屈曲、内收、内旋及短缩畸形,臀部可触及向后上突出移位的股骨头。可合并坐骨神经损伤,表现为大腿后侧、小腿后侧及外侧和足部全部感觉消失,膝关节屈曲,小腿和足部全部肌瘫痪,足部出现神经营养性瘫痪。

(三)实验室及其他检查

X线检查X线正位、侧位和斜位像可明确诊断。应注意是否合并骨折,特别是容易漏诊的股骨干骨折。CT可清楚显示髋臼后缘及关节内骨折情况。

(四)诊断

根据明显暴力外伤史,临床表现有疼痛、髋关节不能活动等确定诊断。

(五)治疗

对于Ⅰ型损伤可采取24小时内闭合复位治疗。对于Ⅱ~Ⅴ型损伤,多主张早期切开复位和对并发的骨折进行内固定。

1.闭合复位方法

应充分麻醉,使肌肉松弛。

(1)Allis法(图10-12):患者仰卧于地面垫上,助手双手向下按压两侧髂前上棘以固定骨盆。术者一手握住患肢踝部,另一前臂置于小腿上端近腘窝处,使髋、膝关节屈曲90°,再向上用力提拉持续牵引。待肌松弛后,再缓慢内旋、外旋,当听到或感到弹响,表示股骨头滑入髋臼,然后伸直患肢。若局部畸形消失、关节活动恢复,表示复位成功。

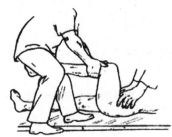

图10-12　Allis法复位

(2)Stimson法:患者俯卧于检查床上,患侧下肢悬空,髋及膝各屈曲90°。助手固定骨盆,术者一手握住患者的踝部,另一手置于小腿近侧,靠近腘窝部,沿股骨纵轴向下牵拉,即可复位(图10-13)。

2.切开复位术

当有梨状肌阻挡、关节囊嵌闭或骨软骨碎片卷入关节时,手法复位多失败。合并髋臼骨折片较大,影响关节稳定时,应手术切开复位,同时将骨折复位内固定。

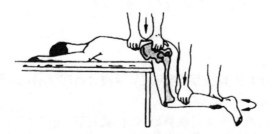

图 10-13　Stimson 法复位

3.固定

复位后患肢皮牵引 3 周。4 周后可持腋杖下地活动,3 个月后可负重活动。

4.功能锻炼

固定期间进行股四头肌收缩训练、未固定关节的活动。3 周后,活动关节。4 周后,皮牵引去除,指导患者拄双拐下地活动。3 个月内患肢不负重,以防股骨头缺血坏死及受压变形。3 个月后,经 X 线证实股骨头血供良好者,尝试去拐步行。

(六)护理

1.指导活动

髋关节脱位后常需皮牵引,牵引期间指导患者行股四头肌收缩训练,防止肌肉萎缩。

2.预防压疮

需长期卧床者注意做好皮肤护理预防压疮。

3.饮食护理

注意合理膳食,保持排便规律,预防便秘。

(王娜娜)

第十三节　半月板损伤

一、概述

半月板是位于股骨胫骨内髁及股骨胫骨外髁之间的一种纤维软骨组织,其横断面呈半月形,外侧呈"O"形,内侧呈"C"形。主要功能是传导载荷,维持关节稳定。半月板损伤是指半月板组织的连续性或完整性的破坏和中断。主要症状、体征:膝关节疼痛、打软腿、关节绞索或弹响、股四头肌萎缩,急性期可有关节肿胀。

二、治疗原则

(一)非手术治疗

石膏固定、手法复位、针灸推拿治疗、药物治疗。

(二)手术治疗

半月板修补、半月板成形、半月板切除、关节镜微创治疗。

三、护理措施

(一)休息
卧床休息,下床时指导其正确扶拐,避免关节活动时出现绞索,造成摔倒。

(二)石膏固定的护理
适用于 14 岁以下急性稳定性半月板撕裂,保持膝关节伸直位固定,石膏固定常规护理,观察石膏松紧度和患肢血液循环活动。卧床制动 4～6 周。

(三)关节绞索复位时注意事项
关节绞索时,手法复位动作应轻,避免暴力,以免加重损伤。

(四)术前准备
手术治疗时,协助做好术前准备及各项检查,指导患者练习床上大小便,掌握股四头肌锻炼方法。

(五)术后病情观察
密切观察生命体征,并做好记录。抬高患肢,观察伤口渗血及关节肿胀情况;伤口包扎松紧适宜,防止过紧影响血液循环或过松出现滑脱。

四、功能锻炼

根据筋骨并用原则,早期指导患者加强足踝部的屈伸活动和股四头肌的收缩锻炼,防止髌股关节粘连,每天 2 次,每次 5～10 分钟。

五、出院指导

(1)告知患者坚持锻炼的重要性,并能按要求循序渐进功能锻炼。

(2)保护膝关节。6 个月内,不做跑步、下蹲、剧烈活动。

(3)关节镜下半月板部分切除术后患者,2 周后可骑自行车、游泳、散步等活动。缝合术后患者,4 周可带限制型支具屈伸活动,6 周后去掉支具进行膝关节康复锻炼。

(王娜娜)

第十四节　颈椎间盘突出症

颈椎间盘突出症是指颈椎间盘的髓核和相应破裂的纤维环突向椎管内,而引起的颈髓后神经根受压的一系列临床表现,致压物是单纯的椎间盘组织。它与颈椎病属于不同病理变化的颈椎疾病。颈椎间盘突出症临床上并不少见,是较为常见的脊柱疾病之一,发病率仅次于腰椎间盘突出。严重时可发生高位截瘫危及生命。

颈椎间盘突出临床多见于 20～40 岁的青壮年,约占患者人数的 80%。有一定的职业倾向性例如长期保持固定姿势的人群:办公室职员、教师、手术室护士、长期观看显微镜者、油漆工等较易发生。颈椎间盘突出男性明显多于女性,农村多于城市。女性多发于孕产后,往往是突然发生的腰痛异常剧烈,活动有障碍。另外长期生活、工作在潮湿及寒冷环境中的人也较易发生。

一、分类

(一)根据病程分类

1.急性颈椎间盘突出症

有明确的外伤史,伤前无临床症状,伤后出现。影像学检查证实有椎间盘破裂或突出而无颈椎骨折或脱位,并有相应临床表现。

2.慢性颈椎间盘突出症

无明显诱因缓慢发病或因为颈部姿势长期处于非生理位置,如长期持续低头工作者,不良嗜睡姿势者或强迫性屈曲头颈者等。

(二)根据症状分类

1.神经根型

颈神经受累所致。

2.脊髓型

脊髓型是椎间盘突出压迫脊髓引起的一系列症状,临床此类型多见。

3.混合型

混合型同时表现以上两种症状。

(三)根据颈椎间盘向椎管内突出的位置不同分类

1.侧方突出型

突出部位在后纵韧带的外侧,钩椎关节的内侧。该处是颈脊神经经过的地方,因此突出的椎间盘可压迫脊神经根而产生根性症状。

2.旁中央突出型

突出部位偏向一侧而在脊髓与脊神经之间,因此可以同时压迫二者而产生单侧脊髓及神经根症状。

3.中央突出型

突出部位在椎管中央,因此可压迫脊髓双侧腹面而产生双侧症状。

二、病因机制

椎间盘是人体各组织中最早最易随年龄发生退行性改变的组织,椎间盘的退变多开始于20岁以后,随着年龄的增长退变程度不断加重,以$C_{5\sim6}$的退变最常见,其次是$C_{6\sim7}$,两者占颈椎间盘突出症的90%。颈椎间盘突出症常由颈部创伤、退行性变等因素导致。致伤原因主要是突然遭受到意外力量作用或颈椎突然快速屈伸旋转运动,使髓核突破纤维环,造成脊髓或神经根受压,出现急性发病,多见于交通事故或体育运动。临床还有部分患者呈慢性发病。

三、临床表现

颈椎间盘前部较高较厚,正常髓核位置偏后,且纤维环后方薄弱,故髓核容易向后方突出或脱出,而椎间盘的后方有脊髓、神经根等重要结构,因此突出的髓核容易刺激或压迫脊髓或神经根,产生临床症状。

(一)症状

症状呈现多样性:颈部不适、疼痛,并肩部酸痛、疲劳。单侧上肢及手部放射性疼痛、麻木、无力。双侧手麻木无力,跨步无力,步态不稳,腿有打软踩棉花感,容易跌倒,病重者可出现瘫痪等。

(二)一般体征

当椎间盘突出压迫颈神经根时,颈部可出现颈肌痉挛,颈发僵,生理前凸减小或消失,部分节段棘突有压痛,上肢可查出受压神经根分布区的痛觉过敏或麻木,肌肉力量减弱,肌萎缩,肌腱反射减退或消失。压迫脊髓时可表现为四肢肌张力增高,腹壁反射、提睾反射减退或消失,病理反射多呈阳性。当脊髓半侧受压时可出现典型 Brown-Sequard 征(即末梢性麻痹、与病变脊髓分节相应的皮肤区域感觉消失)。

(三)特殊体检

1.颈椎间孔挤压试验

颈椎间孔挤压试验为患者取坐位,头颈后仰并向侧方旋转,检查者立于背后,用双手按压患者额头顶部,出现上肢放射痛或麻木者为阳性。对症状轻者可采用头顶叩击法检查。

2.神经根牵拉试验

神经根牵拉试验为患者端坐,检查者一手轻推患侧头颈部,另一手握住患侧腕部,对抗牵拉,可诱发上肢放射痛或麻木。

四、治疗

对颈椎间盘突出症诊断明确;对保守治疗无效、顽固性疼痛、神经根或脊髓压迫症状严重者应采取手术治疗。

(一)前路椎间盘切除融合

前路椎间盘切除融合适用于中央型和旁中央型椎间盘突出症患者,对原有退变者应同时去除增生的骨赘,以免残留可能的致压物。

(二)后路椎间盘切除术

后路椎间盘切除术适用于侧方型颈椎间盘突出症或多节段受累、伴椎管狭窄或后纵韧带骨化者。单纯的椎间盘突出可采用半椎板及部分关节突切除术,通过减压孔摘除压迫神经根的椎间盘组织。若伴有椎管狭窄或后纵韧带骨化则可采用全椎板减压术。

(三)经皮椎间盘切除术

经皮椎间盘切除术具有创伤小,出血少等优点,国内尚未广泛开展。

(四)经皮激光椎间盘减压术

首先用于治疗腰椎间盘突出症,近年来国内外学者将其用于颈椎间盘突出症的治疗。

(五)融核术

年轻患者,经非手术治疗数周无效则可选用此法。虽有不少学者报道该法疗效不亚于外科手术治疗,但诸多因素限制其广泛应用:①该法采用颈前路穿刺途径,而颈前方解剖结构密集,如血管神经束、气管食管束等,增加了穿刺的难度和危险性;②使用木瓜凝乳蛋白酶有损伤脊髓的潜在危险性。

五、护理措施

(一)术前护理

1.术前健康宣教

为保证患者术前训练质量和有一个良好的状态,积极配合治疗并安全渡过围术期,减少术后并发症,护理人员须做好患者的术前健康教育,以配合手术治疗的顺利开展,内容应包括以下几点。

(1)首先护理人员要有一个认真的工作态度、良好的精神面貌和熟练的操作技术;在对待患者及家属时要热情和蔼,以取得他们的信任。

(2)对术前准备的具体内容、术后需要进行监测的设备、管道以及术后可能出现的一些状况,如切口疼痛、渗血以及因麻醉、插管造成的咽喉部疼痛、痰多、痰中带血以及恶心、呕吐等情况仔细向患者和家属进行交代,消除因未知带来的恐惧、不安情绪,使在精神上、心理上都有所准备,以良好的心态迎接手术。

(3)护士应在医护观点一致的前提下进行健康教育。在进行术前健康教育时,不可将该手治疗效果绝对化,避免引起患者的误解,成为引发医疗纠纷的隐患。另外患者也经常通过护理人员来了解手术医师的情况,患者非常注重主刀医师的技术与经验,担心人为因素增加手术的危险性。提示在进行术前健康教育时,可将同病种术后效果好的患者介绍给术前患者,让其现身说法,增加患者对术者的信赖。

2.心理护理

颈椎手术部位特殊,靠近脊髓,危险性大,患者对手术抱有恐惧心理,顾虑大,思想负担重。因此满足其心理需求是必要的,要通过细心观察,与患者及时沟通,缓解心理压力。

3.指导训练

术前训练项目较为重要且不易掌握动作要领,医护人员要在训练中给予指导,并对训练效果给予评价,以减少患者自行训练所致效果偏差而影响手术。

(1)气管食管推移训练:主要用于颈前路手术。要求在术前3～5天即开始进行。方法是患者自己或护理人员用手的2～4指插入一侧颈部的内脏鞘与血管鞘间隙,持续向对侧牵拉;或用大拇指推移,循序渐进,开始时每次持续1～2分钟,逐渐增加至15～30分钟,每天2～3次。要求每次推拉气管过中线,以适应手术时对气管的牵拉,减轻不适感,注意要保护皮肤,勿损伤。

(2)有效咳嗽排痰训练:嘱患者先缓慢吸气,同时上身向前倾,咳嗽时将腹壁内收,一次吸气连续咳三声,停止咳嗽将余气尽量呼出,再缓慢吸气,或平静呼吸片刻后,再次进行咳嗽练习。时间一般控制在5分钟以内,避免餐后、饮水后进行,以免引起恶心。患者无力咳痰时,可用右手示指和中指按压气管,以刺激咳嗽,或用双手压迫患者上腹部或下腹部,增加膈肌反弹力,帮助患者咳嗽咳痰。同时要向患者解释通过有效咳嗽可预防肺部感染,并告知患者术后咳嗽可能会有些不舒服或疼痛,但不影响伤口愈合。对于接受能力较弱的老年患者和儿童,可通过指导其进行吹气球的练习方法来达到增加肺活量的目的。具体方法:准备一些普通气球,练习时每次将气球吹得尽可能大,然后放松5～10秒,重复以上动作,每次10～15分钟,每天3次。

(3)体位训练:颈椎前路手术时患者的体位是仰卧时颈部稍稍地过伸,因此术前患者需要练习去枕平卧或颈部稍稍地处于过伸仰卧位,以坚持2～3小时为宜,以免术中长期处于这一固定体位而产生不适感;俯卧位的练习,主要用于颈后路手术患者,患者俯卧在床上,胸部用高枕头或叠好的被子垫高20～30 cm,额部垫一硬的东西例如书本等,以保持颈部屈曲的姿势,坚持时间应超过手术所需的时间,一般以能坚持3～4个小时为宜。

(4)床上大小便及肢体功能锻炼:强调其对手术及术后康复的积极意义,使患者在术前两天学会床上解大小便;教会患者术后如何在床上进行四肢的主动活动;讲解轴线翻身的配合要点和重要性。

4.感染的预防

住院患者要保持口腔清洁,经常用含漱液含漱;有吸烟习惯的患者应在入院时即劝其停止吸烟,以减少呼吸道的刺激及分泌物,对痰多黏稠者应给以雾化吸入,或使用祛痰药。指导患者训练深呼吸运动,可增加肺通气量,也有利于排痰,避免发生坠积性肺炎。

5.手术前一天准备

(1)药敏试验:包括抗生素试验、碘过敏试验(手术中拟行造影者)。如过敏试验呈阳性者,及时通知医师,并做好标记。

(2)交叉配血:及时抽取血标本,送血库,做好血型鉴定和交叉配血试验。

(3)皮肤准备:按照手术要求常规备皮,范围分别为:颈椎前路包括下颌部、颈部、上胸部;颈椎后路要理光头,包括颈项部、肩胛区;若需要取自体移植,供骨区(多为髂骨区)同时准备。另外,还要修剪指甲、沐浴、更换清洁衣裤。

(4)选配颈托:为达到充分减压的目的术中需切除椎间盘组织及部分椎体骨质,并进行植骨,颈椎稳定性受到一定影响,因此术后需佩戴颈托进行保护。目前多采用前后两片式颈托,松紧可自由调节,根据患者个体选择不同的型号,术前试戴一段时间,达到既能控制颈部活动,又无特别不适为宜。让患者立、卧位试戴均合适,便于术后佩戴,预防术后并发症,因此要求护士应详细讲解颈托的佩戴、脱取、使用、保养等方法,并要求患者及家属能正确复述且能在护士指导下正确操作。佩戴颈托松紧适宜,维持颈椎的生理曲度,过松影响制动效果,过紧颈托边缘易压伤枕骨处皮肤,并影响呼吸;颈托勿直接与患者皮肤接触,因其材料为优质泡沫,吸汗性能差,故颈托内应垫棉质软衬垫,有利于汗液吸收,每天更换内衬垫1~2次,确保颈部舒适、清洁;佩戴期间,保持颈托清洁,必要时用软刷蘸洗洁精清洗干净,毛巾擦干,置阴凉处晾干;加强颈部皮肤护理,向患者及家属详细讲解佩戴颈托期间皮肤护理的重要性,指导、协助并教会家属定时检查颈托边缘及枕部皮肤情况,并定时按摩。

(5)胃肠道准备:术前一天以半流质或流质为佳,对于择期手术患者、大便功能障碍导致便秘及排便困难的患者,为了防止麻醉后肛门松弛,不能控制粪便的排出,增加污染的机会或避免术后腹胀及术后排便的痛苦,易在术前晚及术日晨用0.1%~0.2%的肥皂水各清洁灌肠一次。

6.手术当天的护理

(1)观察:夜班护士要观察患者的情绪,精神状况、生命体征、禁食禁饮情况;若患者体温突然升高、女性患者月经来潮及其他异常情况要及时与医师联系,择期手术的患者应推迟手术日期。

(2)饮食:术日晨患者禁食禁水,术前禁食12小时以上,禁饮4~6小时,防止麻醉或手术过程中呕吐而致窒息或吸入性肺炎。但抗结核药、降糖药、降血压药应根据情况服用。

(3)用物准备:准备好带往手术室的各种用物,包括颈托、术中用药、影像学资料、病历等并全面检查术前各项准备工作是否完善,应确认所有术前医嘱、操作及医疗文书均已完成。

(4)着装准备:要求患者仅穿病员服,里面不穿任何内衣。告知患者不要化妆、涂口红、指甲油,以免影响术中对皮肤颜色的观察。请患者取下佩戴的饰物、义齿、手表、隐形眼镜等,贵重物品交由家属保管。

(5)交接患者:向接病员的手术室工作人员交点术中用物、病历等,扶患者上平车,转运期间把患者的安全放在首位。并仔细核对确认患者为拟行手术的患者。

(6)病床准备:患者进入手术室后,病床更换清洁床单、被套等物,准备输液架、氧气装置、吸引器、气管切开包、监护仪、两个沙袋及其他必需用物。

(二)术后护理

1.体位

患者术后返回病房，搬运时有 3~4 人参与，当班护士应协助将患者抬上病床，手术医师负责头颈部，搬运时必须保持脊柱水平位，头颈部置于自然中立位，局部不弯曲，不扭转，动作轻稳，步调一致，尽量减少震动，注意保护伤口，如有引流管、输液管要防止牵拉脱出。因术后均戴有颈托，将患者放置适当体位后，需摘下颈托，头颈部两侧各放一沙袋以固定并制动，局部制动不仅可减少出血，还可以防止植骨块或内固定的移位。交接输血、输液及引流管情况。

2.密切观察病情变化

术后进行心电监护，术后 6 小时内监测血压、脉搏、呼吸、血氧饱和度每 15~30 分钟 1 次，病情平稳后改为 1~2 小时 1 次。因手术过程中刺激脊髓导致脊髓、神经根水肿，可造成呼吸肌麻痹；牵拉气管、食管、喉上、喉返神经可出现呼吸道分泌物增多、声嘶、呛咳、吞咽和呼吸困难等异常情况，应重点观察呼吸的频率、节律、深浅、面色的变化以及四肢皮肤感觉、运动和肌力情况。低流量给氧 12~24 小时。用醋酸地塞米松、硫酸庆大霉素或盐酸氨溴索加入生理盐水行超声雾化每天 2~3 次。鼓励患者咳嗽，促进排痰，必要时使用吸痰器，保持呼吸道通畅。如出现憋气、呼吸表浅、口唇及四肢末梢发绀，血氧饱和度降低，应立即报告医师并协助处理。

3.观察伤口敷料情况有无渗出

如有渗出及时更换潮湿的敷料，并观察渗出液的量和色；妥善固定引流管并保持通畅，一般术后 24~48 小时，引流量＜50 mL，且色淡即可拔管。并注意观察有无脑脊液漏。

4.皮肤护理

避免皮肤长时间受压，注意保持床单位清洁、平整，协助翻身，拍背每 2 小时 1 次。更换体位时脊柱保持中立位，防止颈部过屈、过伸及旋转。

5.预防肺部、泌尿系统感染

卧床期间给予口腔护理每天 2 次，术后第 2 天即可嘱患者做深呼吸及扩胸运动。每天 1：5 000呋喃西林或生理盐水 500 mL 密闭式冲洗膀胱 2 次，会阴擦洗 2 次，每天更换尿袋，定时放尿，并嘱其多饮水，每天不少于 2 500 mL。

6.活动护理

下床时先坐起，逐渐移至床边，双足垂于床下，适应片刻，无头晕、眼花等感觉时，再站立行走，防止因长时间卧床后突然站立导致直立性低血压而摔倒。

7.加强锻炼

术后第一天协助患者做肢体抬高、关节被动活动及肌肉按摩等，第二天嘱患者练习握拳、抬臂，伸、曲髋、膝、肘各关节，每天 2~3 次，每天 15~30 分钟，循序渐进，以患者不疲劳为主。

(三)出院指导

(1)嘱患者术后 3 个月内继续佩戴颈托保护颈部，避免颈部屈伸和旋转运动。

(2)术后继续佩戴颈托 3 个月，保持颈托清洁，松紧适中，内垫小毛巾或软布确保舒适，防止皮肤压伤；始终保持颈部置中立位，平视前方，卧位时去枕平卧或仅垫小薄枕，保持颈椎正常曲度；禁止做低头、仰头、旋转动作；避免长时间看电视、电脑、看书报、防颈部过度疲劳；避免用高枕，保持颈部功能位，有利于康复，特殊情况遵医嘱。

(3)继续加强功能锻炼，保持正常肌力，加大关节活动度。持之以恒，促进颈部肌肉血液循环，防止颈背肌失用性萎缩。

（4）术后3个月门诊复查随访。若颈部出现剧烈疼痛或吞咽困难，有梗塞感，应及时来院复查，可能为植骨块、内固定松动、移位、脱落。

（5）6个月后可恢复工作，工作中注意不能长时间持续屈颈，保持颈椎正常曲度防复发；术后3个月内禁抬重物。

（6）营养神经药物应用1～3个月。

（王娜娜）

第十五节　腰椎间盘突出症

腰椎间盘突出症是指因腰椎间盘变性、破裂后髓核组织向后方或突至椎板内，致使相邻组织遭受刺激或压迫而出现的一系列临床症状。腰椎间盘突出症为临床上最为常见的疾病之一，多见于青壮年，虽然腰椎各节段均可发生，但以 $L_{4\sim5}$、$L_5\sim S_1$ 最为多见。

一、病因

（一）退行性变

腰椎间盘突出症的危险因素有很多，其中腰椎间盘退行性变是根本原因。椎间盘的生理退变从20岁即开始，30岁时退变已很明显。此时，在组织学方面可见到软骨终板柱状排列的生长层消失，其关节层逐渐钙化，并伴有骨形成和血管的侵入。

（二）职业特性

腰椎间盘突出有明显的职业特性。从业有反复举重物、垂直震动、扭转等特点者，腰椎间盘突出症的发病率高。腰椎间盘长期受颠簸震荡，产生慢性压应力，使椎间盘退变和突出。长期弯腰工作者，尤其是蹲位或坐位如铸工和伏案工作者，髓核长期被挤向后侧，纤维环后部长期受到较大的张应力，再加之腰椎间盘后方纤维环较薄弱，易发生突出，所以并非重体力劳动者是腰椎间盘突出的高危人群。

（三）外伤

外伤是腰椎间盘突出的重要因素，特别是儿童与青少年的发病与之关系密切。

（四）遗传因素

腰椎间盘突出有家族性发病的报道，而有些人种的发病率较低。

（五）腰骶先天异常

腰骶椎畸形可使发病率增高，包括腰椎骶化、骶椎腰化、半椎体畸形等。

（六）体育运动

很多体育活动虽能强身健体，但也可增加腰椎间盘突出发生的可能性，如跳高、跳远、高山滑雪、体操、足球、投掷等，这些活动都能使椎间盘在瞬间受到巨大的压应力和旋转应力，纤维环受损的可能性大大增加。

（七）其他因素

寒冷、酗酒、腹肌无力、肥胖、多产妇和某些不良站、坐姿，也是腰椎间盘突出症的危险因素。

二、临床表现

(一)疼痛

腰痛是最早的症状。由于腰椎间盘突出是在腰椎间盘退行性变的基础上发展起来的,所以在突出以前的椎间盘退行性变即可出现腰腿痛。腰部的疼痛多数是由慢性肌肉失衡、姿势不当或情绪紧张引起。椎间关节引起的牵涉性疼痛是由椎旁肌肉、韧带、关节突关节囊、椎间盘或硬膜囊受损引起,疼痛在腰骶部或患侧下肢。若是腰部的肌肉慢性劳损,其疼痛一般局限于腰骶部,不向下肢放射。神经根引起的牵涉性疼痛,其支配的皮节易出现刺痛、麻木感,若前根的运动神经受压,可出现支配肌肉的力量下降和萎缩。

(二)下肢放射痛、麻木

下肢放射痛、麻木主要是因为突出的椎间盘对脊神经根造成化学性和机械性刺激,表现为腰部至大腿及小腿后侧的放射性疼痛或麻木感。肢体麻木多与下肢放射痛伴发。麻木是突出的椎间盘压迫本体感觉和触觉纤维引起的。有少数患者自觉下肢发凉、无汗或出现下肢水肿,这与腰部交感神经根受到刺激有关。中央型巨大突出者,可出现会阴部麻木、刺痛、排便及排尿困难,男性阳痿,双下肢坐骨神经疼痛。

(三)肌肉萎缩

腰椎间盘突出较重者,常伴有患下肢的肌萎缩,以踇趾背屈肌力减弱多见。

(四)活动范围减小

腰椎间盘突出常引起腰椎的活动度受限,前屈受限病变多在上腰椎,侧屈受限有神经根受刺激的情况存在,伸展受限多有关节突关节的病损。

(五)马尾神经症状

马尾神经症状主要表现为会阴部麻木和刺痛感,排便和排尿困难。

(六)体格检查

体格检查可发现腰椎生理曲度改变,腰背部压痛和叩痛,步态异常,直腿抬高试验阳性等。

三、辅助检查

摄腰椎正侧位、斜位片,CT、MRI检查,对有马尾神经损伤者行肌电图检查。

四、治疗

(一)非手术治疗

首次发病者、较轻者、诊断不清者以及全身及局部情况不宜手术者。方法包括卧床休息,卧床休息加牵引,支具固定,推拿、理疗、按摩,封闭、髓核溶解术。

(二)手术治疗

(1)诊断明确,病史超过半年,经过严格保守治疗至少6周无效;或保守治疗有效,经常复发且疼痛较重者影响工作和生活者。

(2)首次发作的腰椎间盘突出症疼痛剧烈,尤以下肢症状者,患者因疼痛难以行动及睡眠,被迫处于屈髋屈膝侧卧位,甚至跪位。

(3)出现单根神经麻痹或马尾神经受压麻痹,表现为肌肉瘫痪或出现直肠、膀胱症状。

(4)病史虽不典型,经脊髓造影或其他影像学检查,显示硬脊膜明显充盈缺损或神经根压迫征象,或示巨大突出。

(5)椎间盘突出并有腰椎管狭窄。

五、护理措施

(一)术前护理

1.心理护理

腰椎间盘突出症患者大多病程长,反复发作、痛苦大,给生活及工作带来极大不便,心理负担重,故深入病房与患者交流谈心,了解患者所思所虑,给予正确疏导解除患者各种疑虑。针对自身疾病转归不了解的患者,护理人员应根据患者的年龄、性别、文化背景、职业、性格特点,耐心向患者介绍疾病的病因、解剖知识、临床症状、体征,使患者对自己和疾病有一概括的了解,且能正确描述自己的症状,掌握本病的基本知识,能配合治疗及护理。对担心手术不成功及预后的患者,要向患者介绍主管医师技术水平及可靠性,简明扼要介绍手术过程、注意事项及体位的要求,介绍本病区同种疾病成功患者现身说法,增强患者对手术信心,使患者身心处于最佳状态接受手术。

2.术前检查

本病患者年龄一般较大,故术前应认真协助患者做好各项检查,了解患者全身情况,是否有心脏病、高血压、糖尿病等严重全身疾病,如有异常给予相应的治疗,使各项指标接近正常,减少术后并发症的发生。

3.体位准备

术前3~5天,指导患者在床上练习大小便,防止术后卧床期间因体位改变而发生尿潴留或便秘。

4.皮肤准备

术前3天嘱患者洗澡清洁全身,活动不便的患者认真擦洗手术部位,术前1天备皮、消毒,注意勿损伤皮肤。

(二)术后护理

1.生命体征观察

术后监测体温、脉搏、血压、呼吸及面色等情况,持续心电监护,每1小时记录1次,发现异常立即报告医师。观察患者双下肢运动、感觉情况及大小便有无异常,及时询问患者腰腿痛和麻木的改善情况。如发现患者体温升高同时伴有腰部剧烈疼痛是椎间隙感染的征兆,应及时给予处理。

2.切口引流管的护理

观察伤口敷料外观有无渗血及脱落或移位,伤口有无红肿、缝线周围情况。术后一般需在硬膜外放置负压引流管,观察并准确记录引出液的色、质、量。保持引流通畅,防止引流管扭曲、受压、滑出。第1天引流量应<400 mL,第3天应<50 mL,此时即可拔除引流管,一般术后48~72小时拔管。若引流量大,色淡,且患者出现恶心、呕吐、头痛等症状,应警惕脑脊液漏,及时报告医师。有资料报道腰椎间盘突出症术后并发脑脊液漏的发生率为2.65%。

3.体位护理

术后仰卧硬板床4~6小时,以减轻切口疼痛和术后出血,以后则以手术方法不同可以侧卧或俯卧位。翻身按摩受压部位，必要时加铺气垫床，避免压疮发生，翻身时保持脊柱平直勿屈曲、扭转，避免拖、拉、推等动作。

4.饮食护理

术后给予清淡易消化富有营养的食物，如蔬菜、水果、米粥、汤类。禁食辛辣油腻易产气的豆类食品及含糖较高食物，待大便通畅后可逐步增加肉类及营养丰富的食物。

5.尿潴留及便秘的护理

了解患者产生尿潴留的原因，给予必要的解释和心理安慰，给患者创造良好排便环境，让患者听流水声及用温水冲洗会阴部，必要时用穴位按摩排尿或导尿解除尿潴留。指导患者掌握床上大便方法，术后3天禁食辛辣及含糖较高的食物，多食富含粗纤维蔬菜、水果。按结肠走向按摩腹部，每天早晨空腹饮淡盐水1杯。必要时用缓泻剂灌肠解除便秘。

6.并发症的护理

(1)脑脊液漏：由多种原因引起，如锐利的骨刺、手术时硬膜损伤。表现为恶心、呕吐和头痛等，伤口负压引流量大，色淡。予去枕平卧，伤口局部用1kg沙袋压迫，同时减轻引流球负压。遵医嘱静脉输注林格液。必要时探查伤口，行裂口缝合或修补硬膜。

(2)椎间隙感染：是椎节深部的感染，多见于椎间盘造影、髓核化学溶解或经皮椎间盘切除术后。表现为背部疼痛和肌肉痉挛，并伴有体温升高，MRI检查是可靠的检查手段。一般采用抗生素治疗。

六、健康教育

(1)向患者说明术后功能锻炼对恢复腰背肌的功能及防止神经根粘连的重要性。因为虽然手术摘除了突出的髓核，解除了对神经根的压迫和粘连，但受压后(尤其是病程较长者)所出现的神经根症状以及腰腿部功能恢复，仍需一个较长的过程，而手术又不可避免地引起不同程度的神经根粘连；进行功能锻炼对防止神经根粘连，增加疗效起着重要作用，科学合理的功能锻炼，可促进损伤组织的修复，使肌肉恢复平衡状态，改善肌肉萎缩，肌力下降等病理现象，有利于纠正不良姿势。功能锻炼的原则：先少量活动，以后逐渐增加运动量，以锻炼后身体无明显不适为度、持之以恒。

(2)直腿抬高锻炼：术后2～3天，指导患者做双下肢直腿抬高锻炼，每次抬高应超过40°，持续30秒～1分钟，每天2～3次，每次15～30分钟，高度逐渐增加，以能耐受为限。

(3)腰背肌功能锻炼：术后应尽早锻炼以恢复腰背肌的功能，缩短康复过程。腰背肌功能锻炼时应严格掌握锻炼时间及强度，遵循循序渐进、持之以恒的原则。一般开窗减压，半椎板切除术患者术后1周，全椎板切除术3～4周，植骨融合术后6～8周开始。具体锻炼方法为：五点支撑法，患者先仰卧位，屈肘伸肩，然后屈膝伸髋，同时收缩背伸肌，以双脚双肘及头部为支点，使腰部离开床面，每天坚持锻炼数十次。1周后改为三点支撑法，患者双肘屈曲贴胸，以双脚及头枕为三支点，使整个身体离开床面，每天坚持数十次，最少持续4～6周。飞燕法：先俯卧位，颈部向后伸，稍用力抬起胸部离开床面，两上肢向背后伸，两膝伸直，再从床上抬起双腿，以腹部为支撑点，身体上下两头翘起，3～4次/天，20～30分钟/次。功能锻炼应坚持锻炼半年以上。

（王娜娜）

第十六节　手外伤与断肢(指)再植

一、手部骨折与脱位

(一)病史

(1)了解是因直接暴力还是间接暴力所致伤。手部受伤时姿势如何。

(2)受伤后手部疼痛及肿胀范围。

(3)有无运动障碍和异常活动。

(二)检查

1.体检

(1)舟状骨骨折。①腕部肿胀,以桡侧为重,鼻咽窝消失。②腕舟骨结节及鼻咽窝内有明显压痛。

(2)月骨脱位。①腕关节活动受限,手指呈半屈曲立,被动伸展手指时,正中神经支配区出现麻痛感。②脱位的月骨在腕管内压迫或损伤正中神经,出现感觉和运动障碍。③第3掌骨头塌陷,并有纵向叩击痛。

(3)经舟骨-月骨周围脱位。①腕关节伸直立固定,腕部活动受限。②腕部周围有明显肿胀及压痛。

(4)掌骨骨折。①手背部有明显肿胀及压痛。②第1掌骨干骨折,因内收肌牵拉,可向桡背侧成角畸形,拇指呈内收位。③第1掌骨基底部骨折伴掌腕关节脱位(Bernnett骨折),则可出现第1掌骨基底部向桡背侧突出,按压即可复位,松开后第1掌骨基底部又弹出。拇指呈内收状,外展及对掌功能受限。④第2~5掌骨干骨折,常因屈指肌腱及骨间肌牵拉,向背侧成角,也可产生侧方移位。⑤掌指关节脱位:受伤处有明显肿胀及压痛。掌指关节背伸,指间关节半屈位畸形,若伴有侧副韧带损伤时,可出现尺、桡偏畸形。脱位的掌骨头于皮下可触及。⑥近侧指间关节脱位:局部肿胀,可出现侧偏畸形,伴有侧副韧带断裂时,关节侧方活动度增大。患者缩短畸形,指骨头突出于皮下可触及。此关节呈弹性固定。⑦指骨骨折:骨折处有明显畸形。当骨折发生在近节指骨时,骨折的近端受骨间肌、蚓状肌牵拉,形成向掌侧成角畸形。中节指骨骨折时,若骨折处位于指浅屈肌腱止点近端,则骨折向背侧成角畸形,当骨折处位于指浅屈肌腱止点的远端,骨折向掌侧成角畸形。末节指骨骨折常为粉碎性骨折,多移位不大,仅有局部肿胀。

2.影像学检查

手部X线拍片,可证实骨折与脱位,并了解移位的情况。

(三)处理

1.舟状骨骨折

(1)早期一旦发现,应及时采用无衬垫前臂管形石膏于腕关节轻度背伸、尺偏位、拇指对掌位固定,做到固定可靠,3个月后复查。

(2)有明显的外伤史及上述体征,虽经X线拍片未发现骨折,但仍以按舟状骨骨折固定,两周后再行X线拍片复查。然后根据复查结果,做出下一步处理。如无骨折时,可以拆除固定,发现有骨折时,则继续上述固定。

(3)陈旧性舟状骨骨折不愈合,如症状轻微,无须特殊处理,做功能锻炼。

(4)桡骨茎突切除术适用于舟状骨腰部骨折、骨折线无明显硬化者。

(5)自体骨栓植骨术适用于骨折线清晰、两侧有轻度硬化、腕关节桡偏活动好且桡骨茎突不触及骨折部者。

(6)近排腕骨切除术适用于同时伴有月骨或头状骨病变、复位不满意而无明显的创伤性关节炎者,术后尚可保留一定的腕关节活动度。

(7)腕关节融合适用于舟状骨骨折不连接伴有严重的创伤性关节炎者。

2.月骨脱位

(1)早期的闭合性脱位,采用手法复位,复位后,石膏托固定腕关节屈曲位 3 周,然后行功能锻炼。

(2)手法复位有困难时,可行手术复位。也可在 X 线透视下,用细克氏针经皮肤穿刺,直接推动月骨使之复位。

(3)陈旧性月骨脱位手法难以复位,可行手术复位,术中应注意保护月骨与桡骨相连的韧带,保证月骨的血液供应,防止月骨坏死。在手术复位亦有困难时,可以摘除脱位的月骨。

(4)月骨脱位后伴有无菌性坏死者,手术切除坏死的月骨,术后腕关节功能位固定 3 周,然后再行功能锻炼。

3.经舟骨-月骨周围脱位

(1)要求做到早期、及时处理。

(2)早期可以手法复位,复位后以石膏托或夹板在屈腕位固定 3 周,然后再按舟状骨骨折处理。

(3)手法复位有困难时,改用手术复位。

(4)陈旧性经舟骨-月骨周围脱位,可以考虑做近排腕骨切除术。

4.掌骨骨折

(1)第 1 掌骨干骨折经手法复位后,采用石膏托于前臂旋后,腕背伸,拇指背伸及外展位固定4~6 周。

(2)第 1 掌骨基底部骨折伴掌腕关节脱位复位容易,但固定难,经手法复位后,在第一掌骨外展位固定,必须注意保证掌骨外展,防止仅作掌指关节外展,如固定不可靠,可用细克氏针经皮闭合穿刺复位内固定,仍不满意者,可行切开复位内固定。

(3)第 2~5 掌骨骨折无移位者,可用石膏或铝板固定 4 周。骨背侧成角或侧方移位时,经手法复位后稳定者,仍采用上法固定。掌骨斜面形骨折为不稳定骨折,在手法复位以后,采用管形石膏加铅丝胶布持续牵引,其方法是在前臂管形石膏上加两条铅丝,待石膏结晶后,将置于掌面的铅丝连同手指一起至功能位,此时即可借用屈曲的力量予以牵引,然后固定于屈曲位持续牵引。

(4)掌骨颈骨折常产生骨折向背侧成角,掌指关节过伸畸形,因此复位后,用石膏托固定掌指关节屈曲 90°位,以保证掌指关节侧副韧带紧张状态,限制手指活动,使复位后不再发生移动。固定时间 4~6 周。

(5)以上骨折经手法复位后,固定确有困难,可采用手术复位及内固定术。开放性骨折,经清创后同时完成手术复位内固定术。

(6)陈旧性第 2～5 掌骨骨折对功能影响较小者,无须特殊处理。对手部功能影响较大时,可重新手术复位,并予以内固定。

(7)陈旧性第 1 掌骨基底部骨折伴掌腕关节脱位,严重影响第 1 掌骨外展时可做关节功能位融合术。

5.掌指关节脱位

(1)先行手法复位,牵引患指后,同时推挤脱位的掌骨头和指骨基底部,使其复位。复位后,掌指关节半屈曲位固定 3 周。

(2)脱位的掌骨头有时被四周的肌腱及韧带卡住,手法复位不易成功,此时可以考虑手术切开复位,同时修补破裂的侧副韧带。术后固定方式同上。

(3)陈旧性掌指关节脱位伴有损伤性关节炎时,掌指关节活动受限,可行关节成形术或人工关节置换术。

6.近侧指间关节脱位

(1)早期采用手法复位多无困难,复位后用小夹板或铝板将指间关节固定于屈曲 40°～60°位 3 周。3 周后拆除固定,开始功能锻炼。

(2)如有破裂的韧带卡在关节内而致手法复位不满意时,应予以手术切开复位,同时修复损伤的关节囊及侧副韧带。术后屈曲位固定 3 周。

(3)陈旧性近侧指间关节脱位若对功能影响较小时,不必做特殊处理。若关节疼痛、无力,影响工作时,行手术复位或关节融合术。条件允许时也可做人工关节置换术。

7.指骨骨折

(1)多为开放性骨折,可按开放性损伤的处理原则进行处理;不稳定的骨折,可用克氏针内固定。

(2)无移位的指骨骨折经复位后较稳定时,可用铝板固定 4～6 周。

(3)向背侧成角的骨折,应固定于伸直位,但这种非功能位固定时间不宜太长。向掌侧成角的骨折,可固定于手指半屈曲位。

(4)末节指骨骨折多无移位,可按软组织损伤处理。若为背侧基底部撕脱性骨折,则按锤状指进行处理。

(四)护理措施

1.术前护理

(1)心理护理:意外致伤,顾虑手术效果,易产生焦虑心理。应给予耐心地开导,介绍治疗方法及预后情况,并给予悉心地护理,同时争取家属的理解与支持,减轻或消除心理问题,积极配合治疗。

(2)体位:平卧位,患手高于心脏,有利于血液回流,减轻水肿和疼痛。

(3)症状护理:手部创伤常伴有明显疼痛,与手部神经末梢丰富、感觉神经末端的位置表浅(特别是在桡侧与尺侧)、腕管内容相对拥挤有关。剧烈的疼痛会引起血管痉挛,还可引起情绪、凝血机制等一系列的变化,因此,应及时遵医嘱使用止痛药。

(4)病情观察:包括生命体征及患肢局部情况,尤其应警惕失血性休克,正确使用止血带。

2.术后护理

(1)体位:平卧位,抬高患肢,以利静脉回流,防止和减轻肿胀。手部尽快消肿,可减少新生纤维组织的形成,防止关节活动受限。

(2)饮食:宜高能量、高蛋白、高维生素、高铁、粗纤维饮食。

(3)局部保温:应用 60～100 W 照明灯,距离 30～40 cm 照射局部,保持室温在 22～25 ℃(当室温接近 30 ℃时可免用烤灯),使局部血管扩张,改善末梢血液循环。术后 3～4 天内进行持续照射,以后可以在早晨、夜间室温较低时照射,术后 1 周即可停用。

(4)用药护理:及时、准确地执行医嘱,正确使用解痉、抗凝药物,如罂粟碱、妥拉苏林、右旋糖酐-40,以降低红细胞之间的凝集作用和对血管壁的附着作用,并可增加血容量,减低血液的黏稠度,利于血液的流通及伤口愈合;用药过程中,注意观察药物不良反应(如出血倾向等)。

(5)病情的观察与处理。①全身情况:伤员经受创伤和手术后,失血较多而致低血压。而低血压容易使吻合的血管栓塞,直接影响肢体的成活。因此,术后要及时补充血容量,纠正贫血。②局部情况:手部皮肤颜色、温度、毛细血管回流反应、有无肿胀等。损伤后的肿胀程度与损伤部位的结缔组织特征和血管分布有关,即结缔组织、血管丰富的部位肿胀明显。疼痛与损伤的程度和局部活动度有关:损伤越严重,局部活动度越大,疼痛越剧烈。疼痛一般在伤后 2～3 天开始缓解,1 周左右可适应。此时,若疼痛未减轻且有加重趋势,应考虑感染的可能。

(6)潜在并发症的预防。

感染:①患者入院后,注意保护患手,避免或防止污染程度增加;妥善固定患肢,防止加重损伤;②术前认真细致地备皮;③及时应用破伤风抗毒素和广谱抗生素。

关节活动障碍:①手指尽量制动在功能位;②尽量缩小固定范围和缩短固定时间,如血管吻合后固定 2 周,肌腱缝合后固定 3～4 周,神经修复后固定 4～6 周;③一旦拆除固定,及时进行患肢功能练习,以免造成关节僵直。

肌肉失用性萎缩:①患肢充分进行肌力练习;②新近修复的肌腱肌肉,在静息约 2 周后应随着缝合处抗扩张强度的恢复而逐渐开始由轻而重的主动收缩;③肌力为 1～2 级时进行感应电刺激;④肌力达 3 级以上时必须进行抗阻练习,如揉转石球、捏皮球或海绵卷及挑皮筋网。

(7)功能锻炼。①主动练习法:一般可在术后 3～4 周开始。主动充分地屈曲和伸直手的各关节,以减少肌腱粘连。对于肌腱移位术后的患者,在主动锻炼其移位的肌腱功能时,应结合被移植的肌腱原先的功能进行锻炼。②被动活动法:被动活动开始的时间及力量大小,要依手术缝合方法、愈合是否牢固而定。如编织法缝合可在术后 5～6 周开始被动活动,力量由小到大,缓慢进行,不可用力过猛;在开始锻炼之前先做物理疗法,如理疗、按摩等。术后 5 周内不做与缝合肌腱活动方向相反的被动活动及牵拉肌腱活动,可做被动牵拉肌腱活动,使轻度的粘连被动拉开,但不可用力过猛,以防肌腱断裂。③作业疗法:为患者提供有助于改善关节活动度、肌力及手部协调运动的练习,如包装、木工、装配、编织、镶嵌、制陶、园艺、弹奏乐器、玩纸牌、球类活动等。

(五)健康指导

(1)讲究卫生,及时修剪指甲,保持伤口周围皮肤清洁。

(2)注意营养,有利神经、血管的修复。

(3)坚持康复训练,改善手部功能用两手相对练习腕背伸,两手背相对练掌屈,手掌平放桌上练腕背伸,腕放桌边练掌屈,拇指外展练习虎口,手部关节按压练习等。避免过度用力,以防神经损伤、肌腱断裂。

(4)复诊:①神经损伤的患者,3 周时进行肌电图检查,此后每隔 3 个月复查 1 次,观察神经功能恢复情况。同时测试患指的感觉和运动情况;②肌腱损伤患者出院后 3 周复查。此后可在 1.5 个月、3 个月、6 个月复查。

二、断肢(指)再植

(一)病史

(1)了解离断肢体或手指是属于压砸伤、撕脱伤,还是切割伤。

(2)了解受伤时间,估计离断的肢体或手指缺血时间的长短。

(3)断肢或断指的保存方法,是否经过特殊处理。

(4)是否合并有颅脑、胸部、腹部等重要脏器损伤。

(5)有无全身性慢性疾病,能否耐受较长时间的再植手术。

(二)检查

1.体检

(1)离断肢体或手指的近端创面可有活动性出血。

(2)断肢或断指可分为完全性或不完全性两种,不完全性断肢或断指可有少许组织相连,但肢体远端完全无血运或严重缺血。

(3)严重出血时发生失血性休克。

2.实验室检查

必要时做手部和上肢 X 线拍片。

(三)处理

1.断肢或断指的现场处理

(1)近端创面活动性出血,采用局部加压包扎,一般均可止血。如经加压包扎仍不能止血时,可应用止血带止血。手指离断后可用橡皮条在指根部加压止血。前臂或手掌等处离断,最好选取用气囊止血带,在上臂近端加压,压力不得超过 40.0 kPa(300 mmHg),并记录好止血带的时间,每小时放松一次,防止止血带以下的组织缺血时间过长,切忌用止血钳任意钳夹止血,以免加重神经、血管等重要组织的损伤。

(2)创面用无菌敷料或清洁布类包扎,防止再度污染。

(3)不完全离断的肢体,必须采用夹板固定,避免在转送患者过程中加重组织损伤。

(4)离断的肢体或手指应采用干燥冷藏法保存。用无菌纱布包好后,装入塑料袋内密封,周围放置冰块。防止肢体与冰块直接接触或浸泡在液体中。

(5)密切观察全身情况。

(6)根据医疗条件就近治疗,减少肢体缺血时间,有利再植成功。

2.再植禁忌证

(1)年老体弱或有全身性疾病,不能耐受长时间手术者。

(2)缺血时间过长,特别是天气炎热又未能很好冷藏者。

(3)多段性离断伤者。

(4)离断部分的血管床损伤严重,如严重的挤压伤、皮下广泛淤血等。

(5)严重组织挫伤,再植需要缩短肢体过多,或神经根撕脱伤,虽然可以再植,但是再植后无法恢复功能者。

(6)经过低渗、高渗或消毒溶液长时间浸泡过的肢体。

3.再植适应证

(1)全身情况允许,无头、胸和腹部等重要脏器损伤。

（2）肢体的离断部分保持一定的完整性。

（3）肢体离断后的缺血时间在室温下最好不超过6～8小时。

（4）患者有再植要求,同时估计再植后能恢复一定的功能。

（5）具备再植的技术条件。

4.再植手术的要求

（1）选用连续硬膜外麻醉或连续臂丛麻醉。

（2）彻底清创不能因为要保留再植的长度而采用姑息的方法清创,使清创不彻底,导致术后感染,造成再植失败。

（3）恢复骨支架缩短要适当,应用必要的内固定,做到切实可靠。

（4）缝接血管如缺损过多,可采用血管移植,避免张力过大。静脉的吻合数应多于动脉的吻合数。

（5）如果一期修复肌腱和神经有困难时,可做好标记,固定于伤口附近,防止挛缩,留待二期修复。

（6）要有良好的皮肤覆盖,但应避免张力缝合,影响再植部位的静脉回流。

（7）适当的外固定。

5.术后处理

（1）严密观察患者全身情况,定时测血压、脉搏及体温,定期查血、尿常规,肝肾功能及血液生化检查等,并做出及时处理。

（2）维持室温20～25 ℃,室内严格消毒。

（3）患者平卧10天,患肢抬至略高于心脏位。

（4）严密观察再植肢体或手指皮温、毛细血管充盈、肢体肿胀及皮肤颜色等情况,并做好记录。

（5）联合应用抗生素,防止感染。

（6）解痉常用方法有:硬膜外或臂丛持续给药3～5天,减轻疼痛,扩张血管;山莨菪碱静脉滴注;罂粟碱30 mg肌内注射,每6小时1次;其他口服药的应用。

（7）抗凝常用药物为低分子右旋糖酐250～500 mL,每天2次静脉滴注。当出血较多时,可以减少用量。肝素的应用要慎重。

（8）破伤风抗毒素1 500 U,经皮试无变态反应后,肌内注射。

（9）给予多种维生素和轻泻剂通便。

（四）护理

1.术前护理

（1）心理护理:由于再植手术风险大、再植肢体存在功能难以完全复原、外观不同程度的破坏甚至再植肢体不能成活,患者对手术效果担忧。应对患者进行心理护理,使其正视现实,树立信心。

（2）体位:患肢或受伤局部抬高、制动,避免不必要的搬动,以减少出血或再损伤。

（3）术前准备:改善患者全身情况,如补充血容量等,争取尽早手术。

2.术后护理

（1）体位:绝对卧床休息,避免肢体受压,预防血管痉挛。

（2）皮肤温度。①正常指标:再植肢(指)皮温应在33～35 ℃,一般比健侧低2 ℃以内。手术结束时皮温一般较低,通常在 3 小时内恢复。②变化规律之平行曲线:移植组织与健侧组织的皮温相差 0.5～2 ℃,0 ℃以内呈平行变化,说明动、静脉吻合口通畅,移植组织血液循环良好;骤降曲线:移植组织与健侧组织的皮温突然相差 3 ℃以上时,是动脉栓塞所致,应立即行手术探查;分离曲线:移植组织与健侧组织的皮温相差逐渐增大,一般 24～48 小时后皮温相差达 3 ℃,是静脉栓塞所致。③干扰因素:其一,室温及患肢局部温度干扰:再植的肢体为失神经组织,温度调节功能已丧失,易受外界温度的影响,局部有烤灯时皮温的高低不能反映实际情况;其二,暴露时间的干扰:移植组织一般均用多层纱布、棉垫包裹而保暖。一旦暴露后,皮温即随外界温度的变化而变化,暴露的时间越长,皮温变化越大;其三,因血液循环危象而行减张切开后,组织的渗血渗液也可干扰皮温的测定。④测量要点:测量皮温(包括再植组织和健侧组织)的部位应固定,可用圆珠笔标出,以便定位观察;测量先后次序及每次测量时间要恒定;压力也要恒定。一般应用半导体点温测量计,当压力较大时,点的接触面积较大,测出的温度也较高。

(3)皮肤颜色。①正常指标:再植肢体的皮肤颜色与健侧一致。②变化规律:皮肤颜色变淡或苍白,提示动脉痉挛或栓塞;皮肤出现散在性瘀点,提示静脉部分栓塞或早期栓塞;随着栓塞程度的加重,散在性瘀点相互融合成片,并扩展到整个再植组织表面,提示栓塞已近完全;移植组织的皮肤颜色大片或整片变暗,乃至变为紫黑色,提示静脉完全性栓塞。③干扰因素:光线的明暗。在自然光线下观察皮肤颜色比较可靠;皮肤色素的影响随民族、地域及个体不同而有所差异。

(4)肿胀程度。①正常指标:一般患肢均有微肿为(一);皮肤肿胀但皮纹存在为(+);肿胀明显,皮纹消失为(++);极度肿胀,皮肤上出现水疱为(+++)。②变化规律:当血管痉挛或吻合口栓塞时,动脉血液供应不足,组织干瘪;静脉回流受阻或栓塞时,组织肿胀明显;当动、静脉同时栓塞时,肿胀程度不发生变化。③干扰因素:再植肢体的肿胀程度很少受外界因素干扰,因此,肿胀是比较可靠的血液循环观察指标。

(5)毛细血管回流测定。①正常指标:指压皮肤后,皮肤毛细血管迅速回流充盈,在 1～2 秒恢复。②变化规律:动脉栓塞时回流消失;静脉栓塞时回流早期增快,后期消失;而不论动脉痉挛或静脉痉挛,肢体毛细血管回流均不会消失,故毛细血管回流是鉴别栓塞或痉挛最重要的指标。③干扰因素:毛细血管很少受外界干扰,对临床判断再植肢体有无血液循环障碍有最直接的价值。

(3)并发症的观察与处理。

休克:患者经过创伤和长时间的再植手术后,失血较多,加之血液循环恢复后肢体的灌注,术后创面不可避免地渗出等,均可出现血容量不足导致休克。早期表现为烦躁不安或表情淡漠、皮肤黏膜苍白、湿冷、尿量减少、脉搏快而弱。而血压下降后,周围血管痉挛,引起血流变慢,血管吻合口容易栓塞,使再植手术失败。因此,术后患者应每 10～15 分钟观察呼吸、血压、神志、皮肤黏膜的色泽 1 次,观察每小时尿量和尿相对密度,以便及早发现休克迹象,从而采取积极有效的措施:补液、输血以纠正贫血与休克。患者还可因肢体严重创伤,缺血时间长而致中毒性休克,可出现中枢神经刺激症状,如神志不清、四肢痉挛、抽搐、口吐白沫、牙关紧闭。不宜使用升压药物,因其对周围血管引起收缩性痉挛,会造成再植肢体和肾脏等脏器的缺血,加重再植肢体组织缺氧,并增加急性肾衰竭发生机会。

急性肾衰竭:是术后的严重并发症,也是导致死亡的主要原因之一。相关因素有长时间低血压、肢体挤压伤、断离肢体缺血时间长、清创不彻底并发感染、升压药物的滥用等。因此应严密观察尿量与尿相对密度、血钾、非蛋白氮、血 pH 等,并准确记录液体出入量。应遵医嘱预防性应用抗生素等药物。

脂肪栓塞综合征：在创伤性断肢患者中有一定的发病率，应引起重视。观察患者有无咳嗽、呼吸困难和低氧血症，皮下、结膜下及眼底有无出血点，是否神志不清、谵语、昏迷，少尿或尿中检查出脂肪滴等。一旦出现，立即报告医师给予抢救。

（4）功能训练。

上肢（尤其是断掌、断腕）离断再植后：①术后5天，即可开始在控制下被动轻度活动手指，包括掌指关节和指间关节。否则，极易发生肌腱粘连，影响功能恢复。应指导和协助患者有控制地进行，活动的力量和幅度由小到大，循序渐进。②术后3周，缝合的肌腱已基本愈合，主动和被动活动力量和幅度即可加大。但切忌做粗暴的被动活动或用力主动活动，以免将缝合的肌腱撕脱。并注意防止拇指内收、掌指关节伸直及腕关节屈曲等非功能位，以免严重影响手的功能。

断指再植后：①术后3周，对再植手指的关节开始功能锻炼。锻炼的幅度由小到大，次数由少到多。对已行理想内固定的骨折部位也可以做轻度的被动活动，待指骨连接、克氏针拔除后锻炼每天3～5次，每次10～20分钟，并逐渐加大活动量，用伤手做捏、握、抓的训练，如捏皮球，握擀面棍，拣核桃、火柴梗、花生米等。②术后3个月可恢复正常生活与劳动，从而使伤手的功能获得较满意的恢复。

（五）健康指导

1.饮食

合理饮食，增加营养，提高机体抵抗力。

2.药物

对继续进行神经营养药物治疗的患者，详细介绍药物的用法、剂量、作用，以及可能发生的不良反应和停药指征。

3.强调功能锻炼

对患者及其家属反复进行指导，嘱其按照功能训练计划进行功能锻炼。

4.复查

定期复查再植肢（指）体功能恢复情况。

三、手外伤与断肢（指）康复护理

（一）常见手外伤的康复

1.肌腱损伤后的康复

肌腱手术很多，常用的有肌腱损伤后一期缝合、肌腱移植修复、肌腱松解术及肌腱移位术等，术后常发生肌腱粘连、肌肉萎缩、关节僵硬。肌腱移位术后更有运动协调功能破坏，这都需要康复治疗积极配合，以争取手术效果圆满实现。应该像重视手术一样重视康复医疗。

肌腱断裂后修复手术一期缝合或肌腱移植术后需局部固定3～4周。肌腱愈合常伴有肌腱周围粘连形成，造成远端手指功能障碍。这种粘连的防治迄今无圆满的方法，早期正确的康复可获得一定效果。牢固的粘连形成则需进行手术松解，再进行康复锻炼。

指屈肌腱在无人区最容易发生粘连，需特别注意，腕管内次之，掌心及前臂周围组织疏松，较少形成粘连。

肌腱在腱鞘内要有一定的滑行幅度，才能保证正常的握拳、伸指运动，这一滑行幅度可称为"肌腱活动度"。在腕部各肌腱的正常活动度为：指深屈肌70 mm，指浅屈肌64 mm，指总伸肌

50 mm,拇长屈肌52 mm,拇长伸肌58 mm,拇短伸肌28 mm,拇长展肌28 mm,腕屈伸肌33 mm。

肌腱在向远端滑行的位置发生粘连会妨碍本肌腱的功能发挥,如在近端滑移的位置发生粘连,则牵制其拮抗肌限制其功能的发挥。例如屈指肌腱在向远端滑移位发生粘连,则不能主动屈指,在向近端滑移位置发生粘连则牵制指伸肌腱的伸指运动。此时远端关节的被动活动度可能完好。肌腱修复后康复治疗分期如下。

(1)早期:即固定期,术后尽可能缩小固定范围,缩短固定时间。尽可能固定与功能位,避免在极端的屈或伸位固定。立即开始未被固定的手指及近端的肘、肩等关节的主动和被动运动,但需严格防止引起修复肌腱张力增高的主动或被动运动。此期常用理疗消肿,促进渗液吸收以减少粘连形成。有报道称超声可延缓肌腱的修复,故不宜早期使用。肌腱修复术后2周左右已有一定的抗张力强度,有人设想在此期开始每天取下外固定,做小心的主、被动运动,然后再固定,使肌腱在低张力牵引下上下滑动,可能使肌腱周围形成疏松的粘连以代替致密的粘连,以利于以后的康复。此方法尚在探索之中。

(2)中期:术后3~4周,肌腱基本愈合,外固定去除后,开始关节活动度练习、肌腱活动度练习和肌力练习关节活动度练习,在肌腱愈合之初,为了迅速恢复关节的活动度,同时避免大力牵拉刚愈合的肌腱,在屈指肌腱修复后主动及被动伸腕时,应使掌指关节及指间关节保持屈曲;伸掌指关节时应使腕及指间关节保持屈曲,避免同时作用力使腕及手指伸展;指伸肌腱修复后则反之。

肌腱活动度练习:为了恢复肌腱活动度,需做同时屈曲或同时伸展腕、掌指及指间关节的练习,用力程度逐步增加。此时使用关节功能牵引法或加热牵引法,牵引肌腱修复处远端各个关节,使同时屈或同时伸,可获得较佳的效果。远端关节的被动运动或拮抗肌的用力收缩都只能牵引被粘连的肌腱使其向远端滑移,由于肌腱的柔顺性,无法从远端推送使其向近端滑移,只有本身肌肉的主动收缩能促使肌腱向近端滑移,故肌腱在下移位置粘连时,康复治疗方法较少,作用也有限。

理疗:关节及肌腱活动度练习常与理疗结合进行,软化瘢痕组织的各种疗法如热疗、超声、音频电疗、直流电碘离子导入等都可以应用。利用热疗使局部组织温度升高,同时进行关节及肌腱活动度练习效果更好。

按摩:先作温和的油剂按摩,逐渐加大按摩的力度和深度,增加纵向及环行摩擦及横向拨动,有助于裂解粘连组织。常在主动或被动练习前进行。

肌力练习:此期应开始肌肉抗阻练习,先用较低阻力做较小的亚极量收缩,数周内逐步增大用力程度,一直进展到最大用力的练习。同时进行作业疗法,以助改善关节活动度、肌力及手部运动的协调性,进行手内在肌肌力练习,恢复生活自理能力。

(3)后期:指经康复治疗一段时间后,手功能不再进步,此时如手功能恢复尚满意,治疗即告结束。如牢固的肌腱粘连未能松解,致功能恢复未能满足日常生活及工作要求,则应考虑肌腱松解手术。此类手术一般在肌腱修复手术后3个月以上时进行。

肌腱松解术后:肌腱松解术后常在肌腱与其周围组织的相对面上留下粗糙的创面,极易再次发生粘连,其粘连甚至比松解术前更为广泛。故松解术后极其重要的是不失时机地进行肌腱活动度练习,力求保持术中达到的肌腱活动度,防止再次粘连。为此,不可再作持续制动,也不可等待皮肤切口愈合。在术后2~3天,创面渗血基本停止时即应开始用前述方法进行肌腱活动度练习。如屈指肌腱松解后,应同时主动或被动地伸展掌指关节及指间关节,牵引肌腱向远端滑动;用屈指肌的主动收缩牵动肌腱向近端滑动。指伸肌腱松解后则反之。应做全手主动运动配合理疗以消除肿胀,促进渗液吸收,减少瘢痕形成。练习时往往有明显疼痛,应积极止痛,以便于运动。为此可作热疗、TENS治疗或服用镇痛剂。

肌腱移位术后:因神经损伤引起肌肉永久性瘫痪时,或其他原因使肌肉严重损伤不能恢复其功能时,常做肌腱移位手术,将较次要的肌腱移位以重建损伤肌肉的功能。例如桡神经损伤致腕下垂时,常以部分腕屈肌腱移向背侧以重建伸腕功能;正中神经损伤致大鱼际瘫痪时,常以掌长肌腱移位重建拇指对掌功能等。肌腱移位术后康复治疗基本上与肌腱修复术后相同。但术后移位肌腱要求发挥的功能与术前不相同,运动中枢中原有的运动模式不再适用,导致运动协调破坏,需要通过运动训练建立新的运动模式。例如腕屈肌背移后,腕欲屈时反伸、欲伸时反屈,须经训练使移位肌的功能从腕屈肌变成腕伸肌。其方法是在视觉监督下以被动运动作引导,使移位肌在伸腕时收缩,屈腕时放松,经反复练习达到熟练,以后就不须被动引导或视觉监督。这种训练可以在日常生活中自然完成。

移植的肌腱被切断、移位缝合,再固定数周,必然引起肌肉的萎缩,肌肉肌腱的走向改变可能损害其力学效果,缝合时松紧度也可能不尽合适,可使移位肌肌力下降1~2级,结果难以起到预期的作用。为此在术前要检查待移位肌肉的肌力,必须正常或基本正常,并在术前予以训练加强。术后肌腱愈合后也要着重进行恢复移植肌肉肌力的训练。

2.手部骨折后的康复

手部骨折后的康复要充分考虑到骨折的类型和固定的方式,对于单纯的稳定性良好的骨折,在有效固定的前提下可尽早进行功能锻炼;对于复杂骨折或软组织损伤严重(如肌腱、韧带、肌肉等)的,即使固定牢固,功能锻炼时也必须在手术医师的指导或建议下进行。常见手部骨折后的康复治疗分述如下。

(1)掌骨骨折。①掌骨基底部骨折:一般不做严格固定,肿胀疼痛减轻时作早期活动,通常不引起明显的功能障碍;②掌骨干骨折:复位后固定3周,固定期间鼓励未受累手指活动及全上肢活动,去除外固定后开始令患手活动,鼓励用患手从事日常生活活动。一般3~4周可基本恢复功能。有明显移位或多处骨折作克氏针固定时,也可早期活动;③掌骨颈部骨折:多见于第2指和第5指,需良好复位以免损害掌弓及使掌指关节僵硬。固定3周后可积极活动,必要时进行关节活动度练习及手部肌肉练习。

(2)指骨骨折:复位后固定2周,待肿胀及疼痛消退,去除固定后适当活动,可于2~3周恢复功能。复位不稳时用克氏针固定,尽可能早期活动。耽误早期活动,致关节僵硬时,2~3个月做理疗及关节活动度练习,一般仍可迅速恢复其功能。

(3)Bennett骨折:圆满的临床治疗后一般没有持久的功能障碍,不需特殊的康复治疗。在继发骨关节炎时,疼痛与肌力软弱引起严重功能障碍,早期治疗可先用皮质激素关节内注射,每周1次,一般2~3次,可消除症状,改善功能。但须保护关节,不要过于用力或过度使用。症状迁延不消时,适当应用支具局部制动数周,甚至数月,或在休息时取下、工作时戴上,再配合理疗。以上治疗失败时考虑做关节固定术或大多角骨切除术,术后再酌情做康复治疗。

(4)舟状骨骨折:在腕骨骨折中最常见。需较长时间固定方可愈合,去除外固定后,一般无持久的功能障碍,不需特殊的康复治疗。舟状骨坏死做手术治疗后,酌情做康复治疗。未手术或术后症状延续者,也可用支具固定腕与拇指,包括掌指关节,然后进行活动或作业疗法。

3.手外伤运动康复

(1)肌腱松解术后功能锻炼:不存在骨折稳定性和固定可靠性问题,主要为软组织受损,皮肤及肌腱周围组织轻微的破坏,故在运动锻炼时基本可安全进行运动训练。手术 24 小时后可去除敷料,指导患者做主动屈伸运动,每天 3～5 次,每次屈伸 25 次左右,以后逐渐增加锻炼次数及时间,直至患指活动范围及力量均已与健指相当为止,可有效防止肌腱再粘连。

(2)肌腱吻合或移植后功能锻炼:由于无骨折存在,局部稳定性良好,但手术后须固定可靠(早期须辅助石膏外固定)。因为存在软组织较大的受损,所以在功能锻炼时应慎重运动训练。肌腱吻合术后主动功能锻炼应在解除石膏托固定后进行,锻炼前可行超声波、红外线照射。因过早的肌腱活动可以破坏腱鞘与肌腱之间刚刚建立起来的血管供应,致肌腱变性坏死。3 周后可采用牵挂橡皮条的方法去进行锻炼,术后 5 周后进行被动活动,手法应轻,力量由小到大循序渐进,直至能正常活动为止。如有瘢痕增生,可在瘢痕处揉捏按摩配以理疗,以促进瘢痕软化,粘连松解。

(3)皮肤缺损带蒂皮瓣移植术后锻炼:患者早期锻炼须慎重,3 周后可根据软组织修复情况制订运动训练幅度。带蒂皮瓣固定至少需要 3 周,术后伤口包扎时要尽量将健指外露,以免影响活动。皮瓣移植术断蒂前应以活动健指为主,术后第 3 天起帮助患者健指做被动活动,1 周后做健指最大限度的主动屈伸活动,锻炼时注意不能引起皮瓣牵拉。手术部位炎性水肿消退,开始患指的屈伸活动,以不引起局部疼痛为限。皮瓣断蒂后,健指做最大幅度的屈伸锻炼,患指做被动和主动活动。在拆除皮瓣缝线后,进一步加大活动幅度,如握拳、伸指,用手握橡皮圈等活动,尽快恢复手的灵活性。

(4)骨折和关节脱位的功能恢复:根据骨折和脱位程度以及软组织损伤程度进行运动考量,由临床医师或手术医师评定安全指数,根据具体得分情况制订运动训练幅度。早期以加速骨折愈合为主,患手患指开始以被动活动为主,用健手辅助进行各关节的屈伸,活动量以不引起再损伤为限,待疼痛消失后变被动为主动。解除制动后,指导患者做缓慢的主动屈伸活动。对已出现关节僵硬、肌肉萎缩的患者,除采用上法外,应加以理疗、蜡疗。

(二)断指(肢)再植后的康复

肢体离断是包括肢体所有组织损伤的极严重创伤。再植成活后常遗留关节挛缩、肌肉瘫痪、肌肉肌腱粘连、感觉恢复不良等问题,严重时使肢体成活而无功能。因此,提高手术质量外,进行一系列的康复治疗非常重要。

断指(肢)再植后的康复是一个艰巨的过程,必须使患者及时稳定情绪,正视现实,做好长期从事功能锻炼的思想准备。康复治疗综合应用骨折、神经损伤及肌肉肌腱损伤的各种治疗手段,以运动疗法、作业疗法为主,辅以必要的支具及特制用具。理疗应用很广,为了消肿、改善淋巴血液循环、减轻肌肉萎缩和组织粘连,可选用直流电离子透入、超短波、微波、超声、音频电疗及肌肉电刺激等疗法,骨折处存在金属内固定时不做高频及超高频电疗。感觉丧失区慎防灼伤,血液循环恢复不完善时防止组织温度过于升高加重组织缺氧。康复程序大致如下。

1.早期康复

再植后手术区在固定中,组织愈合正在进行。应抬高患肢,在近端做按摩、理疗以促进消肿,2 周后做适度用力的手指主动、被动运动以防止肌腱粘连。近端未受累关节做主动和助力运动。术后 3～4 周软组织基本愈合,骨折固定良好时,按骨折及神经损伤后早期的康复原则做康复治疗。特别注意保持掌指关节屈、指间关节伸、拇指外展及对掌活动度。近端肌肉做主动及抗阻运动,远端肌肉做电刺激及传递冲动练习。做综合屈曲及综合伸展腕、掌指、指间各关节的主动及被动运动以扩大指屈伸肌腱的活动度。

2.中期康复

骨折愈合、外固定去除后,着重进行恢复关节活动度和肌腱活动度的练习,同时按周围神经损伤后肌肉功能训练的原则作远端的肌力训练,感觉有所恢复时作感觉训练。

3.后期康复

断指再植后神经肌肉功能恢复常不完善,特别是手内部肌功能极难恢复,常需进行多种后期功能重建手术。于手术后作相应康复治疗。

(王娜娜)

第十七节 骨 肿 瘤

骨肿瘤指发生于骨内或起源于各种骨组织成分的肿瘤,无论是原发性、继发性还是转移性肿瘤统称为骨肿瘤。分为原发性和继发性两种。原发性骨肿瘤源自骨及其附近组织,发病率为2/10万～3/10万人,占全部肿瘤的2%左右,其本身又可分为良性和恶性,其中以良性肿瘤居多。继发性骨肿瘤是由身体其他组织或器官的肿瘤转移而来,发病率为原发性骨肿瘤的35～40倍,属于恶性肿瘤。男性比女性稍多。

骨肿瘤的发病与年龄和解剖部位有关,如骨肉瘤多发生于儿童和青少年(10～30岁),骨巨细胞瘤多见于20～40岁的成年人。骨肿瘤好发于长骨生长活跃的干骺端,如股骨下端、胫骨上端和肱骨上端。

一、病因与发病机制

(一)遗传因素

研究表明骨肉瘤的形成与病灶粘连激酶、抑癌基因(如视网膜母细胞瘤及肿瘤蛋白TP53基因)有关,如骨肉瘤患者中15%～35%伴有视网膜母细胞癌基因改变,28%～65%患者伴有TP53基因突变。

(二)骨骼生长迅速

骨肿瘤在儿童及青少年中发病率高,尤其是骨骼生长较快的干骺端,支持骨肿瘤发病与骨骼生长迅速的关系。

(三)延迟生长或超刺激代谢

骨肿瘤的形成与延迟生长或超刺激代谢存在一定的相关性,如Paget病与骨巨细胞瘤、骨肉瘤的形成;甲状旁腺功能亢进与棕色肿瘤等。

(四)骨结构异常压应力

骨肿瘤发病以股骨下端、胫骨上端的膝关节为主,而膝关节是人体骨关节在直立体位时承受压力最大的部位,此部位的高发病率说明异常压应力是骨肿瘤发病的一个重要影响因素。

(五)环境因素

辐射、感染与骨肿瘤的形成有关。如放疗后骨肿瘤多发生于放疗部位的骨骼,多见于放疗强度大的患者。感染因素,如肉瘤病毒与肿瘤形成已在其他生物试验中获得证实,但在人类尚待进一步验证。

二、分类及外科分期

(一)骨肿瘤分类

根据肿瘤组织学分化将其分为原发于骨的良恶性肿瘤及各种瘤样病变,不包括转移瘤。常见骨肿瘤:软骨肿瘤(良性如骨软骨瘤、软骨瘤;恶性如软骨肉瘤)、成骨性肿瘤(良性如骨样瘤、成骨细胞瘤;恶性如骨肉瘤)、成纤维性肿瘤(恶性如纤维肉瘤)和组织来源不明肿瘤(良性如骨巨细胞瘤,恶性如尤为肉瘤)。

1.良性骨肿瘤

(1)骨软骨瘤:骨软骨瘤是一种多发于长骨干骺端的骨性突起,又称外生骨疣。其发病率约占良性骨肿瘤的40%,多见于未成年男性。单发或多发,以单发多见,多发性患者常有家族史,常合并骨骼发育异常。单发骨软骨瘤的恶变率小于1%,而多发遗传性骨软骨瘤其单个瘤体恶变率达5%~10%。该肿瘤多见于四肢长骨的干骺端,当骨骺线闭合后,骨软骨瘤的生长也停止。

患者长期自觉无症状,多因发现骨性肿块而就诊,肿块多见于股骨下端、胫骨上端及肱骨上端。当肿块增长到一定程度时,即压迫肌腱、血管、神经等,可产生疼痛。X线检查特点为:长骨干骺端有骨性突起,由骨皮质和骨松质构成,分为有蒂和无蒂两种。(图10-14)

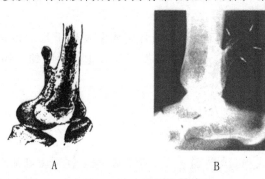

图 10-14   骨软骨瘤
A.股骨下端骨软骨瘤;B.踝部骨软骨瘤

(2)软骨瘤:软骨瘤是以透明软骨病变为主的良性肿瘤。任何年龄、男女均可发病,可累及任何骨骼,如肋骨、胸骨、脊柱等,但好发于手或足部管状骨。其中位于骨干中心(如髓腔)的肿瘤,称为内生软骨瘤,较多见,其占原发良性骨肿瘤的15%,仅次于骨软骨瘤和骨巨细胞瘤。如果肿瘤偏心向外突出,称骨膜下软骨瘤,少见。

软骨瘤生长较慢,患者常因无痛性肿块或病理性骨折就诊。X线检查特征:内生软骨瘤可见髓腔内出现椭圆形透亮点,溶骨区内有点状或条纹状钙化斑。(图10-15)

(3)骨巨细胞瘤:骨巨细胞瘤是一种侵袭性强,起源不明的介于良恶性之间的溶骨性肿瘤,WHO将其定位为侵袭性潜在恶性肿瘤。好发年龄为20~40岁,女性多于男性,好发部位为股骨下端、胫骨上端等。

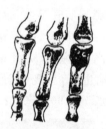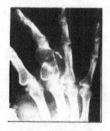

图 10-15　指骨的内生性软骨瘤

患者以进行性加重性疼痛为主要症状,增大的肿瘤使局部触诊呈乒乓球样感觉,可使关节活动受限。可发生肺部转移。X 线检查特征为:骨端偏心溶骨性破坏而无骨膜反应,骨皮质膨胀变薄,可见"肥皂泡"样。(图 10-16)

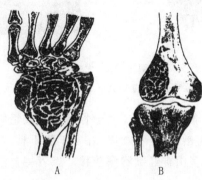

图 10-16　骨巨细胞瘤

A.桡骨远端骨巨细胞瘤;B.股骨下端骨巨细胞瘤

2.恶性骨肿瘤

(1)骨肉瘤:骨肉瘤是最常见的原发性恶性骨肿瘤。其好发年龄为 10～30 岁,其中男女患病比例为(1.5～2)∶1。好发部位依次为,股骨远端、胫骨近端和肱骨近侧干骺端。

骨肉瘤恶性程度高,病损较大,表现为瘤细胞直接形成骨样组织或未成熟骨。骨密质或髓腔中有成骨性、溶骨性或混合性骨质破坏,骨膜反应明显。当新生骨与长骨纵轴呈直角时,可见 Codman 三角或呈"日光射线"状。(图 10-17)患者主要表现为疼痛,逐渐加剧,尤以夜间为甚。肿瘤表面皮温升高,静脉怒张,可导致病理性骨折。肺转移是患者死亡的主要原因。

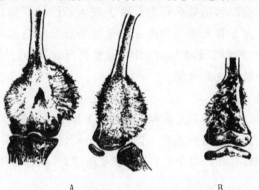

图 10-17　股骨下端骨肉瘤

A.日光放射现象;B.可见骨破坏和骨膜增生

(2)尤文肉瘤：尤文肉瘤是一种高度恶性且来源不明骨肿瘤，仅次于骨肉瘤的青少年好发原发恶性骨肿瘤，男性多于女性。好发部位为股骨、胫骨、腓骨、髂骨等。患者除常见疼痛、肿胀外，部分患者可出现全身症状，如间断低热、白细胞升高、核左移、贫血等。由于较广泛的溶骨性浸润性骨破坏，骨皮质呈现虫蛀样，新生骨沿骨膜长轴生长，呈现"板层状"或"葱皮状"骨膜反应。（图10-18）晚期通过血行播散或直接侵犯骨骼其他部位，90％患者在一年内肺转移而致死。

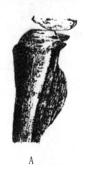 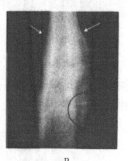

A   B

图 10-18　尤文肉瘤
A.日光放射现象；B.可见骨破坏和骨膜增生

(3)转移性骨肿瘤：转移性骨肿瘤是指原发于骨外器官或组织的恶性肿瘤，通过血行或淋巴转移至骨骼，形成子瘤。好发年龄为40～60岁，好发于躯干骨。成人转移肿瘤的来源多为乳腺癌、肺癌、肾癌、直肠癌等；儿童多由神经细胞瘤转移。患者主要症状为疼痛、病理性骨折和脊髓压迫，尤以疼痛常见。

(二)骨肿瘤外科分期

目前骨肿瘤外科分期多采用 Ennecking 的 G-T-M 分期体系，包括：①肿瘤病理分级 G (grade)：分为3级，即 G_0 为良性、G_1 为低度恶性及 G_2 为高度恶性；②肿瘤解剖定位 T：T_0 囊内、T_1 间室内及 T_{02} 间室外；③远处转移 M：M_0 无远处转移及 M_1 有远处转移。

三、临床表现

骨肿瘤的临床表现与肿瘤类型、疾病进程等有关。

(一)疼痛

疼痛是恶性肿瘤的早期症状，随着病程进展可表现为持续性剧痛，局部压痛明显，常影响患者休息、睡眠和工作。夜间痛是骨肿瘤疼痛的一个重要特征。疼痛多由肿瘤破坏骨组织或肿瘤对周围组织刺激引起。良性肿瘤多无疼痛，但骨样肿瘤则可表现为持续性剧烈疼痛；良性肿瘤疼痛加剧，应考虑病理性骨折及恶变的可能。

(二)肿胀及压迫症状

良性肿瘤生长缓慢，多以肿块为首发症状，质硬而无压痛。恶性肿瘤生长迅速，局部皮温增高和静脉怒张。当肿块巨大时，可压迫长骨干骺端、关节周围组织而引起相应症状，如位于盆腔肿瘤可引起便秘和排尿困难。同时，由于疼痛、肿胀及压迫，可致患者相关关节功能障碍。

(三)病理性骨折

病理性骨折是骨肿瘤、骨转移瘤的常见并发症，其与单纯外伤骨折症状体征相似。临床上如果患者因轻微外伤导致骨折，要考虑骨肿瘤致病理性骨折的可能。

（四）复发及转移

晚期恶性肿瘤多发生远处转移，以血行转移常见，偶见淋巴转移。患者可出现贫血、消瘦、食欲缺乏、体重下降、发热等。良性肿瘤复发后，有恶变的可能，恶性肿瘤治疗后可复发。

四、实验室及其他检查

（一）影像学检查

X线检查显示肿瘤的位置、大小、形态及骨与软组织的病变。良性肿瘤生长缓慢，以形成界限清楚、密度均匀的膨胀性骨病损为特点。恶性肿瘤则病灶多不规则、密度不均、边界不清，骨破坏区可呈虫蚀样或筛孔样，可见骨膜反应阴影，如骨肉瘤呈现"Codman三角"或"日光射线"现象，尤文肉瘤表现为"葱皮"现象。CT检查有助于识别肿瘤对周围软组织的浸润程度及与邻近器官组织的关系。MRI对判断骨肿瘤与血管、脊髓的关系有一定的帮助。

（二）实验室检查

除常规血常规检查外，恶性肿瘤患者可有血钙增高，提示骨质迅速破坏并持续进行。血清碱性磷酸酶（ALP）升高是骨肉瘤患者肿瘤活动度的重要标记，提示机体新骨形成活跃。肿瘤相关因子检查，如Bence-Jones蛋白为浆细胞骨髓瘤的实验室依据。肿瘤抑制基因（如Rb基因、P53基因）等与肿瘤的形成相关。

（三）组织病理学检查

组织病理学检查是确诊骨肿瘤的可靠手段。

（四）其他检查

免疫组化技术、流式细胞学、电子显微镜技术等在提高骨肿瘤诊断、治疗中很有前景。

五、诊断要点

骨肿瘤诊断主要根据临床表现，如疼痛、肿胀、病理性骨折等，结合影像学、实验室及病理学检查，患者存在的病因进行诊断。

六、治疗要点

根据骨肿瘤的外科分期，选择不同的治疗方法。尽量达到既切除肿瘤，又可保全肢体。对于良性肿瘤以手术切除为主，恶性肿瘤则采用手术、放疗、化疗等综合治疗手段。

（一）手术治疗

1.良性骨肿瘤

手术方式主要包括刮除植骨术和单纯性骨肿瘤切除术。若瘤体较小，可采用保守治疗并观察；若肿瘤生长较快或较大时，应手术切除以缓解压迫症状及由其引起的功能障碍。对于刮除术患者，可填充自体骨、生物活性骨修复材料，重建受损骨质。单纯性骨肿瘤切除术后应防止复发。

2.恶性骨肿瘤

（1）保肢术：大量病例对照实验表明，保肢术和截肢术的3年、5年生存率和复发率相同，这奠定了保肢术在恶性骨肿瘤患者治疗中的重要地位。通过采用合理的手术方式，在正常组织中完整切除肿瘤，包括瘤体、包膜、反应区及周围部分正常组织。对由于瘤段骨切除而导致的骨缺损，可通过肢体功能重建，如肿瘤骨灭活重建、人工假体置换术等完成保肢。

（2）截肢术：对晚期骨质破坏严重且治疗无效，已失去保肢条件的患者，则考虑截肢。

(二)化学治疗

目前骨肉瘤的 5 年生存率可达 70%～80%。化疗可单独使用,亦可结合手术或放疗,多采用联合化疗的方法。常用骨肿瘤化疗的药物包括:烷化剂(环磷酰胺、丙氨酸氮芥)、抗代谢药物(甲氨蝶呤、氟尿嘧啶)、抗生素(多柔比星、博来霉素)、植物生物碱(长春新碱、足叶乙苷)、激素类(雌激素、雄激素)及其他类(顺铂、卡铂)。

(三)放射疗法

放射疗法适用于对其敏感的肿瘤,如尤文肉瘤;也适用于术前治疗,使瘤体缩小,为保肢及肢体重建术创造条件。对于恶性肿瘤广泛切除后,局部可以辅助放疗。需要注意放疗在治疗肿瘤的同时,也可对骨及其周围软组织带来损害。

(四)其他免疫治疗

如肿瘤疫苗治疗、细胞因子治疗等,对骨肿瘤治疗仍有一定前景。

七、护理要点

(一)疼痛护理

对于骨肿瘤患病的"人群"特性,护理人员可以采用"症状管理模式"对患者的疼痛进行管理,即了解患者疼痛的感受,并以"7W"的方式采取恰当的护理措施,最后对疼痛干预效果进行评价。

1.疼痛评估

疼痛评估常用自我描述疼痛评估工具,如 NRS、VAS、Wong-Baker 疼痛量表等。

2.药物性疼痛管理

根据 WHO 推荐的癌症 3 阶段疼痛疗法来缓解患者的疼痛。护理人员应对疼痛症状的控制进行连续监测。

3.非药物性疼痛管理

教会患者及家属配合非药物疼痛管理措施来缓解疼痛,如听音乐、指导性意念疗法、放松技巧(呼吸练习、肌肉放松等)、按摩和针灸等疗法。

(二)化疗、放疗患者的护理

1.化疗患者的护理

护理人员应做好健康宣教工作,增加患者的用药依从性。密切观察药物的毒性作用,严密监测患者的相关身体状况,如体重、营养饮食特点、实验室检查等。尤其须注意化疗患者常见不良反应的观察及护理。①胃肠道反应:主张联合用药,增强止吐效果。指导患者在餐后服用化疗药。②骨髓抑制及严重感染:若白细胞计数降至 $3 \times 10^9/L$,血小板计数降至 $80 \times 10^9/L$,应停止用药。密切观察有无感染征象,严格无菌操作规程。③心、肝及肾损害:定期监测心电图及肝肾功能。④皮肤及黏膜损害:化疗药物对血管、皮肤等刺激性较大,静脉给药最好行中心静脉置管,如经外围中心静脉置管(PICC)。避免化疗药物外渗,一旦外渗,立即停药,局部 50%硫酸镁湿敷。

2.放疗患者的护理

(1)护理人员应向患者及其家属解释放疗作用的原理、作用目的及可能的不良反应。提供心理支持,缓解其对放疗的不确定感。

(2)护理人员应按时观察患者的皮肤、黏膜情况。指导患者注意皮肤清洁干燥,保护照射部位皮肤。

（3）护理人员应告知患者定期复诊的重要性,指导患者对轻微症状进行处理,必要时联系医护人员。

（三）围手术期护理

1.术前护理

（1）心理准备:护理人员应向患者提供疾病治疗、护理相关知识;同时,医护人员应鼓励患者表达其感受,给予与疾病相关的咨询和支持,为手术做好准备。

（2）全面评估:完善患者的健康史采集、全身健康评估、相关实验室及影像学等检查。护理人员要告诉患者全面健康评估的重要性,以增加配合。

（3）健康指导:教会患者如何使用拐、助行器、轮椅等辅助术后康复训练。

2.术后护理

（1）了解患者麻醉、手术情况,监测生命体征,观察全身情况。

（2）抬高患肢,减轻患肢肿胀,注意观察肢体末梢血液循环,有无包扎固定过紧及神经损伤等。

（3）疼痛护理:对于应用自控性镇痛泵者,观察有无恶心、呕吐、呼吸功能异常等;对于中重度疼痛者,遵医嘱联合使用其他镇痛药,如吗啡、双氯芬酸钠等;

（4）改善营养状况:鼓励患者摄入蛋白、能量及维生素丰富的食物,尽量经口进食;同时可据医嘱提供肠内或肠外营养,增强身体抵抗力。

（5）制订功能锻炼计划:麻醉清醒后,患者即可做患处肌肉的等长收缩,活动正常关节,促进血液循环,增强肌力,防止失用性肌萎缩。持续性被动运动（CPM）可借助 CPM 机于术后数日进行,根据医嘱执行,循序渐进,逐渐增大角度。术后 2 周后开始患处远侧和近侧关节的活动。患者下床活动时,护理人员应辅助患者使用拐、助行器等。

3.截肢患者护理

（1）体位:术后患肢抬高,预防肿胀。

（2）残端观察:观察截肢残端渗血、渗液情况,伤口引流液的性质、量等。

（3）疼痛:大多数患者在截肢术后一段时间内主观感觉已切除的肢体仍然存在,并有不同程度、不同性质疼痛的幻觉现象,称为幻肢痛,对于此类患者护士应该指导患者面对现实,可采用各种非药物镇痛来减轻疼痛。

（4）早期功能锻炼:一般术后 1 周开始协助患者坐起活动,2 周拆线后指导患者开始下床活动。残端可用弹性绷带包扎,按摩、拍打及踩蹬,增加其负重能力,为使用假肢做准备。

（四）恶性骨肿瘤临终前护理

（1）护理人员主要是预防各种并发症的发生,如呼吸道（常见为坠积性肺炎）、泌尿道感染、压疮。

（2）有效地缓解患者的疼痛。

（3）护理人员应采取措施缓解家属悲哀、压抑的情绪。和家属一起做好患者晚期的护理,如翻身、清洁,尽力帮助患者达成最后的心愿,使其安详、舒适地离开人世。

（王娜娜）

第十一章

儿科常见病护理

第一节 儿童体格发育与评价

一、体格生长的常用指标

一般常用的形态指标有体重、身高(长)、坐高(顶臀长)、头围、胸围、上臂围、皮下脂肪等。

(一)体重的增长

体重为各器官、系统、体液的总重量,是衡量儿童生长与营养状况的重要指标,也是儿科临床作为计算药量、静脉输液量的重要依据。

新生儿出生体重与胎次、胎龄、性别以及宫内营养状况有关。我国九大城市城区调查结果显示平均男婴出生体重为(3.3±0.4)kg,女婴为(3.2±0.4)kg,与世界卫生组织的参考值相近(男3.3 kg,女3.2 kg)。生后1周内如摄入不足,加之水分丢失、胎粪排出,可出现暂时性体重下降或称生理性体重下降,在生后3~4天达最低点(下降3%~9%),以后逐渐回升,至出生后7~10天恢复到出生时体重。若体重下降超过10%或至第10天还未恢复到出生时的体重,则为病理状态,应分析其原因。生后及时合理喂哺,可减轻或避免生理性体重下降的发生。

小儿体重的增长不是等速的,年龄越小,增长速率越快。生后第一年内婴儿前3个月体重的增加值约等于后9个月内体重的增加值,即12个月龄时婴儿体重约为出生时的3倍(9 kg),是生后体重增长最快的时期;生后第二年体重增加2.5~3.5 kg,2岁时体重约为出生时的4倍(12 kg);2岁至青春前期体重增长减慢,年增长值约2 kg。因此,小儿体重可按以下公式计算:

1~6个月婴儿体重(kg)=出生体重(kg)+月龄×0.7(kg)

7~12个月婴儿体重(kg)=6 kg+月龄×0.25(kg)

2岁至青春前期体重(kg)=年龄×2+7(或8)(kg)

(二)身材的增长

1.身高(长)

身高(长)指头顶到足底的垂直长度。3岁以下儿童应仰卧位测量,称为身长;3岁以上小儿一般立位测量,称为身高。身高(长)的增长规律与体重相似。年龄越小增长越快,也出现婴儿期和青春期两个生长高峰。出生时身长平均为50 cm,生后第一年身长增长最快,约25 cm;前

3 个月身长增长 11～12 cm,约等于后 9 个月的增长值,1 岁时身长约 75 cm;第二年身长增长速度减慢,10 cm 左右,即 2 岁时身长约 85 cm;2 岁以后身高每年增长 5～7 cm。故 2～12 岁身长的估算公式为:年龄×7+70(cm)。

身高(长)的生长受遗传、内分泌、宫内生长水平的影响较明显,短期的疾病与营养波动不易影响身高(长)的生长。

2.坐高(顶臀长)

坐高指头顶到坐骨结节的高度。坐高增长代表头颅与脊柱的生长。

3.指距

指距是两上肢水平伸展时两中指尖距离,代表上二肢长骨生长。

(三)头围的增长

头围的增长与脑和颅骨的生长有关。胎儿期脑生长居全身各系统的领先地位,故出生时头围相对大,平均 32～34 cm;第一年前 3 个月头围的增长约等于后 9 个月头围的增长值(6 cm),即 1 岁时头围约为 46 cm;生后第二年头围增长减慢,约为 2 cm,2 岁时头围约 48 cm;以后增长更慢,至 15 岁后接近成人,为55～58 cm。头围的测量在 2 岁以内最有价值,尤其是连续追踪测量头围更有意义。较小的头围常提示脑发育不良,头围增长过速往往提示脑积水。

(四)胸围的增长

沿乳头下缘至肩胛骨下缘绕胸一周的长度,取呼、吸的平均值,即为胸围。胸围代表肺与胸廓的生长。出生时胸围 32 cm,略小于头围 1～2 cm,1 岁左右胸围约等于头围。1 岁至青春前期胸围应大于头围(约为头围+年龄-1)。婴儿期应注意适度的啼哭和被动体操,练习爬行是促进婴儿胸廓发育的良好方法。

(五)上臂围的增长

上臂围代表肌肉、骨骼、皮下脂肪和皮肤的生长。1 岁以内上臂围增长迅速,1～5 岁增长缓慢,1～2 cm。因此,有人认为在无条件测体重和身高的情况下,可测量左上臂围筛查 5 岁以下儿童营养状况:大于 13.5 cm 为营养良好,12.5～13.5 cm 为营养中等,小于 12.5 cm 为营养不良。

(六)身体比例与匀称性

在生长过程中,身体的比例与匀称性生长有一定规律。

1.头身比例

头的生长在宫内与婴幼儿期领先生长,而躯干、下肢生长则较晚,生长时间也较长。这样,头、躯干、下肢长度的比例在生长进程中发生变化,头长占身长(高)的比例在婴幼儿为 1/4,到成人后为 1/8(图 11-1)。

2.体型匀称

表示体型(形态)发育的比例关系,如身高/体重(weight-for height,W/H),胸围/身高(身高胸围指数),体重/身高×1 000(Quetelet 指数),体重/身高^2×10^4(Kaup 指数),年龄的体块指数(BMI/岁)等。

3.身材匀称

以坐高与身高的比例表示,反映下肢的生长情况。坐高占身高的比例由出生时的 0.67 下降到 14 岁时的 0.53。任何影响下肢生长的疾病,可使坐高与身高的比例停留在幼年状态,如甲状腺功能低下与软骨营养不良。

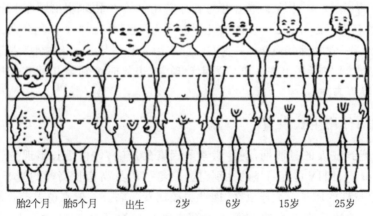

胎2个月　　胎5个月　　出生　　2岁　　6岁　　15岁　　25岁

图 11-1　头与身长比例的变化

4.指距与身高

出生时,指距略小于身高(长),到 12 岁左右二者相等。如指距大于身高 2 cm,对诊断长骨的异常生长有参考价值,如蜘蛛样指(趾)(马方综合征)。

二、骨骼和牙齿的生长发育

(一)骨骼

1.头颅骨

除头围外,还可根据骨缝闭合及前后囟闭合时间来衡量颅骨的发育。小儿出生时颅骨缝稍有分离,于3～4个月时闭合。出生时后囟很小或已闭合,至迟生后 6～8 周闭合。前囟出生时1～2 cm,以后随颅骨生长而增大,6 个月左右逐渐变小,在 1～1.5 岁闭合。前囟检查在儿科临床很重要,如脑发育不良时头围小、前囟小或关闭早;甲状腺功能低下时前囟闭合延迟;颅内压增高时前囟饱满;脱水时前囟凹陷。颅骨随脑的发育而逐渐长大。

2.脊柱

脊柱的增长反映脊椎骨的生长。生后第一年脊柱生长快于下肢,以后四肢生长快于脊柱。1 岁左右开始行走,形成 3 个自然弯曲,有利于身体平衡。到 6～7 岁自然弯曲才被韧带所固定。

3.长骨

长骨的生长和成熟与体格生长有密切关系。长骨干骺端的骨化中心按一定的顺序和部位有规律地出现,可以反映长骨的生长发育成熟程度。通过 X 线检查长骨骨骺端骨化中心的出现时间、数目、形态变化及其融合时间,可判断骨骼发育情况。一般摄左手 X 线片,了解其腕骨、掌骨、指骨的发育。腕部出生时无骨化中心,其出生后的出现顺序为:头状骨、钩骨(4～6 个月后出现);下桡骨(约 1 岁);三角骨(2～3 岁);月骨(3 岁左右);大、小多角骨(3.5～5 岁);舟骨(5～8 岁);下尺骨骺(6～7 岁);豆状骨(9～13 岁);10～13 岁时出齐,共 10 个,尺骨远端则 6～8 岁形成。故 1～9 岁腕部骨化中心的数目(称为骨龄)约为其岁数加 1。临床上常测定骨龄以协助诊断某些疾病,如生长激素缺乏症、甲状腺功能减低症、肾小管酸中毒时明显落后;中枢性性早熟、先天性肾上腺皮质增生症则常超前。正常骨化中心出现的年龄差异较大,诊断骨龄延迟时一定要慎重。

(二)牙齿

牙齿生长与骨骼有一定关系。人一生有乳牙(20 个)和恒牙(32 个)两副牙齿。出生后 4～

10 个月乳牙开始萌出,12 个月后未萌出者为乳牙萌出延迟。乳牙萌出顺序一般为下颌先于上颌、自前向后,约2.5 岁时出齐。2 岁以内的乳牙数目为月龄减 4~6 个。乳牙萌出时间个体差异较大,与遗传、内分泌、食物性状有关。6 岁左右萌出第一颗恒牙,7~8 岁乳牙按萌出先后逐个脱落代之以恒牙,17~30 岁恒牙出齐。出牙为生理现象,出牙时个别婴儿可有低热、唾液增多、流涎、睡眠不安、烦躁等表现。

三、青春期的体格生长发育

青春期是儿童到成人的过渡期,受性激素等因素的影响,体格生长出现生后的第二个高峰(peak height velocity,PHV),有明显的性别差异。男孩的身高增长高峰约晚于女孩 2 年,但持续时间长,且每年身高的增长值大于女孩,因此男孩比女孩高。一般来说男孩骨龄 15 岁,女孩骨龄 13 岁时,身高生长达最终身高的 95%。女孩在乳房发育后(9~11 岁)、男孩在睾丸增大后(11~13 岁)身高开始加速生长,1~2 年生长达 PHV,此时女孩每年身高平均增加 8~9 cm,男孩 9~10 cm,下肢增长最快。在第二生长高峰期,身高增加值约为最终身高的 15%。

青春期体重的增长与身高平行,同时内脏器官增长。女性有耻骨与髂骨下部的生长与脂肪堆积,臀围加大。男性则有肩部增宽,下肢较长,肌肉增强的不同体形特点。

生殖系统发育受内分泌系统的下丘脑-垂体-性腺轴的控制。小儿进入青春期后,下丘脑对性激素负反馈作用的敏感度下降,促性腺激素释放激素(GnRH)分泌增加,使垂体分泌的促卵泡激素(FSH)、促黄体生成激素(LH)和生长激素增多,性腺和性征开始发育,持续 6~7 年,最终生殖系统完全成熟。

四、体格生长评价

生长评价主要是通过人体测量学指标以及常用辅助检查,根据各年龄段生长发育规律对小儿进行评价,及时发现生长障碍,给予适当的指导与干预,对促进儿童的健康生长十分重要。

(一)资料分析方法

1.常用的体格生长评价方法

(1)均值离差法:适用于常态分布状况,以平均值($\overline{X}$)加减标准差(SD)来表示,如 68.3% 的儿童生长水平在 $\overline{X} \pm 1SD$ 范围内;95.4% 的儿童在 $\overline{X} \pm 2SD$ 范围内;99.7% 的儿童在 $\overline{X} \pm 3SD$ 范围内。

(2)百分位数法:当测量值呈偏正态分布时,百分位数法能更准确地反映所测数值的分布情况。

(3)标准差的离差法(Z 积分,SDS):Z 积分 = ($\overline{X}$)/SD,可进行不同体质人群间比较,用偏离该年龄组标准差的程度来反映生长情况,结果表示也较精确。其中 X 为实值。Z 积分可为正值,也可为负值。

(4)中位数法:当样本变量为正态分布时中位数等于均数与第 50 百分位数。当样本变量分布不是完全正态时,因此时样本中少数变量分布在一端,用算术平均数作为中间值对个别变量值影响大,故用中位数表示变量的平均水平较妥。

2.界值点的选择

通常以均值离差法 $\overline{X} \pm 2SD$(包括总体的 95%)为正常范围;百分位数法以 $P_3 \sim P_{97}$(包括样本的 94%)为正常范围;标准差的离差值以 ±2SD 以内为正常范围。

3.测量值的表示

(1)表格：将测量数值以表格形式列出，便于查询，但不够直观。

(2)生长曲线：按各等级的数值绘制成曲线图。优点是较等级数值直观，不仅能较准确了解儿童的发育水平，还能对儿童某项指标进行定期纵向观察，易看出该小儿生长的趋势有无偏离现象，以便及早发现原因，采取干预措施。

(二)体格生长评价

正确评价儿童体格生长状况，必须注意采用准确的测量用具及统一的测量方法。中国卫健委建议采用中国九大城市儿童的体格生长数据为中国儿童参照人群值。儿童体格生长评价包括发育水平、生长速度及匀称程度3个方面。

1.发育水平

将某一年龄点所获得的某一项体格生长指标测量值（横断面测量）与参考人群值比较，得到该儿童在同质人群中所处的位置，即为此儿童该项体格生长指标在此年龄的生长水平，通常以等级表示其结果。生长水平包括所有单项体格生长指标，如体重、身高等，可用于个体或群体儿童的评价。对群体儿童的评价可了解该群体儿童的体格状况；对个体儿童评价仅表示该儿童已达到的水平，不能说明过去存在的问题，也不能预示该儿童的生长趋势。

2.生长速度

生长速度是对某一单项体格生长指标定期连续测量（纵向观察），将获得的该项指标在某一年龄阶段的增长值与参照人群值比较，得到该儿童该项体格生长指标的生长速度。以生长曲线表示生长速度最简单、直观，定期体检是生长速度评价的关键。生长速度的评价较发育水平评价更能真实了解儿童生长状况。生长速度正常的儿童生长基本正常。

3.匀称程度

匀称程度是对体格生长指标之间关系的评价。①体形匀称度：表示体形（形态）生长的比例关系。常选用身高和体重表示一定身高的相应体重增长范围，间接反映身体的密度与充实度。②身材匀称：以坐高/身高的比值反映下肢生长状况。按实际测量计算结果与参照人群值比较。

（肖　萍）

第二节　儿科一般护理

一、入院护理常规

(1)一般患儿持住院证在住院部办理住院手续后入住病房，护士热情接待，根据患儿病种、病情和年龄，合理安排好床单位及用品。

(2)急诊危重患儿由急诊室护士通知病房，病房做好相应抢救准备，根据患儿病情由急诊室医护人员送入病房，并与病房做好交接。

(3)入院后戴腕带，测体温、脉搏、呼吸、血压、体重、身高，做好记录。

(4)责任护士主动为患者填写好住院病历、床头卡及患儿一览表等各项记录，通知主管医师收治新患儿。

（5）责任护士主动向患儿做自我介绍，做好入院介绍，包括病室环境、设施、作息时间、安全须知、探视陪伴、膳食管理等制度，并讲解病房设施的使用。向家长讲解医保相关信息。

（6）按照入院评估单评估患儿，根据患儿情况完成各类风险管理记录。根据评估结果为患儿实施医学照顾、心理支持等。

（7）及时准确执行医嘱，完成各种检查、治疗和护理。指导和协助正确留取大小便标本。

（8）遵医嘱分级护理，按分级护理要求严密观察病情变化，各班加强巡视，发现病情变化及时通知医师，并协助处理。

（9）饮食护理 根据医嘱给予饮食，根据病情进行饮食指导。

（10）健康教育和心理护理 根据不同疾病提供有针对性的健康教育和心理护理。

（11）安全护理：按儿科安全护理常规做好安全护理。

（12）基础护理：①每周剪指甲 1～2 次、测体重 1 次。②晨晚间护理：每天各 1 次。③口腔护理：禁食、鼻饲、昏迷等患儿口腔护理每天 2～3 次或遵医嘱。④臀部护理：保持臀部清洁、干燥，臀红者按相应护理常规护理。

（13）保持病室清洁、整齐、舒适、安静、安全，光线柔和，空气新鲜流通，温度 18～22 ℃，相对湿度50％～60％。每天通风两次，每次 30 分钟。

二、出院护理常规

（1）接到患儿出院医嘱后，通知患儿及家属，详细制定做好出院准备工作，告知出院流程及注意事项。

（2）护士及时处理出院医嘱，停止治疗医嘱，结算账目、结清费用。

（3）出院后仍需服药治疗时，通知药房确认出院带药。告知正确办理出院手续的方法，有医保需及时结报者告知家长带相关资料到住院部办理及时结报。

（4）完善护理记录、护理计划单、各种风险管理记录及健康教育单，注销患儿所有治疗卡，按出院病历排列顺序整理病历。

（5）结合患儿健康情况和个体化需求，做好出院指导和健康教育工作。根据病情进行出院指导，包括饮食、休息与活动、功能锻炼、用药、疾病预防、复诊随访指导等。

（6）征求患儿家长意见。

（7）为患儿提供帮助和支持，热情送家长及患儿离开病房。

（8）根据患儿疾病需要，提供延续性护理服务。

（9）做好床单位的终末处理和消毒。

三、儿内科疾病护理常规

（1）按整体护理程序要求做好入院患儿评估。

（2）保证患儿的休息与睡眠，根据不同的护理等级给予不同的生活照顾。危重患儿绝对卧床休息。

（3）遵医嘱给予饮食，观察食欲情况，做好记录。

（4）做好晨晚间护理，保持床单位整齐，每天定时开窗通风两次。

（5）体温、脉搏、呼吸、血压（T、P、R、BP）监测。

一般要求：特级护理患者每天监测 T、P、R 4 次（6：00、10：00、14：00、18：00），一级护理患者每天测量 T、P、R 2 次(6:00、14:00),二级护理、三级护理患者每天测量 T、P、R 1 次(14:00),如患者发生病情变化应随时监测。

特殊要求:①高热患者(T＞39 ℃):6 次/天(每 4 小时 1 次)(2:00、6:00、10:00、14:00、18:00、22:00),连测 3 天。体温正常并平稳后,按照护理级别要求监测。②发热患者(37 ℃＜T≤39 ℃):4 次/天,连测 3 天,体温正常并平稳后,按照护理级别要求监测。③特殊病情按需进行 T、P、R、BP 监测。④新入院患者当日应当测量并记录血压,住院期间每周测量 1 次或按医嘱准确测量并记录。⑤根据医嘱测血氧饱和度。

(6)每周测体重 1 次,并记录在体温单上。

(7)禁食患儿每天做口腔护理 2 次,观察胃肠减压患儿减压液的量、性质、颜色。

(8)新入院患儿 24 小时内留大小便常规。3 天无大便者,通知医师给予处理。

(9)无陪伴的患儿,昏迷的患儿,每次做完护理后将床栏拉起,以防坠床,如需要约束患儿时,做好家属的解释工作。

(10)按照分级护理的要求定时巡视患儿,特级护理患儿严密观察病情变化;一级护理患儿每 30 分钟巡视患儿病情变化;二级护理患儿每 1～2 小时巡视患儿病情变化;三级护理患儿每 3 小时巡视患儿病情变化。做好护理记录。

(11)做好健康宣教,如:疾病护理知识,护理方法,喂养知识,对婴幼儿家属进行母乳喂养知识与技能的宣教。

(12)做好心理护理,减轻患儿及家长的焦虑,恐惧心理,满足其生理心理的需求,营造温馨的住院环境,以利早日康复。

(13)出院时做好出院指导,如:服药方法,病情观察,饮食,睡眠,休息,活动等家庭护理方法。

四、儿外科疾病护理常规

(1)按整体护理程序要求做好入院患儿评估。

(2)保证患儿的休息与睡眠,根据不同的护理等级给予不同的生活照顾。危重患儿绝对卧床休息。

(3)遵医嘱给予饮食,观察食欲情况,做好记录。

(4)做好晨晚间护理,保持床单位整齐,每天定时开窗通风两次。

(5)体温、脉搏、呼吸、血压(T、P、R、BP)监测

一般要求:特级护理患者每天监测 T、P、R 4 次(6:00、10:00、14:00、18:00),一级护理患者每天测量 T、P、R 2 次(6:00、14:00),二级护理、三级护理患者每天测量 T、P、R 1 次(14:00),如患者发生病情变化应随时监测。

特殊要求:①新入院患者、中小手术术后患者:2 次/天,连测 3 天,体温正常以后按照护理级别要求监测直至出院。术前 1 日患者:2 次/天。②大手术患者、发热患者(37 ℃＜T≤39 ℃):4 次/天,连测 3 天,体温正常并平稳后,按照护理级别要求监测。③高热患者(T＞39 ℃):6 次/天(每 4 小时 1 次)(2:00、6:00、10:00、14:00、18:00、22:00),连测 3 天。体温正常并平稳后,按照护理级别要求监测。④特殊病情按需进行 T、P、R、BP 监测。⑤新入院患者当日应当测量并记录血压,住院期间每周测量 1 次或按医嘱准确测量并记录。⑥根据医嘱测血氧饱和度。

(6)禁食患儿每天做口腔护理 2 次,观察胃肠减压患儿减压液的量、性质、颜色。

(7)新入院患儿 24 小时内留大小便常规。3 天无大便者,通知医师给予处理。

（8）无陪伴的患儿，昏迷的患儿，每次做完护理后将床栏拉起，以防坠床，如需要约束患儿时，做好家属的解释工作。

（9）手术前一天备皮，更衣，保持术野皮肤清洁。

（10）执行医嘱做术前肠道准备。

（11）更换床单位，备好麻醉床，根据麻醉方式不同准备抢救，监护物品。

（12）按照分级护理的要求定时巡视患儿，特级护理患儿严密观察病情变化；一级护理患儿每30分钟巡视患儿病情变化；二级护理患儿每1～2小时巡视患儿病情变化；三级护理患儿每3小时巡视患儿病情变化。做好护理记录。

（13）做好健康宣教，如：疾病护理知识，护理方法，喂养知识，对婴幼儿家属进行母乳喂养知识与技能的宣教。

（14）做好心理护理，减轻患儿及家长的焦虑，恐惧心理，满足其生理心理的需求，营造温馨的住院环境，以利早日康复。

（15）出院时做好出院指导，如：伤口复查，服药方法，病情观察，饮食，睡眠，休息，活动等家庭护理方法。

五、新生儿疾病护理常规

足月新生儿是指胎龄满37周至不满42周的活产新生儿。

（1）入院护理：收集资料，做好患儿的入院评估及各项风险评估，并记录。落实腕带管理制度。做好入院卫生处置，沐浴、更衣、剪指甲。测量体温、体重。

（2）病情观察。①体温监测：每天测量2次体温；体温超过37.5 ℃或＜36 ℃时每4小时测量体温1次；暖箱内或置辐射台或光疗箱内患儿每4小时测量体温1次。②呼吸、心率监测：危重患儿遵医嘱监测并记录，注意保持呼吸道通畅，观察有无呼吸困难，及时清除口鼻分泌物。③及时巡视患儿面色、皮肤颜色、哭声、精神反应、大小便、活动力、睡眠及吃奶情况，应立即通知医师处理。

（3）做好皮肤黏膜护理，每天全浴1次。注意臀部、皮肤皱褶处的清洁和干燥。每次便后用湿巾或温水洗净擦干，必要时用油剂或遵医嘱涂臀，预防臀红。

（4）营养：遵医嘱定时、定量喂奶，保证营养供给，吸吮能力不全者遵医嘱采取滴管或鼻饲喂养。喂奶后排出嗳气后右侧卧位，注意观察，方可离去，防止呕吐物吸入性窒息。

（5）用药护理：遵医嘱执行各种治疗及等级护理，操作中注意患儿的保暖及安全，遵医嘱严格控制输液速度，观察药物疗效及不良反应。输液期间密切观察局部皮肤情况及有无输液反应。

（6）脐部护理：注意脐部护理，脐带未脱落者用安尔碘消毒，保持脐带干燥，避免大小便污染。有脓液、渗血时通知医师，遵医嘱涂药。特殊患儿按医嘱处理。

（7）足月儿每周测量体重2次，特殊患儿按医嘱。

（8）环境：病室温度应保持在22～24 ℃，相对湿度为55％～65％，室内光线充足，早晚各通风1次，保持空气新鲜，避免对流。每天空气消毒2次或空气清毒机24小时动态消毒。

（9）防止医院感染的发生：感染性与非感染性患儿，重症患儿与轻症患儿分区安置，有传染性疾病患儿放置于隔离区。认真执行消毒隔离制度，做好手卫生，防止交叉感染发生。

（10）按规定时间和地点探视。合理组织医师与护士接待患儿家长。探视时进行健康教育，家长须按科室管理要求进行卫生和消毒隔离规范处置后才能与患儿交流。患呼吸道感染的家长禁止探视患儿,有条件者定时开放电视探视,以稳定家长情绪。

(11)健康教育:介绍抚触、喂养、沐浴、病情观察及预防等家庭护理方面的知识。新生儿随诊复查及婴幼儿健康查体宣传教育。

(肖 萍)

第三节 儿科常见症状的护理

一、发热护理常规

发热是机体在致热原的作用或不同原因导致体温调节中枢功能障碍,体温升高超过正常范围,称为发热。

(一)病情观察

(1)观察患儿体温、脉搏、呼吸、意识、面色,必要时监测血压。

(2)注意有无水电解质酸碱平衡紊乱。

(3)观察有无头痛、呕吐、惊厥、皮疹、出血点、黄疸等伴随症状。

(二)休息与体位

高热时卧床休息,治疗护理尽量集中进行。

(三)营养

婴幼儿继续乳类喂养,年长患儿给予高热量、高维生素、易消化的清淡饮食,少量多餐,鼓励多饮水,长期发热者应补充充足的蛋白质。

(四)专科护理

(1)高热时每4小时测体温1次,超高热者或有惊厥史者,1～2小时测量体温1次,必要时每30分钟测量1次。高热时遵医嘱予以物理或药物降温,半小时至1小时复测体温。有高热惊厥史者,应提前预防,降温过程中防止体温骤降,出汗过多而导致虚脱,发生虚脱者予以保暖,饮温开水。严重者静脉输液。

(2)对原因不明的发热者慎用药物降温,以免影响对热型及临床症状的观察。

(3)高热惊厥者,按惊厥护理常规护理。

(4)血培养标本应在高热时采集,疑为传染病者予以隔离。

(五)基础护理

保持皮肤清洁干燥,及时擦干汗液并更换内衣,防止受凉。保持床单位清洁、干燥、平整。口腔护理2～3次/天。

(六)健康教育

(1)告知家长鼓励患儿多饮水。告知患儿穿透气、棉质衣服,寒战时应给予保暖。

(2)教会家长测量体温及简单的物理降温方法。

(3)讲解发热与病情的关系,消除患儿及家长的焦虑情绪,积极配合治疗。

(4)教会家长在家自我观察病情简单方法,如出现四肢冰凉或寒战、面色苍白或潮红、四肢及口角抖动应及时就诊。

二、昏迷护理常规

昏迷是严重的意识障碍,其主要特征为随意运动丧失,对外界刺激失去正常反应并出现病理反射活动。

(一)病情观察

(1)动态监测生命体征,评估昏迷程度,注意有无抽搐。

(2)观察有无皮肤压伤及继发感染。

(二)休息与体位

取侧卧或平卧,头偏向一侧,定时翻身,疑有脑部疾病时,头部应制动。

(三)营养

保证足够的营养和水分,根据病情予以鼻饲牛奶、匀浆及要素饮食,必要时给予静脉营养。

(四)专科护理

(1)备齐抢救物品和药品。

(2)注意保持呼吸道通畅,及时清除呼吸道分泌物,有舌后坠者,放置口咽通气管以利呼吸道通气,必要时气管切开或用人工呼吸机辅助通气。

(3)遵医嘱给氧,根据病情选择合适的给氧方式和氧浓度。

(4)体温不升者做好保暖,高热者给予降温,防止烫伤或冻伤。

(5)留置各种管道者做好标识,按相应管道护理常规护理。

(五)安全护理

按儿科安全护理常规护理,防止坠床、烫伤等发生。

(六)基础护理

做好口腔、眼部、皮肤、大小便等各项基础护理,预防护理并发症发生。

(七)心理护理

为昏迷患儿做护理、治疗、检查时,应像对待清醒患儿一样,与之亲切交流,以唤醒患儿和促进患儿的康复。

(八)康复护理

保持肢体功能位,防止垂腕、垂足、关节变形等并发症。病情稳定后,协助肢体被动运动,以防肌肉失用性萎缩、关节强直。

(九)健康教育

(1)意识逐渐恢复或意识清醒后的患儿,指导患儿家属对其每一细小的进步和变化给予肯定和鼓励,激发患儿康复的欲望和信心。

(2)指导家长经常给患儿按摩肢体,有后遗症者,指导出院后的家庭康复训练。

(3)指导家长在保暖或降温时,防止烫伤或冻伤。

三、窒息护理常规

窒息是人体的呼吸过程由于某种原因受阻或异常,所产生的全身各器官组织缺氧,二氧化碳潴留而引起的组织细胞代谢障碍、功能紊乱和形态结构损伤的病理状态称为窒息。

(一)病情观察

(1)观察患儿生命体征、意识。

（2）注意患儿面色、口唇、指（趾）端皮肤颜色等。

（3）注意有无诱因及伴随症状。

（二）专科护理

（1）患儿发生窒息时，应立即报告医师，查找窒息的原因。

（2）针对导致窒息的原因采取相应的护理措施。①咯血导致的窒息：应立即清除呼吸道内的血液等，有效解除呼吸道阻塞，保持呼吸道通畅。若发现咯血过程中咯血突然减少或停止，患儿烦躁、表情恐惧、发绀等窒息先兆时应立即用吸引器吸出咽喉及支气管中的血块。②头颈部手术或器官切开术后窒息：应迅速报告医师，协助医师进行紧急处理。③幼儿喉部异物：现场人员应沉着冷静，迅速抓住幼儿双脚将其倒提，同时用空心掌击拍其背部，如异物不能取出，应做好紧急气管切开或手术取出异物的准备。④婴幼儿窒息：立即畅通呼吸道，清理呼吸道分泌物。

（3）呼吸困难者应立即吸氧，必要时行气管内插管、气管切开术或呼吸机辅助呼吸。

（4）出现意识丧失、心跳呼吸停止时，立即进行心肺脑复苏。

（三）健康教育

（1）指导患儿家属避免使用容易引起误吸的玩具和食物；指导家属选择合适的食物，3岁以下小儿不吃果仁、梅子等易致窒息的食物，进食过程中避免谈笑、责骂、哭泣等情绪波动。

（2）向家长介绍窒息发生时的家庭紧急处理方法。　　　　　　　　　　（王新营）

第四节　小儿惊厥

惊厥的病理生理基础是脑神经元的异常放电和过度兴奋，是由多种原因所致的大脑神经元暂时性功能紊乱的一种表现。发作时全身或局部肌群突然发生阵挛或强直性收缩，多伴有不同程度的意识障碍。惊厥是小儿最常见的急症，有 $5\%\sim6\%$ 的小儿曾发生过高热惊厥。

一、病因

小儿惊厥可由众多因素引起，凡能造成脑神经元兴奋性功能紊乱的因素，如脑缺氧、缺血、低血糖、脑炎症、水肿、中毒变性、坏死等，均可导致惊厥的发生。将其病因归纳为以下几类。

（一）感染性疾病

1.颅内感染性疾病

（1）细菌性脑膜炎、脑血管炎、颅内静脉窦炎。

（2）病毒性脑炎、脑膜脑炎。

（3）脑寄生虫病，如脑型肺吸虫病、脑型血吸虫病、脑囊虫病、脑棘球蚴病、脑型疟疾等。

（4）各种真菌性脑膜炎。

2.颅外感染性疾病

（1）呼吸系统感染性疾病。

（2）消化系统感染性疾病。

（3）泌尿系统感染性疾病。

（4）全身性感染性疾病及某些传染病。

(5)感染性病毒性脑病,脑病合并内脏脂肪变性综合征。

(二)非感染性疾病

1.颅内非感染性疾病

(1)癫痫。

(2)颅内创伤,出血。

(3)颅内占位性病变。

(4)中枢神经系统畸形。

(5)脑血管病。

(6)神经皮肤综合征。

(7)中枢神经系统脱髓鞘病和变性疾病。

2.颅外非感染性疾病

(1)中毒:如有毒动植物,氰化钠、铅、汞中毒,急性酒精中毒及各种药物中毒等。

(2)缺氧:如新生儿窒息,溺水,麻醉意外,一氧化碳中毒,心源性脑缺血综合征等。

(3)先天性代谢异常疾病:如苯酮尿症、黏多糖病、半乳糖血症、肝豆状核变性、尼曼-皮克病等。

(4)水电解质紊乱及酸碱失衡:如低血钙、低血钠、高血钠及严重代谢性酸中毒等。

(5)全身及其他系统疾病并发症:如系统性红斑狼疮、风湿病、肾性高血压脑病、尿毒症、肝昏迷、糖尿病、低血糖、胆红素脑病等。

(6)维生素缺乏症:如维生素 B_6 缺乏症、维生素 B_6 依赖症、维生素 B_1 缺乏性脑型脚气病等。

二、临床表现

(一)惊厥发作形式

1.强直-阵挛发作

其发作时突然意识丧失,摔倒,全身强直,呼吸暂停,角弓反张,牙关紧闭,面色青紫,持续10~20秒,转入阵挛期;不同肌群交替收缩,致肢体及躯干有节律地抽动,口吐白沫(若咬破舌头可吐血沫);呼吸恢复,但不规则,数分钟后肌肉松弛而缓解,可有尿失禁,然后入睡,醒后可有头痛、疲乏,对发作不能回忆。

2.肌阵挛发作

这是由肢体或躯干的某些肌群突然收缩(或称电击样抽动),表现为头、颈、躯干或某个肢体快速抽搐。

3.强直发作

强直发作表现为肌肉突然强直性收缩,肢体可固定在某种不自然的位置持续数秒钟,躯干四肢姿势可不对称,面部强直表情,眼及头偏向一侧,睁眼或闭眼,瞳孔散大,可伴呼吸暂停,意识丧失,发作后意识较快恢复,不出现发作后嗜睡。

4.阵挛性发作

其发作时全身性肌肉抽动,左右可不对称,肌张力可增高或减低,有短暂意识丧失。

5.局限性运动性发作

此发作时无意识丧失,常表现为下列形式。

(1)某个肢体或面部抽搐:由于口、眼、手指在脑皮层运动区所代表的面积最大,因而这些部位最易受累。

（2）杰克逊（Jackson）癫痫发作：发作时大脑皮质运动区异常放电灶逐渐扩展到相邻的皮层区。抽搐也按皮层运动区对躯干支配的顺序扩展，如从面部抽搐开始→手→前臂→上肢→躯干→下肢；若进一步发展，可成为全身性抽搐，此时可有意识丧失；常提示颅内有器质性病变。

（3）旋转性发作：发作时头和眼转向一侧，躯干也随之强直性旋转，或一侧上肢上举，另一侧上肢伸直，躯干扭转等。

6.新生儿轻微惊厥

这是新生儿期常见的一种惊厥形式，发作时呼吸暂停，两眼斜视，眼睑抽搐，频频的眨眼动作，伴流涎，吸吮或咀嚼样动作，有时还出现上下肢类似游泳或蹬自行车样的动作。

（二）惊厥的伴随症状及体征

1.发热

发热为小儿惊厥最常见的伴随症状，如系单纯性或复杂性高热惊厥患儿，于惊厥发作前均有38.5 ℃，甚至 40 ℃以上高热。由上呼吸道感染引起者，还可有咳嗽、流涕、咽痛、咽部出血、扁桃体肿大等表现。如为其他器官或系统感染所致惊厥，绝大多数均有发热及其相关的症状和体征。

2.头痛及呕吐

此为小儿惊厥常见的伴随症状之一，年长儿能正确叙述头痛的部位、性质和程度，婴儿常表现为烦躁、哭闹、摇头、抓耳或拍打头部。多伴有频繁喷射状呕吐，常见于颅内疾病及全身性疾病，如各种脑膜炎、脑炎、中毒性脑病、瑞氏综合征、颅内占位性病变等。同时还可出现程度不等的意识障碍，颈项抵抗，前囟饱满，脑神经麻痹，肌张力增高或减弱，克尼格征、布鲁辛斯基征及巴宾斯基征阳性等体征。

3.腹泻

如遇重度腹泻病，可致水电解质紊乱及酸碱失衡，出现严重低钠或高钠血症，低钙、低镁血症，以及由于补液不当，造成水中毒也可出现惊厥。

4.黄疸

新生儿溶血症，当出现胆红素脑病时，不仅皮肤巩膜高度黄染，还可有频繁性惊厥；重症肝炎患儿，当肝功能衰竭，出现惊厥前即可见到明显黄疸；在瑞氏综合征、肝豆状核变性等病程中，均可出现不等的黄疸，此类疾病初期或中末期均能出现惊厥。

5.水肿、少尿

水肿、少尿是各类肾炎或肾病为儿童时期常见多发病，水肿、少尿为该类疾病的首起表现，当其中部分患儿出现急、慢性肾衰竭，或肾性高血压脑病时，均可有惊厥。

6.智力低下

智力低下常见于新生儿窒息所致缺氧、缺血性脑病，颅内出血患儿，病初即有频繁惊厥，其后有不同程度的智力低下。智力低下亦见于先天性代谢异常疾病，如苯酮尿症、糖尿症等氨基酸代谢异常病。

三、诊断依据

（一）病史

了解惊厥的发作形式，持续时间，有无意识丧失，伴随症状，诱发因素及有关的家族史。

现代护理学理论与实践 XIANDAI HULIXUE LILUN YU SHIJIAN

(二)体检

全面的体格检查,尤其神经系统的检查,如神志、头颅、头围、囟门、颅缝、脑神经、瞳孔、眼底、颈抵抗、病理反射、肌力、肌张力、四肢活动等。

(三)实验室及其他检查

1.血尿粪常规

血白细胞计数显著增高,通常提示细菌感染。红细胞血色素很低,网织红细胞比例增高,提示急性溶血。尿蛋白及细胞数增多,提示肾炎或肾盂肾炎。粪镜检,除外痢疾。

2.血生化等检验

除常规查肝肾功能、电解质外,应根据病情选择有关检验。

3.脑脊液检查

凡疑有颅内病变惊厥患儿,尤其是颅内感染时,均应做脑脊液常规、生化、培养或有关的特殊化验。

4.脑电图

脑电图阳性率可达 80%～90%,小儿惊厥,尤其无热惊厥,其中不少为小儿癫痫。脑电图上可表现为阵发性棘波、尖波、棘慢波、多棘慢波等多种波型。

5.CT 检查

疑有颅内器质性病变惊厥患儿,应做脑 CT 扫描,高密度影见于钙化、出血、血肿及某些肿瘤;低密度影常见于水肿,脑软化,脑脓肿,脱髓鞘病变及某些肿瘤。

6.MRI 检查

MRI 对脑、脊髓结构异常反映较 CT 更敏捷,能更准确反映脑内病灶。

7.单光子反射计算机体层成像(SPECT)

其可显示脑内不同断面的核素分布图像,对癫痫病灶、肿瘤定位及脑血管疾病提供诊断依据。

四、治疗

(一)止惊治疗

1.地西泮

每次 0.25～0.5 mg/kg,最大剂量不大于 10 mg,缓慢静脉注射,每分钟不大于 1 mg。必要时可在15 分钟后重复静脉注射 1 次,以后可口服维持。

2.苯巴比妥钠

新生儿首次剂量 15～20 mg 静脉注射,维持量 3～5 mg/(kg·d),婴儿、儿童首次剂量为5～10 mg/kg,静脉注射或肌内注射,维持量 5～8 mg/(kg·d)。

3.水合氯醛

每次 50 mg/kg,加水稀释成 5%～10%溶液,保留灌肠。惊厥停止后改用其他镇静剂止惊药维持。

4.氯丙嗪

剂量为每次 1～2 mg/kg,静脉注射或肌内注射,2～3 小时后可重复 1 次。

5.苯妥英钠

每次 5～10 mg/kg,肌内注射或静脉注射。遇有"癫痫持续状态"时可给予 15～20 mg/kg,

速度不超过 1 mg/(kg·min)。

6.硫苯妥钠

催眠,大剂量有麻醉作用。每次 10～20 mg/kg,稀释成 2.5% 溶液肌内注射;也可缓慢静脉注射,边注射边观察,惊止即停止注射。

(二)降温处理

1.物理降温

物理降温可用 30%～50% 乙醇擦浴,头部、颈、腋下、腹股沟等处可放置冰袋,亦可用冷盐水灌肠,或用低于体温 3～4 ℃的温水擦浴。

2.药物降温

一般用安乃近每次 5～10 mg/kg,肌内注射;亦可用其滴鼻,大于 3 岁患儿,每次 2～4 滴。

(三)降低颅内压

惊厥持续发作时,引起脑缺氧、缺血,易致脑水肿;如惊厥系颅内感染炎症引起,疾病本身即有脑组织充血水肿,颅内压增高,因而及时应用脱水降颅内压治疗。常用 20% 甘露醇溶液每次 5～10 mL/kg,静脉注射或快速静脉滴注(10 mL/min),6～8 小时重复使用。

(四)纠正酸中毒

惊厥频繁,或持续发作过久,可致代谢性酸中毒,如血气分析发现血 pH<7.2,BE 为 15 mmol/L时,可用 5% 碳酸氢钠 3～5 mL/kg,稀释成 1.4%的等张液静脉滴注。

(五)病因治疗

对惊厥患儿应通过病史了解,全面体检及必要的化验检查,争取尽快地明确病因,给予相应治疗。对可能反复发作的病例,还应制订预防复发的防治措施。

五、护理

(一)护理诊断

(1)有窒息的危险。

(2)有受伤的危险。

(3)潜在并发症:脑水肿。

(4)潜在并发症:酸中毒。

(5)潜在并发症:呼吸、循环衰竭。

(6)知识缺乏。

(二)护理目标

(1)不发生误吸或窒息,适当加以保护防止受伤。

(2)保护呼吸功能,预防并发症。

(3)患儿家长情绪稳定,能掌握止痉、降温等应急措施。

(三)护理措施

1.一般护理

(1)将患儿平放于床上,取头侧位。保持安静,治疗操作应尽量集中进行,动作轻柔敏捷,禁止一切不必要的刺激。

(2)保持呼吸道通畅:头侧向一边,及时清除呼吸道分泌物。有发绀者供给氧气,窒息时施行人工呼吸。

(3)控制高热:物理降温可用温水或冷水毛巾湿敷额头部,每 5～10 分钟更换 1 次,必要时用冰袋放在额部或枕部。

(4)注意安全,预防损伤,清理好周围物品,防止坠床和碰伤。

(5)协助做好各项检查,及时明确病因。根据病情需要,于惊厥停止后,配合医师作血糖、血钙或腰椎穿刺、血气分析及血电解质等针对性检查。

(6)加强皮肤护理:保持皮肤清洁干燥,衣、被、床单清洁、干燥、平整,以防皮肤感染及压疮的发生。

(7)心理护理:关心体贴患儿,处置操作熟练、准确,以取得患儿信任,消除其恐惧心理。说服患儿及家长主动配合各项检查及治疗,使诊疗工作顺利进行。

2.临床观察内容

(1)惊厥发作时,观察惊厥患儿抽搐的时间和部位,有无其他伴随症状。

(2)观察病情变化,尤其随时观察呼吸、面色、脉搏、血压、心音、心率、瞳孔大小、对光反射等重要的生命体征,发现异常及时通报医师,以便采取紧急抢救措施。

(3)观察体温变化,如有高热,及时做好物理降温及药物降温;如体温正常,应注意保暖。

3.药物观察内容

(1)观察止惊药物的疗效。

(2)使用地西泮、苯巴比妥钠等止惊药物时,注意观察患儿呼吸及血压的变化。

4.预见性观察

若惊厥持续时间长、频繁发作,应警惕有无脑水肿、颅内压增高的表现,如收缩压升高、脉率减慢、呼吸节律慢而不规则,则提示颅内压增高。如未及时处理,可进一步发生脑疝,表现为瞳孔不等大、对光反射消失、昏迷加重、呼吸节律不整甚至骤停。

六、康复与健康指导

(1)做好患儿的病情观察准备好急救物品,教会家属正确的退热方法,提高家长的急救知识和技能。

(2)加强患儿营养与体育锻炼,做好基础护理等。

(3)向家长详细交代患儿的病情、惊厥的病因和诱因,指导家长掌握预防惊厥的措施。

(肖　萍)

第五节　小儿病毒性脑炎和脑膜炎

一、概念

病毒性脑炎和脑膜炎是由病毒引起的中枢神经系统感染性疾病。由乙型脑炎病毒引起的病毒性脑炎好发于 10 岁以下儿童,在夏、秋季流行,称为流行性乙型脑炎。其他常见病毒包括柯萨奇病毒、埃可病毒、单纯疱疹病毒、腺病毒、腮腺炎病毒和淋巴细胞性脉络丛脑膜炎病毒等。病毒性脑炎常呈弥漫性脑实质病变,也可呈局灶性病变(又称局灶性脑炎);病毒性脑膜炎则以软脑膜病变为主。

二、临床表现

病情轻重程度差异较大,与神经系统受累部位、病毒致病力强弱、患儿的免疫反应等因素有关。

(一)前驱症状或伴随症状

前驱症状多表现为呼吸道或消化道症状,如咽痛、咳嗽、呕吐、腹泻、食欲缺乏等。某些病毒感染可伴特殊表现,如腮腺炎病毒感染时腮腺肿大,埃可病毒和柯萨奇病毒感染时常有皮肤斑丘疹或黏膜疹,单纯疱疹病毒感染时可有皮肤黏膜疱疹。

(二)发热

一般为低至中等度发热,流行性乙型脑炎时常急性发病,出现高热或超高热。

(三)脑炎的表现

1.意识障碍(或称脑症状)

轻者反应淡漠、迟钝或烦躁、嗜睡;重者出现谵妄、昏迷。

2.惊厥

可为局限性、全身性或持续状态。

3.颅内压增高症

(1)年长儿持续性头痛及频繁呕吐,婴儿常表现为易激惹、烦躁、尖叫或双眼凝视。常伴不同程度意识障碍。

(2)四肢肌张力增高或强直(去大脑强直:伸性强直和痉挛,角弓反张;去皮质强直:一侧或双侧上肢痉挛伴屈曲状,下肢伸性痉挛)。

(3)血压增高,脉搏减慢,呼吸不规则甚至暂停。

(4)婴儿前囟隆起、张力增高,继而颅缝分离及头围和前囟增大。

(5)视盘水肿,但在急性颅内压增高时常缺如,婴儿少见。

4.脑疝

当出现意识障碍、瞳孔扩大、血压增高伴缓脉三联征象时,提示为颅内压增高危象,常为脑疝的前兆。常见脑疝有两种。

(1)小脑幕切迹疝(或称颞叶沟回疝):昏迷加深,受压侧瞳孔先缩小后扩大,光反应迟钝或消失,眼睑下垂,呼吸不规则,颈强直,受压对侧肢体呈中枢性瘫痪。进一步累及对侧,则见双侧瞳孔不等大或忽大忽小。

(2)枕骨大孔疝(或称小脑扁桃体疝):昏迷加深,双侧瞳孔对称性散大,眼球固定,对光反射消失,双侧锥体束征阳性,延髓生命中枢受压,出现呼吸衰竭、血压下降。

5.锥体束征阳性

巴氏征阳性。

6.局限性脑症状(与受累部位有关)

(1)脑干受损:呼吸改变,脑神经麻痹,瞳孔变化。

(2)基底核受损:震颤,多动,肌张力改变。

(3)小脑受损:共济失调。

(4)额叶受损:精神行为异常,运动性失语。

(5)颞叶受损：中枢性失聪。

(6)枕叶受损：中枢性失明。

(7)脑皮质运动功能区受损：中枢性单侧或单肢瘫痪。

(四)脑膜炎的表现

(1)头痛、呕吐等颅内压增高的表现。

(2)脑膜刺激征：颈强直、克氏征和布氏征阳性。

(3)惊厥少见，意识障碍比较轻微。

三、辅助检查

(一)实验室检查

1.脑脊液常规检查

外观多清亮，偶微混，蛋白质正常或轻度增高，细胞计数$(0\sim500)\times10^6/L$，早期以中性粒细胞为主，但很快转为以淋巴细胞为主，糖和氯化物正常，培养无细菌生长。

2.病原学检查

脑脊液送病毒分离。应用分子生物学技术，如 PCR 等检测脑脊液中相应病毒基因。

(二)其他检查

1.脑电图检查

脑炎时早期即有脑电图改变，出现弥漫性或局限性慢波，也可见尖波、棘波、尖-慢复合波或棘-慢复合波。

2.影像学检查

头颅 CT 检查可发现脑水肿、脑软化灶，脑膜炎等。

四、治疗

(一)抗病毒治疗

某些病毒感染可选用相应抗病毒药物。如单纯疱疹病毒引起的脑炎可用阿昔洛韦，推荐剂量：每次 $10\sim15$ mg/kg，静脉滴注，8 小时 1 次，共用 $14\sim21$ 天。

(二)对症治疗

1.退热止惊

高热时采用头部冰枕等物理降温或中、西药物退热。止惊可用苯巴比妥每次 $5\sim10$ mg/kg，肌内注射；地西泮每次 $0.3\sim0.5$ mg/kg，静脉注射，每次最大量 5 岁以下不超过 5 mg，5 岁以上不超过 10 mg；水合氯醛每次 $40\sim60$ mg/kg，口服或保留灌肠，最大量每次不超过 1 g 等，或交替使用。

2.减轻脑水肿、降低颅内压

(1)20％甘露醇每次 $0.5\sim1.0$ g/kg，出现脑疝者可增至每次 $1.0\sim2.0$ g/kg，间隔 $4\sim6$ 小时重复使用；可同时应用地塞米松 $0.25\sim0.5$ mg/(kg·d)。

(2)脑炎患儿常规给氧，保持呼吸道通畅，维持正常血压以保证脑内灌注压和脑部供氧。

(3)过度通气，维持 PaO_2 $12.0\sim20.0$ kPa($90\sim150$ mmHg)，$PaCO_2$ $3.3\sim4.0$ kPa($25\sim30$ mmHg)。

(4)侧脑室持续外引流，可获得迅速而有效的效果，常在颅内压增高危象和脑疝时采用。

（三）一般治疗

（1）重症监护。

（2）昏迷者防止痰阻，尿潴留时辅助排尿。

（3）液体量 30～60 mL/(kg·d)，总张力 1/5～1/4 张，重症脑炎患儿在开始补液 12 小时左右可给予白蛋白 0.5～1.0 g/kg，最大量每次 25 g；或血浆，贫血者给全血，每次 10 mL/kg，以增加血浆胶体渗透压，维持组织脱水。

（4）保证热量供给，维持电解质和酸碱平衡。

（四）恢复期及康复治疗

至恢复期可选用促进脑细胞代谢药，如脑活素等，脑炎患儿易遗留各种神经系统后遗症，应及时予以相应康复治疗。

五、护理措施

（一）休息与运动

急性期卧床休息，缓解期和恢复期可做床上被动运动或床边活动。

（二）饮食护理

给予高热量、高蛋白质、高维生素、易消化的清淡流食或半流食，保证能量供给，维持水、电解质平衡。根据患儿的意识状态及年龄，采取适宜的营养供给方式，经口进食者避免呛咳及呕吐，鼻饲者按鼻饲护理常规操作，遵医嘱应用静脉营养者按静脉输液常规操作。

（三）用药护理

静脉用药时，根据患儿年龄、病情及药物性质调整合适的输液速度，必要时使用输液泵控制速度；静脉应用甘露醇时要快速滴入，20% 甘露醇 250 mL 需 50 分钟内静脉输入完毕，避免药物外渗。注意观察抗惊厥发作和抗病毒等药物的不良反应。

（四）心理护理

加强沟通，解除患儿及其家长的焦虑及恐惧情绪，增强战胜疾病的信心和对治疗护理的依从性。

（五）病情观察与护理

监测生命体征的变化，观察神志、囟门、瞳孔改变，警惕惊厥、脑水肿、脑疝及呼吸衰竭等发生，备齐抢救药品及器械，加强巡视、密切观察、详细记录，以便及早发现，给予急救处理。

1.精神异常护理

向患儿介绍环境，以减轻其不安与焦虑。去除环境中不利因素，为患儿提供保护性的看护和日常生活的细心护理。加强有幻觉的患儿安全管理。

2.昏迷护理

床头抬高 30° 以上，以利于呼吸道分泌物排出及静脉回流；2 小时翻身、叩背 1 次，意识清醒的指导按正确方法将痰自行咳出；对于意识障碍的用吸引器及时吸出痰液，痰液黏稠可遵医嘱给予雾化吸入，稀释痰液后吸出，避免压疮和坠积性肺炎；密切观察瞳孔及呼吸，防止因移动体位致脑疝形成和呼吸骤停；保持呼吸道通畅、给氧，必要时人工辅助呼吸及吸痰；胃肠能耐受者，应尽早给予鼻饲，保证热量供应，否则给予静脉营养支持。

3.瘫痪护理

做好心理护理，增强患儿自我照顾能力和信心；加强生活照护；指导家长掌握协助患儿翻身及皮肤护理的方法;患肢压疮的预防及保持瘫痪肢体于功能位置;病情稳定后,及早督促患儿进行肢体的被动或主动功能锻炼,活动时要循序渐进,加强保护措施,防碰伤。在每次改变锻炼方式时给予指导、帮助和正面鼓励。

4.防止坠积性肺炎的护理

2 小时翻身、叩背 1 次,意识清醒的指导按正确方法将痰自行咳出;对于意识障碍的用吸引器及时吸出痰液,痰液黏稠遵医嘱给予雾化吸入,稀释痰液后吸出。

(六)基础护理

(1)病室布置力求简单,避免各种不良刺激,护理操作集中进行。

(2)躁动不安或惊厥时防坠床及舌咬伤。

(3)记录 24 小时的出入量。

(4)做好口腔护理,呕吐后保持口腔清洁;做好皮肤护理及会阴护理,不能活动者每 2 小时翻身体疗,预防压疮、坠积性肺炎及泌尿系感染的发生。

(5)维持正常的体温及血氧饱和度,遵医嘱吸氧,按吸氧护理常规操作。

(6)保持呼吸道通畅,及时清理呕吐物,以免误吸。对恢复期患儿,应进行功能训练,减少后遗症的发生。

(七)健康教育

1.功能训练

身体按摩和被动功能训练,而后逐渐下床活动。

2.用药指导

遵医嘱服药。

3.心理指导

向患儿及其家长讲解相关疾病治疗护理知识,以及影响预后的相关因素,提高患儿及其家长对治疗护理的依从性,树立患儿及其家长战胜疾病的信心。

4.康复指导

有肢体瘫痪患儿,应保持肢体功能位,及早进行肌肉按摩和被动功能训练以促进康复,有语言障碍者,指导家长协助患儿进行语言训练。

5.复诊须知

遵医嘱定期复查脑电图,一旦出现头痛、呕吐、惊厥等症状及早就医,以免延误病情。

(王新营)

第六节　小儿化脓性脑膜炎

小儿化脓性脑膜炎(简称化脑)是指由各种化脓性细菌引起的脑膜炎症,常继发于败血症或为败血症的一部分,约 30％的新生儿败血症可并发脑膜炎。临床以急性发热、惊厥、意识障碍、颅内压增高和脑膜刺激征以及脑脊液脓性改变为特征。

80％以上的化脓性脑膜炎是由肺炎链球菌、流感嗜血杆菌、脑膜炎双球菌引起。2 个月以下婴幼儿和新生儿、原发或继发性免疫缺陷病者,易发生肠道革兰阴性杆菌和金黄色葡萄球菌脑膜炎,前者以大肠埃希菌最多见,其次如变形杆菌、铜绿假单胞菌或产气杆菌等。出生 2 个月至儿童时期以流感嗜血杆菌、脑膜炎双球菌、肺炎链球菌致病为主。

随着抗生素的合理应用,小儿化脓性脑膜炎的病死率明显下降,病死率在 5% ～ 15%,约 1/3 幸存者遗留各种神经系统后遗症,6 个月以下幼婴患本病预后更为严重。部分患儿可遗留脑积水、耳聋、癫痫、智力低下和肢体瘫痪。

化脓性脑膜炎包括脑膜炎双球菌性脑膜炎、肺炎链球菌脑膜炎、流感嗜血杆菌脑膜炎、金黄色葡萄球菌脑膜炎、革兰阴性菌脑膜炎和新生儿脑膜炎。

一、病因与发病机制

(一)病因

化脑在 0～2 月龄内婴儿,其致病病原常反映母亲的带菌情况和婴儿的生活环境,常见病原有 B 族链球菌和革兰阴性肠杆菌等,偶尔也有流感嗜血杆菌 b 型(Hib)或不定型菌株。在 2 月龄至 12 岁的儿童组中,其致病菌常是肺炎链球菌、脑膜炎双球菌或 Hib。在美国,没有应用 Hib 疫苗之前,约 70% 小于 5 岁儿童的化脑是由 Hib 引起。1986 年在美国,化脑的平均发病年龄为 15 个月。另外,在一些有解剖结构缺陷或免疫功能缺陷的人群,少见病原引起脑膜炎的病例增加,如铜绿假单胞菌、金黄色葡萄球菌、凝固酶阴性葡萄球菌、沙门菌属和李斯特菌等。

细菌性脑膜炎的重要危险因素:其一为年幼儿对感染的病原缺乏免疫力;其二为近期有致病细菌的携带。有密切接触史、居住拥挤、贫穷、小婴儿缺乏母乳喂养都是诱发因素。传播方式是经接触呼吸道分泌物和飞沫传播,脾功能不全如镰状细胞贫血、无脾的患者易患肺炎链球菌脑膜炎,有时也易患 Hib 脑膜炎。

1.肺炎链球菌

肺炎链球菌脑膜炎的发病率为 1/10 万～3/10 万,一生都可以感染此菌,2 岁以下婴幼儿和老年人中的发病率最高。其危险性同感染的肺炎链球菌血清型有关,血清型分布在不同国家和地区也不相同。

2.流感嗜血杆菌

流感嗜血杆菌是广泛寄居在正常人上呼吸道的微生物,在健康儿童中,30%～80%都带有 Hib,绝大多数是无荚膜不定型,无致病性的,仅少数为有荚膜菌株,而侵袭性疾病大多数为 Hib 菌株引起。其中流感嗜血杆菌 b 型(Hib)带菌的高峰年龄主要在 6 个月至 2 岁半,然后很快下降,4 岁后很少带菌。Hib 的传播方式主要由呼吸道经空气、飞沫或经手传染,主要感染 5 岁以下的儿童,引起多器官、组织的侵袭性感染,其中占第一位而且危害最大的是脑膜炎。在美国未用此菌苗前,5 岁以下儿童 Hib 脑膜炎发病率 60 例/10 万,病死率为 5%～10%,而由于中枢神经损伤所造成的后遗症发生率为 30%～50%。近年来人们发现,由于耐药菌株的出现,尽管使用了有效的抗生素,仍有 5% 的患者死亡,30% 的患者有中枢神经系统后遗症。

3.脑膜炎双球菌

脑膜炎球菌性脑膜炎至今仍是全球性疾病,世界各地都有发病。高发地区是非洲、亚洲和南美洲,这些地区平均发病率为 10/10 万,在流行年代可能增加到 500/10 万。在非洲脑脊髓膜炎的流行,A 群脑膜炎球菌仍是最常见的病原菌。此外,在巴西、马里、尼日利亚等地,C 群脑膜炎球菌引起过大爆发。在智利、古巴、挪威等地,B 群脑膜炎球菌也和一些爆发有联系,而且由这种血清群引起的病例最近几年在北美已明显增多了。据世界卫生组织报告近十年来各大洲发病率波动在 10/10 万～30/10 万,美洲的发病率波动在 2/10 万～5/10 万,欧洲、北美、大洋洲发病率较低,平均约 1/10 万,亚洲除我国外发病率也在 1/10 万～2/10 万。

(二)发病机制

细菌抵达脑膜可通过多种途径,如外伤或手术直接接种、淋巴或血流播散等。通常脑膜炎是由菌血症发展而来。细菌多由上呼吸道侵入,先在鼻咽部隐匿、繁殖,继而进入血流,直接抵达营养中枢神经系统的血管,或在该处形成局部血栓,并释放出细菌栓子到血液循环中。由于小儿防御、免疫功能均较成人弱,病原菌容易通过血-脑屏障到达脑膜引起化脑。婴幼儿的皮肤、黏膜、肠胃道以及新生儿的脐部也常是感染侵入门户。鼻旁窦炎、中耳炎、乳突炎既可作为病灶窝藏细菌,也可因病变扩展直接波及脑膜。颅骨外伤、骨折的并发症,特别是那些涉及鼻旁窦的骨折,更可形成颅内与外界的直接通道,成为细菌侵入的门户。先天性免疫球蛋白缺陷,细胞免疫缺陷或联合免疫缺陷,均影响婴儿预防感染的能力,容易发生严重感染乃至脑膜炎。具有大量荚膜的细菌在血流中生存力加强,在缺乏免疫力的年幼儿中,血清低浓度的抗荚膜 IgM 与 IgG 抗体、血清备解素、血清补体成分如 C_{19}、C_3 和 C_5 也缺乏或减少都影响对细菌有效的调理吞噬作用,使其容易发生脑膜炎。细菌通过血-脑屏障进入脑脊液循环,因为脑脊液中的补体、抗体浓度明显低于血循环,细菌可迅速繁殖,而化学趋化因子、肿瘤坏死因子、白细胞介素-1、前列腺素 E 和其他细胞因子或炎性介质的局部产生引起了局部炎症,细菌的细胞壁成分也可引起强烈的炎症反应。继而,炎症造成白细胞浸润、血管通透性增加、血管梗死,破坏了血-脑屏障。在脑脊液中已无菌生长时,细胞因子引起的炎症还在继续,这也就造成了慢性炎症后遗症。

二、临床表现

(一)症状及体征

各种细菌所致化脑的临床表现大致相仿,可归纳为感染、颅压增高及脑膜刺激症状。其临床表现在很大程度上取决于患儿的年龄。年长儿与成人的临床表现相似。婴幼儿症状一般较隐匿或不典型。

化脑一般发病急,有高热、头痛、呕吐、食欲缺乏及精神萎靡等症状。起病时神志一般清醒,病情进展可发生嗜睡、谵妄、惊厥和昏迷。严重者在 24 小时内即出现惊厥、昏迷。体检可见意识障碍、昏迷、颈强直、克氏征与布氏征阳性。如未及时治疗,颈强直加重、头后仰、背肌僵硬甚至角弓反张。

婴幼儿期化脑起病急缓不一。由于前囟尚未闭合,骨缝可以裂开,而使颅内压增高及脑膜刺激症状出现较晚,临床表现不典型。常先以易激惹、烦躁不安、面色苍白、食欲减低开始,然后出现发热及呼吸系统或消化系统症状,如呕吐、腹泻、轻微咳嗽,继之嗜睡、头向后仰、感觉过敏、哭声尖锐、眼神发呆、双目凝视,有时用手打头、摇头。往往在发生惊厥后才引起家长注意和就诊。前囟饱满、布氏征阳性是重要体征,有时皮肤划痕试验阳性。

新生儿特别是未成熟儿的临床表现明显不同。起病隐匿,常缺乏典型症状和体征。由于宫内感染引起的,可表现为出生时即呈不可逆性休克或呼吸暂停,很快死亡。较常见的情况是出生时婴儿正常,数天后出现肌张力低下、少动、哭声微弱、吸吮力差、拒食、呕吐、黄疸、发绀、呼吸不规则等非特异性症状。发热或有或无,甚至体温不升。体格检查仅见前囟张力增高,而少有其他脑膜刺激征。前囟隆起亦出现较晚,极易误诊。唯有腰穿检查脑脊液才能确诊。有些患儿直到尸检时才发现其为化脑。

(二)并发症和后遗症

1.硬膜下积液

婴儿肺炎球菌和流感杆菌脑膜炎时多见。经治疗病情好转而体温持续不退,或体温下降后再升高;前囟持续隆起或第二次隆起,颅透照试验光圈持续超过 2 cm 或进行性增大;症状好转,又重复出现惊厥等症状。此时应作硬膜下穿刺。如穿刺得黄色或带血微浊液体在 1 mL 以上,可以确诊。涂片可找到细菌。

2.脑室管膜炎

具备以下两项者,应疑并发脑室膜炎:①病情危重,频繁惊厥,呼吸衰竭。②经合理治疗 1 周,化脑症状持续加重。③脑超声或 CT 示脑室明显扩大。④中枢神经系统畸形或化脑复发。如脑室穿刺液白细胞数≥50 个/mm^3,糖<30 mg/dL 或蛋白定量>40 mg/dL 即可确诊。脑脊液细菌培养或涂片结果与腰穿结果一致也可确诊。

3.脑积水

梗阻性脑积水。

4.脑性低钠血症

并发抗利尿激素分泌过多,又因呕吐、进食差等致使血钠降低或发生水中毒。主要表现为意识障碍加重,惊厥。血化验可证实低钠血症。

5.其他

继发癫痫,智力低下,视、听、运动功能障碍等。

三、实验室及辅助检查

(一)血常规

白细胞总数及中性粒细胞明显增加。贫血常见于流感嗜血杆菌脑膜炎。

(二)血培养

早期、未用抗生素治疗者可得阳性结果,能帮助确定病原菌。

(三)咽培养

对分离出致病菌有参考价值。

(四)瘀点涂片

流脑患儿皮肤瘀点涂片查见细菌阳性率在 50% 以上。

(五)脑脊液常规、涂片、培养

脑脊液检查可见典型化脓性改变。其外观混浊或稀米汤样,压力增高(当脓液黏稠、流出困难时,无法测量压力)。显微镜下检查白细胞计数甚多,每立方毫米自数百至数万,每升可达数亿个,其中以多核白细胞为主。糖定量试验,含量常在 150 mg/L 以下。糖定量不但可协助鉴别细菌或病毒感染,还能反映治疗效果。蛋白定性试验多为强阳性,定量试验明显增高。将脑脊液离心沉淀,作涂片染色,常能查见病原菌,可作为早期选用抗生素治疗的依据。涂片检查用革兰染色,必要时加用美兰染色协助观察细菌形态。

(六)特异性细菌抗原测定

利用免疫学技术检查患儿脑脊液、血、尿中细菌抗原为快速确定病原菌的特异方法。特别是脑脊液抗原检测最重要。血、尿抗原阳性亦有参考价值。国外在十余年前即已广泛开展此项工作,由于缺乏优质抗血清,我国尚未普遍使用。常用的方法有以下几种。

1.对流免疫电泳（CIE）

此法系以已知抗体（特定的抗血清）检测脑脊液中的抗原如可溶性荚膜多糖，特异性高，1小时内即能获得结果，常用作流脑快速诊断，也用以检查嗜血流感杆菌、肺炎链球菌等，阳性率可达80%。北京儿童医院128例化脑抗原检测阳性率为86.7%。

2.乳胶凝集试验（LA）

LA是用已知抗体检测未知抗原（或用已知抗原检测抗体）。对脑膜炎双球菌与流感杆菌检测结果与用CIE方法所测结果相似。但对肺炎链球菌敏感性较差。此法较CIE敏感，但有假阳性可能。所用标本量较CIE多，试剂盒亦较昂贵。

3.免疫荧光试验

用荧光素标记已知抗体，再加入待检抗原（如脑脊液、血液标本），然后用荧光显微镜观察抗原抗体反应。此法特异性高、敏感性强，可快速作出诊断，但需一定设备。

4.酶联免疫吸附试验（ELISA）

用酶标记已知抗体（或抗原）测定相应抗原（或抗体）。

四、主要护理诊断

（一）体温过高
体温过高与细菌感染有关。

（二）合作性问题
颅内高压症。

（三）营养失调
低于机体需要量与摄入不足、机体消耗增多有关。

（四）有受伤的危险
有受伤的危险与抽搐或意识障碍有关。

（五）恐惧或焦虑
恐惧或焦虑（家长的）与疾病重、预后不良有关。

五、护理措施

（一）高热的护理
1.休息

保持病室安静、空气新鲜、绝对卧床休息。

2.病情观察

每4小时测体温1次，并观察热型及伴随症状。体温超过38℃时，及时给予物理降温；如超过39℃，按医嘱及时给予药物降温，以减少大脑氧的消耗，防止高热惊厥。记录降温效果。

3.其他护理

鼓励患儿多饮水，必要时静脉补液。出汗后及时更衣，注意保暖。

（二）饮食护理
保证足够热量摄入，按患儿热量需要制定饮食计划，给予高热量、清淡、易消化的流质或半流质饮食。少量多餐，防呕吐发生。注意食物的调配，增加患儿食欲。频繁呕吐不能进食者，应注意观察呕吐情况并静脉输液，维持水、电解质平衡。偶有吞咽障碍者，应及早鼻饲，以防窒息。监测患儿每天热量摄入量,及时给予适当调整。

(三)体位

给予舒适的卧位,颅内高压者抬高头部 $15°\sim30°$,保持中位线,避免扭曲颈部。有脑疝发生时,应选择平卧位。呕吐时须将头侧向一边,防止窒息。

(四)加强基础护理

做好口腔护理,呕吐后帮助患儿漱口,保持口腔清洁,及时清除呕吐物,减少不良刺激。做好皮肤护理,及时清除大小便,保持臀部干燥,必要时使用气垫等抗压力器材,预防压疮的发生。

(五)安全护理

注意患儿安全,躁动不安或惊厥时防坠床及舌咬伤。

(六)生活护理

协助患儿进行洗漱、进食、大小便及个人卫生等生活护理。

(七)病情观察

(1)监测生命体征,密切观察病情,注意精神状态、意识、瞳孔、前囟等变化。若患儿出现意识障碍、前囟紧张、躁动不安、频繁呕吐、四肢肌张力增高等,提示有脑水肿、颅内压升高的可能。若呼吸节律不规则、瞳孔忽大忽小或两侧不等大、对光反应迟钝、血压升高,应注意脑疝及呼吸衰竭的存在。

(2)并发症的观察:如患儿在治疗中发热不退或退而复升、前囟饱满、颅缝裂开、呕吐不止、频繁惊厥,应考虑有并发症存在。可做颅骨透照法、头颅超声波检查、头颅 CT 扫描检查等,以便早确诊,及时处理。

(八)用药护理

了解各种药物的使用要求及不良反应。如静脉用药的配伍禁忌;青霉素应现配现用,防止破坏,影响疗效;注意观察氯霉素的骨髓抑制作用,定期做血常规检查;甘露醇须快速输注,避免药物渗出血管外,如有渗出须及时处理,可用 50% 硫酸镁湿敷;除甘露醇外,其他液体静脉输注速度不宜太快,以免加重脑水肿;保护好静脉,有计划地选择静脉,保证输液通畅;记录 24 小时出入液量。

(九)心理护理

对患儿及家长给予安慰、关心和爱护,使其接受疾病的事实,鼓励战胜疾病的信心。根据患儿及家长的接受程度,介绍病情、治疗、护理的目的与方法,以取得患儿及家长的信任,使其主动配合。

(十)健康教育

(1)根据患儿和家长的接受程度介绍病情和治疗、护理方法,使其主动配合,并鼓励患儿和家长共同参与制定护理计划。关心家长,爱护患儿,鼓励其战胜疾病,以取得患儿和家长的信任。

(2)在治疗过程中提供相应的护理知识,如吞咽不良、使用鼻饲者,注意鼻饲后的正确卧位,鼻饲后避免立即翻身和剧烈运动;小婴儿要耐心喂养,给予喂养知识及饮食指导;向患儿及家长解释腰穿后须去枕平卧、禁食 2 小时的意义,以取得患儿和家长的合作;注意保暖,预防感冒;减少陪护,预防交叉感染,以期尽早康复。

(3)对有并发症患儿,向患儿和家长解释原因,在处理过程中需要患儿和家长配合的都应一一说明,以取得患儿和家长的配合。

(十一)出院指导

(1)饮食应根据患儿不同年龄给予饮食指导,给予高热量、富含维生素、易消化饮食,并注意饮食的调配,增进食欲。

(2)注意劳逸结合,根据天气变化及时增减衣服,预防感冒。搞好环境卫生,室内经常开窗通风,充分利用日光。注意个人卫生。小儿尽量少去拥挤的公共场所。流行性脑膜炎流行期间避免大型集会,减少人员流动,外出戴口罩,不去疫区。

(3)有后遗症者,应给予相应的功能训练和康复指导。肢体瘫痪者应每天做各关节的被动活动,鼓励患儿主动运动,加强锻炼。恢复期宜做按摩、理疗、体疗、运动功能锻炼等康复治疗。有失语者宜进行语言训练。有癫痫者应指导患儿按时有规律的服药,注意安全,避免过度劳累和情绪激动,定期复查。

(王新营)

第七节　小儿流行性腮腺炎

一、概述

流行性腮腺炎是由腮腺炎病毒引起的小儿时期常见的急性呼吸道传染病。以腮腺肿大、疼痛为特征,各种唾液腺体及其他器官均可受累,系非化脓性炎症。

(一)病因

腮腺炎病毒为 RNA 病毒,人是病毒唯一宿主。

腮腺炎病毒属副黏液病毒,仅一个血清型,存在于患者唾液、血液、尿液及脑脊液中。此病毒对理化因素抵抗力不强,加热至 56 ℃20 分钟或甲醛、紫外线等很容易使其灭活,但在低温条件下可存活较久。

(二)流行病学特点

1.传染源

早期患者和隐性感染者。病毒存在于患儿唾液中的时间较长,腮肿前 6 天至腮肿后 9 天均可自患者唾液中分离出病毒,因此在这两周内有高度传染性。感染腮腺炎病毒后,无腮腺炎表现,而有其他器官如脑或睾丸等症状者,则唾液及尿亦可检出病毒。在大流行时 30%～40% 的患儿仅有上呼吸道感染的亚临床感染,是重要传染源。

2.传播途径

本病毒在唾液中通过飞沫传播(唾液及污染的衣服亦可传染)其传染力较麻疹、水痘为弱。孕妇感染本病可通过胎盘传染胎儿,而导致胎儿畸形或死亡,流产的发生率也增加。

3.易感性

普遍易感,其易感性随年龄的增加而下降。青春期后发病男多于女。病后可有持久免疫力。

(三)发病机制

多认为该病毒首先侵入口腔黏膜和鼻黏膜在上皮组织中大量增殖后进入血循环(第一次病毒血症),经血流累及腮腺及一些组织,并在其中增殖再次进入血循环(第二次病毒血症),并侵犯上次未受波及的一些脏器。病程早期时从口腔、呼吸道分泌物、血尿、乳汁、脑脊液及其他组织中可分离到腮腺炎病毒。有人分别从胎盘和胎儿体内分离出本病毒。根据本病患儿在病程中可始终无腮腺肿胀而脑膜脑炎、睾丸炎等可出现于腮腺肿胀之前等事实,也证明腮腺炎病毒首先侵入口鼻黏膜经血流累及各种器官组织的观点,也有人认为病毒对腮腺有特殊亲和性,因此入口腔后即经腮腺导管而侵入腮腺,在腺体内增殖后再进入血循环形成病毒血症累及其他组织。各种腺组织如睾丸卵巢、胰腺、肠浆液造酶腺、胸腺、甲状腺等均有受侵的机会,脑脑膜、肝及心肌也常被累及,因此流行性腮腺炎的临床表现变化多端脑膜脑炎是病毒直接侵犯中枢神经系统的后果,自脑脊液中可能分离出病原体。

腮腺的非化脓性炎症为本病的主要病变,腺体呈肿胀发红,有渗出物,出血性病灶和白细胞浸润腮腺导管有卡他性炎症,导管周围及腺体间质中有浆液纤维蛋白性渗出及淋巴细胞浸润,管内充塞破碎细胞残余及少量中性粒细胞腺上皮水肿、坏死、腺泡间血管有充血现象腮腺周显著水肿,附近淋巴结充血肿胀。唾液成分的改变不多但分泌量则较正常减少。

由于腮腺导管的部分阻塞使唾液的排出受到阻碍,故摄食酸性饮食时可因唾液分泌增加、唾液潴留而感胀痛唾液中含有淀粉酶可经淋巴系统而进入血循环,导致血中淀粉酶增高,并从尿中排出胰腺和肠浆液造酶含量。本病病毒易侵犯成熟的睾丸,幼年患者很少发生睾丸炎睾丸曲精管的上皮显著充血,有出血斑点及淋巴细胞浸润,在间质中出现水肿及浆液纤维蛋白性渗出物胰腺呈充血、水肿,胰岛有轻度退化及脂肪性坏死。

(四)临床表现

临床典型病例以腮腺炎为主要表现,潜伏期为14～25天,平均为18天。

本病前驱期很短,可有发热、头痛、乏力、肌痛、厌食等。腮腺肿大常是疾病的首发体征,通常先起于一侧,2～3天波及对侧,也有两侧同时肿大或始终限于一侧者。肿胀以耳垂为中心,向前、后、下发展,局部不红,边缘不清,轻度压痛,咀嚼食物时疼痛加重,在上颌第2磨牙旁的颊黏膜处,可见腮腺管口。腮腺肿大3～5天达高峰,1周左右逐渐消退。颌下腺和舌下腺也可同时受累。不典型病例可无腮腺肿胀而以单纯睾丸炎或脑膜脑炎的症状出现。

腮腺炎病毒有嗜腺体和嗜神经性,故病毒常侵入中枢神经系统、其他腺体或器官而产生下列症状。

1.脑膜脑炎

可在腮腺炎出现前、后或同时发生,也可发生在无腮腺炎时。表现为发热、头痛、呕吐、颈项强直,少见惊厥和昏迷。脑脊液呈无菌性脑膜炎样改变。大多预后良好,但也偶见死亡及留有神经系统后遗症。

2.睾丸炎

睾丸炎是男孩最常见的并发症,多为单侧受累,睾丸肿胀疼痛,约半数病例可发生萎缩,双侧萎缩者可导致不育症。

3.急性胰腺炎

该病较少见,常发生于腮腺肿胀数天后。出现中上腹剧痛,有压痛和肌紧张,伴发热、寒战、呕吐、腹胀、腹泻或便秘等。

4.其他

可有心肌炎、肾炎、肝炎等。

(五)流行性腮腺炎诊断标准

1.疑似病例

发热,畏寒,疲倦,食欲缺乏,1～2天单侧或双侧非化脓性腮腺肿痛或其他唾液腺肿痛。

2.确诊病例

(1)腮腺肿痛或其他唾液腺肿痛与压痛,吃酸性食物时胀痛更为明显。腮腺管口可见红肿。白细胞计数正常或稍低,后期淋巴细胞增加。

(2)发病前1～4周与腮腺炎患者有密切接触史。

二、治疗

隔离患儿使之卧床休息直至腮腺肿胀完全消退。注意口腔清洁,饮食以流质或软食为宜,避免酸性食物,保证液体摄入量。

三、护理评估、诊断和措施

(一)健康管理

1.疼痛

腮腺炎引起的腮腺肿大引起。

(1)护理诊断:疼痛。

(2)护理措施:缓解疼痛。

2.发热

发热与感染有关。

(1)护理诊断:体温升高。

(2)护理措施:①保证休息,防止过劳,减少并发症的发生。高热者给予物理降温。鼓励患儿多饮水。发热伴有并发症者应卧床休息至热退。②保持口腔清洁,常用温盐水漱口,多饮水,以减少口腔内残余食物,防止继发感染。③给予富有营养、易消化的半流质或软食,忌酸、辣、干、硬食物,以免因唾液分泌及咀嚼使疼痛加剧。④局部冷敷,以减轻炎症充血及疼痛。亦可用中药湿敷。

3.焦虑

焦虑与患儿的疾病发展有关。

(1)护理诊断:焦虑。

(2)护理措施:①缓解家长的焦虑,做好解释沟通。②注意有无脑膜脑炎、睾丸炎、急性胰腺炎等临床征象,并给以相应治疗和护理。发生睾丸炎时可用丁字带托起阴囊,局部间歇冷敷以减轻疼痛。③无并发症的患儿一般在家中隔离治疗,指导家长做好隔离、饮食、用药护理,学会病情观察,若有并发症表现,应及时送医院就诊。做好患儿和家长的心理护理,介绍减轻疼痛的方法,使患儿配合治疗。

(二)预防感染传播

发现腮腺炎患儿后立即采取呼吸道隔离措施,直至腮腺肿大消退后3天,有接触史的易感患儿应观察3周。流行期间应加强幼托机构的晨检。居室应空气流通,对患儿口、鼻分泌物及污染物应进行消毒。易感患儿可接种减毒腮腺炎活疫苗。

(肖　萍)

第八节　小儿急性感染性喉炎

急性感染性喉炎是由病毒或细菌等引起的喉部黏膜的急性炎症,多见于5岁以下的儿童,冬、春季发病较多。由于小儿喉腔狭小、黏膜下血管淋巴组织丰富,声门下组织疏松等解剖特点,患儿易出现犬吠样咳嗽、声音嘶哑、吸气性喉鸣伴呼吸困难,严重时出现喉梗阻症状,若处理不及时,可危及生命。

一、临床特点

(一)症状

(1)发热:患儿可有不同程度的发热,严重时体温可高达40℃以上并伴有中毒症状。

(2)咳嗽:轻者为刺激性咳嗽,伴有声音嘶哑,较重的有犬吠样咳嗽。

(3)喉梗阻症状:呈吸气性喉鸣、三凹症,重者迅速出现烦躁不安、吸气性呼吸困难、青紫、心率加快等缺氧症状。临床将喉梗阻分为4度。

Ⅰ度喉梗阻:安静时如常人,但活动(或受刺激)后可出现喉鸣及吸气性呼吸困难。胸部听诊呼吸音清晰,心率无改变。

Ⅱ度喉梗阻:即使在安静状态下也有喉鸣和吸气性呼吸困难。听诊可闻喉鸣传导或气管呼吸音,呼吸音强度大致正常。心率稍快,一般状况尚好。

Ⅲ度喉梗阻:吸气性呼吸困难严重,除上述表现外,还因缺氧严重而出现明显发绀,患儿常极度不安、躁动、恐惧、大汗、胸廓塌陷,呼吸音明显减低。心率增快,常大于140次/分,心音低钝。

Ⅳ度喉梗阻:由于呼吸衰竭以及逐渐体力耗竭,患儿极度衰竭,呈昏睡状或进入昏迷,三凹征反而不明显,呼吸微弱,呼吸音几乎消失,胸廓塌陷明显,心率或慢或快,心律不齐,心音微弱,面色由发绀变成苍白或灰白。

(二)体征

咽部充血,肺部无湿性啰音。直达喉镜检查可见黏膜充血肿胀,声门下黏膜呈梭状肿胀,黏膜表面有时附有黏稠性分泌物。

二、护理评估

(一)健康史

询问发病情况,病前有无上呼吸道感染现象。

(二)症状、体征

检查患儿有无发热、声音嘶哑、咳嗽、气促、三凹征。

(三)社会、心理

评估患儿及家长的心理状态,对疾病的了解程度,家庭环境及经济情况,了解患儿有无住院的经历。

(四)辅助检查

了解病原学及血常规检查结果。

三、常见护理问题

(1)低效性呼吸形态：与喉头水肿有关。

(2)舒适的改变：与咳嗽、呼吸困难有关。

(3)有窒息的危险：与喉梗阻有关。

(4)体温过高：与感染有关。

四、护理措施

(一)改善呼吸功能，保持呼吸道通畅

(1)保持室内空气清新，每天定时通风 2 次，保持室内相对湿度在 60% 左右，以缓解喉肌痉挛，湿化气道。

(2)适当抬高患儿颈肩部，怀抱小儿使头部稍后仰以保持气道通畅，体位舒适。

(3)Ⅱ度以上喉梗阻患儿应给予吸氧。

(4)吸入用布地奈德混悬液＋肾上腺素用生理盐水稀释后雾化吸入，每天 3～4 次。以消除喉水肿，恢复气道通畅。

(5)指导较大患儿进行有效的咳嗽，当患儿剧烈咳嗽时，可嘱患儿深呼吸以抑制咳嗽。

(二)密切观察病情变化

根据患儿三凹征、喉鸣、青紫及烦躁的表现来判断缺氧的程度，及时发现喉梗阻，积极处理，避免窒息。如有喉梗阻先兆，立即通知医师，备好抢救物品，积极配合抢救。

(三)发热护理

监测体温变化，发热时给温水擦浴，解热贴敷前额，必要时按医嘱给予药物降温。

(四)提高患儿的舒适度

卧床休息，减少活动，各种护理操作尽量集中进行，避免哭闹。一般情况下不用镇静剂，若患儿过度烦躁不安，可遵医嘱用地西泮、苯巴比妥肌内注射或 10% 水合氯醛灌肠。因氯丙嗪及吗啡有抑制呼吸的作用，不宜应用。

五、健康教育

(1)向患儿家长讲解疾病的有关知识和护理要点，指导家长耐心细致地喂养，进食易消化的流质或半流质，多饮水，不吃有刺激性的食物，避免患儿进食时发生呛咳。

(2)向家长说明雾化吸入的重要性，鼓励患儿配合治疗。

(3)避免哭闹时间过长，吸入有害气体或进食辛辣食物，刺激损伤喉部。

六、出院指导

(1)注意锻炼身体，合理喂养，增强机体抵抗力。

(2)养成良好卫生生活习惯，饭后漱口，多饮水，保持口腔清洁。

(3)一旦发生痉挛性喉炎(出现呼吸紧促如犬吠，喉鸣，吸气困难，胸廓塌陷，唇色青紫)应立即送医院治疗，并保持气道通畅(患儿头向后仰，解开衣领)。

（肖　萍）

第九节　小儿急性扁桃体炎

急性扁桃体炎为腭扁桃体的急性非特异性炎症,伴有不同程度的咽黏膜和淋巴组织炎症,常继发于上呼吸道感染,是一种很常见的咽部疾病。多见于儿童及青年,在春秋气温变化时最容易发病。

一、病因与发病机制

本病的主要致病菌为乙型溶血性链球菌。另外,非溶血性链球菌、葡萄球菌、肺炎链球菌、流感杆菌及腺病毒或鼻病毒、单纯性疱疹病毒等也可导致本病。细菌和病毒混合感染者并不少见。急性扁桃体炎的病原体可通过飞沫或直接接触而传染。常呈散发性,偶有群体性爆发流行。

在正常人咽部及扁桃体隐窝内存留着某些病原体,当机体防御能力正常时,不会发病。当机体抵抗力降低时,病原体大量繁殖,毒素破坏隐窝上皮,细菌侵入其实质而发生炎症。受凉、潮湿、过度烟酒与劳累、有害气体刺激、上呼吸道慢性病灶等均可诱发本病。

二、临床表现

(一)症状

1.全身症状

多见于急性化脓性扁桃体炎。起病急,常有高热、畏寒、头痛、乏力、食欲缺乏、关节酸痛、全身不适、便秘等。小儿可因高热而引起抽搐、呕吐及昏睡。

2.局部症状

主要为剧烈咽痛,可放射至耳部,常伴有吞咽困难。下颌下淋巴结肿大,转头不便。葡萄球菌感染者,扁桃体肿大较明显,在幼儿可引起呼吸困难。

(二)体征

患者呈急性病容,咽部黏膜呈弥漫性充血,以扁桃体及两腭弓最为严重。腭扁桃体肿大,在其表面可见黄白色脓点或在隐窝口处有黄白色或灰白色点状豆渣样渗出物,有时连成一片形似假膜,容易拭去,下颌下淋巴结常肿大。

(三)并发症

可引起多种并发症,如扁桃体周围脓肿、急性中耳炎、咽旁脓肿、急性风湿热、急性关节炎、急性肾炎及心肌炎等。

三、辅助检查

(一)实验室检查

白细胞总数和中性粒细胞增多。

(二)细菌培养和药敏试验

可查明病原微生物和选用敏感抗生素。

四、治疗要点

(一)应用抗生素

应用抗生素为主要治疗方法。首选青霉素,若治疗3天后病情未见好转,高热不退,应分析原因,可根据药敏试验改用其他种类的抗生素。

(二)一般治疗

卧床休息,加强营养,咽痛剧烈或高热时,可口服解热镇痛药。

(三)局部治疗

常用复方氯己定含漱液等漱口。

(四)中医中药

中医理论认为本病是内有痰热、外感风火,应疏风清热、消肿解毒。常用银翘柑橘汤或用清咽防腐汤。

(五)手术治疗

本病有反复发作的倾向,因此对反复发作或伴有并发症者,应在急性炎症消退后施行扁桃体切除术。

五、护理措施

(一)心理护理

告知患者疾病的病因、治疗方法及转归情况,防止患者产生焦躁情绪,从而积极配合治疗及护理。

(二)休息与饮食

注意休息,病重者应卧床,进高营养易消化的冷流质饮食或软食,进食前后漱口,多饮水,对进食少或不能进食者,可遵医嘱补液。

(三)用药护理

遵医嘱全身使用抗生素。咽痛较重者可遵医嘱使用镇痛药物。指导患者正确使用含漱液,以保持咽部清洁,可选用适宜的含片含服,起消炎镇痛作用。雾化吸入法对疾病亦有较好疗效。

(四)病情观察

(1)密切观察患者体温变化、局部红肿及疼痛程度。高热者给予物理降温,必要时遵医嘱使用退热药物或静脉补液。

(2)注意观察患者有无一侧咽痛加剧、张口受限、言语含糊、软腭及腭舌弓红肿膨隆、腭垂偏向对侧等扁桃体周围脓肿的表现。此外还要注意尿液的变化及其他不适反应,有异常情况及时通知医师。

(五)健康指导

(1)锻炼身体,增强机体抵抗力,劳逸结合,预防感冒,定时大便,防止复发。

(2)少食辛辣刺激性食物,戒除烟酒,注意口腔卫生。

(3)该病有传染性,注意适当隔离。

(4)对频繁反复发作的急性扁桃体炎或有并发症者,建议患者在急性炎症消退3周后施行扁桃体切除术。

(肖　萍)

第十节 小儿疱疹性咽峡炎

疱疹性咽峡炎为一种急性感染性咽峡炎,主要是由柯萨奇病毒感染引起,柯萨奇病毒 A 组 2、4、5、6、8、10 型感染后皆可引起此病,但也发现肺炎支原体、EB 病毒所致的上呼吸道感染可出现咽部疱疹。本病潜伏期为 2～4 天,常常以突然发热,咽痛、吞咽不适和乏力,低或中等度发热为临床症状,但也可高达 40 ℃,甚至引起惊厥,严重者可并发气管炎、肺炎、喉炎等。咽峡部出现疱疹、溃疡是其最为明显的临床特点。

本病传染性强,流行扩散很广,以粪-口或呼吸道为主要传播途径,好发于夏秋季节,1～7 岁儿童发病率最高,也有新生儿及成人患病,成人患者病情较轻。

其发病机制为病毒进入咽部黏膜上皮及其附近的淋巴组织细胞中增殖后,可侵入血液出现病毒血症,产生中毒症状,如寒战、发热、全身乏力等;在局部则抑制宿主细胞的核酸和蛋白质合成,产生溶细胞作用,导致咽部黏膜充血、疱疹和溃疡形成。

一、诊断标准

(1)年龄 6 个月～7 岁,病程 10 小时～3 天。

(2)夏秋季节突然发热、流涎、吞咽受限,年长儿诉说咽痛、头痛。

(3)咽部充血,咽弓、软腭、腭垂黏膜可见 1～3 mm 周围有红晕的灰白色疱疹,数个至数十个,1～2 天破溃形成溃疡。

(4)局部淋巴结肿大。

(5)末梢血白细胞计数正常或偏低,无异常淋巴细胞。

二、治疗原则

控制炎症、对症处理和治疗并发症。

(一)病因治疗

无特效抗病毒药物,利巴韦林(口含或注射)、人血清丙种球蛋白对病毒有一定的抑制作用。感染严重者可用利巴韦林、阿昔洛韦等,可静脉给药,也可雾化吸入。合并细菌感染者,可给予抗生素抗感染治疗。

(二)支持和对症治疗

卧床休息,补充足够的液体和维生素,适当应用解热镇痛药等。

(三)局部治疗

注意口腔清洁,局部用药可止痛和促进溃疡愈合。

三、护理措施

(一)降温护理

疱疹性咽峡炎的孩子多数会出现发热。有发热时,家长应先给孩子进行物理降温或服退热药,等孩子体温有所下降再去医院。而有些家长一看到孩子出现发热,便急忙把孩子送到医院。

这样在候诊过程中,孩子因持续发热,会感觉不舒服,还有可能出现高热惊厥等情况。

(二)饮食护理

进食困难的小儿,应适当补液,以防止脱水、电解质紊乱。平时应多饮水有利于降温。吃有营养而且容易消化的流质或半流质,如牛奶、米粥、果汁。饮食应少量多次,不要给孩子吃辛辣、甜腻或油炸的食品。也不要吃过酸、太咸、坚硬的食物,以免刺激黏膜,引起疼痛加重。可吃一些不太热而且清淡易消化的食物,还可增加一些蔬菜汁。

较大的孩子发热期可吃一些冰淇淋,因冰淇淋较凉,可起到止痛的作用;且冰淇淋里面含有牛奶及维生素等,可增加热量,补充营养;也可起到降温作用。因此,对于早期高热、拒食的小儿,给孩子吃冰淇淋时,多数孩子愿意接受,对止痛、退热及预防脱水能起到良好效果。

(三)消毒隔离

孩子使用的食具要进行消毒处理,并注意和家里其他孩子的食具隔离。

另外,由于该病毒在空气中会繁殖,并且通过呼吸道传染,建议幼儿园最好隔离患病的小孩,而家长也应该让病童在家休息,约 1 周后再继续上学,避免传染给其他健康的小朋友。

(肖　萍)

第十一节　小儿急性上呼吸道感染

急性上呼吸道感染是小儿最常见的疾病,主要侵犯鼻、鼻咽和咽部,常诊断为"急性鼻咽炎(普通感冒)""急性咽炎""急性扁桃体炎"等,也可统称为上呼吸道感染,或简称"上感"。

一、病因

各种病毒和细菌都可引起上呼吸道感染,尤以病毒为多见,约占"上感"发病病原体的60%甚至 90%以上,常见有鼻病毒、腺病毒、副流感病毒、流感病毒、呼吸道合胞病毒等,其他病毒如冠状病毒、肠道病毒、单纯疱疹病毒、EB 病毒等也可引起。细菌感染常继发于病毒感染之后,其中溶血性链球菌占重要地位,其次为肺炎链球菌、葡萄球菌、嗜血流感杆菌,偶尔也有革兰阴性杆菌。亦有报道肺炎支原体菌亦可引起上呼吸道感染。

二、病理改变

病变部位早期表现为毛细血管和淋巴管扩张,黏膜充血水肿、腺体及杯状细胞分泌增加及单核细胞和吞噬细胞浸润、以后转为中性粒细胞浸润,上皮细胞和纤毛上细胞坏死脱落。恢复期上皮细胞新生、黏膜修复、恢复正常。

三、临床表现

本病多为散发,偶然亦见流行。婴幼儿患病症状较重,年长儿较轻。婴幼儿患病时可有或无流涕、鼻塞、喷嚏等呼吸道症状,常突发高热、呕吐、腹泻,甚至因高热而引起惊厥。年长儿患者常有流涕、鼻塞、喷嚏、咽部不适、发热等症状,可伴有轻度咳嗽与声嘶。部分患儿发病早期可出现脐周围阵痛、咽炎、咽痛等症状,咽黏膜充血,若咽侧索也受累,则在咽两外侧壁上各见一纵行条索状肿块突出。疱疹性咽峡炎,在咽弓、软腭、悬雍垂黏膜上可见数个或数十个灰白色小疱疹,直径1~3 mm,周围有红晕,1~2天破溃成溃疡。咽结合膜热患者,临床特点为发热39 ℃左右,咽炎及结膜炎同时存在,而有别于其他类型的上呼吸道感染。急性扁桃体炎除了发热咽痛外,扁桃体可见明显红肿,表面有黄白色脓点,可融合成假膜状。

四、实验室检查

病毒感染时白细胞计数多偏低或正常,粒细胞不增多。病因诊断除病毒分离与血清反应外,近年来广泛利用免疫荧光、酶联免疫等方法开展病毒学的早期诊断,对初步鉴别诊断有一定帮助。细菌感染时白细胞计数及中性粒细胞比例可增高;由链球菌引起者血清抗链球菌溶血素"O"滴度增高,咽拭子培养可有致病菌生长。

五、诊断

急性上呼吸道感染具有典型症状,如发热、鼻塞、咽痛、扁桃体肿大等全身和局部症状,结合季节、流行病学特点等,临床诊断并不困难,但对病原学的诊断则需依靠病毒学和细菌学检查。

六、鉴别诊断

(1)症状中以高热惊厥和腹痛严重者,须与中枢神经系统感染和急腹症等疾病相鉴别。

(2)很多急性传染病早期,也有上呼吸道感染的症状,虽然现在预防接种比较普遍及传染病发病率明显下降,但在传染病流行季节要仔细询问麻疹、猩红热、腮腺炎、百日咳、流感以及脊髓灰质炎的流行接触史。当夏季时尤要注意和中毒性疾病的早期相鉴别。

(3)如有高热、流涎、拒食、咽后壁及扁桃体周围有小疱疹及小溃疡者,可诊断为疱疹性咽峡炎;如高热、咽红伴眼结膜充血,可诊为咽结膜热;扁桃体红肿且有渗出者为急性扁桃体炎或化脓性扁桃体炎;如有明显流行史、高热、四肢酸痛、头痛等全身症状而较鼻咽部症状更重时,要考虑为流行性感冒。

七、治疗

(一)一般治疗

充分休息,多饮水,注意隔离,预防并发症。WHO在急性呼吸道感染的防治纲要中指出,关于感冒的治疗主要是家庭护理和对症处理。

(二)对症治疗

1.高热

高热时口服阿司匹林类,剂量为每次10 mg/kg,持续高热可每4小时口服1次;亦可用对乙酰氨基酚,剂量为每次5~10 mg/kg,市场上多为糖浆剂,便于小儿服用。高热时还可用阿司匹林赖氨酸盐或巴比妥等肌内注射,同时亦可用冷敷、温湿敷、酒精擦浴等物理方法降温。

2.高热惊厥

出现高热惊厥可针刺人中、十宣等穴位或肌内注射苯巴比妥钠每次4~6 mg/kg,有高热惊厥史的小儿可在服退热剂同时服用苯巴比妥等镇静剂。

3.鼻塞

乳儿鼻塞妨碍喂奶时,可在喂奶前用0.5%麻黄碱1~2滴滴鼻,年长儿亦可加用氯苯那敏等脱敏剂。

4.咽痛

疱疹性咽峡炎时可用冰硼酸、锡类散、金霉素鱼肝油或碘甘油涂抹口腔内疱疹或溃疡处;年长儿可口含碘喉片及其他中药利咽喉片,如西地碘、度米芬、四季润喉片、草珊瑚、西瓜霜润喉片等。

(三)病因治疗

如诊断为病毒感染,目前常用 1% 利巴伟林滴鼻,每 2～3 小时双鼻孔各滴 2～3 滴,或口服利巴韦林口服液(威乐星),或用利巴韦林口含片。亦有用口服金刚烷胶、病毒灵(吗啉双呱片),但疗效不肯定。如明确腺病毒或单纯性溃疡病毒感染亦有用疱疹净(碘苷)、阿糖胞苷。近年来有报道用干扰素治疗重症病毒性感染取得较好疗效。如诊断为细菌感染,大多合并有中耳炎、鼻窦炎、化脓性扁桃体炎、淋巴结炎以及下呼吸道炎症时,可选用复方新诺明、氨苄西林、阿莫西林或其他抗生素。但多数上呼吸道感染病例不应滥用抗生素。

(四)风热两型

风热两型治法以清热解表为主,常用中成药有银翘解毒片、桑菊感冒片、感冒退热冲剂、板蓝根冲剂以及双黄连口服液等。

八、预防

减少上呼吸道感染的根本办法在于预防。平时要多户外活动,增强体质,要避免交叉感染,特别是在感冒流行季节要少去公共场所或串门;注意气候骤变,及时添减衣服;对体弱儿及反复呼吸道感染儿可服玉屏风散或左旋咪唑,0.25～3 mg/(kg·d),每周服 2 天停 5 天,3 个月为 1 个疗程,亦可口服卡慢舒。这些治疗目的多是增强机体抵抗力,预防呼吸道感染复发。

九、并发症

正常 5 岁以下小儿平均每年患急性呼吸道感染 4～6 次。但有的患儿患呼吸道感染的次数过于频繁,可称为反复呼吸道感染,简称复感儿。

(一)影响因素

由于小儿正处在生长发育之中,身体的免疫系统还未发育完善,缺乏抵御微生物侵入的能力,故很容易患急性呼吸道感染,但有的患儿由于环境或机体本身条件比一般小儿更易患急性呼吸道感染,影响因素有以下几点。

1.机体条件

如患儿长期营养不良,婴儿母乳不足又未及时添加辅食,体内缺乏必需的蛋白质、脂肪及热量不足,影响器官组织的正常发育致抵抗力低下;也有的家庭经济条件并不差,但父母缺乏科学育儿知识,偏食或喂养不合理,特别是只喝牛奶、巧克力,缺乏多种维生素和微量元素如铁、锌等,也会对免疫系统造成损害,抗病能力下降而易患病。

2.环境因素

环境因素特别是大气污染或被动吸烟。如冬天屋内生炉子,空气中大量烟雾、粉尘以及有害物质进入小儿呼吸道;同样被动吸烟也是。这些有害物质不但损伤呼吸道正常黏膜,而且还可降低抵抗力,诱发呼吸道感染。有报道在吸烟家庭中生长的婴儿比无吸烟家庭的小儿患急性呼吸道感染的机会大数倍至近 10 倍。

3.先天因素

小儿患有先天的免疫缺陷病或暂时性免疫低下也可造成反复呼吸道感染。

(二)诊断

根据全国小儿呼吸道疾病学术会议讨论标准做出诊断(表 11-1)。

表 11-1 小儿反复呼吸道疾病诊断标准

年龄(岁)	上呼吸道感染(次/年)	下呼吸道感染(次/年)
0～2	7	3
3～5	5	2
6～12	5	2

(三)治疗

急性感染可参照上述方法外,还要针对引起反复上感的原因,如增加营养、改善环境因素。应该指出患先天性免疫缺陷的小儿是极少数,大部分还是护理问题,因此,增强患儿体质是治疗及预防之根本。加强体育锻炼及注意户外活动,使患儿增强适应外界环境及气候变化的能力;同时注意对反复呼吸道感染患儿的生活护理,随气候变化增减衣服,切忌过捂过饱,这些都是治疗反复呼吸道感染的关键。

十、护理评估

(一)健康史

询问发病情况,注意有无受凉史,或当地有无类似疾病的流行,患儿发热开始时间、程度,伴随症状及用药情况;了解患儿有无营养不良、贫血等病史。

(二)身体状况

观察患儿精神状态,注意有无鼻塞、呼吸困难,测量体温,检查咽部有无充血和疱疹,扁桃体及颈部淋巴结是否肿大,结合咽喉膜有无充血,皮肤有无皮疹,腹痛及支气管、肺受累的表现。了解血常规等实验室检查结果。

(三)心理社会状况

了解患儿及家长的心理状态和对该病因、预防及护理知识的认识程度;评估患儿家庭环境及经济情况,注意疾病流行趋势。

十一、常见护理诊断与合作性问题

(一)体温过高

体温过高与上呼吸道感染有关。

(二)潜在并发症(惊厥)

惊厥与高热有关。

(三)有外伤的危险

发生外伤与发生高热惊厥时抽搐有关。

(四)有窒息的危险

窒息与发生高热惊厥时胃内容物反流或痰液阻塞有关。

（五）有体液不足的危险

有体液不足的危险与高热大汗及摄入减少有关。

（六）低效性呼吸形态

低效性呼吸形态与呼吸道炎症有关。

（七）舒适的改变

舒适的改变与咽痛、鼻塞等有关。

十二、护理目标

（1）患儿体温降至正常范围（36～37.5 ℃）。

（2）患儿不发生惊厥或惊厥时能被及时发现。

（3）患儿维持于舒适状态无自伤及外伤发生。

（4）患儿呼吸道通畅无误吸及窒息发生。

（5）患儿体温正常，能接受该年龄组的液体入量。

（6）患儿呼吸在正常范围，呼吸道通畅。

（7）患儿感到舒适，不再哭闹。

十三、护理措施

（1）保持室内空气新鲜，每天通风换气 2～4 次，保持室温 18～22 ℃，相对湿度 50％～60％，空气每天用过氧乙酸或含氯制剂喷雾消毒 2 次。有患儿居住的房间最好用空气消毒机，消毒净化空气。

（2）密切观察体温变化，体温超过 38.5 ℃时给予物理降温，如头部冷敷、腋下及腹股沟处置冰袋，温水或乙醇擦浴。冷盐水灌肠，必要时给予药物降温：对乙酰氨基酚、安乃近、柴胡、肌内注射巴比妥。

（3）发热者卧床休息直到退热 1 天以上可适当活动，做好心理护理，提供玩具、画册等有利于减轻焦虑，不安情绪。

（4）防止发生交叉感染，患儿与正常小儿分开，接触者戴口罩，防止继发细菌感染。

（5）保持口腔清洁，每天用生理盐水漱口 1～2 次，婴幼儿可经常喂少量温开水以清洗口腔，防止口腔炎的发生。

（6）保持鼻咽部通畅，鼻腔分泌物和干痂及时清除，鼻孔周围应保持清洁，避免增加鼻腔压力，使炎症经咽管向中耳发展引起中耳炎。鼻腔严重时于清洁鼻腔分泌部后用 0.5％麻黄碱液滴鼻，每次 1～2 滴；对鼻塞而妨碍吸吮的婴幼儿，宜在哺乳前 10～15 分钟滴鼻，使鼻腔通畅，保持吸吮。

（7）多饮温开水，以加速毒物排泄和降低体温，患儿衣着、被子不宜过多，出汗后及时给患儿用温水擦干汗液，更换衣服。

（8）每 4 小时测体温 1 次，体温骤升或骤降时要随时测量并记录，如患儿病情加重，体温持续不退，应考虑并发症的可能，需要及时报告医师并及时处理，如病程中出现皮疹，应区别是否为某种传染病的早期征象，以便及时采取措施。

（9）注意观察咽部充血、水肿等情况，咽部不适时给予润喉含片或雾化吸入（雾化吸入药物可用利巴伟林、糜蛋白酶、地塞米松加 20～40 mL 注射用水 2 次/天)。

(10)室内安静减少刺激,发生高热惊厥时按惊厥护理常规。

(11)给予易消化和富含维生素的清淡饮食,必要时静脉补充营养和水分。

(12)患儿安置在有氧气、吸痰器的病室内。

(13)平卧、头偏向一侧,注意防止舌咬伤。防止呕吐物误吸,防止舌后倒引起窒息,应托起患儿下颌同时解开衣物及松开腰带,以减轻呼吸道阻力。

(14)密切观察病情变化,防止发生意外,如坠床或摔伤等。

(15)抽搐时上、下牙之间放牙垫,防止舌及口唇咬伤,患儿持续发作时,可按照医嘱给予对症处理。

(16)按医嘱用止惊药物,如地西泮、苯巴比妥等,观察患儿用药后的反应,并记录。

(17)治疗、护理等集中进行,保持安静,减少刺激。

(18)保持呼吸道通畅,及时吸痰,发绀者给予吸氧,窒息者给人工呼吸,注射呼吸兴奋剂。

(19)高热者给予物理降温或退热剂降温,在严重感染并伴有循环衰竭,抽搐、高热者,可行冬眠疗法,冬眠期间不能搬动患儿或突然竖起,防止直立性休克。

(20)详细记录发作时间,抽动的姿势、次数及特点,因有的患儿抽搐时间相当短暂,虽有几秒钟,抽搐姿势也不同,有的像眨眼一样,有的口角微动,有的肢体像无意乱动一样等,因此需仔细注视才能发现。

(21)密切观察血压、呼吸、脉搏、瞳孔的变化,并做好记录。

十四、健康教育

(1)指导家庭护理:因上呼吸道感染患儿多不住院,要帮助患儿家长掌握上呼吸道感染的护理要点:让患儿多饮水,促进代谢及体内毒素的排泄;饮食要清淡,少食多餐,给高蛋白、高热量、高维生素的流质或半流质饮食;要注意休息,避免剧烈活动,防止咳嗽加重。患儿鼻塞时呼吸不畅可在哺乳及临睡前用0.5%的麻黄碱溶液滴鼻,每次1～2滴,可使鼻腔通畅。但不能用药过频,以免引起心悸等表现。

(2)指导预防并发症的方法,以免引起中耳炎、鼻窦炎,介绍如何观察并发症的早期表现,如高热持续不退而复升,淋巴结肿大,耳痛或外耳道流脓,咳嗽加重、呼吸困难等,应及时与医护人员联系并及时处理。

(3)介绍上呼吸道感染的预防重点,增加营养和体格锻炼,避免受凉;在上呼吸道感染流行季节避免到人多的公共场所;有流行趋势时给易感儿服用板蓝根、金银花、连翘等中药汤剂预防,对反复发生上呼吸道感染的小儿应积极治疗原发病,改善机体健康状况。鼓励母乳喂养,积极防治各种慢性病,如维生素 D 缺乏性佝偻病、营养不良及贫血等,在集体儿童机构中,有如上感流行趋势,应早期隔离患儿,室内用食醋熏蒸法消毒。

(4)用药指导:指导患儿家长不要给患儿滥服感冒药,如氨咖黄敏胶囊以及其他市场流行各种感冒药、消炎药、抗病毒药,必须在医师指导下服药,服药时不要与奶粉、糖水同服,两种药物必须间隔半小时以上再服用。

（肖　萍）

第十二节　小　儿　肺　炎

肺炎是指不同病原体或其他因素所致的肺部炎症。以发热、咳嗽、气促、呼吸困难和肺部固定湿啰音为共同临床表现。该病是儿科常见疾病中能威胁生命的疾病之一。据联合国儿童基金会统计,全世界每年约有 350 万 5 岁以下儿童死于肺炎,占 5 岁以下儿童总病死率的 28%;我国每年 5 岁以下儿童因肺炎死亡者约 35 万,占全世界儿童肺炎死亡数的 10%。因此积极采取措施,降低小儿肺炎的死亡率,是 21 世纪世界儿童生存、保护和发展纲要规定的重要任务。

目前,小儿肺炎的分类尚未统一,常用方法有四种,各肺炎可单独存在,也可两种同时存在。①病理分类:可分为支气管肺炎、大叶性肺炎、间质性肺炎等。②病因分类:感染性肺炎如病毒性肺炎、细菌性肺炎、支原体肺炎、衣原体肺炎、真菌性肺炎、原虫性肺炎;非感染性肺炎如吸入性肺炎、坠积性肺炎等。③病程分类:急性肺炎(病程<1 个月)、迁延性肺炎(病程 1~3 个月)、慢性肺炎(病程>3 个月)。④病情分类:轻症肺炎(主要为呼吸系统表现)、重症肺炎(除呼吸系统受累外,其他系统也受累,且全身中毒症状明显)。

临床上若病因明确,则按病因分类,否则按病理分类。

一、病因与发病机制

引起肺炎的主要病原体为病毒和细菌,病毒中最常见的为呼吸道合胞病毒,其次为腺病毒、流感病毒等;细菌中以肺炎链球菌多见,其他有葡萄球菌、链球菌、革兰阴性杆菌等。低出生体重、营养不良、维生素 D 缺乏性佝偻病、先天性心脏病等患儿易患本病,且病情严重,容易迁延不愈,病死率也较高。

病原体多由呼吸道入侵,也可经血行入肺,引起支气管、肺泡、肺间质炎症,支气管因黏膜水肿而管腔变窄,肺泡壁因充血水肿而增厚,肺泡腔内充满炎症渗出物,影响了通气和气体交换;同时由于小儿呼吸系统的特点,当炎症进一步加重时,可使支气管管腔更加狭窄、甚至阻塞,造成通气和换气功能障碍,导致低氧血症及高碳酸血症。为代偿缺氧,患儿呼吸与心率加快,出现鼻翼翕动和三凹征,严重时可产生呼吸衰竭。由于病原体作用,重症常伴有毒血症,引起不同程度的感染中毒症状。缺氧、二氧化碳潴留及毒血症可导致循环系统、消化系统、神经系统的一系列症状以及水、电解质和酸碱平衡紊乱。

(一)循环系统

缺氧使肺小动脉反射性收缩,肺循环压力增高,形成肺动脉高压;同时病原体和毒素侵袭心肌,引起中毒性心肌炎。肺动脉高压和中毒性心肌炎均可诱发心力衰竭。重症患儿常出现微循环障碍、休克甚至弥散性血管内凝血。

(二)中枢神经系统

缺氧和高碳酸血症使脑血管扩张、血流减慢,血管通透性增加,致使颅内压增高。严重缺氧和脑供氧不足使脑细胞无氧代谢增加,造成乳酸堆积、ATP 生成减少和 Na-K 离子泵转运功能障碍,引起脑细胞内水、钠潴留,形成脑水肿。病原体毒素作用亦可引起脑水肿。

（三）消化系统

低氧血症和毒血症可引起胃黏膜糜烂、出血、上皮细胞坏死脱落等应激性反应，导致黏膜屏障功能破坏，使胃肠功能紊乱，严重者可引起中毒性肠麻痹和消化道出血。

（四）水、电解质和酸碱平衡紊乱

重症肺炎可出现混合性酸中毒，因为严重缺氧时体内需氧代谢障碍、酸性代谢产物增加，常可引起代谢性酸中毒；而 CO_2 潴留、H_2CO_3 增加又可导致呼吸性酸中毒。缺氧和 CO_2 潴留还可导致肾小动脉痉挛而引起水钠潴留，重症者可造成稀释性低钠血症。

二、临床表现

（一）支气管肺炎

支气管肺炎为小儿最常见的肺炎。多见于 3 岁以下婴幼儿。

1.轻症

轻症以呼吸系统症状为主，大多起病较急。主要表现为发热、咳嗽和气促。

（1）发热：热型不定，多为不规则热，新生儿或重度营养不良儿可不发热，甚至体温不升。

（2）咳嗽：较频，早期为刺激性干咳，以后有痰，新生儿则表现为口吐白沫。

（3）气促：多发生在发热、咳嗽之后，呼吸频率加快，每分钟可达 40～80 次，可有鼻翼翕动、点头呼吸、三凹征、唇周发绀。肺部可听到较固定的中、细湿啰音，病灶较大者可出现肺实变体征。

2.重症

重症肺炎常有全身中毒症状及循环、神经、消化系统受累的临床表现。

（1）循环系统：常见心肌炎、心力衰竭及微循环障碍。心肌炎表现为面色苍白、心动过速、心音低钝、心律不齐，心电图显示 ST 段下移和 T 波低平、倒置；心力衰竭表现为呼吸突然加快，＞60 次/分；极度烦躁不安，明显发绀，面色发灰；心率增快，＞180 次/分，心音低钝有奔马律；颈静脉怒张，肝脏迅速增大，尿少或无尿，颜面或下肢水肿等。

（2）神经系统：表现为烦躁或嗜睡，脑水肿时出现意识障碍、反复惊厥、前囟膨隆、脑膜刺激征等。

（3）消化系统：常有食欲缺乏、腹胀、呕吐、腹泻等；重症可引起中毒性肠麻痹和消化道出血，表现为严重腹胀、肠鸣音消失、便血等。

若延误诊断或病原体致病力强，可引起脓胸、脓气胸、肺大泡等并发症，多表现为体温持续不退，或退而复升，中毒症状或呼吸困难突然加重。

（二）几种不同病原体所致肺炎的特点

1.呼吸道合胞病毒性肺炎

由呼吸道合胞病毒感染所致，多见于 2 岁以内婴幼儿，尤以 2～6 个月婴儿多见。常于上呼吸道感染后2～3天出现干咳、低度至中度发热，喘憋为突出表现，2 天后病情逐渐加重，出现呼吸困难和缺氧症状。肺部听诊可闻及多量哮鸣音、呼气性喘鸣，肺基底部可听到细湿啰音。喘憋严重时可合并心力衰竭、呼吸衰竭。临床上有两种类型。

（1）毛细支气管炎：有上述临床表现，但中毒症状不严重，当毛细支气管接近完全阻塞时，呼吸音可明显减低，胸部 X 线常显示不同程度的梗阻性肺气肿和支气管周围炎，有时可见小点片状阴影或肺不张。

（2）间质性肺炎：全身中毒症状较重，呼吸困难明显，肺部体征出现较早，胸部 X 线呈线条状或单条状阴影增深,或互相交叉成网状阴影,多伴有小点状致密阴影。

2.腺病毒性肺炎

腺病毒性肺炎为腺病毒引起,在我国以 3、7 两型为主,11、12 型次之。本病多见于 6 个月～2 岁的婴幼儿。起病急骤,呈稽留高热,全身中毒症状明显,咳嗽较剧,可出现喘憋、呼吸困难、发绀等。肺部体征出现较晚,常在发热 4 天后出现湿啰音,以后病变融合而呈现肺实变体征。少数患儿可并发渗出性胸膜炎。胸部X线改变的出现较肺部体征为早,可见大小不等的片状阴影或融合成大病灶,并多见肺气肿,病灶吸收较缓慢,需数周至数月。

3.葡萄球菌肺炎

葡萄球菌肺炎包括金黄色葡萄球菌及白色葡萄球菌所致的肺炎。多见于新生儿及婴幼儿。临床起病急,病情重,进展迅速;多呈弛张高热,婴儿可呈稽留热;中毒症状明显,面色苍白、咳嗽、呻吟、呼吸困难,皮肤常见一过性猩红热样或荨麻疹样皮疹,有时可找到化脓灶,如疖肿等。肺部体征出现较早,双肺可闻及中、细湿啰音,易并发脓胸、脓气胸等,可合并循环、神经及胃肠功能障碍。胸部X线常见浸润阴影,易变性是其特征。

4.流感嗜血杆菌肺炎

流感嗜血杆菌肺炎由流感嗜血杆菌引起。近年来,由于广泛使用广谱抗生素和免疫抑制剂,加上院内感染等因素,流感嗜血杆菌感染有上升趋势,多见于 4 岁以下的小儿,常并发于流感病毒或葡萄球菌感染者。临床起病较缓,病情较重,全身中毒症状明显,有发热、痉挛性咳嗽、呼吸困难、鼻翼翕动、三凹征、发绀等,体检肺部有湿啰音或肺实变体征。易并发脓胸、脑膜炎、败血症、心包炎、中耳炎等。胸部X线表现多种多样。

5.肺炎支原体肺炎

肺炎支原体肺炎由肺炎支原体引起,多见于年长儿,婴幼儿发病率也较高。以刺激性咳嗽为突出表现,有的酷似百日咳样咳嗽,咯出黏稠痰,甚至带血丝;常有发热,热程 1～3 周。年长儿可伴有咽痛、胸闷、胸痛等症状,肺部体征不明显,常仅有呼吸音粗糙,少数闻及干湿啰音。婴幼儿起病急,呼吸困难、喘憋和双肺哮鸣音较突出。部分患儿出现全身多系统的临床表现,如心肌炎、心包炎、溶血性贫血、脑膜炎等。胸部X线检查可分为 4 种改变:①肺门阴影增浓。②支气管肺炎改变。③间质性肺炎改变。④均一的实变影。

6.衣原体肺炎

沙眼衣原体肺炎多见于 6 个月以下的婴儿,可于产时或产后感染,起病缓,先有鼻塞、流涕,后出现气促、频繁咳嗽,有的酷似百日咳样阵咳,但无回声,偶有呼吸暂停或呼气喘鸣,一般无发热。可同时患有结膜炎或有结膜炎病史。胸部X线呈弥漫性间质性改变和过度充气。肺炎衣原体肺炎多见于 5 岁以上小儿,发病隐匿,体温不高,咳嗽逐渐加重,两肺可闻及干湿啰音。X线显示单侧肺下叶浸润,少数呈广泛单侧或双侧浸润。

三、治疗要点

采取综合措施,积极控制感染,改善肺的通气功能,防止并发症。

(一)控制感染

根据不同病原体选用敏感抗生素积极控制感染,使用原则为:早期、联合、足量、足疗程,重症宜静脉给药。

WHO 推荐的 4 种第 1 线抗生素为:复方磺胺甲基异噁唑、青霉素、氨苄西林、阿莫西林,其中青霉素为首选药,复方磺胺甲基异噁唑不能用于新生儿。怀疑有金黄色葡萄球菌肺炎者,推荐用氨苄西林、氯霉素、苯唑西林或氯唑西林和庆大霉素。我国卫健委对轻症肺炎推荐使用头孢氨苄(先锋霉素Ⅳ)。大环内酯类抗生素如红霉素、交沙霉素、罗红霉素、阿奇霉素等对支原体肺炎、衣原体肺炎等均有效。除阿奇霉素外,用药时间应持续至体温正常后 5～7 天,临床症状基本消失后 3 天。支原体肺炎至少用药 2～3 周。应用阿奇霉素 3～5 天 1 个疗程,根据病情可再重复 1 个疗程,以免复发。葡萄球菌肺炎比较顽固。疗程宜长,一般于体温正常后继续用药 2 周,总疗程 6 周。

病毒感染尚无特效药物,可用利巴韦林、干扰素、聚肌胞、乳清液等,中药治疗有一定疗效。

(二)对症治疗

止咳、止喘、保持呼吸道通畅,纠正低氧血症、水及电解质、酸碱平衡紊乱;对于中毒性肠麻痹者,应禁食、胃肠减压,皮下注射新斯的明。对有心力衰竭、感染性休克、脑水肿、呼吸衰竭者,采取相应的治疗措施。

(三)肾上腺皮质激素的应用

若中毒症状明显,或严重喘憋,或伴有脑水肿、中毒性脑病、感染性休克、呼吸衰竭等以及胸膜有渗出者,可应用肾上腺皮质激素,常用地塞米松,每天 2～3 次,每次 2～5 mg,疗程 3～5 天。

(四)防治并发症

对并发脓胸、脓气胸者及时抽脓、抽气;对年龄小、中毒症状明显、脓液黏稠经反复穿刺抽脓不畅者,以及有张力气胸者进行胸腔闭式引流。

四、护理措施

(一)改善呼吸功能

(1)保持病室环境舒适,空气流通,温湿度适宜,尽量使患儿安静,以减少氧的消耗。不同病原体肺炎患儿应分室居住,以防交叉感染。

(2)置患儿于有利于肺扩张的体位并经常更换,或抱起患儿,以减少肺部淤血和防止肺不张。

(3)给氧。凡有低氧血症,有呼吸困难、喘憋、口唇发绀、面色灰白等情况立即给氧。婴幼儿可用面罩法给氧,年长儿可用鼻导管法。若出现呼吸衰竭,则使用人工呼吸器。

(4)正确留取标本,以指导临床用药;遵医嘱使用抗生素治疗,以消除肺部炎症,促进气体交换;注意观察治疗效果。

(二)保持呼吸道通畅

(1)及时清除患儿口鼻分泌物,经常协助患儿转换体位,同时轻拍背部,边拍边鼓励患儿咳嗽,以促使肺泡及呼吸道的分泌物借助重力和震动易于排出;病情许可的情况下可进行体位引流。

(2)给予超声雾化吸入,以稀释痰液,利于咳出;必要时予以吸痰。

(3)遵医嘱给予祛痰剂如复方甘草合剂等;对严重喘憋者遵医嘱给予支气管解痉剂。

(4)给予易消化、营养丰富的流质、半流质饮食,少食多餐,避免过饱影响呼吸;哺喂时应耐心,防止呛咳引起窒息;重症不能进食者,给予静脉营养。保证液体的摄入量,以湿润呼吸道黏膜,防止分泌物干结,利于痰液排出;同时可以防止发热导致的脱水。

(三)加强体温监测

观察体温变化并警惕高热惊厥的发生。对高热者给予降温措施。保持口腔及皮肤清洁。

（四）密切观察病情

（1）如患儿出现烦躁不安、面色苍白、气喘加剧、心率加速（＞160次/分）、肝脏在短时间内急剧增大等心力衰竭的表现，及时报告医师，给予氧气吸入并减慢输液速度，遵医嘱给予强心、利尿药物，以增强心肌收缩力，减慢心率，增加心排血量，减轻体内水钠潴留，从而减轻心脏负荷。

（2）若患儿出现烦躁或嗜睡、惊厥、昏迷、呼吸不规则等，提示颅内压增高，立即报告医师并共同抢救。

（3）患儿腹胀明显伴低钾血症时，及时补钾；若有中毒性肠麻痹，应禁食、予以胃肠减压，遵医嘱皮下注射新斯的明，以促进肠蠕动，消除腹胀，缓解呼吸困难。

（4）如患儿病情突然加重，出现剧烈咳嗽、烦躁不安、呼吸困难、胸痛、面色发绀、患侧呼吸运动受限等，提示并发了脓胸或脓气胸，应及时配合进行胸穿或胸腔闭式引流。

（五）健康教育

向患儿家长讲解疾病的有关知识和护理要点，指导家长合理喂养，加强体格锻炼，以改善小儿呼吸功能；对易患呼吸道感染的患儿，在寒冷季节或气候骤变外出时，应注意保暖，避免着凉；定期健康检查，按时预防接种。对年长儿说明住院和注射等对疾病痊愈的重要性，鼓励患儿克服暂时的痛苦，与医护人员合作；教育患儿咳嗽时用手帕或纸捂嘴，不随地吐痰，防止病原菌污染空气而传染给他人。

（肖　萍）

第十三节　小儿急性阑尾炎

急性阑尾炎是儿童常见的急腹症，可发生于任何年龄，新生儿及婴幼儿阑尾炎也有报道。临床表现多变易被误诊，若能正确处理，绝大多数患儿可以治愈，但如延误诊断治疗，可引起严重并发症，甚至造成死亡。

一、护理评估

（一）病史

了解患儿有无慢性阑尾炎史及胃肠道疾病史，询问腹痛出现的时间、部位，有无呕吐、发热等。

（二）临床表现

评估腹部疼痛的部位、性质、程度及伴随症状，有无反跳痛及阵发性加剧，麦氏点有无压痛，有无恶心、呕吐及发热。

1.腹痛

腹痛多起于脐周或上腹部，呈阵发性加剧，数小时后腹痛转移至右下腹，右下腹压痛是急性阑尾炎最重要的体征，压痛点常在脐与右髂前上棘连线中、外1/3交界处，也称麦氏点，需反复3次测得阳性体征才能确诊。盆腔阑尾炎、腹膜后阑尾炎及肥胖小儿压痛不明显。穿孔时腹痛突然加剧。

2.呕吐

早期常伴有呕吐,吐出胃内容物。

3.发热

早期体温正常,数小时后渐发热,一般在 38 ℃左右,阑尾穿孔后呈弛张型高热。

4.局部肌紧张及反跳痛

肌紧张和反跳痛是壁腹膜受到炎性刺激的一种防御反应,提示阑尾炎已到化脓、坏疽阶段。右下腹甚至全腹肌紧张及反跳痛,提示伴有腹膜炎。阑尾坏疽或穿孔引起腹膜炎时,患儿行走时喜弯腰,卧床时爱双腿卷曲。阑尾脓肿时除高热外,炎症刺激直肠可引起里急后重、腹泻等直肠刺激症状。并发弥散性腹膜炎时可出现腹胀。

5.腹部肿块

腹壁薄的消瘦患儿可在右下腹触及索条状的炎性肥厚的阑尾。阑尾脓肿时可在右下腹触及一包块。

6.直肠指检

阑尾脓肿时直肠前壁触及一痛性肿块,右侧尤为明显。

(三)社会和心理评估

评估患儿及家长对突然患病并需立即进行急诊手术的认知程度及心理反应。

(四)辅助检查

(1)血常规:多数有白细胞总数及中性粒细胞比例升高。

(2)末梢血 C 反应蛋白(CRP)测定＞8 mg/L。

(3)腹部 B 超:有时可见水肿的阑尾、腹腔渗出液、阑尾脓肿包块。

根据血常规、C 反应蛋白、腹部 B 超结果评估疾病的严重程度。

二、护理问题

(一)疼痛

疼痛与阑尾的炎性刺激及手术创伤有关。

(二)体温过高

体温过高与阑尾的急性炎症有关。

(三)体液不足

体液不足与禁食、呕吐、高热及术中失血、失液有关。

(四)其他问题

感染、粘连性肠梗阻。

三、护理措施

(一)术前护理措施

(1)监测体温、心率、血压,评估疼痛的部位、程度、性质、持续时间及伴随症状。

(2)患儿取半卧位,在诊断未明确前禁用止痛剂,以免掩盖病情。

(3)开放静脉通路,遵医嘱及时补液、应用抗生素,并做好各项术前准备。

(4)与患儿及家长进行交谈,消除或减轻对疾病和手术恐惧、紧张、焦虑的心情。

(二)术后护理措施

(1)术后麻醉清醒、血压稳定后取半卧位,以促进腹部肌肉放松,有助于减轻疼痛,同时使腹膜炎性渗出物流至盆腔,使炎症局限。

(2)咳嗽、深呼吸时用手轻按压伤口。遵医嘱准确使用止痛剂后需观察止痛药物的效果。

(3)指导家长多安抚患儿,可讲故事、唱儿歌,以分散患儿的注意力。

(4)监测体温,体温>39 ℃时给予物理降温或药物降温,并观察降温的效果。

(5)监测血压、心率、尿量,评估黏膜和皮肤弹性,观察有无口渴。

(6)肠蠕动恢复后,开始进少量水,若无呕吐再进流质饮食、软食,并逐渐过渡到普通饮食。

(7)保持伤口敷料清洁、干燥,观察伤口有无红肿、渗出,疼痛有无加重。

(8)观察肠蠕动恢复情况及腹部体征有无变化,鼓励并协助患儿床上活动,术后 24 小时后视病情鼓励早期下床活动,以防止肠粘连。若患儿术后体温升高或体温一度下降后又趋上升,并伴有腹痛、里急后重、大便伴脓液或黏液,应考虑为盆腔脓肿的可能。

(三)其他措施

(1)患儿及家长对手术易产生恐惧、忧虑,并担心手术预后,护理人员应热情接待患儿,耐心讲解疾病的发生、发展过程及主要治疗手段等,以减轻患儿及家长的顾虑,积极配合医护人员。

(2)在术前准备阶段,认真向患儿及家长讲解术前各项准备的内容如备皮、皮试、禁食、禁水、术前用药的目的、注意事项,以取得患儿及家长的配合。

(3)术后康复过程中,护理人员应始终将各项术后护理的目的、方法向患儿及家长说明,共同实施护理措施,以取得良好的康复效果。

(肖　萍)

第十四节　小儿急性出血坏死性肠炎

急性出血坏死性肠炎是与 C 型产气荚膜芽孢杆菌感染有联系的一种急性肠炎。本病病变主要在小肠,病理改变以肠壁出血坏死为特征。其主要临床表现为腹痛、便血、发热、呕吐和腹胀。严重者可有休克、肠麻痹等中毒症状和肠穿孔等并发症。全年均可发病,但以夏秋季多见。

一、护理评估

(一)病史

询问发病前有无感染史,有无进食甘薯、玉米等含丰富胰蛋白酶抑制剂的食物。

(二)临床表现

询问是否有突发腹痛并逐渐加重,多在脐周或上腹部,伴呕吐、腹泻和便血,无里急后重感。有无发热,观察腹部体征,如腹胀、肠鸣音消失。

(三)社会和心理评估

评估患儿和家长的紧张、恐惧心理。

(四)辅助检查

根据大便隐血试验、血压判断病情严重程度。

二、护理问题

(一)疼痛

疼痛与急性出血性坏死性肠炎的炎性刺激及手术创伤有关。

(二)体液不足

体液不足与禁食、术中失血和失液有关。

(三)感染

此病有感染的风险。

三、护理措施

(1)执行儿科消化系统疾病一般护理常规。

(2)立即禁食至大便隐血阴性 3 次,腹胀消失和腹痛减轻后试行进食,从流质、半流质、少渣软食逐步过渡到正常饮食。新生儿患儿从喂水开始,再喂稀释奶,逐渐增加奶量和浓度。

(3)有腹胀者尽早安置胃肠减压,保持胃肠减压通畅,观察引流物的性质、颜色,并记录引流量。

(4)卧床休息,满足患儿生理、心理需要,避免外界刺激,操作尽量集中进行,保证患儿休息。

(5)密切观察病情变化,防止并发症的发生。①监测生命体征,观察神志、周围循环,当有脉搏细速、血压下降、肢端冰凉等中毒性休克表现时,配合医师抢救。②观察脱水程度、大便性质及量并做好记录。③观察腹部情况,如腹痛部位、程度、性质,有无肌紧张等。若发生严重腹膜炎、完全性肠梗阻、肠穿孔等外科急腹症时,立即报告医师,做好术前准备。

(肖　萍)

第十五节　小儿腹泻

一、护理评估

(一)健康史

应详细询问喂养史,是母乳喂养还是人工喂养,喂何种乳品,冲调浓度、喂哺次数及量,添加辅食及断奶情况。并了解当地有无类似疾病的流行。并注意患儿有无不洁饮食史、肠道内外感染、食物过敏史、外出旅游和气候变化史等。询问患儿腹泻开始时间,次数、颜色、性质、量、气味。并是否伴随发热、呕吐、腹胀、腹痛及里急后重等症状。既往有无腹泻史、其他疾病史和长期服用广谱抗生素史等。

(二)身体状况

观察患儿生命体征,有无腹痛、里急后重、大便性状为松散或水样,密切观察患儿生命体征、体重、出入量、尿量、神志状态、营养状态,皮肤弹性、眼窝凹陷、口舌黏膜干燥、神经反射等脱水表现。并评估脱水的程度和性质,检查肛周皮肤有无发红、破损;了解大便常规、大便致病菌培养等实验室检查结果。

(三)心理社会状况

腹泻是小儿的常见病、多发病,年龄越小、发病率越高,特别是在贫困和卫生条件较差的地区,家长缺乏喂养及卫生知识是导致小儿易患腹泻的重要原因。故应了解患儿家长的心理状况及对疾病的病因、护理知识的认识程度,注意评估患儿家庭的经济状况、聚居条件、卫生习惯、家长的文化程度及家长对病因、护理知识的了解程度,认识疾病流行趋势。

(四)实验室检查

了解大便常规及致病菌培养等化验结果。分析血常规、红细胞计数、血清电解质、尿素氮、二氧化碳结合力(CO_2CP)等可了解体内酸碱平衡紊乱性质和程度。

二、护理诊断

(一)体液不足

体液不足与腹泻、呕吐丢失过多和摄入量不足有关。

(二)体温过高

体温过高与肠道感染有关。

(三)有皮肤黏膜完整性受损的危险

有皮肤黏膜完整性受损的危险与腹泻大便次数增多刺激臀部皮肤及尿布使用不当有关。

(四)知识缺乏(家长)

与喂养知识、卫生知识及腹泻患儿护理知识缺乏有关。

(五)营养失调

营养低于机体需要量与呕吐、腹泻等消化功能障碍。

(六)排便异常腹泻

排便异常腹泻与喂养不当,肠道感染或功能紊乱。

(七)腹泻

腹泻与喂养不当、感染导致胃肠道功能紊乱有关。

(八)有交叉感染的可能

交叉感染与免疫力低下有关。

(九)潜在并发症

1.酸中毒

酸中毒与腹泻丢失碱性物质及热能摄入不足有关。

2.低血钾

低血钾与腹泻、呕吐丢失过多和摄入不足有关。

三、护理目标

(1)患儿腹泻、呕吐、排便次数逐渐减少至正常,大便次数性状颜色恢复正常。

(2)患儿脱水、电解质紊乱纠正,体重恢复正常,尿量正常,获得足够的液体和电解质。

(3)体温逐渐恢复正常。

(4)住院期间患儿能保持皮肤的完整性,不再有红臀发生。

(5)家长能说出婴儿腹泻的病因、预防措施和喂养知识,能协助医护人员护理患儿。

(6)患儿不发生酸中毒,低血钾等并发症。

(7)避免交叉感染的发生。

(8)保证患儿营养的补充将患儿体重保持不减或有增加。

四、护理措施

新入院的患儿首先要测量体重,便于了解患儿脱水情况和计液量。以后每周测1次,了解患儿恢复和体重增长情况。

(一)体液不足的护理

1.口服补液疗法的护理

适用于无脱水、轻中度脱水或呕吐不严重的患儿,可采用口服方法,它能补充身体丢失的水分和盐,执行医嘱给口服补液盐时应在4～6小时少量多次喂,同时可以随意喂水,口服补液盐一定用冷开水或温开水溶解。

(1)一般轻度脱水需50～80 mL/kg,中度脱水需80～100 mL/kg,于8～12小时将累积损失量补足;脱水纠正后,将余量用等量水稀释按病情需要随时口服。对无脱水患儿,可在家进行口服补液的护理,可将口服补液盐溶液加等量水稀释,每天50～100 mL/kg,少量频服,以预防脱水(新生儿慎用),有明显腹胀、休克、心功能不全或其他严重并发症者及新生儿不宜口服补液。在口服补液过程中,如呕吐频繁或腹泻、脱水加重,应改为静脉补液。服用口服补液盐溶液期间,应适当增加水分,以防高钠血症。

(2)护理中的注意事项:①向家长说明和示范口服液的配制方法。②向家长示范喂服方法,2岁以下的患儿每1～2分钟喂1小勺约5 mL,大一点的患儿可用杯子直接喝,如有呕吐,停10分钟后再慢慢喂服(每2～3分钟喂一勺)。③对于在家进行口服补液的患儿,应指导家长病情观察方法。口服补液可直到腹泻停止,并继续喂养。如病情不见好转或加重,应及时到医院就诊。④密切观察病情,如患儿出现眼睑水肿应停止服用口服补液盐,改用白开水或母乳,水肿消退后再按无脱水的方案服用。4小时后应重新估计患儿脱水状况,然后选择上述适当的方案继续治疗护理。

2.禁食、静脉补液

适用于中度以上脱水,吐、泻重或腹胀的患儿。在静脉输液前协助医师取静脉血做钾、钠、氯、二氧化碳结合力等项目检查。

(1)第1天补液:①输液总量,按医嘱要求安排24小时的液体总量(包括累积损失量、继续损失量和生理需要量)。并本着"急需先补、先快后慢、见尿补钾"的原则分批输入。如患儿烦躁不安,应检查原因,必要时可遵医嘱给予适量的镇静剂,如复方氯丙嗪,10%水合氯醛,以防患儿因烦躁不安而影响静脉输液。一般轻度脱水90～120 mL/kg,中度脱水120～150 mL/kg,重度脱水150～180 mL/kg。②溶液种类,根据脱水性质而定,若临床判断脱水困难,可先按等渗脱水处理。对于治疗前6小时内无尿的患儿首先要在30分钟内给输入2∶1液,一定要记录输液后首次排尿时间,见尿后给含钾液体。③输液速度,主要取决于脱水程度和继续损失的量与速度,遵循先快后慢原则。明确每小时的输入量,一般茂菲氏滴管14～15滴为1 mL,严格执行补液计划,保证输液量的准确,掌握好输液速度和补液原则。注意防止输液速度过速或过缓。注意输液是否通畅,保护好输液肢体,随时观察针头有无滑脱,局部有无红肿渗液、寒战、发绀等全身输液反应。对重度脱水有明显周围循环障碍者应先快速扩容;累积损失量(扣除扩容液量)一般在前

8～12 小时补完,每小时 8～10 mL/kg;后 12～16 小时补充生理需要量和异常的损失量,每小时约 5 mL/kg;若吐泻缓解,可酌情减少补液量或改为口服补液。④对于少数营养不良、新生儿及伴心、肺疾病的患儿应根据病情计算,每批液量一般减少 20%,输液速度应在原有基础减慢 2～4 小时,把累积丢失的液量由 8 小时延长到 10～12 小时输完。如有条件最好用输液泵,以便更精确地控制输液速度。

(2)第 2 天及以后的补液:脱水和电解质紊乱已基本纠正,主要补充生理需要量和继续损失量,可改为口服补液,一般生理需要量为每天 60～80 mL/kg,用 1/5 张含钠液;继续损失量是丢多少补多少,用 1/2～1/3 张含钠液,将这两部分相加于 12～24 小时均匀静脉滴注。

3.准确记录出入量

准确记录出入量,是医师调整患儿输液质和量的重要依据。

(1)大便次数,量(估计)及性质、大便的气味、颜色、有无黏液、脓血等。留大便常规并做培养。

(2)呕吐次数、量、颜色、气味以及呕吐与其他症状的关系,体现了患儿病情发展情况。比如呕吐加重但无腹泻;补液后脱水纠正由于呕吐次数增多而效果不满意,这时要及时报告医师,以及早发现肠道外感染或急腹症。

4.严密观察病情,细心做好护理

(1)注意观察生命体征:包括体温、脉搏、血压、呼吸、精神状况。若出现烦躁不安、脉率加快、呼吸加快等,应警惕是否输液速度过快,是否发生心力衰竭和肺水肿等情况。

(2)观察脱水情况:注意患儿的神志、精神、皮肤弹性、有无口渴,皮肤、黏膜干燥程度,眼窝及前囟凹陷程度,机体温度及尿量等临床表现,估计患儿脱水程度,同时要动态观察经过补充液体后脱水症状是否得到改善。如补液合理,一般于补液后 3～4 小时应该排尿,此时说明血容量恢复,所以应注意观察和记录输液后首次排尿的时间、尿量。补液后 24 小时皮肤弹性恢复,眼窝凹陷消失,则表明脱水已被纠正。补液后眼睑出现水肿,可能是钠盐过多;补液后尿多而脱水未能纠正,则可能是葡萄糖液补入过多,宜调整溶液中电解质比例。

(3)密切观察代谢性酸中毒的表现:中、重度脱水患多有不同程度的酸中毒,当 pH 下降、二氧化碳结合力在 25% 容积以下时,酸中毒表现明显。当患儿出现呼吸深长、精神萎靡、嗜睡,严重者意识不清、口唇樱红、呼吸有丙酮味。应准备碱性液,及时使用碱性药物纠正,应补充碳酸氢钠或乳酸钠。注意碱性液体有无漏出血管外,以免引起局部组织坏死。

(4)密切观察低血钾表现:常发现于输液后脱水纠正时,当发现患儿尿量异常增多,精神萎靡、全身乏力、不哭或哭声低下、吃奶无力、肌张力低下、反应迟钝、恶心呕吐、腹胀及听诊肠鸣音减弱或消失,呼吸频不规整,心电图显示 T 波平坦或倒置、U 波明显、S-T 段下移(或心律失常,提示有低血钾存在,应及时补充钾盐)等临床表现,及时报告医师,做血生化检查。如是低血钾症,应遵医调整液体中钾的浓度。补充钾时应按照见尿补钾的原则,严格掌握补钾的速度,绝不可作静脉推入,以免发生高血钾引起心搏骤停。一般按每天 3～4 mmol/kg(相当于氯化钾 200～300 mg/kg)补给,缺钾明显者可增至 4～6 mmol/kg,轻度脱水时可分次口服,中、重度脱水予静脉滴入。并观察记录好治疗效果。

(5)密切观察有无低钙、低镁、低磷血症:当脱水和酸中毒被纠正时,大多表现有钙、磷缺乏,少数可有镁缺乏。低血钙或低血镁时表现为手足搐搦、惊厥;重症低血磷时出现嗜睡、精神错乱或昏迷,肌肉、心肌收缩无力(营养不良或佝偻病活动期患儿更甚),这时要及时报告医师。静脉缓慢注射 10% 葡萄糖酸钙或深部肌内注射 25% 硫酸镁。

(6)低钠血症:低钠血症多见于静脉输液停止后的患儿。这是以为患儿进食后水样便次数再次增多。主要表现为患儿前囟及眼窝凹陷、肢端凉、精神弱、尿少等。要及时报告医师要继续补充丢失液体。

(7)高钠血症:高钠血症出现在按医嘱禁食补液或口服补液后,患儿出现烦躁不安、口渴、尿少、皮肤弹性差,甚至惊厥。这时应报告医师,必要时取血查生化,待结果回报后根据具体情况调整液体的质和量。

(8)泌尿系统感染:患儿腹泻渐好,但仍发热,阵阵哭闹不安,此时要报告医师,根据医嘱留尿常规,并寻找感染病灶。并发泌尿系统感染的患儿多见于女婴,在护理和换尿布时一定要注意女婴儿会阴部的清洁,防止上行性尿路感染。

5.计算液体出入量

24 小时液体入量包括口服液体和胃肠道外补液量。液体出量包括尿、大便和不显性失水。呼吸增快时,不显性失水增加 4～5 倍,体温每升高 1 ℃,不显性失水每小时增加 0.5 mL/kg;环境湿度大小可分别减少或增加不显性失水;体力活动增多时,不显性失水增加 30%。补液过程中,计算并记录 24 小时液体出入量,是液体疗法护理工作的重要内容。婴幼儿大小便不易收集,可用"秤尿布法"计算液体排出量。

(二)腹泻的护理

控制腹泻,防止继续失水。

1.调整饮食

根据 WHO 的要求对于轻中度脱水的患儿不必禁食,腹泻期间和恢复期适宜的营养对促进恢复、减少体重下降和生长停滞的程度、缩短腹泻后康复时间、预防营养不良非常重要。故腹泻脱水患儿除严重呕吐者暂禁食 4～6 小时(不禁水)外,均应继续喂养进食是必要的治疗与护理措施。但因同时存在着消化功能紊乱,故应根据患儿病情适当调整饮食,达到减轻胃肠道负担、恢复消化功能之目的。继续哺母乳喂养;人工喂养出生 6 个月以内的小儿,牛奶(或羊奶)应加米汤或水稀释,或用发酵奶(酸奶),也可用奶谷类混合物,每天 6 次,以保证足够的热量。腹泻次数减少后,出生 6 个月以上的婴儿可用平常已经习惯的饮食,选用稀粥、面条、并加些熟的植物油、蔬菜、肉末等,但需由少到多,随着病情稳定和好转,并逐渐过渡到正常饮食。幼儿应给一些新鲜、味美、碎烂、营养丰富的食物。病毒性肠炎多有双糖酶缺乏,应限制糖量,并暂停乳类喂养,改为豆制代用品或发酵奶,对牛奶和大豆过敏者应该用其他饮食,以减轻腹泻,缩短病程。腹泻停止后,继续给予营养丰富的饮食,并每天加餐 1 次,共 2 周,以赶上正常生长。双糖酶缺乏者,不宜用蔗糖,并暂停乳类。对少数严重病例口服营养物质不能耐受者,应加强支持疗法,必要时全静脉营养。

2.控制感染

感染是引起腹泻的重要原因,细菌性肠炎需用抗生素治疗。病毒性肠炎用饮食疗法和支持疗法常可痊愈。严格消毒隔离,防止感染传播,按肠道传染病隔离,护理患儿前后要认真洗手,防止感染,遵医嘱给予抗生素治疗。

3.观察排便情况

注意大便的变化,观察记录大便次数、颜色、性状、气味、量、及时送检,并注意采集黏液脓血部分,作好动态比较,根据大便常规检验结果,调整治疗和输液方案,为输液方案和治疗提供可靠依据。

(三)发热的护理

(1)保持室内安静、空气新鲜、通风良好,保持室温在 18～22 ℃,相对湿度 55％～65％,衣被适度,以免影响机体散热。

(2)让患儿卧床休息限制活动量,利于机体康复和减少并发症的发生。多饮温开水或选择喜欢的饮料,以加快毒素排泄带走热量和降低体温。

(3)密切观察患儿体温变化每 4 小时测体温 1 次,体温骤升或骤降时要随时测量并记录降温效果。体温超过 38.5 ℃时给予物理降温:温水擦浴;用 30％～50％的乙醇擦浴;冰枕、冷毛巾敷患儿前额,或冷敷腹股沟、腋下等大血管处;冷盐水灌肠。物理降温后 30 分钟测体温,并记录于体温单上。

(4)按医嘱给予抗感染药及解热药,并观察记录用药效果,药物降温后,密切观察,防止虚脱。

(5)患儿的衣服,出汗后及时擦干汗液,更换衣服,并注意保暖,在严重情况下给予吸氧,以免惊厥抽搐发生。

(6)加强口腔护理,鼓励多漱口,口唇干燥时可涂护唇油。

(四)维持皮肤完整

由于腹泻频繁,大便呈酸性或碱性,含有大量肠液及消化酶,臀部皮肤常处于被大便腐蚀的状态,容易发生肛门周围皮肤糜烂,严重者引起溃疡及感染,要注意每次换尿布大便后须用温水清洗臀部及肛周并吸干,局部皮肤发红处涂以 5％鞣酸软膏或 40％氧化锌油并按摩片刻,促进血液循环。应选用消毒软棉尿布并及时更换。避免使用不透气塑料布或橡皮布,防止尿布皮炎发生。局部有糜烂者可在便后用温水洗净后用灯泡照烤,待烤干局部渗液后,再涂紫草油或 1％龙胆紫效果更好。

(五)做好床边隔离

护理患儿前后均要认真洗手防止交叉感染。

(六)减轻患儿的恐惧

医护人员的检查、治疗应相对集中进行以减少患儿的哭闹,可根据患儿年龄给予不同玩具,减少其恐惧心理,若患儿哭闹不安影响静脉输液的顺利进行,必要时可根据医嘱适当应用镇静药物。

(七)对症治疗

腹胀明显者用肛管排气或肌内注射新斯的明。呕吐严重者针刺足三里、内关或肌内注射氯丙嗪等。

(八)注意口腔清洁

禁食患儿每天做口腔护理两次。由于长时间应用抗生素可发生鹅口疮。如口腔黏膜有乳白色分泌物附着即为鹅口疮,可涂制霉菌素;若发生溃疡性口炎时可用 3％过氧化氢洗净口腔后,涂复方龙胆紫、金霉素鱼肝油。

(九)恢复期患儿护理

(1)新入院患儿分室居住,预防交叉感染。

(2)患儿消化功能恢复时,逐渐增加奶的质和量,细心添加辅食,避免小儿腹泻再次复发。

(十)健康教育

(1)宣传母乳喂养的优点,鼓励母乳喂养,尤其是出生后最初数月及出生后每个夏天更为重要,避免在夏季断奶。按时逐步加辅食,防止过食、偏食及饮食结构突然变动。如乳制品的调剂方法,辅食加方法,断奶时间选择方法,人工喂养儿根据具体情况。选用合适的代乳品。

(2)指导患儿家长配置和使用口服补液盐溶液。

(3)注意饮食卫生,培养良好的卫生习惯;注意食物新鲜、清洁和奶具、食具应定时煮沸消毒,避免肠道内感染。教育儿童养成饭前便后洗手,勤剪指甲的良好习惯。

(4)及时治疗营养不良、维生素 D 缺乏性佝偻病等,加强体格锻炼,适当进行户外活动。防止受凉或过热,营养不良,预防感冒,肺炎及中耳炎等并发症的发生,避免长期滥用广谱抗生素。

(5)气候变化时及时增减衣物,防止受凉或过热,冬天注意保暖,夏天多喝水。尤其应做好腹部的保暖。集体机构中如有腹泻的流行,应积极治疗患儿,做好消毒隔离工作,防止交叉感染。

(肖　萍)

第十六节　小儿血友病

一、概述

血友病是一种 X 染色体连锁的遗传性出血性疾病,其遗传基因定位于 X 染色体上,由女性传递,男性发病。病理机制为凝血因子基因缺陷导致其水平和功能降低,使血液不能正常地凝固。临床主要表现为自发性关节和组织出血以及出血所致的畸形。根据患儿所缺乏凝血因子的种类,血友病可分为血友病 A(也称甲型血友病甲)、血友病 B(也称乙型血友病)。临床上所见的血友病 A 约 70% 有家族史,约 30% 无家族史,其发病可能由基因突变所致。血友病可发生于全世界所有种族或所有地区人群,患病率为(5～10)/10 万,我国有 7 万～10 万病例。其中血友病 A 多见,占 80%～85%,血友病 B 占 15%～20%。

虽然血友病目前还是不可治愈的遗传性疾病,但通过及时补充因子或预防性补充因子、防治出血并发症和其他综合治疗,可使患儿获得接近正常人的生活质量与生存期。

二、护理评估

(一)临床症状评估与观察

1.询问患儿的病史及家族史

多数患儿有全身各部位的自发性出血史或损伤后出血不止。可询问患儿是否有轻微外伤时较难止血史,或反复膝、肘等关节出血肿痛史,母亲家族中男性成员是否有异常出血疾病史。询问有无外伤、碰撞等诱发因素。

2.评估患儿的出血情况

自发性出血或轻微损伤时、手术时出血不只是血友病的特征。该病的出血可发生在任何部位,常见关节、软组织、肌肉、皮肤黏膜出血和血尿。危及生命的出血为中枢神经系统、咽喉和内脏的出血。

(1)评估有无关节出血情况:关节出血是血友病最典型的特征。关节出血急性期开始时患儿往往有关节轻微不适、酸胀等先兆症状,然后逐渐出现关节疼痛、肿胀、发热及活动受限。一般关节出血有自限性或经补充凝血因子治疗而停止,关节腔内出血,血液经数天或数周逐渐吸收。

(2)评估有无肌肉出血:重型血友病可自发出血,而轻型和中型血友病只有在受外伤的情况下才发生肌肉出血。出血部位常见于屈伸的肌肉群,尤其是髂腰肌、腓肠肌。肌肉出血常引起肌肉肿痛,甚至剧烈的疼痛,可引起肌肉保护性痉挛、相连关节屈曲及活动受限。

(3)评估有无泌尿道出血:血友病患儿(多大于 5 岁)还可出现泌尿道出血。出血部位包括肾、输尿管和膀胱。血尿分为镜下血尿和肉眼血尿,有一定的自限性。肉眼血尿呈洗肉水样,甚至鲜红色,有的患儿可伴有腰背痛、尿痛、尿频等症状。根据排尿过程中血尿出现的不同时间,分为初始血尿、终末血尿和全程血尿。初始血尿仅在排尿开始时出现,表示前尿道出血;终末血尿是排尿终末时出现的血尿,提示后尿道、膀胱颈部或膀胱三角区出血;全程血尿是排尿全过程中都尿血,提示病变在膀胱、输尿管或肾脏。

(4)评估有无口腔出血:患儿以口腔创口出血不止为主要表现,亦可把口腔渗血吞咽到胃部,引起胃部不适及黑便等。出血时间由数小时到数天不等。出血原因主要为外伤及牙源性出血两种。

(5)评估有无鼻腔出血:鼻出血多为一侧,也有为双侧的,出血量不定,轻者仅为从鼻孔滴血,重者出血如注。出血量超过 500 mL,会出现头昏、口渴、乏力、面色苍白;出血量超过 100 mL 者可出现胸闷、心慌、脉速无力、血压下降、出冷汗等休克症状。

(6)评估患儿是否出现假肿瘤:血友病假肿瘤又称血友病性血囊肿,发生率低,但愈后很差。假肿瘤是在骨膜下或肌腱筋膜下形成的囊性血肿,由于囊内反复出血,血肿体积渐大,并出现压迫,破坏周围组织。常见的生长部位是大腿和骨盆。

(7)评估患儿出血后是否经过止血处理,其方法及效果如何,既往检查、治疗经过和疗效。

(二)辅助检查评估

1.活化部分凝血活酶时间(APTT)

APTT 是内源性凝血系统较为敏感的筛选试验。APTT 延长。

2.硅化凝血时间(SCT)和活化凝血时间(ACT)

SCT 和 ACT 是内源性凝血系统敏感的筛选试验。两者均延长。

(三)体格检查评估

(1)评估发生出血的部位和范围、出血的持续时间、出血量、出血性状,以便估计出血量、出血速度及性质。

(2)评估有无关节畸形及关节的畸形程度。

三、护理问题

(一)出血

出血与凝血因子缺乏有关。

(二)疼痛

疼痛与关节、肌肉出血有关。

(三)躯体移动障碍

躯体移动障碍与治疗性制动、关节畸形有关。

（四）潜在并发症

潜在并发症为颅内出血。

四、护理目标

（1）患儿出血停止或减轻。

（2）患儿主诉疼痛减轻，表现为发松和舒适感。

（3）患儿表现为最佳的躯体活动，活动范围正常。

（4）患儿住院期间不发生颅内出血或发生时能被及时发现并处理。

（5）患儿或家长能够辨识出血的征象，说出疾病过程及治疗、护理、预防的方法。

五、护理措施

（一）急性出血的观察与处理

1.关节、肌肉出血

采用 RICE 法进行处理。

（1）"R"表示 rest，休息。关节、肌肉出血时，根据出血的程度，患侧应该休息 12～24 小时或更长时间。可用夹板制动，或使用辅助器械（如拐杖、轮椅）帮助肢体休息。可以用石膏或热塑料来制作夹板。

（2）"I"表示 ice，冰敷。对活动性出血的关节或肌肉采用冰敷以帮助控制肿胀、减轻疼痛、减少炎症的发生。冰敷时间一般为 10～15 分钟，每 2 小时 1 次。

"RICE"中的"I"也代表固定，用石膏托或夹板来固定关节以保持其静止。固定的时间不能过长，一般为 2～3 天；固定关节不可过紧，固定后注意观察远端肢体血运情况，是否出现肿胀、发暗和变冷。

（3）"C"表示 compression，加压。施压于出血部位可以帮助收缩血管和减缓出血，可以用弹性绷带对出血的关节进行压迫。用十字形（或 8 字形）包扎受伤部位。包扎后注意观察远端手指、脚趾有无发冷、发麻或肤色改变。如果有上述症状发生，应松开绷带，重新包扎。

（4）"E"表示 elevation，抬高。将受伤的肢体放在高于心脏的位置有助于降低血管内压力、减缓出血。可以用枕头垫高患儿的手臂或小腿。

2.鼻出血

护理人员首先应让患儿采取坐位或半卧位，以降低鼻部的血压；冷敷前额部或鼻部，因为冷的刺激可使鼻内小血管收缩而有利于止血；指导患儿对流到咽部的血尽量不要吞咽，以免刺激胃部引起恶心呕吐。常用止血方法如下。

（1）指压法：用拇指、示指捏紧两侧鼻翼 5～10 分钟，压迫鼻中隔前下方以达到止血的目的。

（2）冷敷法：用冷水袋或湿毛巾在额部、颈部或后颈部冷敷，收缩血管，减少出血。

（3）收敛法：用 1‰麻黄碱或把肾上腺素棉片塞入前鼻腔，收缩血管。

（4）填塞法：上述方法无效或出血量较大时，请专科医师做后鼻孔填塞。

3.口腔出血

（1）口腔软组织损伤：采用细针线严密分层缝合，局部加压包扎，严禁在创口放置引流管。

（2）腭部黏膜损伤：可采用黏膜创口缝合，创缘周围以碘酚棉球止血，然后在整个腭部覆盖碘仿纱条，以牙间结扎丝固定。

（3）自发性牙龈出血：先对出血处的牙齿进行牙周清洁，冲洗牙周后，用注射器将 6-氨基己酸溶液、凝血酶、肾上腺素的混合液注入牙周袋或牙龈沟内，再压迫牙龈止血，止血后用塞治剂外敷压迫保护创面。

（二）输注凝血因子的护理

血友病患儿发生出血是因为缺乏因子Ⅷ（FⅧ）或因子Ⅸ（FⅨ），所以替代疗法，即静脉输注含有FⅧ或FⅨ的制剂，将血浆中FⅧ或FⅨ的含量提高到止血所需要的水平仍是现今治疗和预防血友病患儿出血的最有效的措施。

1.配置药液

（1）将稀释液和浓缩剂置于室温下，如急需可用温水浸泡，但不能高于 37 ℃。

（2）取下稀释液和浓缩剂瓶的塑胶帽，消毒。

（3）取下双头针一端的针帽，将该末端插入稀释液瓶的瓶塞中心。再取下双头针另一端的针帽，插入因子浓缩剂瓶的瓶塞中心。为了减少泡沫，插入时应将稀释液瓶倒置过来，注意要让稀释液瓶子在浓缩剂瓶子的上方，插入针头的角度要能使稀释液顺着浓缩剂瓶的瓶壁流下，可调整稀释液瓶塞上的针头以保证所有的稀释液都能进入装有因子冻干粉的瓶子内。

（4）拔出双针头。

（5）不要剧烈摇晃瓶体，可轻轻地旋转瓶体使所有冻干粉都溶解。

（6）应现用现配药液，如遇特殊情况需冷藏，冷藏时间不要超过 2 小时。

2.推注药液

（1）取出带滤过器的专用针头，去除保护帽。缓慢抽吸配置好的药液，排尽针管中的空气。

（2）另外取 10 mL 注射器 1 支，抽吸生理盐水，排空空气，连接静脉穿刺针（头皮针），静脉穿刺。

（3）推注少量生理盐水，确保静脉穿刺成功后，更换已抽吸好药液的注射器，缓慢给药。推注药物完毕，再推少量的生理盐水，将头皮针内的药液推入，避免浪费。

（4）拔出针头，避免血管和组织不必要损伤。压迫静脉穿刺点 2～5 分钟。

3.观察药物的不良反应

输注因子可能会产生变态反应，如麻疹、皮肤瘙痒、鼻塞、胸痛、头昏、气短、发热、头痛、心悸、轻度寒战、恶心和输液部位疼痛。对于有变态反应病史者，可预防性地给予抗组胺药物。

（三）消除出血的诱发因素

大多数患儿在出血发生之前可能存在一些诱发因素，例如，跌伤、摔伤、挫伤、扭伤可引起出血。要加强看护，避免意外伤害，教育患儿了解和认识这些危险因素，并在日常生活中排除这些因素，选择适宜的活动，避免参加各种剧烈运动。护理人员尽量避免有创性操作，注意避免深部肌内注射。

（四）血友病儿童预防注射的方法

血友病儿童应从出生开始按时进行预防接种以抵抗传染性疾病。在注射时应选用小号的注射器针头，在三角肌进行皮下注射。预防注射一般不会引起进行性出血，如发现注射处有肿、痛及发热感，可先用局部冰敷以减轻肿痛。按压穿刺部位 5～10 分钟，或弹力绷带包扎 24 小时，以减少出血。如注射部位发生血肿，应立即与专业医师联系。

（五）饮食指导

血友病患儿的饮食应以清淡、易消化为主。患儿应少食或忌食辛辣食品，多饮水，多吃富含维生素 C 的蔬菜和水果,保持排便通畅;尽量避免吃过热食物,以免损伤牙龈或烫伤黏膜;避免食用坚硬、油炸的食品,如麻花、锅巴;小儿食用肉、鱼、虾制品时,家长应尽量去骨、刺、皮,以防硬物刺伤口腔黏膜,导致口腔出血。

六、健康教育

(1)护理人员应主动对年长患儿及患儿家长传授血友病相关知识,教会家长判断出血的程度、范围,基本的止血方法,讲解预防及恢复期的注意事项。

(2)护理人员应指导患儿家长保持环境的舒适、安全;加强看护,避免外伤发生,教育孩子不玩利器;告诉家长洗澡是检查孩子是否出血的最好时机。

(3)护理人员应培养患儿养成良好生活习惯,避免挖鼻子,如有鼻腔血痂,让其自行脱落,不能硬性擦掉,气候干燥时可在鼻腔中涂抹液体石蜡,或用温湿毛巾捂住鼻子,保持鼻腔湿润;指导患儿保持口腔卫生,以免由牙周疾病引起出血;不使用牙签,使用软毛牙刷刷牙,进餐后用清水漱口。护理人员应指导婴幼儿家长帮助孩子完成口腔护理,可购买指套式婴儿牙刷或将纱布、清洁软布裹在手指上每天早、晚给孩子擦拭牙齿,喂奶后再喂少许温开水,以便及时清除牙面堆积的污垢和食物残渣,减少龋齿和牙周疾病的发生。

(4)患儿要合理饮食,加强营养,避免进食过热、过硬或带刺的食物。

(5)患儿要终身禁用抗凝药物及抑制血小板功能的药物,如阿司匹林、吲哚美辛(消炎痛)、保泰松、双嘧达莫。

(6)就医时患儿家长应将患儿血友病病史告知医师,并告知可联系的血友病医师电话以便医师之间沟通。

(7)患儿出血超过 10~30 分钟或反复出血,应立即注射因子,患儿家长应请求专业医师或护士帮助。

(王新营)

第十七节　小儿糖尿病

一、概述

糖尿病是一种以高血糖为主要生化特征的全身慢性代谢性疾病,儿童时期的糖尿病主要是指在 15 岁以前发生的糖尿病。

(一)病因及危险因素

目前广泛接受的观点认为胰岛素依赖型糖尿病(IDDM)是在遗传易感性基因的基础上,导致 β 细胞的损伤和破坏,最终致胰岛 β 细胞功能衰竭而起病。但是,在以上各因素中还有许多未能完全解释的问题。根据目前的研究成果概述如下。

1.遗传因素

IDDM 和非胰岛素依赖型糖尿病(NIDDM)的遗传性不同。根据同卵双胎的研究,证明 NIDDM 的患病一致性为 100%,而 IDDM 的仅为 50%,说明 IDDM 是除遗传因素外还有环境因素作用的多基因遗传病。

2.环境因素

多年来不断有报道 IDDM 的发病与多种病毒的感染有关,如风疹病毒、腮腺炎病毒、柯萨奇病毒等感染后发生 IDDM 的报道。动物实验表明有遗传敏感性的动物仅用喂养方法即可使其发生糖尿病。总之环境因素包括病毒感染、环境中化学毒物、营养中的某些成分等都可能对带有易感性基因者产生 β 细胞毒性作用,激发体内免疫功能的变化,最后导致 IDDM 的发生。严重的精神和身体压力、应激也能使 IDDM 的发病率增加。

3.免疫因素

最早发现新起病 IDDM 患者死后尸检见胰岛有急性淋巴细胞和慢性淋巴细胞浸润性胰小岛炎改变,继之发现 IDDM 患者血中有抗胰岛细胞抗体(ICA)、抗胰岛细胞表面抗体(ICSA)、抗胰岛素抗体等多种自身抗体,现在倾向于认为 ICA 抗体等是胰岛细胞破坏的结果。还发现患者的淋巴细胞可抑制胰岛 β 细胞释放胰岛素。辅助 T 细胞/抑制 T 细胞的比值增大,K 杀伤细胞增多等。另外还证明了患者体内 T 淋巴细胞表面有一系列的有功能性的受体,以及有 Ⅰa 抗原的 T 细胞增多等免疫功能的改变。对免疫功能变化的机制也提出不同的学说。总之 IDDM 患者免疫功能的改变在发病中是一个重要的环节。

(二)病理生理和分类

1.病理生理

IDDM 主要为胰岛 β 细胞破坏,分泌胰岛素减少引起代谢紊乱。胰岛素对能量代谢有广泛的作用,激活靶细胞表面受体,促进细胞内葡萄糖的转运,使葡萄糖直接供给能量,转变为糖原,促进脂肪合成,抑制脂肪的动员。胰岛素还加强蛋白质的合成,促进细胞的增长和分化。促进糖酵解,抑制糖异生。IDDM 患者胰岛素缺乏,进餐后缺少胰岛素分泌的增高,餐后血糖增高后不能下降,高血糖超过肾糖阈值而出现尿糖,体内能量丢失,动员脂肪分解代谢增加,酮体产生增多(图 11-2)。

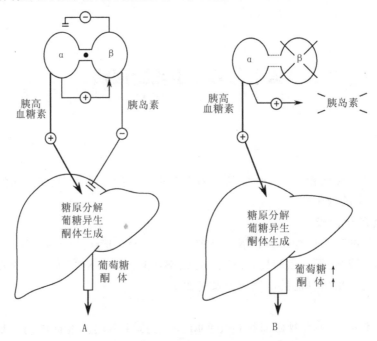

图 11-2 胰岛素和胰高糖素与能量代谢的关系

另外糖尿病时反调节激素如胰高糖素、肾上腺素、生长激素的增多,加重了代谢的紊乱,使糖尿病发展为失代偿状态。反调节激素促进糖原分解、糖异生增加,脂肪分解旺盛,产生各种脂肪中间代谢的产物和酮体。由于高血糖、高血脂和高酮体血症引起渗透性利尿,而发生多尿、脱水、酸中毒。由于血浆渗透压增高而产生口渴多饮,体重明显减低。

酮症酮中毒时大脑功能受损伤,氧利用减低,逐渐出现嗜睡、意识障碍而渐进入昏迷。酸中毒严重时 CO_2 潴留,为了排出较多的 CO_2,呼吸中枢兴奋而出现不规则的呼吸深快(Kussmaul 呼吸)。呼吸中的丙酮产生特异的气味(腐烂水果味)。

2.分类

具体见表 11-2、表 11-3。

表 11-2 儿童糖尿病的分类

胰岛素依赖型糖尿病(1 型糖尿病)(insulin dependant diabetes mellitus,IDDM)	ⅠA 型是指由于因遗传基因、免疫因素和环境因素共同参与起病的,是 IDDM 的代表
	ⅠB 型是指家族性自身免疫性疾病中的 IDDM,是自身免疫疾病的一部分
非胰岛素依赖型糖尿(2 型糖尿病)(noninsul in dependant diabetes mellitus,NIDDM)	有肥胖型和大肥胖型之分,过去 NIDDM 发生儿童期时称为儿童(青少年)开始的成人糖尿病(maturity onset diabetes mellitus of youny,MODY),MODY 一词未完全舍弃。这是属于常染色体显性遗传。但儿童期 2 型糖尿病也有散发病例
营养不良有关的糖尿病(rralnutrition related diabetes mellitus,MRDM)	可见有胰腺纤维钙化或胰岛钙化并有蛋白质缺乏的病史
其他型	包括胰腺疾病、内分泌病、药物或化学物直接引起的糖尿病,以及某些遗传综合征、胰岛素受体异常等引起的糖尿病
葡萄糖耐量损伤(inparial glucose tdarance,IGT)	儿童时期所患糖尿病绝大多数(90% 以上)是胰岛素依赖型糖尿病ⅠA 型(IDDM,ⅠA 型),ⅠA 依赖是指患者必须用注射胰岛素治疗才能防止发生糖尿病酮症酸中毒昏迷和死亡

表 11-3 1 型糖尿病与 2 型糖尿病的区别

	1 型	2 型
发病原因	免疫与遗传	遗传与生活方式
发病年龄	青少年	中老年
发病方式	急	缓慢或无症状
体重情况	多偏瘦	多偏胖
胰岛素分泌	绝对缺乏	相对缺乏或胰岛素抵抗
酮症酸中毒	容易发生	不易发生
一般治疗	注射胰岛素	口服降糖药
胰岛素释放试验	空腹血胰岛素及 C 肽低于正常,且进食后不增高者	空腹血胰岛素及 C 肽正常、增高或稍低,进食后有增高但高峰值延迟

(三)临床症状和体征

IDDM 常为比较急性起病,多数患者可由于感染、情绪激惹或饮食不当等诱因起病,出现多饮、多尿、多食和体重减轻的症状,全称为 IDDM 的"三多一少"症状。但是,婴儿多尿多饮不易被发觉,很快发生脱水和酮症酸中毒症状。幼年儿童因夜尿增多可发生遗尿。多食并非患者必然出现的症状,部分儿童食欲正常或减低,体重减轻或消瘦很快,疲乏无力、精神萎靡亦常见。如果有多饮、多尿又出现呕吐、恶心、厌食或腹痛、腹泻和腿痛等症状则应考虑并发糖尿病酮症酸中毒。糖尿病酮症酸中毒重者表现为严重脱水、昏迷、皮肤弹性差、口干舌燥、口唇樱红、眼眶深陷、呼吸深快、呼出气有烂水果的丙酮味。病情严重时出现休克,表现为脉快而弱、肢凉、血压下降。发热、咳嗽等呼吸道感染或皮肤感染、阴道瘙痒和结核病可与糖尿病并存。病程较久,对糖尿病控制不好时可发生生长落后、身矮,智能发育迟缓,肝大称为糖尿病侏儒(Mauhiac 综合征)。晚期可出现白内障、视力障碍、视网膜病变、甚至双目失明。还可有蛋白尿、高血压等糖尿病肾病,最后致肾衰竭。

(四)常见并发症

1.急性并发症

(1)酮症酸中毒:IDDM 患者在发生急性感染、延误诊断、过食或中断胰岛素治疗时均可发生酮症酸中毒,临床表现如前述。年龄越小酮症状中毒的发生率越高。新的 IDDM 患者以酮症酸中毒起病时可误诊为肺炎、哮喘、败血症、急腹症和脑膜炎等,应予以鉴别。酮症酸中毒血糖增高可 >28.0 mmol/L(500 mg/dL),血酮体可 >10 mmol/L(200 mg/dL),血酮体中不仅有乙酰乙酸、β-羟丁酸和丙酮,还有多种脂肪酸代谢的中间产物的许多酮体,如 α-戊酮、3-戊烯-2 酮等大分子酮体及脂肪酸如己二酸、癸二酸等均明显增高。糖尿病患者酮症酸中毒时的脂肪代谢紊乱较为复杂。酮症酸中毒时血 pH 下降,HCO_3^- 减低,血钠、钾、氯亦低于正常,有的治疗前血钾不低,用胰岛素治疗血钾迅速降低。尿酮体定性试验阳性反应可较弱或(-),经初步治疗后乙酰乙酸产生增多,尿酮体反应反而增强。

(2)低血糖:糖尿病用胰岛素治疗后发生低血糖是由于胰岛素用量过多或注射胰岛素后未能按时进餐,出现心悸、出汗、饥饿感、头晕和震颤等,严重时可发生低血糖昏迷甚至惊厥;抢救不及时可引起死亡。反复低血糖发作可产生脑功能障碍或发生癫痫。

(3)感染:IDDM 为终身疾病,随时可发生各种感染的可能,包括呼吸道、泌尿系统及皮肤等急慢性感染。每当有轻度感冒时亦可使病情加重,严重感染时可发生中毒性休克,如果只注重感染的治疗,忽视对糖尿病的诊断和治疗,可造成严重后果应予以警惕。

(4)糖尿病高渗性非酮症性昏迷:儿童 IDDM 时少见,患者多数先有神经系统的疾病。高血糖非酮症性昏迷诊断为糖尿病高渗性非酮症昏迷时必须是发生在原患有糖尿病的患者,应与医源性由于注射高张葡萄糖盐水等引起的高血糖渗性昏迷相鉴别。糖尿病高渗性昏迷时血糖常 >54 mmol/L(1 000 mg/dL),血 Na^+ >145 mmol/L,血浆渗透压 >310 mmol/L,有时可达 >370 mmol/L,有脱水及昏迷,但血、尿酮体不明显增高,无酸中毒,治疗需用等渗液或低于血浆渗透压 40 mmol/L(20 mOsm/L)的高渗液体,如血浆渗透液 >370 mmol/L(370 mOsm/ng)时用 >330 mmol/L 的高渗液。胰岛素用量应小、血糖降低速度应慢,防止血糖迅速下降使血浆渗透压降低太快引起脑水肿。本症病死率较高。

2.慢性并发症

糖尿病的慢性并发症有:牙周脓肿;肺结核;肾病;麻木、神经痛;脑梗死、脑出血;白内障、视网膜病变出血;心肌梗死、心绞痛、高血压症;便秘、腹泻;感染;坏疽、截肢等。

二、治疗

IDDM是终身的内分泌代谢性疾病,治疗的目标是使患者达到最佳的"健康"状态。IDDM的治疗是综合性的,包括胰岛素、饮食管理和身体的适应能力,还应加强精神心理的治疗。

在IDDM的治疗过程中应定期(出院后1~2周1次,稳定后2~3个月一次)复诊,复诊前检查当天餐后2小时血糖,前一天留24小时尿测尿糖定量,有条件的每次应测糖基化血红蛋白(HbA1c或HbA1)使HbA1<10.5%,平均血糖<11.1 mmol/L(200 mg/dL)。患者备有自动血糖仪时每天应测血糖4次,至少测2次,无血糖仪者每次餐前及睡前测尿糖共4次。每次复诊应测血压。每年检查眼底1次。

(一)胰岛素的治疗

胰岛素是治疗IDDM能否成功的关键。胰岛素的种类、剂量、注射方法都影响疗效,胰岛素的制剂近年来有许多新产品,注射方法也有多样。

1.胰岛素制剂和作用

世界各国胰岛素的产品共有数十种,从作用时间上分为短效、中效和长效三类。从制剂成分上分由猪或牛胰岛提取的胰岛素,基因工程重组DNA合成的纯人胰岛素和半人工合成的,改造猪胰岛素为人胰岛素(置换胰岛素结构中的一个氨基酸)4类。中国目前只有短效的正规胰岛素(rogular insulin,RI)和长效的鱼精蛋白锌胰岛素(protamine zinc insulin,PZI),近年来常有进口的中效胰岛素NPH(neutral pratamine Hagedorn,NPH)和其他纯品人胰岛素。

2.胰岛素开始治疗时的用量和调整

IDDM患儿每天胰岛素的需要量一般为0.4~1.0 U/(kg·d),治疗开始的第1天以0.5~0.6 U/kg计算较安全。将全日量平均分为4次于每餐前及睡前加餐前30分钟注射。每天的胰岛素总量分配:早餐前30%~40%,中餐前20%~30%,晚餐前30%,临睡前10%。糖尿病初患者一开始也用NPH 60%和RI 40%的量分两次注射,早餐前用全日量的2/3,晚餐前用1/3量。早餐前注射的胰岛素提供早餐和午餐后的胰岛素,晚餐前注射的胰岛素提供晚餐后及睡前点心直至次日晨的胰岛素。根据用药日的血糖或尿糖结果调整次日的胰岛素。RI分3~4次注射时胰岛素用量的调节应根据前一天上午第一段尿糖及午餐前尿糖或血糖调节次日早餐前RI量或调整早餐;根据前1天晚餐后一段尿糖及睡前尿糖或血糖调节晚餐前RI剂量或调整晚餐。病情稳定后有波动时应从饮食、感染、气候和情绪的变化先找原因,再调整胰岛素和病因治疗(表11-4)。

表 11-4　常用注射胰岛素剂型及作用时间

剂型	作用类别	注射途径	作用时间		
			开始	最强	持续
普通速效胰岛素(RI)	速效	皮下	0.5	3~6	6~8
		静脉	即刻	0.5	1~2
中效胰岛素(NPH)	中效	皮下	2	8~12	18~24
鱼精蛋白锌胰岛素(PZI)	长效	皮下	4~6	14~20	24~36
混合(RI+PZI)		皮下	0.5~1	2~8	24~36
混合(RI+NPH)		皮下	0.5~1	2~8	18~24

3.胰岛素注射笔或注射泵强化胰岛素的治疗

胰岛素注射笔是普通注射器的改良,用喷嘴压力和极细针头推进胰岛素注入皮下,可减少皮肤损伤和注射的精神压力,此法方便和无痛,所用胰岛素 RI 和长效胰岛素(与注射笔相适用的包装),以普通注射器改用胰岛素笔时应减少原胰岛素用量的 $15\%\sim20\%$,仔细监测血糖和尿糖进行调整。连续皮下输入胰岛素(continuous subcatanous insulin infusion,CSⅡ)是用胰岛素泵持续的输入基础量的胰岛素,用 RI 和 NPH 较稳定,于每餐前加注 RI。CSⅡ可能使血糖维持在正常水平,开始应住院观察,调整剂量,用量一般为平常量的 80%,基础输入量为总量的 40%,早餐前加量 20%,午餐和晚餐前各加 15%,睡前加餐时为 10%。餐前加量应在进餐前 $20\sim30$ 分钟输入,应特别注意晨 3 时和 7 时的血糖,及时发现 Somogy 现象及黎明现象。

(二)饮食治疗

IDDM 的饮食治疗目的也是为了使血糖能稳定的控制在接近正常水平,以减少并发症的发生,糖尿病儿童的饮食应是有一定限度的计划饮食,并与胰岛素治疗同步。

每天总热量以糖占 $55\%\sim60\%$,蛋白质 $10\%\sim20\%$,脂肪 $30\%\sim35\%$ 的比例计算出所需的糖、蛋白质和脂肪的量(克)。脂肪应是植物油(不饱和脂肪)避免肥肉和动物油。全天热量分为三餐和三次点心,早餐为每天总热量的 25%,午餐 25%,晚餐 30%,三餐间 2 次点心各 5%,睡前点心(加餐)10%。每餐中糖类是决定血糖和胰岛素需要量的关键。

(三)运动治疗

运动是儿童正常生长和发育所需要的生活内容的一部分,运动对糖尿病患儿更有重要意义。运动可使热量平衡并能控制体重,运动能促进心血管功能,改进血浆中脂蛋白的成分,有利于对抗冠心病的发生。运动时肌肉消耗能量比安静时增加 $7\sim40$ 倍。能量的来源主要是由脂肪代谢所提供和肌糖原的分解;运动使肌肉对胰岛素的敏感性增高,从而增强葡萄糖的利用,有利于血糖的控制。运动的种类和剧烈的程度应根据年龄和运动能力进行安排,有人主张 IDDM 的学龄儿童每天都应参加 1 小时以上的适当运动。运动时必须做好胰岛素用量和饮食的调节,运动前减少胰岛素用量或加餐。糖尿病患者应每天固定时间运动,并易于掌握食入热量、胰岛素的用量和运动量之间的关系。

三、护理评估、诊断和措施

(一)家庭基本资料

1.家族史

遗传因素。

2.家庭经济状况

对糖尿病长期治疗过程有参考价值。

3.体重的变化情况

糖尿病对体重有严重的影响,尤其是 1 型糖尿病患儿发病前体重多为正常或偏低,发病后体重明显下降,合理治疗后体重可恢复正常。

4.用药史

了解求医过程,用药情况,做好药物管理。

(1)指导患儿正确服药,并尽量避免或纠正药物的不良反应。

(2)正确抽吸胰岛素,采用 1 mL OT 针筒,以保证剂量绝对准确。长、短效胰岛素混合使用时,应先抽吸短效胰岛素,再抽吸长效胰岛素,然后混匀。切不可逆行操作,以免将长效胰岛素混入短效内,影响其速效性。

(3)掌握胰岛素的注射时间:普通胰岛素于饭前半小时皮下注射,鱼精蛋白锌胰岛素在早餐前1小时皮下注射。根据病情变化,及时调整胰岛素的用量。

5.不典型症状

(1)日渐消瘦:由于胰岛素缺乏,葡萄糖氧化生能减少,组织分解代谢加强,动用体内脂肪及蛋白质,因此患儿日见消瘦,经胰岛素治疗后,能很快恢复正常。

(2)不易纠正的酸中毒:小婴儿发病常误诊为消化不良、脱水及酸中毒,输入大量碳酸氢钠、葡萄糖及盐水等,不但酸中毒未能纠正,还可能出现高钠、高血糖昏迷。有的患儿酸中毒出现呼吸深长,误诊为肺炎而输入抗生素及葡萄糖而延误诊治。

(3)酷似急腹症:急性感染诱发糖尿病酮症酸中毒(DKA)时可伴有呕吐、腹痛、发热、白细胞增多,易误诊为急性阑尾炎等急腹症。文献上曾有误诊而行手术者。

(二)健康管理

1.有感染的危险

接触有感染性疾病的患儿,包括呼吸道、泌尿系统、皮肤感染等,避免不同病种交叉感染,定期查血常规,以免感染导致酮症酸中毒等并发症的发生。

(1)相关因素:与抵抗力下降有关。

(2)护理诊断:有感染的危险。

(3)护理措施:预防感染,患儿在住院期间无感染的症状和体征。①定期为患儿洗头,洗澡,勤剪指甲。注重患儿的日常清洁。②保持患儿的口腔清洁,指导患儿做到睡前、早起要刷牙,必要时可给予口腔护理。③每天为患儿清洗外阴部,并根据瘙痒的程度,酌情增加清洗次数。做好会阴部护理,预防泌尿道感染。④预防外伤:告知患儿不可赤脚走路,不可穿拖鞋外出。要求患儿尽量不使用热水袋,以防烫伤。做好瘙痒部位的护理,以防抓伤。⑤做好保暖工作,预防上呼吸道感染。对于已发生感染的患儿,应积极治疗。而对未发生感染的患儿,可预防性地使用抗生素,预防感染。

2.潜在并发症:酮症酸中毒

患儿发生急性感染、延误诊断、过食或中断胰岛素治疗时均可发生酮症酸中毒。

(1)相关因素:酮症酸中毒与过食导致酸性代谢产物在体内堆积有关。

(2)护理诊断:潜在并发症——酮症酸中毒。

(3)护理措施:患儿在住院期间未发生酮症酸中毒;患儿发生酮症酸中毒后及时发现并处理。①病情观察:密切观察患儿血糖、尿糖、尿量和体重的变化。必要时通知医师,予以处理。监测并记录患儿的生命体征,24小时液体出入量,血糖,尿糖,血酮,尿酮以及动脉血气分析和电解质变化,防止酮症酸中毒发生。②确诊酮症酸中毒后,绝对卧床休息,应立即配合抢救治疗。③快速建立2条静脉通路,1条为纠正水、电解质及酸碱平衡失调,纠正酮症症状,常用生理盐水20 mL/kg,在30分钟到1小时内输入,随后根据患儿的脱水程度继续输液。另1条静脉通路遵医嘱输入小剂量胰岛素降血糖,应用时抽吸剂量要正确,最好采用微泵调节滴速,保证胰岛素均匀输入。在输液过程中随酸中毒的纠正、胰岛素的输入,钾从细胞外进入细胞内,此时可出现致死性的低血钾,因此在补液排尿后应立即补钾。对严重酸中毒患儿(pH<7.1)可给予等渗碳酸氢钠溶液静脉滴注。静脉输液量及速度应根据患儿年龄及需要调节并详细记录出入水量,防止

输液不当引起的低血糖、低血钾、脑水肿的发生。④协助处理诱发病和并发症,严密观察生命体征、神志、瞳孔(见昏迷护理常规),协助做好血糖的测定和记录。每次排尿均应检查尿糖和尿酮。⑤饮食护理:禁食,待昏迷缓解后改糖尿病半流质或糖尿病饮食。⑥预防感染:必须做好口腔及皮肤护理,保持皮肤清洁,预防压疮和继发感染,女性患者应保持外阴部的清洁。

3.潜在并发症:低血糖

患儿主诉头晕,面色苍白、心悸、出冷汗等低血糖反应,胰岛素注射过量或注射胰岛素后未按时进食所导致。

(1)相关因素:低血糖或低血糖昏迷与胰岛素过量或注射后进食过少有关。胰岛素注射剂量准确,注射后需按时进食。

(2)护理诊断:潜在并发症——低血糖。

(3)护理措施:患儿在住院期间未发生低血糖,患儿发生低血糖后及时发现并处理,教会患儿及家属处理低血糖的急救方法。

病情监测:低血糖发生时患儿常有饥饿感,伴软弱无力、出汗、恶心、心悸、面色苍白,重者可昏迷。睡眠中发生低血糖时,患儿可突然觉醒,皮肤潮湿多汗,部分患儿有饥饿感。

预防:应按时按剂量服用口服降糖药或注射胰岛素,生活规律化,定时定量进餐,延迟进餐时,餐前应少量进食饼干或水果。运动保持恒定,运动前适量进食或适当减少降糖药物的用量。经常测试血糖,尤其注射胰岛素者及常发生夜间低血糖者。

低血糖的紧急护理措施包括以下几方面。①进食含糖食物:大多数低血糖患儿通过进食含糖食物后 15 分钟内可很快缓解,含糖食物可为 2～4 块糖果或方糖,5～6 块饼干,一匙蜂蜜,半杯果汁或含糖饮料等。②补充葡萄糖:静脉推注 50% 葡萄糖 40～60 mL 是紧急处理低血糖最常用和有效的方法。胰高血糖素及 1 mg 肌内注射,适用于一时难以建立静脉通道的院外急救或自救。

(4)健康教育:教育患儿及家长知道发生低血糖的常见诱因,其一是胰岛素应用不当,其中胰岛素用量过大是最常见的原因。低血糖多发生在胰岛素最大作用时间内,如短效胰岛素所致低血糖常发生在餐后 3 小时左右;晚餐前应用中、长效胰岛素者易发生夜间低血糖。此外还见于注射胰岛素同时合用口服降糖药,或因运动使血循环加速致注射部位胰岛素吸收加快,或胰岛素种类调换如从动物胰岛素转为人胰岛素时,或胰岛素注射方法不当,如中、长效胰岛素注射前未充分混匀,剂量错误等。其二是磺脲类口服降糖药剂量过大。其三是饮食不当,包括忘记或延迟进餐、进食量不足或食物中碳水化合物过低,运动量增大的同时未相应增加食物量、减少胰岛素或口服降糖药物的剂量以及空腹时饮酒过量等。

4.有体液不足的危险

患儿多尿,且消耗较高,易有体液不足。

(1)相关因素:与血糖升高致渗透性利尿有关。

(2)护理诊断:有体液不足的危险。

(3)护理措施:患儿在住院期间体液平衡。①检测血糖和血电解质。②关心患儿主诉。③尤其是运动过后,必须及时补充水分,以防意外。

(三)营养代谢:营养不良

食物偏好,食欲的变化。

(1)相关因素:与胰岛素缺乏致体内代谢紊乱有关。

(2)护理诊断:营养失调:低于机体需要量。

（3）护理措施：患儿饮食均衡，尽早治疗使获得适当的生长与发育。①用计划饮食来代替控制饮食。以能保持正常体重，减少血糖波动，维持血脂正常为原则，指导患儿合理饮食。②多食富含蛋白质和纤维素的食物，限制纯糖和饱和脂肪酸。鼓励患儿多食用粗制米，面和杂粮。饮食需定时定量。③为患儿计算每天所需的总热量，儿童糖尿病患者热量用下列公式进行计算：全日热量＝1 000＋年龄×（80～100），热量略低于正常儿童，不要限制太严，避免影响儿童生长发育，并予以合理分配。全日量分三餐，1/5、2/5、2/5，每餐留少量食物作为餐间点心。详细记录患儿饮食情况，游戏、运动多时给少量加餐（加 20 g 碳水化合物）或减少胰岛素用量。

（四）排泄：排尿异常

患儿夜尿多，有的尿床，有些家长发现尿甜、尿黏度增高。女孩可出现外阴瘙痒。皮肤疖、痈等感染亦可能为首发症状。

（1）相关因素：与渗透性利尿有关。

（2）护理诊断：排尿异常与渗透性利尿有关。

（3）护理措施：未发生排尿异常。①观察有无多尿、晚间有无遗尿。②了解尿液的色、质、量及尿常规的变化并做相应记录。

（五）感知和认知：焦虑

糖尿病是需要长期坚持治疗，易产生心理负担。

（1）相关因素：执行治疗方案无效，担心预后。

（2）护理诊断：焦虑，与担心预后有关。

执行治疗方案无效，与知识缺乏及患儿的自控能力差有关。

（3）护理措施：能接受和适应此疾病，积极配合检查和治疗。

心理护理：关心患儿，耐心讲解疾病相关知识，认真解答患儿提出的问题，帮助患儿树立起生活的信心。教会患儿随身携带糖块及卡片，写上姓名、住址、病名、膳食治疗量、胰岛素注射量，以便救治。

做好健康教育：①告知患儿父母糖尿病是一终生疾病，目前尚不能根治。但若血糖控制良好，则可减少或延迟并发症的发生和发展，生长发育也多可不受影响。②正确饮食。正确饮食是控制血糖的关键，与疾病的发展有密切的关系。要教会父母为患儿计算每天饮食总量并合理安排。每餐中糖类是决定血糖和胰岛素需要量的关键。不同食物的血糖指数分为低、中、高三类。注意食物的色、香、味及合理搭配，督促患儿饮食定时定量。当患儿运动多时，应给予少量加餐或减少胰岛素用量。③注意防寒保暖，及时为孩子添加衣服。注重孩子的日常清洁，勤洗澡，勤洗头，勤换衣，勤剪指甲。预防外伤，避免孩子赤脚走路，以免刺伤；避免孩子穿拖鞋外出，以免踢伤。使用电热毯或热水袋时，应避免孩子烫伤。若孩子已有感染，则应积极治疗。④监督并指导孩子正确使用药物。抽吸胰岛素时应采用 1 mL 注射器以保证剂量绝对准确。根据不同病期调整胰岛素的用量，并有计划的选择注射部位进行注射。注射时防止注入皮内致组织坏死。每次注射需更换部位，注射点至少相隔 1～2 cm，以免局部皮下脂肪萎缩硬化。注射后应及时进食，防止低血糖。⑤若备有自动血糖仪，则应每天测血糖 4 次，至少测 2 次，无血糖仪者每次餐前及睡前测尿糖共 4 次。24 小时尿糖理想应＜5 g/24 h，最多不应超过 20 g/24 h，每年检测血脂 1 次包括胆固醇、甘油三酯、HDL、LDL，血脂增高时改进治疗。每次复诊应测血压。每年检查眼底 1 次。⑥应定期（出院后 1～2 周 1 次，稳定后 2～3 个月 1 次）带孩子去医院复诊，复诊前检查当天餐后 2 小时血糖，前一天留 24 小时尿测尿糖定量，有条件的每次应测糖基化血红蛋白（HbA1c 或 HbA1）使 HbA1＜10.5％，平均血糖＜11.2 mmol/L（200 mg/dL）。⑦学会用班氏试剂或试纸法作尿糖检测。每周为孩子测 1 次重量,若体重改变>2 kg,应及时去医院就诊。⑧指导孩子健康生活,让孩子进行适量的运动,例如步行,以利于降低血糖,增加胰岛素分泌,降低血脂。⑨教会观察低血糖和酮症酸中毒的表现,以便及时发现孩子的异常,同时掌握自救的方法,并给予积极的处理。⑩为孩子制作一张身份识别卡,并随时提醒孩子携带糖块和卡片外出。给予孩子足够的关心,帮助孩子树立生活的信心,使孩子能正确面对疾病,并积极配合治疗。

(王新营)

第十八节　小儿手足口病

一、概述

(一)概念和特点

手足口病是肠道病毒引起的常见传染病之一,以婴幼儿发病为主。多数患儿表现为手、足、口腔等部位的皮疹、疱疹,大多预后良好。但少数患儿可表现为严重的中枢神经系统损害,引起神经源性肺水肿、无菌性脑膜炎、急性迟缓性麻痹等,病情进展迅速,病死率高。

(二)发病机制与相关病理生理

手足口病是肠道病毒包括柯萨奇病毒 A16 和肠道病毒 EV71 引起的小儿急性传染病,发病人群主要为婴幼儿、学龄前儿童,多发生于夏秋季。口腔溃疡性损伤和皮肤斑丘疹为手足口病的特征性病变。光镜下斑丘疹可见表皮内水疱,水疱内有中性粒细胞嗜酸性粒细胞碎片,水疱周围上皮有细胞间和细胞内水肿,水疱下真皮有多种白细胞的混合型浸润。电镜下可见上皮细胞内有嗜酸性包涵体。脑膜脑炎表现为淋巴细胞性软脑膜炎,脑灰质和白质血管周围淋巴细胞、浆细胞浸润,局灶性出血和局灶性神经细胞坏死以及胶质反应性增生。心肌炎表现为局灶性心肌细胞坏死,偶见间质淋巴细胞和浆细胞浸润。肺炎表现为弥漫性间质淋巴细胞浸润、肺泡损伤、肺泡内出血和透明膜形成,可见肺细胞脱落和增生,有片状肺不张。

(三)临床特点

手足口病的潜伏期多为 2～10 天,平均 3～5 天。

1.一般症状

急性起病,发热,口腔黏膜、手、足和臀部出现斑丘疹、疱疹,疱疹周围可有炎性红晕,疱内液体较少。可伴有咳嗽、流涕、食欲缺乏等症状。部分病例仅表现为皮疹或疱疹性咽峡炎。多在一周内痊愈,预后良好。

2.重症病例表现

少数病例(尤其是小于 3 岁者)皮疹出现不典型,病情进展迅速,在发病 1～5 天出现脑膜炎、脑炎(以脑干脑炎最为凶险)、脑脊髓炎、肺水肿、循环障碍等,可留有后遗症。极少数病例病情危重,可致死亡。

(1)神经系统表现:精神差、嗜睡、易惊、头痛、呕吐、谵妄甚至昏迷;肢体抖动,肌阵挛、眼球震颤、共济失调、眼球运动障碍;无力或急性弛缓性麻痹;惊厥。查体可见脑膜刺激征,腱反射减弱或消失,巴氏征等病理征阳性。

(2)呼吸系统表现：呼吸浅促、呼吸困难或节律改变，口唇发绀，咳嗽，咳白色、粉红色或血性泡沫样痰液；肺部可闻及湿啰音或痰鸣音。

(3)循环系统表现：面色苍灰、皮肤花纹、四肢发凉，指（趾）发绀；出冷汗；毛细血管再充盈时间延长。心率增快或减慢，脉搏浅速或减弱甚至消失。

（四）辅助检查

1.血常规

白细胞计数正常或降低，病情危重者白细胞计数可明显升高。重症病例白细胞计数可明显升高（$>15 \times 10^9$/L）或显著降低（$<2 \times 10^9$/L），恢复期逐渐恢复正常。

2.血生化检查

部分病例可有轻度谷丙转氨酶（ALT）、门冬氨酸氨基转移酶（AST）、肌酸激酶同工酶（CK-MB）升高，病情危重者可有肌钙蛋白（cTnI）、血糖升高。C反应蛋白（CRP）一般不升高。乳酸水平升高。

3.血气分析

轻症患者血气分析在正常范围。重症患者呼吸系统受累时可有动脉血氧分压降低、血氧饱和度下降，二氧化碳分压升高，代谢性酸中毒。

4.脑脊液检查

脑脊液外观清亮，压力增高，白细胞计数增多，多以单核细胞为主，蛋白正常或轻度增多，糖和氯化物正常。脑脊液病毒中和抗体滴度增高有助于明确诊断。

5.病原学检查

用组织培养分离肠道病毒是目前诊断的标准，但CoxA16、EV71等肠道病毒特异性核酸是手足口病病原确认的主要方法。咽拭子、气道分泌物、疱疹液、粪便阳性率较高。

6.血清学检查

恢复期与急性期血清手足口病肠道病毒中和抗体IgG滴度4倍或4倍以上升高，证明手足口病病毒感染。

7.胸部放射学检查

胸部放射学检查可表现为双肺纹理增多，网格状、斑片状阴影，部分病例以单侧为著。

8.磁共振

神经系统受累者可有异常改变，以脑干、脊髓灰质损害为主。

9.脑电图

脑电图可表现为弥漫性慢波，少数可出现棘（尖）慢波。

10.心电图

心电图无特异性改变。少数病例可见窦性心动过速或过缓，Q-T间期延长，ST-T改变。

（五）治疗原则

1.普通病例

一般治疗：注意隔离，避免交叉感染。适当休息，清淡饮食，做好口腔和皮肤护理。

2.重症病例

(1)控制颅内高压限制入量，积极给予甘露醇降颅压治疗，每次0.5～1.0 g/kg，每4～8小时1次，20～30分钟快速静脉注射。根据病情调整给药隔时间及剂量。必要时加用呋塞米。

(2)保持呼吸道通畅，吸氧；呼吸衰竭者，尽早给予气管插管机械通气。

（3）早期抗休克处理：扩充血容量，10～20 mL/kg 快速静脉滴入，之后根据脑水肿、肺水肿的具体情况边补边脱，决定再次快速静脉滴入和 24 小时的需要量，及时纠正休克和改善循环。

（4）及时使用肾上腺糖皮质激素：可选用甲泼尼龙，氢化可的松，地塞米松。病情稳定后，尽早停用。

（5）掌握静脉注射免疫球蛋白的指征，建议应用指征：精神萎靡、抽搐、安静状态下呼吸频率超过30～40 次/分；出冷汗、四肢发凉、皮肤花纹，心率增快＞140～150 次/分（按年龄）。

（6）合理应用血管活性药物，常用米力农注射液：维持量 0.25～0.75 $\mu g/(kg \cdot min)$，一般使用不超过 72 小时。血压高者，控制血压，可用酚妥拉明 2～5 $\mu g/(kg \cdot min)$，或硝普钠 0.5～8 $\mu g/(kg \cdot min)$，一般由小剂量开始逐渐增加剂量，逐渐调整至合适剂量。如血压下降，低于同年龄正常下限，停用血管扩张剂，可使用正性肌力及升压药物，如多巴胺、多巴酚丁胺、肾上腺素、去甲肾上腺素等。

（7）注重对症支持治疗：①降温。②镇静、止惊。③保护各器官功能：特别注意神经源性肺水肿、休克和脑疝的处理。④纠正水电解质失衡。

（8）确保两条以上静脉通道通畅，监测呼吸、心率、血压和血氧饱和度，有条件监测有创动脉血压。

二、护理评估

（一）流行病学史评估
注意当地流行情况，评估患者病前 1 周内有无接触史。

（二）一般评估
注意患者有无发热、拒食、流涎、口腔疼痛、呕吐、腹泻等症状，注意皮疹出现部位和演变，有无脑膜炎、脑炎及心肌炎症状。

（三）身体评估
注意手、足、臀及其他体表部位有无斑丘疹及疱疹，形状及大小，周围有无红晕及化脓感染。注意唇、口腔黏膜有无红斑、疱疹及溃疡。有无局部淋巴结肿大。

（四）心理-社会评估
此病的患者多为小儿，评估小儿的状况，家长的关心和支持程度，家庭经济状况。

（五）辅助检查结果评估
白细胞计数及分类，咽拭子培养。疱疹如有继发感染，必要时取其内容物送涂片检查及细菌培养。咽拭子病毒分离；疱疹液以标记抗体染色检测病毒特异抗原，或 PCR 技术检测病毒RNA。如有神经系统症状应作脑脊液常规、生化及病毒 RNA。必要时取血清检测病毒抗体。疑有心肌炎者检查心电图。

三、护理诊断（问题）

（一）潜在并发症
潜在并发症如神经源性肺水肿、心力衰竭。

（二）体温升高
体温升高与病毒感染有关。

(三)皮肤完整性受损

皮肤完整性受损与手、足、口腔黏膜、臀部存在疱疹有关。

(四)营养失调

低于机体需要量与口腔存在疱疹不易进食有关。

(五)有传播感染的可能

传播感染与病原体排出有关。

四、护理措施

(一)隔离要求

及时安置在负压隔离病房内进行单间隔离。严格执行消毒隔离措施应,操作前后应严格洗手,做好手卫生。病房内每天以 600 mg/L 的含氯消毒剂对床及地面进行彻底消毒,医疗垃圾放入双层黄色垃圾袋中,外贴特殊标签,直接送至垃圾处理中心,不在其他地方中转。出院或转科后严格执行终末消毒。一旦诊断,医师应立即上报医院感染管理科,并留取大便标本备检。

(二)饮食护理

发热 1 周内应卧床休息,多饮开水。饮食宜给予营养丰富易消化的清淡、温凉的流质或半流质食物,如牛奶、米粥、面条等,禁食冰冷、辛辣等刺激性食物。意识障碍者暂禁食,逐渐改鼻饲流质,最后过渡到半流质饮食。

(三)病情观察

密切观察患儿的病情变化,24 小时监测心率、血氧饱和度、呼吸及面色,常规监测体温并观察热型和变化趋势。同时注意观察发热与皮疹出现的顺序。评估患儿的意识,大多数患儿神经系统受损发生在病程早期。对持续热不退,早期仅出现皮疹,但 1 天后继发高热者需引起重视。

(四)对症护理

1.高热的护理

(1)体温超过 39 ℃且持续不退的患儿除给布洛芬混悬液等退热药物外,还需以温水擦浴、冰袋或变温毯降温。使用降温毯时严密监测生命体征,观察末梢循环,出现异常及时汇报医师。

(2)注意肢体保暖,防止冻伤,勤翻身,检查皮肤有无发红、发紫,衣被有无潮湿,防止压疮。

(3)遵医嘱给予抗病毒的药物。

2.口腔的护理

(1)每天 4 次口腔护理,常规的口腔护理用 0.05% 的醋酸氯己定清洗口腔,然后喷活性银喷雾剂(银尔通),经口气管插管的患儿,采用口腔冲洗。

(2)患儿原有口腔疱疹,极易出现口腔溃疡,若出现溃疡,可给予复方维生素 B_{12} 溶液(贯新克)喷溃疡处,促进伤口的愈合。

3.皮肤黏膜的护理

(1)保持皮肤及床单位干燥清洁,剪短患儿指(趾)甲,必要时包裹患儿双手,避免抓破皮疹,防止感染。

(2)臀部有皮疹时要保持臀部干燥清洁,避免皮疹感染。皮疹或疱疹已破裂者,局部皮肤可涂抹抗生素药膏或炉甘石洗剂。

（五）并发症的护理

1.神经系统

EV71具有嗜神经性,病毒在早期即可侵犯枢神经系统,密切观察患儿入院后第1～3天的病情变化,重点观察患儿有无惊跳、意识、瞳孔、生命体征、前囟张力、肢体活动情况等,注意有无精神差、嗜睡、烦躁、易呕吐等神经系统病变的早期症状和体征。患儿呕吐时应将其头偏向一侧,保持呼吸的通畅,及时清除口腔内的分泌物,防止误吸;观察呕吐物的性质,记录呕吐的次数、呕吐物的颜色及量。

2.循环系统

持续心电监护,注意有无心率增快或缓慢、血压升高或下降、中心静脉压过高或过低、尿量减少;观察有无面色苍白、四肢发凉、指(趾)甲发绀、毛细血管再充盈时间延长(>2秒)、冷汗、皮肤花纹;听诊有无心音低钝、奔马律及心包摩擦音等。立即报告医师,遵医嘱给予适当镇静,并遵医嘱给予强心、升压等处理,维持循环系统的稳定。

3.呼吸系统

严密观察呼吸形态、频率、节律,注意有无呼吸浅快、节律不规则、血氧饱和度下降、三凹征、鼻翼翕动等呼吸困难表现。神经源性肺水肿是手足口病常见的死亡原因,临床上以急性呼吸困难和进行性低氧血症为特征,早期仅表现为心率增快、血压升高、呼吸急促等非特异性表现,一旦出现面色苍白、发绀、出冷汗、双肺湿啰音、咳粉红色泡沫痰、严重低氧血症时应及时通知医师,备好各类急救用品,紧急气管内插管辅助呼吸。使用呼吸机可减轻心肺功能,缓解呼吸困难症状,早期的心肺功能支持可改善EV71病毒感染患儿的预后。

（六）心理护理

由于患儿患病突然,尤其确诊后家长担心患儿的生命危险和后遗症的发生。患儿住隔离病室,限制探视,病情变化时及时跟家长沟通,评估患儿家长的心理承受能力,帮助家长树立信心,同时帮助家长接受现实,以取得家长的支持与配合。

五、护理效果评估

（1）患者的疱疹、斑丘疹消退,自感舒适。

（2）患者未发生并发症或发生但被及时发现和处理。

（3）患者的家属学会了如何进行皮肤的护理,并对疾病的预防知识有了一定的了解。

（王新营）

第十九节　小　儿　麻　疹

麻疹是由麻疹病毒引起的一种急性出疹性呼吸道传染病,临床以发热、咳嗽、流涕、结膜炎、口腔麻疹黏膜斑及全身斑丘疹为主要表现。

一、病原学与流行病学

几种常见传染病病原学及流行病学特点比较见表11-5。

表 11-5　几种常见传染病病原学及流行病学特点比较

	麻疹	水痘	猩红热	流行性腮腺炎	中毒型细菌性痢疾
好发季节	冬春季	冬春季	冬春季	冬春季	夏秋季
病原体	麻疹病毒	水痘-带状疱疹病毒	A 组 β 溶血性链球菌	腮腺炎病毒	痢疾杆菌(我国以福氏志贺菌多见)
传染源	麻疹患者	水痘患者	患者及带菌者	患者及隐形感染者	患者及带菌者
传染期及隔离期	潜伏期末至出疹后 5 天;并发肺炎者至出疹后 10 天	出疹前 1～2 天至疱疹结痂	隔离至症状消失后一周,咽拭子培养 3 次阴性	腮腺肿大前 1 天至消肿后 3 天	隔离至症状消失后 1 周或大便培养 3 次阴性
传播途径(主要)	呼吸道	呼吸道及接触传播	呼吸道	呼吸道	消化道
易感人群	6 月～5 岁小儿	婴幼儿、学龄前儿童	3～7 岁小儿	5～14 岁小儿	3～5 岁体格健壮儿童
病后免疫力	持久免疫	持久免疫	获得同一菌型抗菌免疫和同一外毒素抗毒素免疫	持久免疫	病后免疫力短暂,不同菌群与血清型间无交叉免疫

二、临床表现

(一)典型麻疹

1.潜伏期

一般为 6～18 天,可有低热及全身不适。

2.前驱期

一般为 3～4 天,主要表现为:①中度以上发热。②上呼吸道炎,咳嗽、流涕、喷嚏、咽部充血。③眼结膜炎:结膜充血、畏光流泪、眼睑水肿。④麻疹黏膜斑,为本期的特异性体征,有诊断价值。为下磨牙相对应的颊黏膜上出现的直径为 0.5～1 mm 大小的白色斑点,周围有红晕,出疹前 1～2 天出现,出疹后 1～2 天迅速消失。

3.出疹期

一般为 3～5 天。皮疹先出现于耳后发际,渐延及额面部和颈部,再自上而下至躯干、四肢,乃至手掌足底。皮疹初为淡红色斑丘疹,直径为 2～4 mm,略高出皮面,压之褪色,疹间皮肤正常,继之转为暗红色,可融合成片。发热、呼吸道症状达高峰,肺部可闻及湿啰音,伴有全身浅表淋巴结及肝脾肿大。

(4)恢复期:一般为 3～5 天。皮疹按出疹顺序消退,疹退处有米糠样脱屑及褐色色素沉着。体温下降,全身症状明显好转。

(二)非典型麻疹

少数患者呈非典型经过。有一定免疫力者呈轻型麻疹,症状轻,无黏膜斑,皮疹稀且色淡,疹退后无脱屑和色素沉着;体弱、有严重继发感染者呈重型麻疹,持续高热,中毒症状重,皮疹密集融合,有并发症或皮疹骤退、四肢冰冷、血压下降等循环衰竭表现;注射过麻疹减毒活疫苗的患儿可出现皮疹不典型的异性麻疹。

(三)并发症

肺炎为最常见并发症,其次为喉炎、心肌炎、脑炎等。

三、辅助检查

(一)血常规

白细胞总数减少,淋巴细胞相对增多;若白细胞总数及中性粒细胞增多,提示继发细菌感染。

(二)病原学检查

从呼吸道分泌物中分离或检测到麻疹病毒可做出特异性诊断。

(三)血清学检查

用酶联免疫吸附试验检测血清中特异性 IgM 抗体,有早期诊断价值。

四、治疗原则

(一)一般治疗

卧床休息,保持眼、鼻及口腔清洁,避光,补充维生素 A 和维生素 D。

(二)对症治疗

降温,止咳祛痰,镇静止惊,维持水、电解质及酸碱平衡。

(三)并发症治疗

有并发症者给予相应治疗。

五、护理诊断及合作性问题

(一)体温过高

体温过高与病毒血症及继发感染有关。

(二)有皮肤完整性受损的危险

有皮肤完整性受损的危险与皮疹有关。

(三)营养失调

低于机体需要量与消化吸收功能下降、高热消耗增多有关。

(四)潜在并发症

肺炎、喉炎、心肌炎、脑炎等。

(五)有传播感染的危险

有传播感染的危险与患儿排出有传染性的病毒有关。

六、护理措施

(一)维持正常体温

(1)卧床休息至皮疹消退、体温正常;出汗后及时更换衣被,保持干燥。

(2)监测体温,观察热型;处理高热时要兼顾透疹,不宜用药物或物理方法强行降温,忌用冷敷及酒精擦浴,以免影响透疹;体温>40 ℃时可用小剂量退热剂或温水擦浴,以免发生惊厥。

（二）保持皮肤黏膜的完整性

1.加强皮肤护理

保持床单整洁干燥和皮肤清洁,每天温水擦浴更衣1次;勤剪指甲,避免抓伤皮肤继发感染;如出疹不畅,可用中药或鲜芫荽煎水服用并抹身,帮助透疹。

2.加强五官护理

用生理盐水清洗双眼,滴抗生素眼药水或涂眼膏,并加服鱼肝油预防眼干燥症;防止眼泪及呕吐物流入外耳道,引起中耳炎;及时清除鼻痂,保持鼻腔通畅;多喂开水,用生理盐水或2％硼酸溶液含漱,保持口腔清洁。

（三）保证营养供给

给予清淡易消化的流质、半流质饮食,少量多餐;多喂开水及热汤,利于排毒、退热、透疹;恢复期应添加高蛋白、高热量、高维生素食物。

（四）密切观察病情,及早发现并发症

出疹期如出现持续高热不退、咳嗽加剧、发绀、呼吸困难、肺部湿啰音增多等表现;出现声嘶、气促、吸气性呼吸困难、三凹征等为喉炎的表现;出现嗜睡、昏迷、惊厥、前囟饱满等为脑炎表现。出现上述表现应给予相应处理。

（五）预防感染的传播

1.控制传染源

隔离患儿至出疹后5天,并发肺炎者延至出疹后10天。密切接触的易感儿隔离观察3周。

2.切断传播途径

病室通风换气并用紫外线照射;患儿衣被及玩具暴晒2小时,减少不必要的探视,预防继发感染。

3.保护易感人群

流行期间不带易感儿童去公共场所;8个月以上未患过麻疹者应接种麻疹减毒活疫苗,7岁时复种;对未接种过疫苗的体弱及婴幼儿接触麻疹后,应尽早注射人血丙种球蛋白,可预防发病或减轻症状。

（六）健康教育

向家长宣传控制传染源的知识,说明患儿隔离的时间;指导切断传播途径的方法,如通风换气、定期消毒、用物暴晒等;指导家长对患儿进行皮肤护理、饮食护理及病情观察。

（王新营）

第十二章

康复科常见病护理

第一节　康复护理的实践模式

一、康复护理主要任务

康复护理是实现康复总体计划中的重要组成部分,并且贯穿于康复全过程。特别是在维持生命,保障健康,促进与提高患者自立生活能力,尽快重返家庭和社会的过程中承担着重要职责。

(一)信息的采集

采集康复对象相关信息是康复护理工作的第一步,同时也是开展康复护理工作的基础和制订护理计划的重要依据。信息的采集工作要求做到及时、准确、全面,应当由护理人员直接采集获得。

1.信息收集途径

(1)康复护士与康复对象及其家属或陪护人员的交谈,康复护士直接观察康复对象的 ADL 能力、水平以及残存的功能。

(2)康复护士直接检查和评定康复对象的 ADL 能力、水平以及残存功能的程度等。

2.信息收集的内容

可根据对象的病种、病情、残障程度等而有所侧重,但主要应当包括以下几个方面。

(1)一般情况:包括姓名、年龄、性别、民族、婚否、工作单位、工作性质、住址等。

(2)以往的生活习惯,是否有宗教信仰,有何兴趣与爱好等。

(3)身体一般状况:包括精神、心理、生命体征、饮食、排泄、生活自理等情况及有无并发症的发生,如压疮、呼吸及泌尿系统感染等并发症的发生及其程度如何。

(4)致残原因:包括致残性质是先天性的,还是后天外伤所致,起始时间和经过;康复对象的心理状态如何。

(5)现有残存功能:包括感觉、运动、认知、语言等及其 ADL 能力水平状况。

(6)康复愿望:包括了解康复对象和家属对康复的要求和目标等。

(7)家庭环境:包括经济状况,无障碍设施条件如何,康复对象(或家属)有无康复及康复护理的常识。

(8)康复对象的家庭和社区环境条件对康复的影响:信息的收集由康复护士自己完成,以掌握的第一手资料为依据,不可抄写病历或者仅听家属的介绍作为对患者信息的收集依据,因为它直接涉及康复护理下一步的工作,即康复护理计划制订要符合实际情况。

(二)康复护理计划的制订

责任护士依据信息收集情况,提出患者实际或潜在的健康问题,确立其康复护理目标,制订出护理方案及措施,由责任护士负责组织实施。在患者住院期间进行初、中、末(出院前)的康复护理效果评价,根据功能恢复情况进行计划及措施的调整。

1.找出康复护理问题

护理问题是指康复对象实际的或潜在的护理问题,这些护理问题是通过护理措施可以解决的问题。例如:脊髓损伤所造成的肌肉萎缩、关节挛缩、肢体运动感觉及二便等功能障碍的患者,会出现生活不能自理、大小便功能障碍等情况,针对以上情况可以找出相应的护理问题,如心理改变、躯体移动障碍、生活自理缺陷、排泄状况改变、有皮肤完整性受损的危险、有外伤的危险、有潜在的尿路及肺部感染等并发症发生的危险等护理问题。

2.确立康复护理目标

根据存在的护理问题,提出解决问题的护理目标。并针对患者存在问题的严重程度及其康复时间的长短,制订出短期及长期康复护理目标。护理目标必须明确、具体、可行。

3.制订康复护理措施

康复护理措施是指为了达到护理目标,根据患者的护理问题所采取的具体护理方法。如脊髓损伤所导致的膀胱功能障碍,可以通过计划饮水、间歇导尿、残余尿量测定等膀胱功能训练促使其建立反射性膀胱。

二、康复护理质量管理的任务

(一)提高全员素质,树立质量意识

进行康复护理职业素质教育和质量意识教育,使康复护士确立为伤、残、康复患者服务的思想和质量第一的意识,建立三级质量体系,做到人人关心康复护理质量。

(二)建立质量标准体系

将康复护理的每项服务以及每项操作,实行质量标准化。

(三)建立质量控制体系

使质量控制系统化,达到三级控制,即要素质量(基础质量)、环节质量和终末质量。

(四)建立质量信息反馈管理系统

其包括质量标准化、量化、信息输入、反馈、分析处理、指令下达等一系列程序。

(五)建立质量管理规章制度

整个康复护理质量管理应有一套严格的制度和程序,必须立法使之成为法规,并不断充实和完善。

三、康复小组

(一)康复小组是一种专业的康复治疗小组

为使患者达到最大水平的康复,小组成员应互相合作,制订计划和目标。康复小组代表的是以患者为主导的专家团体,目的是改善由于残疾给患者和家属带来的影响。合作是康复小组的特点之一,也是成功实施全面康复计划的重要元素。支持康复小组概念的一个重要观点就是运用合作理念,充分利用各成员的力量共同达到目标。康复护士是康复小组重要成员之一。

(二)康复小组在给予患者最恰当的服务方面起了关键作用

确保患者尽可能获得最大水平的功能恢复和最高的生活质量。在资源利用上,服务必须符合需求。这也要求在开始执行一项计划之前要对患者进行全面的康复评定,对小组成员进行合理分工。一个高效的康复小组,不仅在单个专业机构甚至在多个机构间都能满足康复患者长期需要。

当代康复小组的功能包括:①根据患者需要组成以康复医师为组长的康复小组。②通过康复评定为患者和家庭制订切实可行的康复目标。③确保康复治疗的连续性,协调可利用资源。④作为一种机构来评定患者的康复进程和康复疗效及康复质量。

(三)康复对象

康复对象是指有着不同生理或心理损伤的患者,康复过程包括从患者生病到死亡的过程。患者的管理是复杂的,因为在评估和治疗过程中必须考虑患者生活的所有方面,这样才能达到预期康复目标。康复小组还必须关注不同生命阶段所需要的康复服务,关注于整体人的康复治疗、护理。对患者实施成功的康复还需要把家庭和社区作为一个整体。

(四)康复小组成员

康复小组的一个明显特征是从来没有固定的小组成员。患者的需要决定小组组成,并在一定程度上扩大每个小组成员充当的角色。然而,患者是康复小组最重要的成员,是制订康复计划和目标的积极参与者。康复小组的其他成员包括护士、医师、物理治疗师、作业治疗师、言语治疗师、娱乐治疗师、社会工作者、病例管理者、营养师、职业咨询师和心理学家。不仅指以上这些成员,现实生活中还应根据患者康复计划和目标的需要,增加相应的专业人员。

四、康复病房工作流程

(一)组织实施

主要由康复责任护士依据康复评定小组总的康复治疗方案制订患者病房内康复延伸的服务计划并组织实施,康复医师和治疗师应积极配合康复护士,并对技术性问题进行指导;康复护士轮转 OT、PT 等治疗室掌握、规范康复治疗技术及康复护理技术。

(二)及时了解患者康复治疗进展情况

康复护士应及时对康复的延伸计划做出适当的调整,并定期对患者进行康复延伸训练指导的效果评价。

(三)康复医师和治疗师应定期与康复护士沟通

通过沟通以了解康复护理延伸服务计划对患者是否合适并提出相应调整意见。其沟通形式有:①通过康复评价会进行讨论。②康复护士到康复治疗现场了解患者训练情况。③治疗师定期到病房对患者康复治疗进行督导。

(赵艳平)

第二节　脑卒中的康复护理

一、概述

脑卒中又称脑血管意外（cerebralvascularaccident,CVA），由于急性脑血管破裂或闭塞,导致局部或全脑神经功能障碍所引起的神经功能缺损综合征,持续时间＞24 小时或死亡。脑卒中后一周的患者73％～86％有偏瘫,71％～77％有行动困难,47％不能独坐,75％左右不同程度地丧失劳动能力,40％重度致残。在我国目前需要和正在进行康复的患者中,脑卒中患者占有相当大的比例。随着科学技术和医疗服务水平的不断提高,脑卒中的致死率呈现逐渐下降的趋势,同时,由于发病率的逐年增高,导致脑卒中的致残率亦呈现逐年增高的趋势,这样造成了大量的需要进行康复的残疾人。脑卒中的康复开展最早,也是目前研究最多的领域,早期康复介入已成为共识。

早期康复的意义:早期康复运动功能恢复 1 个月可提高 92.11％;2 个月可提高 56.67％;3 个月可提高 18.18％;3 个月后96％手功能恢复可能性较小。

(一)流行病学

脑血管疾病的发病率、死亡率和致残率很高,它与恶性肿瘤、心脏疾病是导致全球人口死亡的三大疾病。根据新近的流行病学资料,我国脑血管疾病在人口死因中居第二位,仅次于恶性肿瘤,在不少城市中已占首位。我国脑卒中年发病率为 120/10 万～180/10 万,局部地区有逐渐上升的趋势,死亡率为60/10 万～120/10 万,据此估计我国脑卒中新发病例 150 万/年,死亡约 100万/年,病后存活的 600 万患者中,残障率高达 75％。发病率、患病率和死亡率随年龄增长,45 岁后增长明显,65 岁以上人群增长更显著,75 岁以上发病率是 45～54 岁组的 5～8 倍。此外,脑卒中发病率与环境、饮食习惯和气候(纬度)等因素有关,我国脑卒中总体分布呈北高南低、西高东低,纬度每增高 5 度,脑卒中发病率增加 64.0/10 万,死亡率增加 6.6/10 万。

(二)病因

1.血管病变

动脉粥样硬化和高血压性动脉硬化最常见,其次为结核性、梅毒性、结缔组织病和钩端螺旋体等所致的动脉炎,先天性脑血管病如动脉瘤、血管畸形和先天性血管狭窄、外伤、颅脑手术、插入导管和穿刺所致的血管损伤,以及药物、毒物和恶性肿瘤等导致的血管病损。

2.心脏病和血流动力学改变

如高血压、低血压或血压急骤波动,心功能障碍、传导阻滞、风湿性或非风湿性瓣膜病、心肌病等,以及心律失常特别是心房纤颤。

3.血液成分和血液流变学改变

如高黏血症(见于脱水、红细胞增多症、高纤维蛋白血症和白血病等),凝血机制异常(应用抗凝剂、口服避孕药和弥散性血管内凝血等),血液病及血液流变学异常可导致血黏度增加和血栓前状态。

4.其他病因

其他病因包括空气、脂肪、癌细胞和寄生虫等栓塞,脑血管痉挛,受压和外伤等。部分脑卒中原因不明。

(三)促发因素

1.血流动力学因素

(1)血压过高或过低:瞬时高血压是出血性脑卒中重要诱发因素,一过性低血压可诱发缺血性脑卒中。

(2)血容量改变:血容量不足,血液浓缩可诱发缺血性脑血管病。

(3)心脏病:心功能不全,心律失常可诱发脑梗死。

2.血液成分异常

(1)血黏度改变:红细胞增多症、异常球蛋白血症等引起异常高血黏度,可诱发脑梗死。

(2)血小板数量或功能异常:血小板减少常引起出血性脑卒中;增多时可引起脑梗死,但是由于此时血小板功能低下,也可致出血性脑卒中。

(3)凝血或纤溶系统功能障碍:如血友病、白血病可引起出血性或缺血性脑卒中。

(四)危险因素

危险因素是当前脑血管病研究的一个重大课题。脑卒中的危险因素可分为可干预和不可干预两类,其中可干预的有高血压、糖尿病、高脂血症、(冠心病)心脏病、高同型半胱氨酸血症、短暂性脑缺血性发作或脑卒中史、肥胖、无症状性颈动脉狭窄、酗酒、吸烟、抗凝治疗、脑动脉炎等;不可干预的有年龄、性别、遗传、种族等因素。其中高血压是各类型脑卒中最重要的独立危险因素。

(五)分类

脑卒中分为三大类:蛛网膜下腔出血、脑出血和脑梗死。其中脑梗死又分为7类:动脉粥样硬化性血栓性脑梗死、脑栓塞、腔隙性梗死、出血性梗死、无症状性梗死、其他梗死和原因未明的脑梗死。

二、临床表现

(一)主要症状和体征

1.起病突然

立即出现相应的症状和体征,是脑卒中的主要特点。

2.全脑症状

头痛、恶心、呕吐和不同程度的意识障碍。这些症状可轻重不等或不出现,主要与脑卒中类型和严重程度有关。

3.局灶症状和体征

根据损害的部位不同而异。

(1)颈内动脉系统损害表现:主要由大脑半球深部或额、颞、顶叶病变所致,可表现为:①病灶对侧中枢性面、舌下神经瘫痪和肢体瘫痪;②对侧偏身感觉障碍;③优势半球损害时可有失语;④对侧同向偏盲。

(2)椎-基底动脉系统损害表现:主要由脑干、小脑或枕叶病变所致,可表现为:①眩晕伴恶心、呕吐;②复视;③构音、吞咽困难;④交叉性瘫痪或感觉障碍;⑤小脑共济失调;⑥皮质盲。

(3)脑膜刺激征:颅内压增高或病变波及脑膜时发生。表现为颈项强直、Kernig征和Brudzinski征阳性。

(二)常见并发症

压疮、关节挛缩、肩关节半脱位、肩-手综合征、失用综合征、误用综合征、骨折、肺炎等。

三、主要功能障碍

由于病变性质、部位、病变严重程度等的不同,患者可能单独发生某一种障碍或同时发生几种障碍。其中以运动功能和感觉功能障碍最为常见。

(一)运动功能障碍

运动功能障碍是最常见的功能障碍之一,多表现为一侧肢体瘫痪,即偏瘫。脑卒中患者运动功能的恢复,一般经过弛缓期、痉挛期和恢复期 3 个阶段。

(二)感觉功能障碍

偏瘫侧感觉受损但很少缺失。据报道,65％的脑卒中患者有不同程度和不同类型的感觉障碍。主要表现为痛觉、温度觉、触觉、本体觉和视觉的减退或丧失。44％的脑卒中患者有明显的本体感觉障碍,并可影响整体残疾水平。

(三)共济障碍

共济障碍是指四肢协调动作和行走时的身体平衡发生障碍,又称共济失调。脑卒中患者常见的共济失调障碍有大脑性共济障碍、小脑性共济障碍。肢体或躯干的共济失调在小脑损害的患者较常见。常因小脑、基底核、反射异常、本体感觉丧失或运动无力、反射异常、肌张力过高、视野缺损等所致。

(四)言语障碍

脑卒中患者常发生言语障碍,发生率高达 40％～50％。包括失语症和构音障碍。失语症是由于大脑半球优势侧(通常为左半球)语言区损伤所致,表现为听、说、读、写的能力障碍。构音障碍是由于脑损害引起发音器官的肌力减退、协调性不良或肌张力改变而导致语音形成的障碍。

(五)认知障碍

认知障碍主要包括意识障碍、智力障碍、失认症和失用症等高级神经功能障碍。

1.意识障碍

意识障碍是指大脑皮质的意识功能处于抑制状态,认识活动的完整性降低。脑卒中患者的意识障碍的发生率约 40％。

2.智力障碍

智力是个人行动有目的、思维合理、应付环境有效聚集的较全面的才能。思维能力(包括推理、分析、综合、比较、抽象、概括等),特别是创造性思维是智力的核心。脑卒中可引起记忆力、计算力、定向力、注意力、思维能力等障碍。

3.失认症

常因非优势侧半球(通常为右半球)损害,尤其是顶叶损害而导致的认知障碍。其病变部位多位于顶叶、枕叶、颞叶交界区。如视觉失认、听觉失认、触觉失认、躯体忽略、体像障碍等。

4.失用症

失用症是指在没有感觉和运动损害的情况下不能进行以前所学过的、有目的的运动。脑卒中常见的失用症有:意念性失用、结构性失用、意念运动性失用、步行失用等。

(六)ADL 能力障碍

日常生活活动是指一个人为独立生活每天必须反复进行的、最基本的、一系列的身体动作或活动,即衣、食、住、行、个人卫生等基本动作和技巧。脑卒中患者,由于运动功能、感觉功能、认知功能等多种功能障碍并存,导致 ADL 能力障碍。

(七)继发性功能障碍

1.心理障碍

是指人的内心、思想、精神和感情等心理活动发生障碍。患者的行为也可因认知障碍而受影响,表现为易怒、顽固、挑剔、不耐心、冲动、任性、淡漠或过于依赖他人。这种行为使患者的社会适应性较差,甚至环境也可增加其孤独感和压力。

2.膀胱与直肠功能障碍

表现为尿失禁、二便潴留等。

3.肩部功能障碍

多因肩痛、半脱位和肩手综合征所致。肩关节疼痛多在脑卒中很长时间后发生,发生率约为72%;肩关节半脱位在偏瘫患者很常见,发生率为81%。肩手综合征在脑卒中发病后1~3个月很常见,表现为肩痛、手肿、皮肤温度上升、关节畸形。

4.关节活动障碍

因运动丧失与制动导致关节活动度降低、痉挛与变形,相关组织弹性消失,肌肉失用性萎缩进而导致关节活动障碍。

5.面神经功能障碍

主要表现为额纹消失、口角㖞斜及鼻唇沟变浅等表情肌运动障碍。核上性面瘫表现为眼裂以下表情肌运动障碍,可影响发音和饮食。

6.疼痛

丘脑腹后外侧核受损的患者最初可表现为对侧偏身感觉丧失,数周或数月后感觉丧失将可能被一种严重的烧灼样疼痛所代替,称为丘脑综合征。疼痛可因刺激或触摸肢体而加重。疼痛的后果常使患者功能降低,注意力难以集中,发生抑郁并影响康复疗效。

7.骨质疏松

脑卒中后继发性骨质疏松是影响患者运动功能恢复和日常生活能力的一个重要因素。

8.失用综合征

长期卧床,活动量明显不足,可引起压疮、肺感染、尿路感染、直立性低血压、心肺功能下降、异位骨化等失用综合征。

9.误用综合征

病后治疗或护理方法不当可引起关节肌肉损伤、骨折、肩髋疼痛、痉挛加重、异常痉挛模式和异常步态、足内翻等。

10.吞咽功能障碍

吞咽困难是脑卒中后的常见并发症,脑卒中患者为29%～60.4%伴有吞咽功能障碍。临床表现为进食呛咳、食物摄取困难、哽咽、喘鸣、食物通过受阻而鼻腔反流;体征为口臭、流涎、声嘶、吸入性肺炎、营养不良、脱水和面部表情肌的不对称等。部分患者可能需要长期通过鼻饲管进食。

11.深静脉血栓形成

主要症状包括小腿疼痛或触痛、肿胀和变色。约50%的患者可不出现典型的临床症状,但可通过静脉造影或其他一些非侵入性技术进行诊断。

四、康复评定

(一)脑损伤严重程度的评定

1.格拉斯哥昏迷量表(Glasgowcomascale,GCS)

GCS 是根据睁眼情况(1~4 分)、肢体运动(1~6 分)和语言表达(1~5 分)来判定患者脑损伤的严重程度。GCS≤8 分为重度脑损伤,呈昏迷状态;9~12 分为中度脑损伤;13~15 分为轻度脑损伤。

2.脑卒中患者临床神经功能缺损程度评分标准

评分为 0~45 分,0~15 分为轻度神经功能缺损;16~30 分为中度神经功能缺损;31~45 分为重度神经功能缺损。

(二)运动功能的评定

脑卒中后运动功能障碍多表现为偏侧肢体瘫痪,是致残的重要原因。评定常采 Bobath、上田敏、Fugl-Meyer 评定等方法。运动功能评估主要是对运动模式、肌张力、肌肉协调能力进行评估(见第五节)。

肢体的运动功能障碍按照脑卒中后各期(软瘫期、痉挛期、相对恢复和后遗症期)的状况,采用 Brunnstrom6 阶段评估法,可以简单分为:Ⅰ期——迟缓阶段;Ⅱ期——出现痉挛和联合反应阶段;Ⅲ期——连带运动达到高峰阶段;Ⅳ期——异常运动模式阶段;Ⅴ期——出现分离运动阶段;Ⅵ期——正常运动状态。

(三)感觉功能评估

感觉功能评估包括浅感觉、深感觉和复合感觉。评估患者的痛温觉、触觉、运动觉、位置觉、实体觉和图形觉是否减退或丧失。脑卒中感觉功能评定的目的在于了解感觉障碍的程度和部位,指导患者正确选用辅助用具及避免在日常生活活动中发生伤害事故。

(四)平衡功能评定

1.三级平衡检测法

三级平衡检测法在临床经常使用。

Ⅰ级平衡是指在静态下不借助外力,患者可以保持坐位或站立位平衡;Ⅱ级平衡是指在支撑面不动(坐位或站立位)身体某个或几个部位运动时可以保持平衡;Ⅲ级平衡是指患者在外力作用或外来干扰下仍可以保持坐位或站立平衡。

2.Berg 平衡评定量表

Berg 平衡评定量表是脑卒中康复临床与研究中最常用的量表,一共 14 项检测内容,包括:坐→站;无支撑站立;足着地,无支撑坐位;站→坐;床→椅转移;无支撑闭眼站立;双足并拢,无支撑站立;上肢向前伸;从地面拾物;转身向后看;转体 360°;用足交替踏台阶;双足前后位,无支撑站立;单腿站立。每项评分 0~4 分,满分 56 分,得分高表明平衡功能好,得分低表明平衡功能差。

(五)认知功能评估

评估患者对事物的注意、识别、记忆,理解和思维有无出现障碍。

(1)意识障碍是对外界环境刺激缺乏反应的一种精神状态。根据临床表现可分为嗜睡、昏睡、浅昏迷、深昏迷 4 个程度。临床上通过患者的语音反应,对针刺的痛觉反射、瞳孔对光反射、吞咽反射、角膜反射等来判断意识障碍的程度。

（2）智力障碍主要表现为定向力、计算力、观察力等思维能力的减退。

（3）记忆障碍可表现为短期记忆障碍或长期记忆障碍。

（4）失用症常见的有结构性失用、意念运动性失用、运动性失用和步行失用。

（5）失认症可表现为视觉失认、听觉失认、触觉失认、躯体忽略和体像障碍。

（六）言语功能评估

评估患者的发音情况及各种语言形式的表达能力，包括说、听、读、写和手势表达。脑卒中患者常有以下言语障碍表现。

1.构音障碍

构音障碍是由于中枢神经系统损害引起言语运动控制障碍（无力、缓慢或不协调），主要表现为发音含糊不清，语调及速率、节奏异常，鼻音过重等言语听觉特性的改变。

2.失语症

失语症是由于大脑皮质与语言功能有关的区域受损害所致，是优势大脑半球损害的重要症状之一。常见的失语类型有运动型失语、感觉性失语、传导性失语、命名性失语、经皮质运动性失语、经皮质感觉性失语、完全性失语等。

（七）摄食和吞咽功能评估

1.临床评估

对患者吞咽障碍的描述：吞咽障碍发生的时间、频率；在吞咽过程发生的阶段；症状加重的因素（食物的性状，一口量等）；吞咽时的伴随症状（梗阻感、咽喉痛、鼻腔、反流、误吸等而不同）。

2.实验室评定

视频荧光造影检查（video-fluorography，VFG）即吞钡试验，它可以精确地显示吞咽速度和误吸的存在，以了解吞咽过程中是否存在食物残留或误吸，并找出与误吸有关的潜在危险因素，帮助设计治疗饮食，确定安全进食体位。

3.咽部敏感试验

用柔软纤维导管中的空气流刺激喉上神经支配区的黏膜，根据感受到的气流压力来确定感觉障碍的阈值和程度。脑卒中患者咽部感觉障碍程度与误吸有关。

（八）日常生活活动能力（ADL）评估

脑卒中患者由于运动功能、认知功能、感觉功能、言语功能等多种功能障碍并存，常导致衣、食、住、行、个人卫生等基本动作和技巧能力的下降或丧失。常采用改良 Barthel 指数或功能独立性评估法（FIM）。MBI 见评定章节。

（九）心理评估

评估患者的心理状态，人际关系与环境适应能力，了解有无抑郁、焦虑、恐惧等心理障碍，评估患者的社会支持系统是否健全有效。

（十）社会活动参与能力评估

采用社会活动与参与量表评定。该量表分为理解与交流、身体移动、生活自理、与人相处、生活活动、社会参与 6 个方面，共 30 个问题，每个问题的功能障碍程度分为"无、轻、中、重、极重度"，相应分值为 1、2、3、4、5 分。

五、康复治疗

(一)康复目标

采用一切有效的措施,预防脑卒中后可能发生的残疾和并发症(如压疮、坠积性肺炎或吸入性肺炎、泌尿系统感染、深静脉血栓形成等)改善受损的功能(如感觉、运动、语言、认知和心理等),提高患者的日常生活活动能力和适应社会生活的能力,即提高脑卒中患者的生活质量,重返家庭和工作岗位,最终成为独立的社会的人。

(二)康复治疗

脑卒中的康复应从急性期开始,只要不妨碍治疗,康复训练开始的越早,功能恢复到可能性越大,预后越好。一般认为康复治疗开始的时间应为患者生命体征稳定,神经病学症状不再发展后 48 小时可开始,应尽可能地减轻失用(包括健侧)。脑卒中康复治疗包括偏瘫肢体综合训练、平衡功能训练、手功能训练、言语功能训练、吞咽功能训练、作业治疗、理疗等。

(三)康复训练的原则

(1)选择合适的早期康复时机。

(2)康复治疗计划是建立在康复评定的基础上,由康复治疗小组共同制订,并在治疗方案实施过程中逐步加以修正和完善。

(3)康复治疗始终贯穿于脑卒中治疗的全过程,做到循序渐进。

(4)康复治疗要有患者的主动参与和家属的积极配合,并与日常生活和健康教育相结合。

(5)采用综合康复治疗,包括物理治疗、作业治疗、言语治疗、心理治疗、传统康复治疗和康复工程等方法。

(四)软瘫期的康复训练

软瘫期是指发病 1～3 周(脑出血 2～3 周,脑梗死 1 周左右),患者意识清楚或有轻度意识障碍,生命体征平稳,但患肢肌力、肌张力均很低,腱反射也低。康复护理措施应早期介入,以不影响临床抢救,不造成病情恶化为前提。目的是预防并发症以及继发性损害,同时为下一步功能训练做准备。一般每天 2 小时更换一次体位,保持抗痉挛体位,以预防压疮、肺部感染及痉挛模式的发生。

1.桥式运动

在床上进行翻身训练的同时,必须加强患侧伸髋屈膝肌的练习,这对避免患者今后行走时出现偏瘫步态十分重要。

(1)双侧桥式运动:帮助患者将两腿屈曲,双足在臀下平踏床面,让患者伸髋将臀抬离床面。如患髋外旋外展不能支持,则帮助将患膝稳定。

(2)单侧桥式运动:当患者能完成双侧桥式运动后,可让患者伸展健腿,患腿完成屈膝、伸髋、抬臀的动作。(图 12-1)

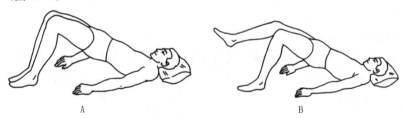

A   B

图 12-1　桥式运动

A.双桥运动　B.单桥运动

（3）动态桥式运动：为了获得下肢内收、外展的控制能力，患者仰卧屈膝，双足踏住床面，双膝平行并拢，健腿保持不动，患腿做交替的幅度较小的内收和外展动作，并学会控制动作的幅度和速度。然后患腿保持中立位，健腿做内收、外展练习。

2.软瘫期的被动活动

如病情较稳定，在病后第3～4天起患肢所有的关节都应做全范围的关节被动活动，以防关节挛缩。每天2～3次，活动顺序从大关节到小关节循序渐进，缓慢进行，切忌粗暴。直到主动运动恢复。

（1）软瘫期的按摩：对患肢进行按摩可促进血液、淋巴回流，防止和减轻水肿，同时又是一种运动感觉刺激，有利于运动功能恢复。按摩要轻柔、缓慢、有节律的进行，不可用强刺激性手法。对肌张力高的肌群用安抚性质的推摩，对肌张力低的肌群则予以摩擦和揉捏。

（2）软瘫期的主动活动：软瘫期的所有主动训练都是在床上进行的。主要原则是利用躯干肌的活动以及各种手段，促使肩胛带和骨盆带的功能恢复。

（3）翻身训练：尽早使患者学会向两侧翻身，以免长期固定于一种姿势，出现继发压疮及肺部感染等并发症。①向健侧翻身：患者仰卧位，双手交叉，患侧拇指置于健侧拇指之上（Bobath式握手）屈膝，健腿插入患腿下方。交叉的双手伸直举向上方，做左右侧方摆动，借助摆动的惯性，让双上肢和躯干一起翻向健侧。康复护理人员可协助或帮助其转动骨盆或肩胛。②向患侧翻身：患者仰卧位，双手呈Bobath式握手，向上伸展上肢，健侧下肢屈曲。双上肢左右侧方摆动，当摆向患侧时，顺势将身体翻向患侧。

（五）痉挛期的康复训练

一般在软瘫期2～3周开始，肢体开始出现痉挛并逐渐加重。这是疾病发展的规律，一般持续3个月左右。此期的康复目标是通过抗痉挛的姿势体位来预防痉挛模式和控制异常的运动模式，促进分离运动的出现。

1.抗痉挛训练

大部分患者患侧上肢以屈肌痉挛占优势，下肢以伸肌痉挛占优势。表现为肩胛骨后缩，肩带下垂，肩内收、内旋，肘屈曲，前臂旋前，腕屈曲伴一定的尺侧偏，手指屈曲内收；骨盆旋后并上提，髋伸、内收、内旋，膝伸，足趾屈内翻。

（1）卧位抗痉挛训练：采用Bobath式握手上举上肢，使患侧肩胛骨向前，患肘伸直。仰卧位时双腿屈曲，Bobath式握手抱住双膝，将头抬起，前后摆动使下肢更加屈曲。此外，还可以进行桥式运动，也有利于抑制下肢伸肌痉挛。

（2）被动活动肩关节和肩胛带：患者仰卧，以Bobath式握手用健手带动患手上举，伸直和加压患臂。可帮助上肢运动功能的恢复，也可预防肩痛和肩关节挛缩。（图12-2）

（3）下肢控制能力训练：卧床期间进行下肢训练可以改善下肢控制能力，为以后行走训练做准备。

髋、膝屈曲训练：患者仰卧位，护士用手握住其患足，使之背屈旋外，腿屈曲，并保持髋关节不外展、外旋。待对此动作阻力消失后再指导患者缓慢地伸展下肢，伸腿时应防止内收、内旋。在下肢完全伸展的过程中，患足始终不离开床面，保持屈膝而髋关节适度微屈。以后可将患肢摆放成屈髋、屈膝、足支撑在床上，并让患者保持这一体位。随着控制能力的改善，指导患者将患肢从健侧膝旁移开，并保持稳定。

踝背屈训练：当患者可以控制一定角度的屈膝动作后，以脚踏住支撑面，进行踝背屈训练。

护士握住患者的踝部,自足跟向、向下加压,另一只手抬起脚趾使之背屈且保持足外翻位,当被动踝背屈抵抗逐渐消失后,要求患者主动保持该姿势。随后指导患者进行主动踝背屈练习。

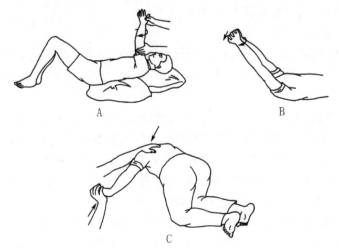

图 12-2　被动活动肩关节和肩胛带

下肢内收、外展控制训练:方法见动态桥式运动。

2.坐位及坐位平衡训练

尽早让患者坐起,能防止肺部感染、静脉血栓形成、压疮等并发症,开阔视野,减少不良情绪。

(1)坐位耐力训练:对部分长期卧床患者为避免其突然坐起引起直立性低血压,首先应进行坐位耐力训练。先从半坐位(约 30°)开始,如患者能坚持 30 分钟并且无明显直立性低血压,则可逐渐增大角度(45°、60°、90°)、延长时间和增加次数。如患者能在 90°坐位坐 30 分钟,则可进行从床边坐起训练。

(2)卧位到从床边坐起训练:患者先侧移至床边,将健腿插入患腿下,用健腿将患腿移于床边外,患膝自然屈曲。然后头向上抬,躯干向患侧旋转,健手横过身体,在患侧用手推床,把自己推至坐位,同时摆动健腿下床。必要时护士可以一手放在患者健侧肩部,另一手放于其臀部帮助坐起,注意千万不能拉患肩。(图 12-3)

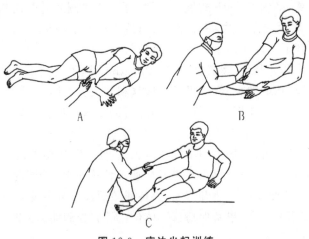

图 12-3　床边坐起训练

（六）恢复期康复训练

恢复期早期患侧肢体和躯干肌还没有足够的平衡能力，因此，坐起后常不能保持良好的稳定状态。帮助患者坐稳的关键是先进行坐位耐力训练。

1.平衡训练

静态平衡为一级平衡；自动动态平衡为二级平衡；他动动态平衡为三级平衡。平衡训练包括左右和前后平衡训练。一般静态平衡完成后，进行自动动态平衡训练，即要求患者的躯干能做前后、左右、上下各方向不同摆幅的摆动运动。最后进行他动动态平衡训练，即在他人一定的外力推动下仍能保持平衡。

（1）坐位左右平衡训练：让患者取坐位，治疗师坐于其患侧，嘱其头部保持正直，将重心移向患侧，再逐渐将掌心移向健侧，反复进行。

（2）坐位前后平衡训练：患者在护士的协助下身体向前或后倾斜，然后慢慢恢复中立位，反复训练。静态平衡（一级平衡）完成后，进行自动动态平衡（二级平衡）训练，即要求患者的躯干能做前后、左右、上下各方向不同摆幅的摆动运动。最后进行他动动态平衡（三级平衡）训练，即在他人一定的外力推动下仍能保持平衡。（图12-4）

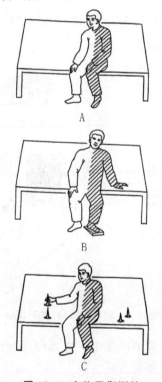

图12-4　坐位平衡训练

A.坐位Ⅰ级平衡训练；B.Bobath反射抑制肢位

（3）坐到站起平衡训练：指导患者双手交叉，让患者屈髋、身体前倾，重心移至双腿，然后做抬臀站起动作。患者负重能力加强后，可让患者独立做双手交叉、屈髋、身体前倾，然后自行站立。

（4）站立平衡训练：完成坐到站起动作后，可对患者依次进行扶站、平衡杠内站立、独自站立以及单足交替站立的三级平衡训练。尤其做好迈步向前向后和向左向右的重心转移的平衡训练。

2.步行训练

学习平行杠内患腿向前迈步时,要求患者躯干伸直,用健手扶栏杆;重心移至健腿,膝关节轻度屈曲。护士扶住其骨盆,帮助患侧骨盆向前下方运动,防止患腿在迈步时外旋。当健腿向前迈步时,患者躯干伸直,健手扶栏杆,重心前移,护士站在患者侧后方,一手放置于患腿膝部,防止患者健腿迈步时膝关节突然屈曲以及发生膝反张;另一手放置于患侧骨盆部,以防其后缩。健腿开始只迈至与患腿平齐位,随着患腿负重能力的提高,健腿可适当超过患腿。指导患者利用助行器和手杖等帮助练习。

3.上下楼梯训练

原则为上楼时健足先上,患足后上;下楼时患足先下,健足后下。上楼时,健足先放在上级台阶,伸直健腿,把患腿抬到同一台阶;下楼时,患足先下到下一级台阶,然后健足迈下到同一级台阶。在进行训练前应给予充分的说明和示范,以消除患者的恐惧感。步态逐渐稳定后,指导患者用双手扶楼梯栏杆独自上下楼梯。

4.上肢控制能力训练

包括臂、肘、腕、手的训练。

(1)前臂的旋前、旋后训练:指导患者坐于桌前,用患手翻动桌上的扑克牌。亦可在任何体位让患者转动手中的一件小物。(图12-5)

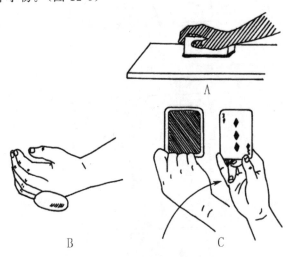

图12-5　前臂的旋前、旋后训练

(2)肘的控制训练:重点在于再伸展动作上。患者仰卧,患臂上举,尽量伸直肘关节,然后缓慢屈肘,用手触摸自己的口、对侧耳和肩。

(3)腕指伸展训练:双手交叉,手掌朝前,手背朝胸,然后伸肘,举手过头,掌面向上,返回胸前,再向左、右各方向伸肘。

5.改善手功能训练

患手反复进行放开、抓物和取物品训练。纠正错误运动模式。

(1)作业性手功能训练:通过编织、绘画、陶瓷工艺、橡皮泥塑等训练两手协同操作能力。

(2)手的精细动作训练:通过打字、搭积木、拧螺丝、拾小钢珠等以及进行与日常生活动作有关的训练,加强和提高患者手的综合能力。(图12-6)

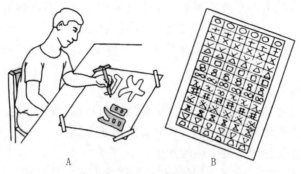

图 12-6　手功能训练

（七）认知功能障碍的康复训练

1.认知功能障碍

常常给患者的生活和治疗带来许多困难,所以认知训练对患者的全面康复起着极其重要的作用。训练要与患者的功能活动和解决实际问题的能力紧密配合。

2.认知行为干预

根据认知过程影响情绪和行为的理论,通过认知和行为来改变患者不良认知和功能失调性态度。首先评估患者认知能力及其与自我放松技巧的关系以及接受新事物的能力,鼓励患者练习自我活动技巧,增加成就感;模仿正面形象,自我校正错误行为,提高患者对现实的认知能力（图 12-7）。

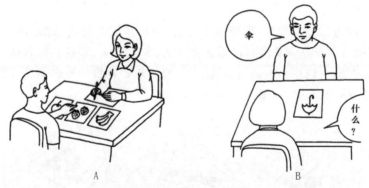

图 12-7　认知行为干预

（1）放松技巧:康复护理人员根据"代偿"和"升华"心理防御机制,符合患者心理的赞赏、鼓励和美好的语言劝导,巧妙转移患者不良心境。教会其自我行为疗法,如转移注意力、想象、重构、自我鼓励、放松训练等减压技巧,有助于减轻患者抑郁程度。

（2）音乐疗法:对脑卒中后抑郁患者有较好的疗效,其中感受式音乐疗法因其简便易行而常被作为首选方法。通过欣赏旋律优美、节奏舒适的轻音乐可引起患者的注意和兴趣,达到心理上的自我调整。

六、康复护理

早期康复护理能够显著改善脑卒中患者的神经功能和日常生活活动能力,有利于提高患者生活质量。早期康复护理是脑卒中早期康复治疗的重要组成部分。早期康复是指脑卒中患者生命体征平稳、神经系统症状不再发展后即可开始康复治疗。只要不影响治疗,早期康复护理介入越早越好,早期康复护理可促进大脑的可塑性,调动脑组织内残余细胞发挥其代偿作用,促进损伤区域组织的重构和细胞的再生,有效地预防脑神经萎缩,从而使患者各种功能尽早恢复和改善,降低致残率。

(一)康复护理目标

(1)改善患侧肢体的运动、感觉功能,改善患者的平衡功能。最大限度发挥患者的残余功能。

(2)改善患者言语功能障碍,调整心态、建立有效沟通方式。

(3)预防潜在并发症及护理不良事件的发生。

(4)提高患者的 ADL 能力,学习使用辅助器具,指导家庭生活自理。

(5)提高患者生活质量以及社会参与的能力。

(6)实施教育学习的原则:强调残疾者和家属掌握康复知识、技能。

(二)康复护理

1.软瘫期抗痉挛体位的摆放

软瘫期抗痉挛体位的摆放是早期抗痉挛治疗的重要措施之一。抗痉挛体位能预防和减轻上肢屈肌、下肢伸肌的典型痉挛模式,是预防预后出现病理性运动模式思维方法之一。

(1)健侧卧位:患侧下肢髋、膝关节自然屈曲向前,放在身体前面另一枕上。健侧肢体自然放置。

(2)患侧卧位:患侧卧位可增加对患侧的知觉刺激输入,并使整个患侧被拉长,从而减少痉挛。

(3)仰卧位:该体位易引起压疮及增强异常反射活动,应尽量少用。

2.恢复期康复护理

日常生活活动能力(ADL)训练:早期即可开始,通过持之以恒的 ADL 训练,争取患者能自理生活,从而提高生活质量。训练内容包括进食方法、个人卫生、穿脱衣裤鞋袜、床椅转移、洗澡等。为完成 ADL 训练,可选用一些适用的装置,如便于进食饲喂的特殊器皿、改装的牙刷、各种形式的器具及便于穿脱的衣服。(图 12-8)

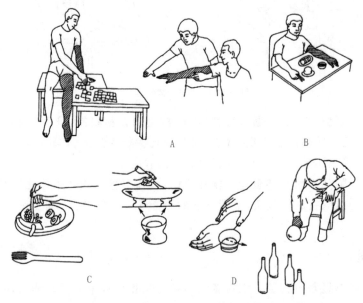

图 12-8　ADL 训练

3.后遗症期的康复护理

一般病程经过大约 1 年左右,患者经过治疗或未经积极康复,患者可以留有不同程度的后遗症,主要表现为肢体痉挛、关节挛缩变形、运动姿势异常等。此期康复护理目的是指导患者继续训练和利用残余功能,此外,训练患者使用健侧肢体代偿部分患侧的功能,同时指导家属尽可能改善患者的周围环境,以便于争取最大限度的生活自理。

(1)进行维持功能的各项训练。

(2)加强健侧的训练,以增强其代偿能力。

(3)指导正确使用辅助器,如手杖、步行器、轮椅、支具,以补偿患者的功能。

(4)改善步态训练,主要是加强站立平衡、屈膝和踝背屈训练,同时进一步完善下肢的负重能力,提高步行效率。

(5)对家庭环境做必要的改造,如门槛和台阶改成斜坡,蹲式便器改成坐式便器,厕所、浴室、走廊加扶手等。

4.言语功能障碍的康复护理

语音为了交流沟通,发病后应尽早开始语音训练。虽然失语,但仍需与患者进行言语或非语言交流,通过交谈和观察,全面评价语言障碍的程度,并列举语言功能恢复良好者进行实例宣教,同时还应注意心理疏导,增强其语言训练的信心。

5.摄食和吞咽功能障碍的康复护理

吞咽障碍是急性脑卒中常见的症状,患者可因舌和喉头等运动控制障碍导致吞咽障碍;患者引起误吸、误咽和窒息,甚至引起坠积性肺炎和呼吸困难等;也可因进食困难而引起营养物质摄入不足,水、电解质及酸碱平衡失调等,从而影响患者整体康复。

6.心理和情感障碍产生的原因

(1)对疾病的认识异常:患者往往在脑卒中早期表现出对疾病的否认和不理解,尤其是在患者有半身忽略障碍时,患者自觉四肢仍能活动,完全否认有偏瘫。在护理肢体障碍和半身忽略患者时,要不断给予言语信息,口头述说患侧是患者的一部分,同时以各种方式提醒患者,不能操之过急,以免使患者产生抑郁、失望等严重心理障碍。

(2)抑郁状态:脑卒中急性期过后,由于躯体残疾的挫折,对其后果的担心,不甘成为残疾者和依赖他人,工作和地位的丧失等都可造成患者的抑郁反应,表现为对异性兴趣减退,容易哭泣,经常责怪自己,感到孤独,前途无望等。对抑郁患者应利用各种方式促使患者倾诉及宣泄,具体的帮助患者解决实际问题,如争取家人探望、协调关系,多安排一些他们愿意做的事情,充分发挥他们的生活能力,如安排看电视、报纸、听音乐等,摆脱疾病带来的困扰,帮助他们从心理上树立战胜疾病的信心。

(3)情感失控:由于感觉输入的异常和大部分皮质功能紊乱,伴有假性延髓性麻痹的脑卒中患者,情绪释放不受高级神经系统控制,造成患者情感失控,容易产生强制性哭笑。应在此基础上进行上述各种功能障碍的康复护理。

7.心理和情感障碍的康复护理

要鼓励患者积极治疗,对功能障碍要早期康复,防止误用综合征;还要教育患者认识到后遗症的康复是一个长期的过程,需进行维持性训练以防功能退步。对长期卧床的患者,要教会家属正确的护理方法,以防压疮、感染等合并症及失用综合征。

(1)疾病早期表现出对疾病的不理解和否认的患者,在护理中我们处处给予尊重和照顾,先将治疗的目的、意义、疗效和注意事项等告诉患者,并征求其意见,尊重和保护他们的自尊心,取得合作。使患者感受到在医院有安全感,有信心,避免使患者产生忧郁、失望等严重问题。

(2)对性情急躁,情绪易波动的患者要积极的引导。这类患者情绪易受客观因素的影响,易产生波动,急躁不利于控制病情。讲解脑血管病的发病机制,哪些人易于发病,危险因子是什么,应如何预防等知识告诉患者,用科学的方法保护好自己的身体,引导其扩大自己的爱好面,陶冶情操,增添乐趣;消除心理压抑和急躁情绪,避免诱发本病的因素。

(3)对于缺乏信心,疑虑重重的患者,应给予真诚的安慰和鼓励、这类患者对自己的病情缺乏了解,信心不足,又怕病后残疾无人照料,过度焦虑,破坏了心理平衡,使病情多次出现反复;通过康复健康教育,帮助患者认识和了解疾病发生、发展的因素,消除其紧张、焦虑情绪,运用医学知识,启发和指导其主动配合康复治疗。

(4)对于抑郁型患者,应主动、热情地与他们接近,每天增加与患者的沟通时间。耐心地倾听他们讲述自己的生活挫折和精神创伤,并给予必要的安慰、开导和照顾,使患者感受到大家庭的温暖。

(5)注意患者在不同时期的心理变化,有针对性地做好心理护理。偏瘫患者在发病初期由于偏瘫突然发生,坚持否认病情,情绪激动,急躁阶段康复的欲望极为强烈、对此期间的患者要给予安慰疏导,消除其急躁情绪,使其正视病情,积极配合训练。面对较长时间的康复治疗,肢体功能障碍仍未得到完全恢复,患者常感到悲观、失望、情绪低落,对预后缺乏信心,甚至不愿进行康复训练,对此期患者要因势利导,并让康复成功者现身说教,促使患者变悲观失望为主观努力,树立战胜疾病的信心和勇气。

(三)常见并发症的康复护理

1.肩关节半脱位

治疗上应注意矫正肩胛骨的姿势,早期良好的体位摆放,同时鼓励患者经常用健手帮助患臂做充分的上举活动。在活动中禁忌牵拉患肩,肩关节及周围结构不应有任何疼痛,如有疼痛表明某些结构受到累及,必须立即改变治疗方法或手法强度。

(1)预防:坐位时,患侧上肢可放在轮椅的扶手或支撑台上,或采取其他良好的肢位;站立时可用肩托(Bobath 肩托),防止重力作用对肩部的不利影响。

(2)手法纠正肩胛骨位置:护理人员站在患者前方,向前抬起患侧上肢,然后用手掌沿患肢到手掌方向快速反复地加压,并要求患者保持掌心向前,不使肩关节后缩。

(3)物理因子治疗:用冰快速按摩有关肌肉,可刺激肌肉的活动,对三角肌及冈上肌进行功能性电刺激或肌电生物反馈疗。

(4)针灸、电针:可能对肌张力提高有一定作用。

(5)被动活动:在不损伤肩关节及周围组织的情况下,维持全关节无痛性被动活动,应避免牵拉患肢,而引起肩痛和半脱位。

2.肩-手综合征

肩-手综合征多见于脑卒中发病后 1～2 个月,偏瘫性肩痛是成年脑卒中患者最常见的并发症之一。表现为突然发生的手部肿痛,下垂时更明显,皮温增高,掌指关节、腕关节活动受限等症状。

肩-手综合征应以预防为主,早发现,早治疗,特别是发病的前 3 个月内是治疗的最佳时期。

(1)预防措施:避免上肢手外伤(即使是小损伤)、疼痛、过度牵张、长时间垂悬,已有水肿者应尽量避免患手静脉输液。对严重的肩痛,应停止肩部和患侧上肢的运动治疗,适当选用一些理疗,如高频电疗、光疗等。

(2)正确的肢体摆放:早期应保持正确的坐卧姿势,避免长时间手下垂。卧位时患肢抬高,坐位时把患侧上肢放在前面的小桌上或扶手椅的扶手上。在没有上述支撑物时,则应在患者双腿上放一枕头,将患侧上肢置于枕头上。

(3)患侧手水肿:护理人员可采用手指或末梢向心加压缠绕:用1~2 mm的长线,从远端到近端,先拇指,后其他四指,最后手掌手背,直至腕关节上。此方法简单,安全,有效。

(4)冷疗:用湿润的毛巾包绕整个肩、肩胛和手指的掌面,每次10~15分钟,每天2次;也可以用9.4~11.1 ℃的冷水浸泡患手30分钟,每天1次,有解痉、消肿的效果。

(5)主被动运动:加强患臂被动和主动运动,以免发生手的挛缩和功能丧失。早期在上肢上举的情况下进行适度的关节活动;在软瘫期,护理人员可对患者做无痛范围内的肩关节被动运动。

(6)药物治疗:星状神经节阻滞对早期肩手综合征有效,但对后期患者效果欠佳。可口服或肩关节腔及手部腱鞘注射类固醇制剂,对肩痛、手痛有较好的效果。对水肿明显者可短时间口服利尿剂。消炎镇痛药物多无效。

(7)手术:对其他治疗无效的剧烈手痛患者可行掌指关节掌侧的腱鞘切开或切除术,有利于缓解手指痛和肩关节痛。

3.压疮的预防及康复护理

防止压疮或减少其加重,对压疮易发生部位积极采取以下措施。

(1)让患者躺在气垫床上,同时保持床单干燥、无皱褶,避免擦伤皮肤。

(2)保护骨头凸起部、脚跟、臀部等易发生压疮的部位,避免受压。

(3)麻痹的一侧不要压在下面,经常更换体位。

(4)对身体不能活动的老人,每2小时要变换体位,搬动时要把其身体完全抬起来。

(5)早期进行下肢、足踝部被动运动,预防下肢深静脉血栓形成。过去对长期卧床的脑卒中患者,凡受压部位变红,都采用按摩方法来防止压疮的发生。近年来认为此法不可取,因软组织受压变化是正常的保护反应称反应性充血,由于氧供应不足引起。解除压力后即可在30~40分钟褪色,不会使软组织损伤形成压疮,所以不需按摩。如果持续发红,则提示组织损失,此时按摩将更致严重的创伤。

4.失用综合征和误用综合征

(1)失用综合征:在急性期时担心早期活动有危险而长期卧床,限制主动性活动的结果。限制活动使肌肉萎缩、骨质疏松、神经肌肉的反应性降低、心肺功能减退等,加之各种并发症的存在和反复,时间一久,形成严重的"失用状态"。正确的康复护理和训练,尽早应用各种方法促进患侧肢体功能的恢复,利用健侧肢体带动患侧肢体进行自我康复训练,可防止或减缓健侧失用性肌萎缩的发生,还能促进患侧肢体康复。随着病情的改善,逐渐增大活动量,同时加强营养,可使肌萎缩逐渐减轻。

(2)误用综合征:相当多的患者虽然认识到应该较早的进行主动性训练,但由于缺乏正确的康复知识,一味地进行上肢的拉力、握力和下肢的直腿抬高训练,早早地架着患者下地"行走",或进行踏车训练下肢肌力,结果是加重了抗重力肌的痉挛,严重地影响了主动性运动向随意运动的发展,而使联合反应、共同运动、痉挛的运动模式强化和固定下来,于是形成了"误用状态",它是一种不正确的训练和护理所造成的医源性综合征。从脑卒中运动功能的恢复来看,康复训练应该循序渐进,以纠正错误的预防模式为主导。早期应以抗痉挛体位及抗痉挛模式进行康复护理和训练,促进分离运动(即支配能力)的恢复,而不是盲目的进行肌力增强训练,才能早期预防误用综合征。

(四)护理不良事件的预防

1.跌倒的预防

进行跌倒的危险因素评估,高危患者提前与患者及家属沟通。

(1)对意识不清、躁动不安的患者应使用约束带进行保护性约束,并向家属强调保护性约束的重要性。不可私自解开约束带,约束肢体应处于功能位,定时轮流松放。做好交接班,加强巡视,观察约束肢体的血液循环并记录。

(2)向患者及家属强调24小时留陪伴的重要性,强调患者不能单独活动和如厕。指导患者服用降压药、安眠药或感头晕时,应暂时卧床休息,避免下床活动致跌倒。

(3)改变体位动作应缓慢;告知患者穿防滑鞋,切勿打赤脚、穿硬底鞋,慎穿拖鞋。

2.环境安全

(1)病房大小要考虑到轮椅活动的空间,不设门槛,地面防滑;浴室应有洗澡凳,墙上安置扶手,淋浴旁安装单手拧毛巾器;便器以坐式为宜,坐便器周围或坐便器上有扶手以方便和保护患者。

(2)病床应低于普通病床,并使用活动床栏,防止患者坠床。

(3)房间的布置应尽可能使患者能接受更多的刺激。床档位置要便于使所有活动(如护理、医师查房、探视等)都发生在患侧;重视患侧功能恢复,床头柜、电视机等应安置在患侧。

3.走失的预防

对于意识障碍、认知功能障碍的患者要提前与家属做好沟通,强调24小时留陪伴的重要性,患者不能离开陪伴的视线。外出检查时应专人陪同,尽量避免到人员杂乱的地方,快去快回。

(五)脑卒中患者饮食指导

饮食治疗是一个长久的过程,许多患者及家属对饮食治疗的重要性缺乏正确的认识,要做到合理的控制饮食,改变长久形成的饮食习惯对患者来说并不容易,只有通过专业人员对患者及家属进行健康教育,帮助患者制订个性化的饮食治疗方案,让他们认识到饮食治疗的重要性,才能有效地提高饮食控制的依从性。通过有效的健康教育可以使患者学会自我管理,纠正生活中的误区,树立战胜疾病的信心。

指导患者戒烟戒酒。因为酒精不含任何营养素,只提供热量,直接干扰机体的能量代谢,长期饮酒对肝脏不利,易引起血清甘油三酯的升高。吸烟有百害而无一利,可诱发血糖升高,导致周围血管收缩,促使动脉粥样硬化形成和心脑血管疾病发生。

(六)康复健康教育

(1)教育患者主动参与康复训练,并持之以恒。

(2)积极配合治疗原发疾病,如高血压、糖尿病、高脂血症、心血管疾病等。

(3)指导有规律的生活,合理饮食,睡眠充足,适当运动,劳逸结合,保持大便通畅,鼓励患者日常生活活动自理。

(4)指导患者修身养性,保持情绪稳定,避免不良情绪的刺激。学会辨别和调节自身不良习惯,培养兴趣爱好,如下棋、写字、绘画、晨晚锻炼、打太极拳等,唤起他们对生活的乐趣。增强个体耐受、应付和摆脱紧张处境的能力,有助于整体水平的提高。

(5)争取获得有效的社会支持系统,包括家庭、朋友、同事、单位等社会支持。通过健康教育,使患者对疾病康复有进一步认识,增强康复治疗信心,调动患者及家属的积极性,使患者在良好的精神状态下积极、主动接受治疗,并指导患者将 ADL 贯穿生活中,使替代护理转为自我护理,提高患者的运动功能及 ADL 日常生活能力。使患者最大限度地恢复生活自理能力,降低致残率和复发率,提高生活质量,最大限度的回归家庭,重返社会。

七、社区家庭康复指导

社区康复护理常用的方法有:观察与沟通;纠正残疾者的姿势;帮助患者和家属学习和掌握相关康复技术和训练要点;长期协助患者进行日常生活能力训练以及职业技能的训练。

(一)指导自我护理技术

贯穿"代替护理"为"自我护理"的理念,训练患者和家属自我护理技术和能力;按时吃药,坚持训练,定期到医院检查,让其获得最大的康复机会和效果。

(二)ADL 训练指导

指导教会患者家属能协助患者进行生活自理能力的训练(ADL),并将 ADL 训练贯穿到日常生活中,鼓励患者独立完成穿脱衣服、洗脸、刷牙、进食、体位变换及手功能训练等,教会患者如何利用残存功能学会翻身、起床、从床移到轮椅、从轮椅到厕所的移动动作。将替代护理变为自我护理。

(三)家庭环境改造

理想的环境有利于实现康复目标。必要时协助患者家属进行家庭环境的评估,帮助进行家庭环境的康复功能型改造,尽量做到无障碍,减低家庭意外损伤的发生概率。

(四)定期随访

深入家庭指导与家属建立良好的联络体系,随时关注患者的心理及情绪情况,要做到有问题随时解决,将患者的不良心理情绪消灭在萌芽中。协助家属为患者营造一个宽松、自由、温暖的家庭气氛,使患者全身心地投入到康复训练及自我重建当中去。

(赵艳平)

第三节 周围神经损伤的康复护理

一、概述

周围神经损伤是指周围运动、感觉和自主神经的结构和功能障碍。周围神经损伤的表现多种多样,其分类依赖于解剖结构、病理和临床特征。常见的周围神经损伤有很多,常见的有 Bell 麻痹、三叉神经痛、Guillain-Barre 综合征等。对周围神经损伤进行康复护理时,首先要明确诊断,了解病因,然后在根据症状的不同有针对性地进行护理干预。康复是周围神经损伤恢复期中的重要措施,有助于预防肌肉挛缩和关节畸形。

(一)病因

1.特发性

如急性和慢性炎症性脱髓鞘性多发神经病,可能为自身免疫性。

2.营养性及代谢性

慢性酒精中毒、慢性胃肠道疾病、妊娠或手术后等引起营养缺乏;代谢障碍性疾病,如糖尿病、尿毒症、血卟啉病、肝病、黏液性水肿、肢端肥大症、淀粉样变性继发营养障碍和 B 族维生素缺乏,以及恶病质等。

3.药物及中毒

主要包括:①药物如氯霉素、顺铂、乙胺丁醇、甲硝唑等可诱发感觉性神经病,胺碘酮、氯喹、戒酒硫、吲哚美辛、呋喃类、异烟肼、苯妥英、青霉胺、长春新碱可诱发运动性神经病;②酒精中毒;③有机农药和有机氯杀虫剂;④化学品:如二硫化碳、三氯乙烯、丙烯酰胺等;⑤重金属(砷、铅、铊、汞、金和白金);⑥白喉毒素等。

4.传染性及肉芽肿性

如艾滋病、麻风病、莱姆病、白喉和败血症等。

5.血管炎性

如结节性多动脉炎、系统性红斑狼疮、类风湿关节炎、硬皮病等。

6.肿瘤性及副蛋白血症性

如淋巴瘤、肺癌和多发性骨髓瘤等引起癌性远端轴索病、癌性感觉神经元病等,以及副肿瘤综合征、副蛋白血症(如 Poems 综合征)和淀粉样变性等。

7.遗传性

遗传性包括以下几方面。①特发性:如遗传性运动感觉神经病、遗传性感觉神经病、Friedreich 共济失调、家族性淀粉样变性等;②代谢性:如卟啉病、异染性脑白质营养不良、Krabbe 病、无 β 脂蛋白血症和遗传性共济失调性多发性神经病(Refsum 病)等。

(二)分类

Sedden 将周围神经损伤分为 3 类。

1.神经失用

神经失用为暂时的神经功能传导阻滞,通常多见于机械压迫、牵拉伤等,一般在 6 周内神经功能可以恢复。

2.轴索断裂

轴突在鞘内发生断裂,神经鞘膜保存完好,多见于严重的闭合性神经挤压伤,如肱骨干骨折所导致桡神经损伤。轴索断伤时,损伤部位远端神经的感觉、运动和自主神经功能全部丧失,并发生沃勒变性。由于神经膜保存完好,轴突再生时一般不会发生迷路,其神经功能恢复接近正常,但在神经被牵拉的部位,尤其臂丛,可能由于扭转力的关系,被扭转的神经出现结构瓦解,再生时出现轴索迷途,因而交叉支配会不可避免地发生。

3.神经断裂

神经断裂是指神经束或神经干的断裂,即除了轴索、髓鞘外,包括神经膜完全横断,必须经过神经缝合和/或神经移植,否则功能不能恢复。

二、临床表现

(一)活动能力障碍

周围神经损伤表现为弛缓性瘫痪、肌张力降低、肌肉萎缩、抽搐。日常生活、工作中某些功能性活动能力障碍,如臂丛神经损伤者,由于上肢运动障碍可不同程度地影响进食、个人卫生、家务活动以及写字等手精细动作,坐骨神经损伤者可出现异常步态或行走困难。

(二)感觉异常

1.主观感觉异常

是在没有任何外界刺激的情况下出现的感觉异常:①局部麻木、冷热感、潮湿感、震动感,以麻木感多见。②自发疼痛:有刺痛、跳痛、刀割痛、牵拉痛、灼痛、胀痛、触痛、撕裂痛、酸痛、钝痛等,同时伴有一些情感症状。③幻痛,周围神经损伤伴有肢体缺损或截肢者有时出现幻肢痛。

2.客观感觉丧失

主要包括:①感觉丧失,深浅感觉、复合觉、实体觉丧失。②感觉减退。③感觉过敏,即感觉阈值降低,小刺激出现强反应,以痛觉过敏最多见,其次是温度觉过敏。④感觉过度,少见。⑤感觉倒错,如将热的误认为是冷的,也较少见。

(三)反射均减弱或消失

周围神经损伤后,其所支配区域的深浅反射均减弱或消失。

(四)自主神经功能表现

(1)皮肤发红、皮温升高、潮湿、角化过度及脱皮等。

(2)有破坏性病损时皮肤发绀、冰凉、干燥无汗或少汗、菲薄,皮下组织轻度肿胀,指甲(趾甲)粗糙变脆,毛发脱落,甚至发生营养性溃疡。

三、主要功能障碍

(一)运动障碍

迟缓性瘫痪、肌张力低、肌肉萎缩。

(二)感觉障碍

局部麻木、灼痛、刺痛、感觉过敏、实体感缺失等,包括:①感觉缺失。②感觉异常。③疼痛。

3.反射障碍

腱反射减弱或消失。

4.自主神经功能障碍

局部皮肤光润、发红或发绀、无汗、少汗或多汗,指(趾)甲粗糙、脆裂等。

四、康复评定

(一)运动功能的评定

1.肌力评定

对耐力、速度、肌张力予以评价。

2.关节活动范围测定

注意对昏迷患者可进行瘫痪试验、坠落试验。

3.患肢周径的测量

观察畸形、肌肉萎缩、肿胀的程度及范围,必要时用尺测量或容积仪测量对比。

4.运动功能恢复等级评定

由英国医学研究会(EMRC)提出,将神经损伤后的运动功能恢复情况分为六级,简单易行,是评定运动功能恢复最常用的方法(见徒手肌力测定)。

(二)感觉功能评定

由于传入纤维受损,表现为痛觉、温度觉及本体感觉减退、过敏或异常。感觉功能的测定,除了常见的用棉花或大头针测定触觉、痛觉外,还可做温度觉试验,VonFrey单丝压觉试验,Weber两点辨别觉试验,手指皮肤皱褶试验,皮肤定位觉、皮肤图形辨别觉、实体觉、运动觉和位置觉实试,Tinel征检查等。

(三)反射检查

患者常表现为反射改变,深反射、浅反射减弱或消失,早起偶有深反射亢进。反射检查时需患者充分合作,并进行双侧对比检查。常用反射有肱二头肌反射、肱三头肌反射、桡骨骨膜反射、膝反射、踝反射等。

(四)自主神经检查

自主神经功能障碍,血管扩张,汗腺分泌减少、增强或停止分泌,表现为皮肤潮红、皮温升高或降低、色泽苍白、指甲粗糙脆裂等。常用发汗试验,包括 Minor 淀粉-碘试验、茚三酮试验。

(五)日常生活能力评定

周围神经损伤后,会不同程度地出现 ADL 能力困难。ADL 评定对了解患者的能力,制订康复计划,评价治疗效果,安排重返家庭或就业都十分重要。对 ADL 进行评价(详见评定章节)。

(六)电生理学评定

评定神经肌电图、直流—感应电检查,对周围神经损伤做出客观、准确判断,指导康复并估计预后。常用方法如下。

1.直流感应电测定

应用间断直流电和感应电刺激神经、肌肉,根据阈值的变化和肌肉收缩状况来判断神经肌肉的功能状态。

2.强度-时间曲线

是一种神经肌肉兴奋性的电诊断方法。通过时值测定和曲线描记判断肌肉为完全失神经支配及正常神经支配,并可反映神经有无再生。它可对神经损伤程度、恢复程度、损伤的部位、病因进行判断,对康复治疗有指导意义。

3.肌电图检查

对周围神经损伤有重要的评定价值,可判断失神经的范围与程度以及神经再生的情况。由于神经损伤后的变性、坏死需要经过一定时间,失神经表现伤后 3 周左右才出现,故最好在伤后 3 周进行肌电图检查。

4.神经传导速度的测定

对周围神经损伤是最为有用的。可以确定传导速度、动作电位幅度和末梢潜伏时。既可用于感觉神经,也可用于运动神经的功能评定,以及确定受损部位。

5.体感诱发电位检查

体感诱发电位(SEP)是刺激从周围神经上行至脊髓、脑干和大脑皮质感觉区时在头皮记录电位,具有灵敏度高、对病变进行定量估计、对传导通路进行定位测定、重复性好等优点。对常规肌电图难以查出的病变,SEP可容易做出诊断,如周围神经靠近中枢部位的损伤、在重度神经病变和吻合神经的初期测定神经的传导速度等。

五、康复治疗

(一)康复治疗目标

早期防治各种并发症(炎症、水肿等);晚期促进受损神经再生,以促进运动功能和感觉功能的恢复,防止肢体发生挛缩畸形,最终改善患者的日常生活和工作能力,提高生活质量。康复治疗应早期介入,介入越早,效果越好。治疗时根据病情的不同时期进行有针对性的处理,包括理疗、肌力训练、运动疗法、ADL能力训练、作业治疗、感觉训练、手术治疗等。

(二)康复治疗原则

(1)闭合性神经损伤常为挫伤所致的神经震荡或轴突中断,多能自愈。应作短期观察,若3个月后经肌电图检查仍无再生迹象方可手术探查。

(2)开放性神经断裂,一般需手术治疗。手术时机及种类需外科医师决定。

(3)神经功能恢复慢,应及早康复治疗,以促进周围神经修复,减缓肌肉萎缩和关节僵硬。

(三)康复治疗

1.早期康复

早期一般为发病后5~10天。首先要针对致病因素去除病因,减少对神经的损害,预防关节挛缩的发生,为神经再生做好准备。

(1)受损肢体的主动、被动运动:由于肿胀、疼痛等因素,周围神经损伤后常出现关节挛缩和畸形,受损肢体各关节早期应做各方向的被动运动,每天至少1~2次,保证受损各关节的活动范围。若受损范围较轻,要进行主动运动。

(2)受损肢体肿痛的护理:水肿与病损后血液循环障碍,组织液渗出增多有关。可抬高患肢、弹力绷带包扎、做轻柔的向心方向按摩及被动运动或冷敷等。

(3)受损部位的保护:由于受损肢体的感觉缺失,易继发外伤,应注意对受损部位的保护,如戴手套、穿袜子等。若出现外伤,可选择适当的物理方法,如紫外线、超短波、微波等温热疗法。

(4)矫形器的应用:周围神经损伤早期使用夹板,可以防止挛缩畸形发生。例如上肢腕、手指可使用夹板固定。足部肌力不平衡所致足内翻、外翻、足下垂,可用下肢短矫形器,大腿肌群无力致膝关节支撑不稳、小腿外翻、屈曲-挛缩,可用下肢长矫形器矫正。

2.恢复期康复

急性期5~10天,炎症水肿消退后,进入恢复期。早期的治疗护理措施仍可选择使用,此期的重点是促进神经再生、保证肌肉的质量、增强肌力、促进感觉功能。

(1)神经肌肉点刺激疗法:周围神经受损后,肌肉瘫痪,可采用神经肌肉点刺激疗法保护肌肉质量。应注意治疗局部皮肤的观察和护理,防治感染或烫伤。

(2)肌力训练:受损肌肉肌力为0~1级时辅助患者进行被动运动,应注意循序渐进。受损肌肉肌力为2~3级时,进行助力运动、主动运动及器械性运动,但应注意运动量不宜过大,以免肌肉疲劳。随肌力逐渐增强,助力逐渐减小。受损肌肉肌力为3~4级时,可协助患者进行抗阻力练习,以争取肌力的最大恢复。同时进行速度、耐力、灵敏度、协调性与平衡性的专门练习。

(3)作业疗法:根据功能障碍的部位及程度、肌力及耐力情况进行相关的作业治疗,如进行木工、编织、打字、雕刻、缝纫、修理仪器等。注意逐渐增加作业难度和时间,在肌力未充分恢复之前,用不加阻力的方法,要防止由于感觉障碍引起机械摩擦性损伤。

(4)感觉功能训练:如果患者存在浅感觉障碍,可选择不同质地的旧毛巾、丝绸、石子,不同温度的物品分布刺激健侧及患侧皮肤,增加感觉输入。开始训练时让患者睁眼观察、体会,逐渐过渡到让患者闭眼体会、辨别。如存在深感觉障碍,在关节被动运动或肌力训练过程中,应强调局部的位置觉及运动觉训练,让患者在反复比较中逐渐体会。

(5)促进神经再生:可选用神经生长因子、维生素 B_1、维生素 B_6 等药物,以及超短波、微波、红外线等物理因子,有利于损伤神经的再生。

(6)手术治疗:对保守治疗无效而又有手术指征的周围神经损伤患者应及时进行手术治疗。如神经探查术、神经松解术、神经移植术、神经缝合术。

六、康复护理

(一)康复护理目标

1.早期目标

止痛、消肿、减少并发症、预防伤肢肌肉和关节的挛缩。

2.恢复期目标

促进神经再生,恢复肌力,增加关节活动度,促进感觉功能的恢复,对于不能完全恢复的肢体,使用支具,促进代偿,最大限度恢复其生活能力。

(二)康复护理

1.早期康复护理

保持功能位:应用矫形器,石膏托等,将受损肢体的关节保持在功能位。如垂腕时,将腕关节固定于背伸 $20°\sim30°$,垂足时,将踝关节固定于 $90°$。

2.指导 ADL 训练

在进行肌力训练时,结合日常生活活动训练,如上肢练习洗脸、梳头、穿衣等训练;下肢练习踏自行车、踢球动作等。训练应逐渐增加强度和时间,以增强身体的灵活性和耐力。

3.心理康复护理

周围神经损伤患者,往往伴有急躁、焦虑、抑郁、躁狂等心理问题,担心病损后不能恢复、就诊的经济负担、病损产生的家庭和工作等方面的问题。可采用医学教育、心理咨询、集体治疗、其他患者示范等方式来消除或减轻患者的心理障碍,使其发挥主观能动性,积极地进行康复治疗。

4.康复健康教育

对周围神经损伤的患者应做如下的康复健康教育。

(1)使患者和家属了解疾病的概况、病因、主要临床表现,以及各种功能障碍的状态和预后情况等。

(2)向患者及家属介绍康复治疗措施:包括正确的肢体功能位置、如何保持关节活动度、主要的物理治疗以及感觉功能是如何促进和恢复的。

(3)感觉障碍的患者教育:对于感觉障碍的患者要关注夹板内皮肤的完整情况观察以及关节活动度的范围等。

(4)注意保护,防止伤害:教会患者在日常生活活动中,注意保护肢体,防治再损伤。如患手接触热水壶、热锅时,应带厚手套,避免烫伤;外出或日常生活活动时,应避免他人碰撞患肢,必要时佩戴支具使患肢保持功能位。

(5)尽快适应生活:指导患者学会日常生活活动自理,患者肢体功能障碍较重者,应指导患者如何进行生活方式的改变,指导患者如何单手穿衣、进食等。

(6)向患者及家属讲解健康饮食的重要性:要多吃含高蛋白、高热量、高维生素食物。同时注意原发性疾病如高血压、糖尿病的控制情况。

(7)改善心理状态:指导患者减轻或解除因损伤带来的焦虑、忧虑、躁狂等。

七、社区家庭康复指导

(1)继续康复训练:指导并鼓励患者在工作、生活活动中尽可能多用患肢,将康复训练贯穿于日常生活活动中,寻求更多的家庭及社会支持以促进患者的功能早日康复。

(2)日常生活指导:指导患者在日常生活中、工作中注意保护无感觉区。注意手脚的保护和坐的姿势。对皮肤有自主神经功能障碍者,可在温水内浸泡 20 分钟,然后涂上油膏,每天 1 次,可防止皮肤干燥和皲裂。如果已有伤口,要尽快去医院诊治。

(3)指导作业活动:鼓励患者积极地参与家务活动,作业活动,如缝纫、木工、工艺、娱乐等均可在家里进行。

(4)定期随访。

(赵艳平)

第十三章

预 防 接 种

第一节　相关免疫学知识

一、免疫防御

免疫防御即免疫预防，是宿主抵御、清除入侵病原微生物的免疫防护作用，也即通常所指的抗感染免疫，是免疫系统最基本的功能。免疫预防根据免疫学机制可分为主动免疫和被动免疫。

(一)主动免疫

主动免疫是通过抗原物质刺激机体产生免疫反应，有天然和人工主动免疫。

天然主动免疫时间持续长，免疫效果好。自然感染疾病是获得天然主动免疫的主要方式，如麻疹患者产生对麻疹病毒的免疫力，终身不再患麻疹。人工主动免疫制剂具有抗原性，机体接种后产生特异性自动免疫力，包括灭活疫苗、减毒活疫苗以及组分疫苗。疫苗引起类似于自然患病所获得的免疫记忆，但受种者不发生疾病及潜在的并发症，如接种麻疹疫苗使机体产生抗麻疹的抗体，则属主动特异性免疫。疫苗接种引起的免疫反应受到许多因素的影响，包括母体抗体、抗原的性质和剂量、接种途径、佐剂等，机体因素如年龄、营养状况、遗传以及潜在疾病等。

(二)被动免疫

被动免疫为机体被动接受抗体、致敏淋巴细胞或其产物获得特异性免疫的能力。被动免疫效应快，但维持时间短，也分天然和人工被动免疫。

妊娠后期1～2个月母亲抗体通过胎盘传递给胎儿，使足月婴儿具有与母亲相同的抗体，即为天然被动免疫，胎儿从母亲获得的抗体可在出生后早期(6月龄左右)保护婴儿免于某些感染性疾病。人工被动免疫则采用抗原或病原特异性免疫效应制剂作用于机体预防疾病发生，被动免疫制剂属特异性免疫球蛋白，具有抗体属性，使机体产生被动免疫力，达到预防疾病的目的，包括抗毒素、异体高价免疫血清和特异性免疫球蛋白等。人工被动免疫多用于需配合主动特异性免疫措施的高危人群，如免疫球蛋白制剂主要用于甲型肝炎和麻疹暴露后的预防和某些先天性免疫球蛋白不足的治疗；人高价免疫球蛋白用于疾病暴露后的预防，如乙型肝炎、狂犬病、破伤风和水痘；异体高价免疫血清也被称为抗毒素，用于治疗肉毒中毒和白喉。

二、免疫应答

免疫应答是机体免疫系统对抗原刺激产生排除抗原的过程,包括抗原呈递、淋巴细胞活化、免疫分子形成及免疫效应发生等一系列保护机体的生理反应。接种疫苗后的免疫反应,使机体产生对某种病原微生物感染的特异性抵抗能力,并有免疫记忆,可避免感染相应的疾病。

(一)抗原提呈

抗原提呈细胞在感染或炎症局部摄取抗原,在细胞内将抗原加工、处理成抗原多肽片段,并以抗原肽-MHC 复合物的形式表达于细胞表面,然后被 T 细胞表面受体识别,从而将抗原信息传递给 T 细胞,引起 T 细胞活化。

(二)淋巴细胞活化

抗原提呈细胞通过细胞表面的抗原肽-MHC 复合物与 T 细胞表面的 T 细胞表面受体特异性结合即为抗原识别过程,产生第一信号分子与抗原提呈细胞分泌的白介素-1 等细胞因子(第二信号分子)协同作用于 T 细胞,使 T 细胞活化、增殖,并分化为不同的功能亚群。

(三)免疫效应

包括活化的 T 细胞通过释放细胞因子产生抗感染效应,直接识别和杀伤受感染的细胞;同时辅助性 T 细胞通过 T 细胞表面受体、CD40L 以及白介素-4 等细胞因子作用于 B 细胞,B 细胞活化、增殖、分化为浆细胞,合成并分泌抗体与血液、淋巴和组织中存在的特异性抗原结合发挥免疫效应。

三、疫苗诱导的免疫效应

(一)免疫效应

疫苗产生的免疫反应是人工诱导宿主对特异性病原产生特异性反应,预防感染,与自然感染引起的免疫反应一致。疫苗中的致病原蛋白(多肽、肽)、多糖或核酸,以单一成分或含有效成分的复杂颗粒形式,或活的减毒致病原或载体,进入机体后产生灭活、破坏或抑制致病原的特异性免疫应答。疫苗通常由免疫原和佐剂组成;免疫原决定免疫反应的特异性、保护性和效果,选择优势抗原、保护性抗原、保守性强的抗原或表位和能引发长期记忆的抗原或表位;佐剂可以提高疫苗的免疫原性和免疫反应效果,目前有提高抗体应答为主的 Th2 极化佐剂和以提高细胞免疫为主的 Th1 极化佐剂两类。

(二)免疫效果

疫苗接种的早期预防效果主要是抗原诱导的抗原-抗体免疫反应。判断疫苗效果不是疫苗诱导抗体滴定度而是更多抗体介导的保护作用,即抗体反应水平或有效性是决定疫苗效果的关键因素。疫苗长期的预防作用取决抗体水平,当微生物不断暴露时可迅速、有效再激活记忆性免疫细胞。诱导记忆性免疫细胞的决定因素与维持有效的抗体水平是评估疫苗长期效果的重要参数。T 细胞可诱导有高度亲和力的抗体和记忆性免疫细胞。目前多数疫苗对疾病的保护作用都是抗体依赖型,但对于某些重要疾病抗体不能起到很好的保护作用,需记忆性 T 细胞参与。

有 2 种不同功能和移行特性定义的记忆性细胞。即中心记忆 T 细胞和效应型记忆 T 细胞。中心记忆 T 细胞主要存在淋巴器官,一般不立即活化;效应型记忆 T 细胞主要存在周围组织和感染部位,可迅速表现效应功能。理论上,记忆性 CD8$^+$ T 细胞的数量越多,质量越好,则维持免疫记忆的效果越长久。故设计和评价疫苗的关键是诱导产生足够数量和质量的记忆性 CD8$^+$

T 细胞,即新型疫苗的免疫目标可能主要取决于 T 细胞作用。

多数微生物感染中,T 淋巴细胞是产生免疫预防的关键。免疫反应包括抗原提呈细胞识别和传递抗原信息、淋巴细胞增殖分化和免疫效应 3 个阶段。接种后,树突状细胞获取疫苗中的微生物抗原,抗原信息至淋巴结中的纯真 T 细胞,刺激纯真 T 细胞增殖,分化为效应型记忆 T 细胞。淋巴结中激活的效应型记忆 T 细胞帮助转运 B 细胞至感染部位,分泌抗微生物的细胞因子,杀伤感染细胞。

(康玉永)

第二节　流行性乙型脑炎

一、概述

流行性乙型脑炎(以下简称乙脑)也称为日本脑炎。该病最早在日本发现,1924 年,在日本大流行时被认为是一种新的传染病。该病在夏秋季流行,曾被称为"夏秋脑炎"。为了与当时在日本流行的一种昏睡型脑炎相区别,称后者为甲型脑炎,前者为乙型脑炎。1935 年,日本学者从病死者脑组织中分离到病毒,发现其抗原性不同于美国的圣路易脑炎病毒,首次确定了该病的病原,并将分离到的病毒命名为 Nakayama 原始株;1937 年,从马脑组织中分离到病毒;1938 年,日本学者报告从三带喙库蚊分离到病毒;1946 年,日本厚生省确定该病为法定传染病,并统称为日本脑炎。

在拥有 30 亿人口的亚洲,乙脑是一个重要的公共卫生问题,也是引起病毒性脑炎的首要原因。据估计,乙脑病毒每年至少引起 50 000 例临床新发病例,其中大部分为≤10 岁儿童,并导致 10 000 例死亡和 15 000 例长期神经、精神系统后遗症的发生。在乙脑地方流行区,大部分人在 15 岁前已感染过乙脑病毒。但如果近期有乙脑病毒输入,任何年龄人群都会被感染。在某些地区,乙脑有季节性传播的特点,但有些地区则全年均可传播。由于缺乏完善的监测系统和实验诊断技术,许多地区存在病例漏报和误报现象。

控制乙脑的措施理论上包括灭蚊、猪和人类的免疫预防措施,其中疫苗是唯一有效的长期控制和预防乙脑的方法。大量的证据表明,免疫接种对控制乙脑效果明确,又具有很高的成本效益性。我国绝大多数省(市、区)为乙脑流行区。在 20 世纪 60 年代末,广泛应用疫苗前,乙脑高发年份的发病率可达 30/10 万。随着疫苗的逐步改进与应用,发病率显著下降。

二、病原学

(一)病毒的形态结构

乙型脑炎病毒是一种球形的单链 RNA 病毒,属披盖病毒科虫媒 B 组。病毒颗粒呈球形,壳体为 20 面立体对称,RNA 为单股,分子量约 3×10 dalton。电镜下的病毒颗粒有核心、包膜和刺突 3 部分,它们的平均直径分别为 29.8 nm±2.5 nm、44.8 nm±3.2 nm、53.1 nm±5.4 nm。该病毒单股正链 RNA 全序列由 11 000 个核苷酸组成,含有 3 种结构蛋白。E1 是构成包膜上刺突的糖蛋白;E2 是一种非糖基化的小蛋白多肽,与包膜层相连;碱性蛋白 C 与核壳体中的 RNA 相连构成核壳。

(二)病毒的理化性质

乙型脑炎病毒的抵抗力不强,在 100 ℃ 2 分钟、55～60 ℃ 30 分钟或 37 ℃ 2 天即可被完全灭活。但30 ℃以下存活时间较长,在－70 ℃以下可保存 1 年以上。冷冻干燥下的病毒,在 4 ℃可保存数年。该病毒在适宜的稀释剂中(脱脂牛乳、兔血清或牛血清、水解蛋白等)比较稳定,在生理盐水中则迅速被灭活。

乙型脑炎病毒可被常用的消毒剂如碘酊、乙醇、酚等迅速灭活,也易被胆汁、脱氧胆酸钠所灭活。对有机溶剂敏感,胰蛋白酶和脂肪酶不但能破坏病毒的感染力,而且使血凝活性迅速丧失。甲醛和 β-丙内酯可使病毒灭活,并且保持其抗原性,因此常用作灭活剂。

(三)病毒的抗原性和免疫原性

乙型脑炎病毒的蛋白包括 3 种结构蛋白和 7 种非结构蛋白。3 种结构蛋白即衣壳蛋白C、包膜蛋白 E 和 M,其中 E 蛋白是乙型脑炎病毒的重要抗原成分,它具有病毒与细胞受体的结合、特异性膜融合以及诱生病毒中和抗体、血凝抑制抗体和抗融合抗体的作用。因此,E 蛋白与病毒毒力、致病性和免疫保护性密切相关。非结构蛋白为病毒的酶或调节蛋白,与病毒复制和生物合成有关。

乙型脑炎病毒感染或疫苗免疫后均可产生中和抗体、血抑抗体和补结抗体。血抑抗体和补结抗体出现较早,一般在感染 7 天后出现;中和抗体出现较迟,在 1～2 周,但都在 1 个月左右达高峰。补结抗体消失快,可用来判断人或动物的年感染率;其次是血抑抗体,可用作临床病例的诊断;中和抗体维持时间最长,是衡量人体是否有免疫力的指标。

人被感染后,绝大部分呈隐性感染,仅有少数人发病,有显性感染症状者≤1%。隐性或显性感染者只发生 3～5 天短暂的病毒血症,对于本病的流行传播上意义不大。牛、马等大型牲畜的饲养和使用时间长,而幼畜数量不多,传播本病的意义也不大。因此,上述 2 种传染源并不是主要的传染源。

据研究资料表明,本病最重要的传染源是猪,主要是幼猪。猪数量多,感染后病毒血症期持续时间长,血液中病毒滴度很高;幼猪出生率高,生长时间短,对乙型脑炎病毒的免疫力低下,易感染。乙型脑炎病毒在蚊体内大量繁殖,在唾液腺内的乙型脑炎病毒滴度达到较高水平。当环境温度<20 ℃,病毒滴度低;若≥28 ℃,则病毒迅速复制,具有很高的传染性。

(四)人群易感性和免疫性

乙型脑炎病毒的抗原较稳定,较难变异,至今也只有一个血清型,但不同时间分离的病毒株之间也发现一定的差异,在免疫学上没有意义。

三、流行病学

(一)乙脑流行地域分布

乙脑是由媒介蚊虫传播的一种中枢神经系统急性传染病,为人畜共患传染病。患者起病急,以高热、惊厥、昏迷、抽搐等神经症状为特征。乙脑病死率达 5%～35%,约 30%的患者留有神经、精神系统后遗症。乙脑主要在亚洲广大地区流行,在日本、朝鲜、韩国、中国、越南、泰国、印度、印度尼西亚、马来西亚、菲律宾、缅甸以及前苏联东部的海滨地区,太平洋的一些岛屿均有本病的报道。

我国除新疆、青海、西藏无病例报告以外,其他各省、自治区、直辖市均有发病。年发病数最高超过17万人,病死率达25％。我国为乙脑高流行区,乙脑属于乙类法定报告传染病。疫苗使用前,乙脑发病一直处于较高水平,在20世纪50～70年代初期曾发生大流行,每间隔3～5年出现一次小的流行高峰。2006年再次出现一个发病高峰,超过2004年和2005年发病水平,部分省病例数上升幅度较大,局部地区发生乙脑流行。2004－2006年平均发病数达6 320例,2006年除青海外,另外30个省(市、区)报告乙脑病例累计发病7 643例,死亡463例。我国乙脑的流行主要在7～9月份,发病主要集中在贵州、四川、重庆等西南地区,≤10岁病例占总病例的75％以上。

1.全国乙脑年龄组发病率

全国乙脑年龄组发病率分析显示,我国乙脑≤10岁病例占总病例的75％以上。全国报告乙脑病例仍以小年龄组报告发病率较高,其中3～6岁组儿童报告发病率最高。8月龄和间隔1年接种2剂次疫苗,可有效保护≤10岁儿童。2006年仍以小年龄组报告发病率较高,其中3～6岁组儿童报告发病率最高,各年龄组报告发病率在6.0/10万～6.2/10万,与2004年、2005年相比,各年龄组报告发病率均有所上升,但仍以小年龄组增加幅度大。

2.我国乙脑地区分布

病例主要分布在西南、华南、华中、华东地区,东北和西北地区病例数较少。近几年病例集中在西南地区。

(二)传染源与储存宿主

乙脑是一种人畜共患的传染病,属于蚊类媒介传播的自然疫源性疾病。乙型脑炎病毒感染后的人和动物通过蚊子叮咬传播,均可成为本病的传染源。

通过对健康人群的血清流行病学调查证明,蚊子(主要为库蚊)不但是乙型脑炎病毒的传播媒介,而且也是储存宿主。带毒蚊子一次叮咬的排毒量可高达小鼠 10^2～10^4 ID_{50} 病毒滴度,受带毒蚊子叮咬后几乎100％感染。人类主要呈隐性感染,极少数感染者发病。发病对象在流行区的少年儿童,随着年龄的增长,发病也减少。所以,流行区10岁以下儿童最为易感,患者年龄发病率也最高。乙脑无论是隐性感染还是显性感染,均可获得持久免疫力,再次发病者极少见。

(三)乙脑流行有关因素

乙脑流行具有明显的周期性,一个大流行年后,流行就会处于低谷期4～5年,然后再次形成高峰。这主要是由于一次大流行,众多人群因隐性感染而获得免疫。此外,乙脑流行的地域性,其实质是自然因素(如气温高、降水量大等)对媒介昆虫滋生条件的影响。

四、免疫预防

(一)疫苗发展概况

日本和前苏联是最早应用鼠脑制备疫苗预防乙脑的国家。第二次世界大战期间,美国也用鼠脑和鸡胚制备的疫苗在军队中使用。

在1950年和1951年,北京生物制品研究所先后研制出鸡胚灭活疫苗和鼠脑灭活疫苗。鸡胚疫苗免疫原性差;鼠脑疫苗由于未经纯化含有鼠脑组织成分,1957年,曾发生严重的变态反应性脑脊髓炎而停止生产。之后,在原有疫苗工艺基础上,增加了澄清、过滤和用乙醚处理等工艺,但疫苗的不良反应和免疫原性仍不够满意。1960－1966年,使用鸡胚细胞生产灭活疫苗,不良反应虽有明显减少,但流行病学效果欠佳。1967年,北京生物制品研究所研制成功用地鼠肾细胞培养病毒,经甲醛灭活的疫苗,1968年起正式投产和应用。经人体血清学和流行病学效果调查证明,该疫苗不仅不良反应较轻,效果也较好。之后上海、兰州、成都和长春等生物制品研究所也相继生产并在全国范围内推广、应用,对我国控制乙脑的流行起到重要作用。但此疫苗为原代地鼠肾细胞疫苗,疫苗中的残余牛血清和地鼠肾细胞残片可引起不良反应;再则,灭活疫苗接种剂次多,超敏反应发生率也随着疫苗接种剂次的增加而增高。

目前使用的乙脑疫苗有以下三种:一是鼠脑纯化疫苗,得到 WHO 的认可,除在日本大量使用外,也曾在欧洲和亚洲一些国家应用;二是地鼠肾细胞减毒活疫苗,主要在国内使用,少量出口到韩国、尼泊尔和印度等国;三是 Vero 细胞灭活纯化疫苗,只在国内使用。

(二)我国两种乙脑疫苗的制造

1.Vero 细胞灭活纯化疫苗

Vero 细胞是从非洲绿猴肾建立的猴肾细胞系。经全面检定,无外源因子污染和致瘤性,完全符合 1997 年 WHO 规程的要求,在国际上先后用于小儿麻痹灭活疫苗、小儿麻痹活疫苗和人用狂犬病疫苗的生产。

(1)疫苗的制备流程:选育生物性状稳定,符合 WHO 规程要求并适应乙型脑炎病毒繁殖的 Vero 细胞,培养病毒,并通过以下的纯化工艺过程制备成疫苗。①超滤,抗原经中空纤维柱超滤后浓缩 10～20 倍;②鱼精蛋白处理,进行初步纯化,并去除细胞残余 DNA;③蔗糖密度梯度离心,进一步纯化,收取一个蛋白活性高峰,蛋白含量 60 μg 以下,补结活性达 1：32～1：64,再经超滤脱去蔗糖。

(2)疫苗的安全性:分别选择不同年龄组人群进行临床试验,初免 1 针后 8 小时,有 5％左右发生一过性中度发热(37.6～38.5 ℃),接种第 2 针后中度发热率≤1％。对 3 种不同疫苗的比较临床研究,全身发热反应减毒活疫苗高于其他两种疫苗但无统计学显著差异($t<1.96,P>0.01$)。

(3)抗体应答:Vero 细胞乙脑灭活疫苗初免 2 剂后,抗体阳转率、抗体几何平均滴度(GMT)均高于地鼠肾灭活疫苗和减毒活疫苗有统计学显著差异($t>2.58,P<0.001$)。Vero 疫苗用于 1～6 岁儿童,无论既往接种何种疫苗,用 Vero 疫苗加强免疫 1 剂,抗体阳转率达到 100％,GMT 上升 22.8 倍。对抗体应答持久性观察,北京生物品研究所在非疫区连续进行了 5 年血清学中和抗体的检测,抗体下降缓慢,免疫接种后第 5 年仍保持有效免疫水平。

2.地鼠肾细胞减毒活疫苗

我国乙脑减毒活疫苗毒种是中国药品生制品检定所俞永新院士率领课题组选育的 SA14-14-2减毒株。该弱毒株具有遗传稳定性好,免疫原性强,可产生良好的体液和细胞免疫反应。

(1)疫苗制造:我国用于生产减毒活疫苗的毒种为 SA14-14-2 株,母株为 SA14 病毒株,于 1954 年分离自西安蚊的幼虫。疫苗制备与灭活疫苗基本相同,即在地鼠肾原代细胞上培养,病毒收获后,加入疫苗保护剂(蔗糖、明胶)进行冷冻干燥,最后根据《中华人民共和国药典》规定的检定项目进行检定。

(2)疫苗的安全性:在我国,乙脑减毒活疫苗已广泛应用多年,未收到与疫苗相关的严重不良反应报告。

(3)疫苗的免疫性:曾对 6～12 岁和 1～3 岁儿童进行血清学试验,测定免疫后中和抗体阳转率可达 90％以上。在乙脑非流行区,人体免疫 1 剂后,中和抗体阳转率和抗体水平随免疫剂量的减少而降低,病毒剂量(滴度)在 $10^{6.7}$ $TCID_{50}$/mL(相当 10^5 PFU/mL)时阳转率达 90％。

(4)临床有效性:1995 年,在洛克菲勒基金会资助下,由中国四川大学华西医学院和美国宾夕法尼亚大学在中国四川联合进行的临床研究表明,乙脑活疫苗接种 1 针的有效率为 80%,接种 2 针的有效率为 97.5%。1999 年,在尼泊尔进行的临床考核,接种一针疫苗的中和抗体阳转率达 99.3%;在韩国所做的临床考核显示,乙脑活疫苗单针接种后的中和抗体阳转率达 96%。

在长期大面积的流行病学效果考核中,乙脑活疫苗接种后可使发病率降低 80% 左右,保护率达 98%。白智泳等对乙脑活疫苗和灭活疫苗进行血清抗体观察,结果显示,活疫苗接种一针抗体阳转率为 83.4%,GMT 为 53.59,灭活疫苗抗体阳转率为 62.79%,GMT 为 20.99。对乙脑活疫苗和灭活疫苗进行免疫效果观察,结果显示,乙脑活疫苗抗体阳转率为 91.30%,GMT 为 22.22;乙脑灭活疫苗阳转率为 64.38%,GMT 为 16.51。

五、疫苗应用

(一)乙脑疫苗为免疫规划疫苗

按 2005 年《中华人民共和国药典》(三部)规定,乙脑疫苗是我国免疫规划疫苗。

1.地鼠肾细胞灭活疫苗

(1)接种对象:6 月龄~10 周岁的儿童和由非疫区进入疫区的儿童和成年人。每一次人用剂量为 0.5 mL。

(2)免疫程序:6~12 月龄接种第 1 针和第 2 针,时间间隔 7~10 天,6 个月后和 4~10 岁时分别接种第 3 剂和第 4 剂。Vero 细胞灭活疫苗(纯化)免疫程序与地鼠肾细胞灭活疫苗相同。

2.地鼠肾细胞减毒活疫苗

接种对象为 8 月龄以上的健康儿童及由非疫区进入疫区的儿童和成人。每一次人用剂量为 0.5 mL,含乙脑活病毒不低于 5.41 g PFU。8 月龄儿童首次注射 0.5 mL;分别于 2 岁和 7 岁再各注射 0.5 mL,以后不再免疫。

(二)疫苗上市后的不良反应

1.Vero 细胞灭活疫苗(纯化)

Vero 细胞纯化乙脑灭活疫苗广为使用后证明,大多数接种对象基础免疫(初免)后偶有一过性高热(≥38 ℃),多为低热;接种第 2 剂时,发热率显著降低。局部反应偶有红肿、硬结等。

2.减毒活疫苗

俞永新等 1985 年第一次对乙脑减毒活疫苗进行安全性研究表明,1 026 名 5~12 岁儿童中,第 1 组 47 名儿童接种 1 剂后,跟踪观察 14 天,无 1 例体温>37.4 ℃者。第 2 组 35 名儿童和第 3 组 944 名儿童接种稀释后的疫苗,疫苗按 1∶3、1∶5、1∶50 稀释后接种,其抗体阳转率分别为 100%、100% 和 83%,同样进行 14 天的临床医学观察后也未监测到任何的症状或体征出现。

Zheng-Le Liu 等对乙脑减毒活疫苗进行的短期安全性观察(26 239 人)显示,疫苗接种组与未接种组(对照组)相比,各指标均无显著性差异,表明乙脑减毒活疫苗是安全的。1998 年在韩国进行乙脑减毒活疫苗接种 1 剂次后不良反应监测和抗体水平检测,84 名儿童未发现有严重不良反应报告。

2000 年,广西钦州市沈平报告对 15 岁以下儿童接种兰州生物制品研究所生产的乙脑减毒活疫苗时,发生超敏反应 1 例,该病例前一年曾接种过乙脑减毒活疫苗;2002 年,广东省深圳市林娜佳等报告接种成都生物制品研究所生产的乙脑减毒活疫苗,发生 1 例过敏性休克。其余未见报道。

(三)建议免疫程序

1.现行免疫程序

免疫程序分为基础免疫和加强免疫。乙脑灭活疫苗注射4剂,第1、2剂为基础免疫,时间间隔为7~10天,第3、4剂为加强免疫;乙脑减毒活疫苗注射2剂,第1剂为基础免疫,第2剂为加强免疫。

2.WHO有关乙脑疫苗的建议

对于减毒活疫苗的免疫程序,建议依据现用疫苗的免疫效果和疾病流行情况。

(1)目前使用的减毒活疫苗与新一代灭活疫苗有望取代鼠脑灭活疫苗。接种1剂或2剂减毒活疫苗后,可诱导产生持续几年的保护。

(2)1剂次基础免疫后中和抗体阳转率高,我国乙脑减毒活疫苗已在韩国取得注册,其临床试验也证明该疫苗无严重的预防接种反应。1剂次后中和抗体阳转率为96%,2剂次后为97.4%。

(3)2剂次接种后发病率出现明显下降。经3~11年儿童2剂次免疫与发病率的关系比较显示,接种2剂次后,人群平均发病率比接种前下降70%以上;1~10岁发病率比接种前下降85%以上。有免疫史的儿童发病率显著低于无免疫史儿童。

(4)免疫效果持久我国乙脑减毒活疫苗免疫效果的持续时间初步观察,至少5~11年。

(5)尼泊尔2001年开始大面积接种乙脑减毒活疫苗1剂,当年的保护效果为99.3%,第2年的保护效果为98.5%,第5年的保护效果保持在96.2%,表明接种1剂活疫苗后有较长的免疫持久性。

(6)加强免疫后均能出现回忆性免疫应答。我国应用的乙脑减毒活疫苗有广谱的抗原性,保护性高,安全有效。活疫苗免疫后,即使中和抗体较低,当再次接触到乙脑野病毒时,将快速产生高滴度中和抗体,并可增强细胞免疫应答的免疫回忆反应,使机体获得保护。

(康玉永)

第三节 流行性腮腺炎

一、概述

流行性腮腺炎是由腮腺炎病毒引起的以腮腺肿大为特征的急性呼吸道传染病,发病率高,常年发病率≥100/10万,5~15岁儿童占发病总数的80%~95%。临床上以腮腺非化脓性肿胀、疼痛伴发热为主要症状。广泛开展腮腺炎疫苗接种,提高人群的免疫水平是控制流行性腮腺炎最有效的手段。欧美许多国家实施疫苗第二次加强注射,以增强机体的免疫保护。国内也应将腮腺炎疫苗纳入免疫规划,以形成有效的群体免疫力,从而降低腮腺炎在我国的发病率。

该病发生的病理变化及造成的危害远非局限于腮腺,也可侵犯其他腺体器官,常见的并发症有病毒性脑膜炎和脑炎、睾丸炎、附睾炎,此外还有卵巢炎、胰腺炎、心肌炎等。严重者可导致伤残或死亡,同时也是后天获得性耳聋的重要病因之一,此种耳聋往往是不可逆的,对社会造成负担。

二、病原学

腮腺炎病毒（mumps virus，MV）属副黏病毒科。球形的直径为 90～600 nm，平均为 200 nm。宿主细胞衍生的脂质膜围绕含单链 RNA 基因组的核壳体。血凝素-神经氨酸酶蛋白和融合蛋白两种表面成分在毒力中起作用。抗血凝素-神经氨酸酶蛋白抗体可中和病毒。其他四种结构蛋白是内部病毒粒子蛋白，不是保护性免疫应答的重要目标。酶联免疫吸附测定法（ELISA）广泛用于抗 MV 特异性抗体的测定，简单、可靠。MV 可在各种细胞培养物及鸡胚中复制。对于常规诊断病毒学中的初次分离，可用猴肾、人胚肾或海拉细胞培养。用血吸附抑制试验可检测细胞培养物中的 MV。

病毒对热极不稳定，56 ℃ 30 分钟即被灭活，具有不耐酸、易被脂溶剂灭活的特点。腮腺炎病毒只有1个血清型，血凝素和神经氨酸酶两种表面成分是病毒的主要毒力成分，也是其主要的保护性抗原，抗血凝素-神经氨酸酶蛋白的抗体可中和病毒。根据 SH 基因序列，腮腺炎病毒可分为 A、B、C、D、E、F、G、H 8 个基因型。不同地区，不同季节流行的病毒株可能有基因型的改变。

三、流行病学

（一）人群易感性和发病率

流行性腮腺炎是全球性流行的急性传染病，全年均有发病。人群对流行性腮腺炎的易感性为 80%～100%，15 岁以下儿童占发病总数的 80%～95%。据常规监测资料显示其发病率大于 100/10 万，美国一项研究预测腮腺炎的发病率为 2 000/10 万，是被动监测资料的 10 倍左右，而发展中国家目前还没有确切数据来评估腮腺炎的发病率。在我国，也未见全国性的有关腮腺炎流行病学调查资料。本文收集到的数据仅为个别地区腮腺炎的流行情况，但在一定程度上反映出我国腮腺炎的发病率较高。例如，据陕西省安康市 2004－2005 年疫情网络上报告的腮腺炎病例，2004 年为 1 162 例，2005 年为 1 945 例，发病率分别为 39.70/10 万和 66.14/10 万，2005 年发病率较 2004 年明显上升。发病时间集中在春末夏初和秋末冬初，年龄集中在 3～15 岁，占 87.44%，且多发于中、小学校及幼托机构。

2005 年，江西吉安县报告，全年共发生腮腺炎患者 182 例，发病率为 41.44/10 万。流行高峰在 1～5 月份，发病年龄以 5～9 岁为多，共 114 例，占 62.64%。在无免疫实施的情况下，疾病常随人群抗体的消长而呈周期性流行，通常每 2～3 年流行一次，7～8 年为一个流行周期。1 岁以内婴儿从胎盘传递的母体抗体中获得免疫力，在集体机构、交通闭塞地区以及新兵中可引起爆发。人群免疫力水平低下，易感人群积聚是造成腮腺炎流行的主要因素。在白令海峡圣劳伦斯岛，1967 年发生了腮腺炎爆发。提示腮腺炎在易感人群中发生爆发，总感染率为 82%，其中显性感染为 65%，临床表现有腮腺炎肿大特征者占 95%。

（二）传染源

人是流行性腮腺炎病毒的唯一宿主，发病前驱期及亚临床感染者都是传染源，患者在腮腺肿大前 6 天至肿大后 9 天，均可从唾液中分离到病毒，此期有高度传染性。隐性感染者在流行期可占 30%～50%，因此也是重要传染源。

（三）传播途径

流行性腮腺炎以飞沫传播为主，污染的衣物、食品、玩具均可传播。幼儿园儿童常把病毒引入家庭,从而传播给其他易感者;军队中,特别是来自四面八方的入伍新兵,常引起新兵训练营腮腺炎的爆发;孕妇感染腮腺炎病毒后,可通过胎盘传给胚胎,引起胎儿死亡。

四、临床特点及常见并发症

腮腺炎病毒经直接接触或空气飞沫传播,潜伏期平均为 16～18 天。通常以肌痛、头痛、厌食、不适和低热等非特异性症状开始,有 30％～40％的感染者出现典型症状,在 1 天内出现特有的一侧或两侧腮腺肿胀,1～3 天内,约有 10％的患者影响唾液腺。大约 1 周后,发热和腺体肿胀消失,如无并发症,则疾病完全消退。15％～20％的患者中,感染仅出现非特异症状或无症状,2 岁以下儿童大多为亚临床感染。疾病多发于 2～9 岁儿童,且大多有严重并发症,主要有青春期后男性睾丸附睾炎(发生率 25％)、女性卵巢炎(发生率 5％)、胰腺炎(发生率 4％)、无症状脑脊液淋巴细胞计数增多(发生率 50％)、无菌性脑膜炎(发生率 1％～10％)、脑炎(发生率 0.02％～0.3％)、暂时性耳聋(发生率 4％),其他还有轻度肾功能异常(发生率 30％～60％)、心电图异常(发生率 5％～15％)。此外,经观察发现,妊娠早期(3 个月内)感染腮腺炎病毒的孕妇中有 25％会自然流产,其发生率高于风疹病毒感染,但尚未发现母体感染腮腺炎病毒引起胎儿先天性畸形。腮腺炎常见并发症的原因可能是流行性腮腺炎病毒有嗜神经性,而幼儿免疫功能低下及神经系统发育不完善,故病毒容易透过血-脑屏障进入脑部,引起一系列脑膜炎症状,但多数预后良好。

五、免疫预防

(一)疫苗前被动免疫预防

早在 20 世纪 20 年代后期,匈牙利学者就用腮腺炎患者脱纤维血液或恢复期血清作肌内注射,结果证明两种方法均可产生被动保护作用。我国也在 20 世纪 50 年代使用胎盘免疫球蛋白作被动免疫,也可起到减少发病和减轻临床症状的作用。

(二)疫苗研发

1945 年,Enders 等首次研制成功福尔马林灭活疫苗并用于人体。通过观察,1 次免疫抗体阳转率为 50％,2 次免疫为 100％,保护效果可达 80％。1948 年,美国批准腮腺炎灭活疫苗。1960 年,灭活疫苗在芬兰军队中首次常规使用,在约 20 万新兵中应用,接种 2 次,补体结合抗体阳转率达 73％～92％,使军队中腮腺炎的发病率由 31‰下降至 1.9‰,并发脑膜炎由 10％下降至 1％。到 1978 年,发现灭活疫苗对腮腺炎的预防效果不理想,疫苗仅诱生短期免疫力,保护效果差,个别人可发生变态反应,因此已不再使用。1936 年后,日本、前苏联、瑞士和美国就致力于研制腮腺炎减毒活疫苗,但由于病毒在鸡胚等细胞中减毒迅速,难以获得高效价、免疫性持久及无致病性的疫苗。世界范围内腮腺炎减毒活疫苗生产所用的主要毒株的特点和免疫效果见下述。

1.Jeryl-Lynn 株

20 世纪 60 年代初,美国以鸡胚分离后,在鸡胚细胞上减毒至 17 代,即目前应用的 JL 疫苗株。Jeryl-Lynn 株 1967 年被批准;1977 年,美国推荐常规使用;到 1992 年,全球已有约 1.35 亿儿童和成人接种疫苗。1995 年,美国报告的腮腺炎病例数仅为疫苗接种前的 1％。工业化国家研究证明,接种第 1 剂 Jeryl-Lynn 株腮腺炎疫苗,血清阳转率为 80％～100％。接种第 1 剂含 Jeryl-Lynn 株的 MMR 疫苗,73％的儿童在 10.5 年后仍为血清阳性。间隔 5 年后接种第 2 剂,在接种第 2 剂后 4 年,86％为血清阳性。美国腮腺炎爆发研究证实,Jeryl-Lynn 株抗临床腮腺炎的保护效果为 75％~91％。经实践证明是国内外使用毒种中最为安全的,不良反应的发生十分罕见,不良反应总报告率仅为 17.4/10 万,而且主要为低热,短暂皮疹、瘙痒和紫癜等变态反应,且都在短期内自行消退,不留后遗症。到目前为止,尚无确切证据表明在接种后可发生脑炎或脑膜炎并发症。

2.RIT4385 株

RIT4385 腮腺炎疫苗是由 Jeryl-Lynn 疫苗株衍化而来。市售的疫苗是与 Schwarz 麻疹疫苗和 RA27/3 风疹疫苗联合的 MMR 疫苗。有 7 项研究对 RIT4385 疫苗与 Jeryl-Lynn 疫苗的免疫原性进行了比较。9~24 月龄儿童接种 RIT4385 疫苗,用 ELISA 检测 1 080 名儿童,血清阳转率为 95.50％;接种 Jeryl-Lynn 疫苗(MMR)的 383 名儿童,血清阳转率为 96.9％,GMT 明显比 RIT4385 疫苗高。两组间发热、皮疹、唾液腺肿胀和发热性惊厥的发生率相似,但 RIT4385 疫苗组注射部位的局部症状(如疼痛、红肿)发生率明显较低。意大利在 12~27 月龄儿童中比较了 RIT4385(MMR)与含 Rubini 株的 MMR 疫苗的效果。发现 RIT4385 疫苗接种者,血清阳转率为 97％,抗体 GMT 为 1 640 U/mL。Rubini 株接种者血清阳转率为 35.4％,GMT 为 469 U/mL,两者在血清阳转率和 GMT 方面的差异有显著性,两组的局部和全身症状发生率相似。

3.Leningrad-3 株

前苏联研制的 Leningrad-3 疫苗株,用豚鼠肾细胞培养增殖,再进一步用日本鹌鹑胚培养,传代减毒。该疫苗已用于前苏联/俄罗斯联邦的国家免疫规划,自 1980 年以来,已接种儿童超过 2 500 万。Leningrad-3 疫苗接种 1~7 岁儿童,血清阳转率为 89％~98％,保护效果为 92％~99％。此外,在 113 967 名 1~12 岁儿童中的试验证实,前苏联/俄罗斯联邦腮腺炎爆发期间,该疫苗用做紧急预防时,保护效率为 96.6％。

4.L-Zagreb 株

在克罗地亚,用 Leningrad-3 株通过适应于鸡胚成纤维细胞培养,进一步减毒。新毒株命名为 L-Zagreb,用于克罗地亚和印度的疫苗生产,在全球已接种几百万儿童。L-Zagreb 疫苗在克罗地亚的研究显示,保护效果与 Leningrad-3 疫苗相当。1988-1992 年,克罗地亚报道,每接种 10 万剂含 L-Zagreb 株的 MMR,有 90 例无菌性脑膜炎。而 1990-1996 年在斯洛文尼亚,被动监测得到相应的无菌性脑膜炎发生率为 2/10 万剂。

5.Urabe 株

20 世纪 70 年代,由日本建株,由人胚肾细胞分离并在 CE 中传代减毒,最后在 CE 或 CEC 中制备疫苗。首先在日本,然后在法国、比利时和意大利获准使用。用鸡胚羊膜或鸡胚细胞培养生产 Urabe 株疫苗,在几个国家已成功地使用 Urabe 株疫苗。自 1979 年以来,已接种疫苗 6 000 万人。12~20 月龄儿童血清阳转率为 92％~100％,9 月龄儿童血清阳转率为 75％~99％。但经研究发现 Urabe 疫苗与诱发脑膜炎有关系,加拿大科学家通过分子生物学研究发现 Urabe 株疫苗是一种混合病毒,带有 A 野生型病毒与 G 变异型病毒,患者脑脊液检查主要为 A 野生型病毒,该病毒能改变脑脊液成分,进而发展为无菌性脑膜炎。在英国,接种 11 000 剂该疫苗,估计发生 1 例无菌性脑膜炎。日本接种 10 万剂含 Urabe 株的 MMR 疫苗,发生约 100 例无菌性脑膜炎,发生率随不同制造厂商而不同。发生率的差异可能反映监测或 Urabe 疫苗株反应原性的差异。Urabe 疫苗含有多株 MuV,这些毒株的神经毒力可能不同。为此全球许多国家停止生产和使用 Urabe 株疫苗。

6.Rubini 株

20 世纪 80 年代,由瑞士建株,首先在人二倍体细胞上传代,而后在 CE 中减毒,并适应至 MRC-5 人二倍体细胞上制备疫苗。1985 年,Rubini 株疫苗首先在瑞士获准使用。与 Jeryl-Lynn 和 Urabe 疫苗接种者相比,Rubini 疫苗接种者血清阳转率和 GMT 明显较低。最后对 Rubini 疫苗观察表明,其效力比 Jeryl-Lynn 或 Urabe 疫苗低。瑞士的 3 年研究证明,Rubini 疫苗仅提供 6.3％的保护,而 Urabe 和 Jeryl-Lynn 疫苗保护效果分别为 73.1％和 61.6％。对保护效果差的一种解释是,高代次传代(大于 30 代)可能造成疫苗株过度减毒。据此,WHO 建议国家免疫规划不使用 Rubini 疫苗。

7.S_{79} 毒株

1979 年,上海生物制品研究所通过国际交往从美国引进腮腺炎病毒株(Jeryl-Lynn 株),在实验室通过原代鸡胚细胞传代培养后,冻干保存,改名为 S_{79} 株。病毒传至第 3 代建立主代种子批,腮腺炎病毒 S_{79} 株经猴体神经毒力试验表明,注射后猴体未见与病毒神经毒力相关的病理表现,该毒株生产的疫苗制检规程列入 1995 年以后的《中国生物制品规程》。特别是 20 世纪 90 年代以来,上海、北京、兰州等生物制品研究所都用 S_{79} 株制造疫苗,该毒株与 JL 株相同,具有病毒滴度较高,免疫原性较好,而临床反应轻的特点,各地使用后的抗体阳转率达 82.6％～88.6％。同时,利用蚀斑纯化技术对毒株进行筛选,制备的疫苗与未纯化的病毒疫苗及进口的 MMR 联合疫苗同时进行免疫原性观察,发现纯化病毒疫苗的抗体阳转率提高,达 83.33％～94.29％。

8.M56

20 世纪 70 年代,北京生物制品研究所从腮腺炎患者鼻咽分泌物中分离到一株病毒,减毒成为弱毒株 ME 和 M56-1,制备成气溶胶剂型,人群以气雾经呼吸道免疫后,效果良好,血清阳转率可达 90％以上。但实施气雾免疫操作的工作人员,不断重复吸入过量疫苗致高热而停用。

(三)腮腺炎疫苗的效果

上海生物制品研究所研制的麻疹、腮腺炎二联疫苗,曾在江西省进行系统的临床观察,136 名 8 月龄以上易感儿童接种疫苗后,不良反应轻微,未见腮腺肿大及皮疹,发热以轻度为主,占 15.44％,中度发热反应为 5.88％,无强反应。腮腺炎的抗体阳转率为 81.82％～86.00％,麻疹的抗体阳转率为 95.12％～100.00％,与对照的单价疫苗和进口 MMR 三联疫苗相似。

关于腮腺炎疫苗的免疫保护效果,国内蔡一飚曾报道,宁波市甬江中心小学 2000 年 4 月 12 日至 2000 年 6 月 11 日流行性腮腺炎爆发,全校 463 名学生发病 82 例,年龄 7～12 岁。其中,接种过疫苗的 90 名学生,发病 8 例(8.89％);未接种过疫苗的 373 名学生,发病 74 例(19.84％),疫苗保护率为 55.0％,二者差异有显著意义($\chi^2 = 5.97,P < 0.05$)。

(四)腮腺炎疫苗的安全性

腮腺炎疫苗接种的不良反应罕见而轻微。接种后最常见的不良反应是发热、皮疹。腮腺炎疫苗引发无菌性脑膜炎的发生率不同毒株之间有差异。S_{79} 株腮腺炎疫苗在我国已被广泛使用,其临床反应轻微。在国内进行的所有临床研究资料中未见引发无菌性脑膜炎的报道。郭绍红等以北京、上海生物制品研究所生产的 S_{79} 株腮腺炎疫苗,在上海观察 175 名疫苗接种者,局部出现红肿反应者 1 人(0.6％),未见腮腺肿大,在接种后 6～10 天,有 ≥1 次体温在 37.6～38.5 ℃者 8 人,占 4.57％;≥38.6 ℃者 2 人,占 1.14％。1 人食欲欠佳,抗体阳转率为 85％,蚀斑减少中和试验法。王玲等报告,以兰州生物制品研究所生产的 S_{79} 株腮腺炎疫苗在山东省观察疫苗的安全性,接种疫苗的 345 名 2~9 岁儿童,未出现严重反应,仅有 6 人注射部位出现轻微红晕,未发生与接种疫苗相关的发热、皮疹等反应。目前,国内生产的 S_{79} 株疫苗已在全国范围内得到广泛应用,未发生与疫苗相关的严重不良反应。充分说明国产 S_{79} 株腮腺炎疫苗安全性良好。

(五)疫苗的免疫效果和持久性

国内应用腮腺炎疫苗的时间不长,有关疫苗免疫效果的研究也不多。从个别结果来看,S_{79} 株腮腺炎疫苗的血清中和抗体阳转率达 85.4%,疫苗保护率为 81.9%,血清学和流行病学效果基本吻合。

王树巧等报道,在浙江省杭州市下城区,观察上海生物制品研究所生产的 S_{79} 株腮腺炎疫苗与美国 Merck 公司的 MMR 联合疫苗免疫后的腮腺炎抗体比较结果,S_{79} 株腮腺炎疫苗的抗体阳转率为 79.59%~88.46%,Merck 公司的 MMR 联合疫苗的抗体阳转率为 82.86%,无显著的统计学意义。国产 S_{79} 株腮腺炎减毒活疫苗在奉化地区对易感幼儿免疫效果研究中发现,受试者免疫前抗体阳性率为 24.41%,免疫后 1 个月明显增高至 90.00%,免疫后阳性数去除免疫前阳性数其疫苗保护率仍有 90.00%。浙江绍兴市于 1996 年初在全县范围内对 7 岁以下儿童推广使用国产冻干流行性腮腺炎减毒活疫苗,全县 8 月龄至 7 岁以下儿童共观察 65 216 人,1 年内报道病例 108 人,总发病率为 165.60/10 万。其中,接种组 52 208 人,发病 33 人,发病率为 63.21/10 万;未接种组 13 008 人,发病 75 人,发病率为 576.57/10 万,两组发病率有非常显著性差异,疫苗保护率为 89.04%。有关疫苗长期的免疫保护性资料,国内仅有为期 3 年的研究数据,尚未见有更长的持久性研究资料。

1996 年,温州市观察了上海生物制品研究所生产的腮腺炎疫苗,接种 3 年后血清中流行性腮腺炎的特异性抗体 IgG 和发病情况。对 102 人进行了腮腺炎疫苗注射,未注射疫苗的 56 人作为对照组。在观察期内曾有两次腮腺炎流行。发现接种疫苗后抗体阳性率为 92.16%,对照组腮腺炎的自然感染率为 71.43%,未接种疫苗者腮腺炎的隐性感染率高达 64.28%。接种组腮腺炎发病率为 0.98%,明显低于对照组 7.14%,免疫后经过两个流行期,疫苗的保护率为 86.27%。结果表明易感人群注射一剂国产冻干流行性腮腺炎疫苗,3 年后仍然有保护作用。还有报道认为,腮腺炎减毒活疫苗接种 1 年后,抗体阳性率和 GMT 均有所下降,3 年后进一步降低。一般认为群体免疫率在 90% 以上可阻止腮腺炎的流行,但 3 年后群体的免疫率为 70%,因此是否需要再次免疫接种,几年后需要加强值得进一步探讨。

(六)腮腺炎疫苗免疫接种程序

根据 WHO 提供的资料,将腮腺炎疫苗列入免疫规划的 82 个国家中,有 52 个国家(63.4%)使用单剂,30 个国家(36.6%)使用双剂。目前,国外 MMR 两剂方案获得了广泛的支持。14~18 月龄儿童初免,抗体阳性率达到 85% 以上。免疫后第 2 年,抗体不断下降,只有经再次免疫后,抗体阳性率才能回升到 95% 左右。再过 9 年,抗体阳性率仅缓慢降至 85%。而且,再次免疫 4 年后的平均抗体滴度仍高于初免时的水平。要达到消灭腮腺炎的预期要求,对 9~12 月龄儿童进行单剂疫苗接种,其接种率应≥80%,方可形成群体免疫力。使用腮腺炎疫苗单剂免疫程序的国家应考虑进行二次接种。

芬兰自 1982 年 11 月开始采用 2 剂 MMR 免疫方案,第 1 剂于 14~18 月龄免疫,第 2 剂于 6 岁时免疫,到 1986 年 95% 以上的儿童都得到了适当免疫。1989 年统计,芬兰南部的赫尔辛基儿童医院已没有儿童腮腺炎病毒性脑炎的报告,1994 年报道芬兰每年经实验室确认的流行性腮腺炎病例已不足 30 例。1997—1999 年芬兰共报道了 4 例输入腮腺炎病例,并证明没有发生继发感染。因此,认为消灭腮腺炎的目标已经达到。瑞典也于 1982 年开始实行 2 剂免疫方案,第 1 剂于 18 月龄,第 2 剂则于儿童 12 岁时进行,每次疫苗接种的覆盖率均达到 90%。研究报道显示第 2 剂免疫之前,27%的人已经失去了腮腺炎抗体,但加强免疫使 97%的免疫对象血清阳转。也有文献报道,MMR 疫苗 1 剂免疫的保护率为 92%,2 剂免疫其保护率达 100%。这也说明第二次免疫接种是十分必要的。

作为腮腺炎的有效预防措施,美国目前推荐的免疫程序是 12～15 月龄接种第 1 剂 MMR,4～6 岁或 11～12 岁再免疫第 2 剂 MMR。我国自 20 世纪 90 年代开始使用国内自行研制的单价疫苗,腮腺炎发病率较高,只推荐对 8 月龄以上儿童进行单剂注射,也有多数人建议有必要在国内对学龄儿童和学龄前儿童进行腮腺炎的加强注射。

(七)腮腺炎疫苗与其他儿童疫苗同时接种的相容性

经观察,腮腺炎减毒活疫苗或 MMR 疫苗与白喉、破伤风、全细胞百日咳联合疫苗同时接种,或与白喉、破伤风、无细胞百日咳联合疫苗同时接种,或与口服脊髓灰质炎疫苗,或与 b 型流感嗜血杆菌多糖结合菌苗,或与乙型肝炎疫苗同时接种都不影响抗体应答或增加严重不良反应。腮腺炎疫苗无论是作为单价疫苗还是作为 MMR 疫苗的组分之一,与水痘疫苗同时接种,均不影响各疫苗及其自身的抗体形成,疫苗接种后反应也无加剧迹象。MMR 疫苗与乙脑疫苗同时接种也获得较好效果。腮腺炎疫苗是否可与这些疫苗制成联合制剂及联合免疫后人群免疫程序如何进行调整还有待研究。

(康玉永)

第四节　水　　痘

一、概述

水痘是由水痘-带状疱疹病毒(varicella zoster virus,VZV)所致的急性传染病。在北半球温带地区,以冬末春初多见,家庭续发率近 90%,易感人群聚集,易出现爆发。病毒感染以显性感染为主,成年人血清学检测大多数呈阳性。该病毒极具传染性,几乎所有儿童或年轻人都经历过 VZV 病毒的感染,多数人在 10 岁以前患过此病。

疫苗接种是最好的控制措施,上市的水痘疫苗已证明是安全、有效的。1990－1994 年,美国每年大约发生 400 万水痘病例,1 万人住院,100 人死亡,有较大的社会经济影响。美国最近的成本-效益分析结果为 1∶5,发展中国家没有类似的疾病负担和成本效益的研究。

WHO 建议,每个儿童都有罹患水痘的可能性,有条件的国家应尽早将水痘疫苗纳入免疫规划。全球 18 个欧美国家已将水痘疫苗纳入免疫规划,美国 1995 年推荐水痘疫苗用于≥12 个月龄儿童的常规免疫接种,免疫程序为 1 剂,2006 年开始使用 2 剂程序(12～15 个月龄,4～6 岁),极大地降低了水痘造成的疾病负担和相关费用。

二、病原学

VZV 属疱疹病毒属 A 疱疹病毒科,核酸是双股 DNA,核衣壳是由 162 个粒子组成的 20 面体,外层是脂蛋白外膜,在核壳和外膜之间为皮质,含蛋白质和酶。病毒糖蛋白(g)有 6 种,分别命名 gB、gC、gE、gH、gI、gL,这些糖蛋白与感染、中和抗体的产生、病毒的复制和毒力有关,各种不同的糖蛋白有各自不同的特定功能。VZV 只有 1 个血清型,与其他疱疹类病毒有无交叉免疫尚无定论。人是该病毒唯一宿主。病毒极不稳定,在患者痂皮和污物中不能长期存活,60 ℃迅速灭活,在−70～−65 ℃稳定,在 pH 6.2～7.8 不丧失感染性,对有机溶剂及胃蛋白酶敏感。

VZV 可在人胚肺成纤维细胞和上皮细胞中复制,分离病毒可用人羊膜细胞、海拉细胞、甲状腺细胞、Vero 细胞及其他传代细胞系。病毒培养过程中,感染细胞与邻近细胞融合,形成多核巨细胞,胞核内有嗜酸性包涵体。血清抗体检测可用补体结合试验、免疫凝集试验、免疫荧光法、放免法、酶联免疫吸附试验、膜蛋白荧光法。

三、流行病学

(一)发病率

不同国家、不同地区的发病率不同。水痘不是我国法定传染病,自 2005 年开始报道,主要来自爆发。2005 年,报道发病率 3.20/10 万;2006 年,报道发病率 12.04/10 万;2007 年,报道发病率 20.60/10 万。作为公共卫生突发事件报告的病例数,不代表真实发病率,而是由于报道制度的改善,导致报道发病率上升。

(二)传播途径及发病季节分布

VZV 主要通过飞沫进入呼吸道传播,也可经患者的衣物、痘疱液、痂皮接触传播。水痘在世界各地广为流行,多见于儿童,≤1 岁的婴幼儿因有母传抗体的保护,发病者少见;3～10 岁儿童的发病数占发病总数的 90%。水痘的发病季节以冬、春季为主。

病毒初次感染时,先在淋巴结内复制,经 4～10 天产生第 1 次病毒血症。病毒再经淋巴液、血液播散,被单核细胞吞噬,经 4～6 天开始第 2 次病毒血症。病毒大量释放入血液,经毛细血管进入表皮,侵犯皮肤形成斑丘疹、水疱疹,并伴有全身症状。机体免疫功能正常者,病愈后产生特异性免疫力。

(三)水痘和带状疱疹发病年龄分布

水痘在世界各地广为流行,发病具有明显的季节性,温带地区以冬末春初多发。小学校中,以寒假开学后 1～2 周呈现爆发。发病多见于儿童,≤1 岁的婴儿有母体传递抗体的保护,发病者少见;3～10 岁儿童的发病数占发病总数的 90%;成年人偶有发病,往往病情重笃。带状疱疹仅见于感染 VZV 而患过水痘的人,呈高度散发,虽然发病机制尚不十分清楚,但目前认为,带状疱疹是原发感染 VZV 后病毒在体内潜伏的结果。带状疱疹则多发生在成人,尤以 30 岁以上的人群为主。

(四)人群易感性

人对水痘普遍易感,婴幼儿可由母体被动传递抗体保护。易感性随年龄增长而下降,3～10 岁儿童的发病数占总发病数的 90%。

四、临床表现

水痘的潜伏期为 10～21 天,平均为 14～16 天;免疫抑制的患者和注射水痘-带状疱疹免疫球蛋白的人群,潜伏期可以延长到 28 天。

(一)初次感染水痘

发病初期全身不适。儿童发病的首发症状通常是出现皮疹、瘙痒,并且迅速从斑疹发展到丘疹和水疱疹,疱液由清变浊,最后形成痂皮。皮疹通常首先在头皮上出现,然后转移到躯干和四肢。皮肤损害的分布是向心性的,多集中在躯干,肢体远端累及最少;损害也能在口咽部、呼吸道、阴道、结膜和角膜的黏膜上发生。皮肤损害通常直径在 1～4 mm。水疱表浅、细薄、单房,在红色斑疹上可见清晰透明的液体,这种疱疹可以破溃或化脓,以后干燥并形成痂皮。连续的皮损在几天内出现,几个阶段的皮肤损害可同时出现,例如,成熟的水疱疹和斑疹可以在皮肤的同一区域内被观察到。健康儿童通常有 200～500 处皮损,表现为 2～4 个不同阶段的连续的损害。一般来讲,健康儿童患病是轻微的,伴有轻度不适,有 2～3 天瘙痒和发热。成人可发生严重的疾病,而且并发症发生率较高。水痘初次感染痊愈,通常获得终身免疫。健康状况不好的人,水痘的第 2 次感染不常见,但也可能发生,特别是那些免疫力低下的人。就像其他的病毒性疾病,当再次暴露于水痘自然株(野毒株),可以导致无临床症状,而可检测到病毒血症的再感染,这种再感染增加了抗体滴度。

(二)复发疾病(带状疱疹)

带状疱疹具有水痘样皮疹的特征,带状疱疹是由潜伏的水痘-带状疱疹病毒重新激活并引起复发的疾病。目前,对带状疱疹发病机制的认识不完全。然而,水痘-带状疱疹病毒复发与衰老、重症后、免疫抑制、胎儿在子宫内的感染以及在 18 月龄以下感染等因素联系在一起。带状疱疹的皮区是由第 V 脑神经支配的范围。在皮疹爆发前 2～4 天,受累部位可发生疼痛和明显的感觉异常,很少有全身症状。严重的疱疹后神经痛是一个痛苦难忍的病症,目前没有适当的治疗方法。疱疹的神经痛可以在带状疱疹发病后持续 1 年。带状疱疹还牵涉到眼神经和其他的器官,不会产生严重的后遗症。

(三)围生期感染

分娩前 5 天和分娩后 2 天内,孕妇若感染水痘-带状疱疹病毒,可使出生的大多数婴儿感染水痘,且病死率高达 30%。胎儿被感染引起严重的疾病,被认为是没有母体抗体保护造成的。但孕妇在分娩前 5 天以前的水痘发病,出生的婴儿可健存,大概是因为母体的抗体通过胎盘被动传给了胎儿。

(四)先天性水痘-带状疱疹病毒感染

怀孕后头 20 周内感染水痘-带状疱疹,偶尔会造成新生儿出现包括低出生体重、发育不全、表皮瘢痕、局部肌肉萎缩、脑炎、表皮萎缩、脉络膜视网膜炎、小头、畸形等罕见症状。1947 年,将母亲怀孕早期感染水痘出现的新生儿反常现象叫作先天性水痘综合征,先天性水痘综合征发病率非常低。胎儿在子宫内感染水痘-带状疱疹病毒,特别在妊娠 20 周后,与婴儿早期发生带状疱疹有关。

(五)并发症

急性水痘通常是轻微和自限的,但可以有并发症。水痘最常见的并发症包括因皮肤损害继发细菌感染、脱水、肺炎以及累及中枢神经系统等,皮肤损伤引起的葡萄球菌或链球菌继发感染是住院和门诊就诊的常见原因,A 型链球菌造成的继发性感染可以引起严重疾病并导致住院或死亡。水痘并发的肺炎通常是病毒性的,但也可以是细菌性的,继发性细菌性肺炎在 1 岁以下的儿童更常见。在健康成年人中,超过 30% 的继发性肺炎是致命的。

水痘的中枢神经系统症状表现范围从无菌性脑膜炎到脑炎,涉及小脑的病变中,小脑共济失调最常见,通常预后良好。在水痘并发症中脑炎是很少发生的,可导致抽搐甚至昏迷。成年人比儿童更易发生脑部并发症。

Reye 综合征是水痘和流感极少见的并发症,病死率极高,且只在患病急性期使用阿司匹林的儿童中发生。Reye 综合征的病因尚不知晓。在过去的 10 年间,Reye 综合征的发病数戏剧性地减少,可能是因为儿童使用阿司匹林减少的缘故。

水痘并发症包括无菌性脑膜炎、横断性脊髓炎、吉兰-巴雷综合征、血小板减少症、出血性水痘、爆发性紫癜、肾小球肾炎、心肌炎、关节炎、睾丸炎、眼色素、虹膜炎、肝炎等。美国 1990—1996 年,平均每年有 103 人死于水痘,多数病死的儿童和成年人都未接种疫苗。国内住院并发症:1980—1996 年上海因水痘住院患儿 140 例,出现并发症者 79 例,发生率 56.43%。

五、免疫预防

(一)水痘疫苗

1974 年,日本人高桥取水痘患儿的疱液,用人胚肺细胞分离,获得 VZV 株。经低温传代,再转到非灵长类动物细胞,获得低毒力变异株。用二倍体细胞 WI-38 或 MBC-5,37 ℃克隆传递建立了疫苗毒种,是当今世界广为应用的疫苗毒种,商业转让给许多国家,通过用不同来源的人胚二倍体细胞培养,制成冷冻干燥型疫苗。

1984 年,北京生物制品研究所用 VZV 野毒株经二倍体细胞传代,获得减毒株,并制成液体疫苗应用于人群。特别是对儿科医院白血病患儿接种,证明疫苗安全、有效。北京生物制品研究所冻干疫苗的临床对照研究表明,抗体阳性率为 92.3%。另外,选择以白血病为主的免疫缺陷儿童,共接种 222 人,证明疫苗有显著阻止患儿发病的效果。但由于疫苗是液体剂型,稳定性差,未能投放市场。

21 世纪初,上海、长春生物制研究所相继引进国外技术及毒种制备的冻干疫苗,在国内广为使用,获得良好免疫效果。经多点的临床试验,疫苗抗体阳转率均高于 90%。祈健生物制品股份公司用 Oka47 代毒种生产的疫苗,国内经过按"多中心随机双盲有对照"研究设计的Ⅳ期临床试验,结果显示疫苗的保护率为 81.04%～90.8%。

(二)疫苗使用

在全世界,水痘-带状疱疹病毒的传播非常广泛,其对人类的危害性和所造成的后果应引起足够重视。目前尚无治疗的特效药物,因此预防其感染的唯一手段是接种水痘疫苗。接种水痘疫苗不仅能预防水痘,还能预防因感染 VZV 病毒而引发的并发症。

我国目前尚无统一的水痘疫苗接种方案。WHO 建议,在那些水痘成为较重要公共卫生与社会经济问题、能够负担疫苗接种且能够达到持久高免疫覆盖率的国家,可考虑在儿童期常规接种疫苗。美国免疫咨询委员会建议 12 月龄初免,13 岁接种第 2 剂。另外,WHO 建议对无水痘史的成人和青少年应接种疫苗。

暴露后免疫,确认已接触水痘患者的人,3 天内接种疫苗可阻止发病,5 天内接种可阻断部分人发病。如果接种未能阻止发病,也不会增加疫苗接种的风险。集体托幼机构、小学校一旦发生水痘流行,若不采取免疫预防措施,疫情可延续 6 个月,直至所有易感者都被感染,疫情才能终止。若在流行初期,迅速接种疫苗,疫情可很快终止。建议我国的接种对象为 12 月龄～12 岁儿童,接种 1 剂量;≥13 岁人群,接种 2 剂量,间隔 6～10 周。用灭菌注射用水 0.5 mL 溶解冻干疫苗,注射于上臂三角肌外侧皮下。以下特殊人群应重点接种。

(1)工作或生活在高度可能传播环境中的人,如幼儿园教职工、小学教师、公共机构的职员、大学生和军人。

(2)与发生严重疾病或并发症危险者的密切接触者,如卫生工作者、儿童白血病及其他免疫功能缺陷和接受类固醇类药物治疗的儿童和家属。

(3)非妊娠的育龄妇女。

(4)国际旅行者,如易感者接触感染后,可应注射免疫球蛋白。

(三)疫苗免疫效果

水痘的免疫持久性较好。在美国,对 60 名儿童和 18 名成人的调查表明,免疫 5 年后有 93% 的儿童和 94% 的成人具有 VZV 抗体,有 87% 的儿童和 94% 的成人对 VZV 具有细胞介导的免疫。关于成人接种疫苗的报告表明,在始于 1979 年的 21 年期间,突破性水痘的罹患率和严重性未增加,提示成人接种疫苗后免疫力没有明显衰退。国产 Oka47 水痘疫苗的免疫原性及免疫效果持久性的研究结果显示,免疫后 1 个月和免疫后 5 年仍保持很高的抗体水平。

早期在美国研究水痘疫苗是为了给医院中的白血病患儿用的,所以观察了白血病患儿是否复发带状疱疹。在美国观察 67 例白血病患儿,其中 19 例自然感染水痘后,19 个患儿都复发了带状疱疹,48 个白血病患儿接种水痘疫苗并没有复发带状疱疹。

预防带状疱疹疫苗于 2006 年 5 月获生产许可,美国的默克公司开发出高滴度水痘疫苗,滴度是正常疫苗的 10 倍以上。用来预防带状疱疹,其滴度达到 24 000 PFU/mL。观察对象为 60 岁以上成年人,共 38 546 人。观察期 5 年。带状疱疹的发病率降低了 51.3%,带状疱疹后神经痛的发病率降低了 66.5%。

(四)疫苗不良反应

Oka47 自国内上市后,经临床研究,除接种疫苗后一般不良反应包括局部红肿、疼痛、全身反应偶有低热,未观察到异常不良反应。

Oka 株水痘疫苗在临床试验期间,众多临床研究资料证明疫苗安全性良好。为 11 000 多名儿童、青少年和成人接种水痘疫苗,具有良好耐受性。对水痘已具有免疫力的人未造成不良反应的增加。1991 年,Kuter 等在对 914 名健康易感儿童和青少年进行双盲有对照剂研究中,与对照组相比较,接种部位疼痛和发红是疫苗试验组中更经常发生的唯一不良反应($P < 0.05$)。

在年龄为 12 个月至 12 岁儿童中,对约 8 900 名健康儿童进行了无控制临床试验,他们接种 1 剂疫苗,然后连续监测 42 天。其中 14.7% 出现发热(口腔温度为 39 ℃),通常与偶发性疾病有关。共有 19.3% 的疫苗受种者主诉注射部位的反应(如疼痛、溃疡、肿胀、红斑、皮疹瘙痒、血肿、硬结);3.4% 的疫苗受种者在注射部位有轻度水痘样皮疹,并且在接种后 5~26 天出现高峰;在不到 0.1% 的儿童中出现接种后热性癫痫发作,尚未确定因果关系。

在年龄为 23 岁的人群中,对接种 1 剂水痘疫苗的约 1 600 名受接种者和接种两剂水痘疫苗的 955 名受接种者开展的无控制研究,持续 42 天监测不良事件。在第 1 剂和第 2 剂接种后,分别有 10.2% 和 9.5% 的受种者出现发热,通常与偶发性疾病有关;在 1 剂或 2 剂接种后,分别有 24.4% 和 32.5% 的受种者主诉注射部位的反应;分别有 3% 和 1% 的受种者在注射部位出现水痘样皮疹。

关于可能不良反应的数据可从疫苗不良反应报告系统获得,在 1995 年 3 月至 1998 年 7 月期间,在美国总共分发 970 万人份水痘疫苗。在这一期间,疫苗不良反应报告系统收到 6 580 份不良反应报告,其中 4% 为严重不良反应,约 2/3 的报告涉及年龄在 10 岁以下的儿童,最经常报告的不良反应是皮疹。聚合酶链反应分析确认,在接种后两周内出现的大多数皮疹反应是由野病毒引起。

(五)异常(严重)不良反应

美国 1974 年批准水痘上市后,疫苗不良反应报告系统和疫苗生产厂家严重不良反应报告,不管因果关系如何,均包括脑炎、运动失调、多形性红斑、肺炎、血小板减少症、癫痫发作、神经病和带状疱疹。关于已知基础发病率数据的严重不良反应,疫苗不良反应报告系统报告的发病率,低于天然水痘发生后预期的发病率或社区中疾病的基础发病率。但是,由于漏报和报告系统的未知敏感性,疫苗不良反应报告系统的数据是局限的,使之难以将疫苗不良反应报告系统报告的接种后不良反应发生率与天然疾病后并发症引起的不良反应发生率进行比较。然而,这些差别的量值使接种后严重不良反应发生率有可能显著低于天然疾病后的发生率。在极少情况下,已确认水痘疫苗与严重不良事件之间的因果关系。在某些情况下,水痘-带状疱疹野病毒或其他致病生物已经查明。但是,在大多数情况下,数据不足以确定因果关联。在向疫苗不良反应报告系统报告的 14 例死亡中,8 例对死亡有其他明确的解释,3 例对死亡有其他可信的解释,另 3 例的信息不足以确定因果关系。由天然水痘引起的一例死亡发生在一名年龄为 9 岁的儿童,在接种后 20 个月死于水痘-带状疱疹野病毒的并发症。

(六)禁忌证与疫苗贮运

(1)禁忌证:有严重疾病史、过敏史及孕妇禁用;一般疾病治疗期、发热者暂缓使用;成年妇女接种后3~4月内应避孕;接受免疫球蛋白者,应间隔 1 个月再接种水痘疫苗。

(2)疫苗贮运:疫苗应在 2~8 ℃贮存和运输。

(康玉永)

第五节 风 疹

一、概述

风疹又名德国麻疹,是由风疹病毒引起的急性呼吸道传染病,4~10 岁儿童为高发年龄,成人也可发病。其临床症状轻微,以发热、皮疹及耳后、枕下、颈部淋巴结肿大和疼痛为特征,30%~50%的病例为亚临床感染或隐性感染,易被人们忽视,成为潜在的传染源。人是风疹病毒唯一宿主,病毒经呼吸道侵入,在上呼吸道增殖,潜伏期 12~14 天。早期出现头痛、咳嗽、咽痛等症状,之后面部首先出现浅红色斑丘疹,迅速遍及全身,传染期从发病前 1 周到出疹后 4 周,风疹皮疹比麻疹轻微且不发生融合。在成人中常出现关节痛和关节炎。

风疹并发症儿童常见,成人比儿童多见,主要并发症为关节炎。成年女性70%可有关节疼痛,常与皮疹同时发生,且可持续 1 个月,由于发病多呈良性经过,并不为人们所重视。自 1940 年风疹大范围流行后,1941 年澳大利亚眼科医师 Norman Gregg 报道了 78 例母亲在怀孕早期感染风疹,发生了婴儿先天性白内障,这是首次对先天性风疹综合征(congenital rubella syndrome,CRS)的报告。此后,经对风疹病毒学与先天性婴儿畸形的研究,发现妇女孕期感染风疹病毒与所生婴儿畸形密切相关,从而确定了 CRS。在风疹疫苗应用之前,估计全球每年有 30 万例 CRS,我国每年约有 4 万例 CRS,从而推动了对风疹的免疫预防。

二、病原学

风疹病毒于 1962 年由 Parkman 和 Weller 首次分离,风疹病毒属于 rubivirus 属的披盖病毒。它与 A 组虫媒病毒,如东方和西方马脑炎病毒密切相关;它是一种单股正链 RNA 病毒;单独抗原类,不与其他披盖病毒产生交叉反应;在电镜下多呈球形,有时呈多形态,中度大小(50～70 nm),核壳体呈螺旋状结构,病毒最外层有脂蛋白包膜,包膜表面有短的刺突。Irey 观察到,除了复杂的脂包膜外,风疹病毒由 3 种蛋白组成,2 个在外膜(E1 和 E2),1 个在核心(C)。E1 是一种含有中和血凝抗原决定簇的糖蛋白。风疹病毒的 RNA 具有传染性,3 种蛋白是由病毒在感染细胞内产生的,但并不合成病毒颗粒。风疹病毒只有 1 个血清型,在偶然分离的病毒株系列变异分析中显示氨基酸结构变化较大(0～3.3%),国际合作组证实,与来自 20 世纪 60 年代的流行株彼此相关,具亚洲基因型,而且在近几年未发现抗原漂移。

该病毒可在许多不同哺乳动物的原代或传代细胞上生长。在人羊膜细胞中产生敏感的细胞病变效应,在传代细胞系中可形成足够的空斑。风疹病毒相对不稳定,可被脂质溶液、胰蛋白酶、福尔马林、紫外线、过高或过低的 pH 和加热所灭活。

三、流行病学

(一)传染源

人类是风疹病毒唯一的宿主。风疹传染源主要有临床患者,先天性风疹患儿及亚临床感染的儿童。儿童感染后 25%～50% 不表现临床症状,但能从其鼻咽部分离到病毒。妊娠期妇女感染后,不论是显性还是隐性,均可使胎儿感染,导致 CRS。患者和先天感染的婴儿随其唾液、尿液及其他分泌物排出病毒。尽管患有 CRS 的婴儿排毒时间可达数年之久,但真正的状态还未见报道。

(二)传播途径

主要是空气飞沫微滴传播,家庭内有高度传播性。风疹病毒还可在母子间垂直传播,即孕期母体内的病毒通过胎盘侵犯胎儿。

(三)易感人群

人对风疹普遍易感。据血清学调查表明,世界上大部分国家,通常在儿童 2 岁时开始出现风疹抗体,6～10 岁儿童的抗体阳性率约为 50%,至 20 岁时可达 80%～90%。感染风疹后可获得较牢固的免疫,甚至提供终生保护。但抗体水平低,特别是呼吸道局部抗体水平低者,易发生再感染。再感染一般无病毒血症,仅出现特异性 IgG,其出现时间早,效价高,消失快,一般在 2～3 个月迅速降低。

(四)流行特征

风疹是世界上广泛流行的传染病。在风疹疫苗问世之前,由于风疹易感人群的积累,可发生周期性流行。风疹感染后可获得牢固的免疫,甚至提供终生免疫保护。保护性抗体水平低,特别是呼吸道局部抗体水平低,易发生再感染;再感染不产生病毒血症,仅产生 IgG。

四、CRS

(一)CRS 的发病机制

导致 CRS 的母体-胚胎感染中,有连续性发展步骤。先是母体原发感染产生病毒血症,导致胎盘感染,感染扩散到胚盘组织,其后果视母体受感染孕期的早晚而不同。病毒不破坏早期合子细胞,而随胚胎发育损害胚胎分化的某一组织或器官。

(二)CRS 的临床综合征

CRS 发生多器官的损伤,有暂时性的,更多是永久性的。发病时间有先天的,也有出生后多年才呈现临床症状。有的出生后 4 年才发现耳聋和智力发育不全,有的 7 年后才发现智力低下,无学习能力。国外曾报告 4 例 CRS,11～14 年后神经系统的功能发生进行性损害,并从脑组织中分离出风疹病毒。美国对 376 例患先天性风疹感染儿童的前瞻性调查结果,总病死率在头 5 年内为 16%,发生新生儿血小板减少症的病死率为 35%,到 10 岁时证实主要临床表现有耳聋(87%)、心脏病(46%)、智力低下(39%)、白内障或青光眼(34%)。估计全球每年有 30 万例 CRS,我国每年约 4 万例 CRS。参照美国 Morbidity and Mortality Weekly Report,2001 年 CRS 诊断标准如下。

1.CRS 的常见体征

(1)白内障或青光眼,先天性心脏病,听力损害,视网膜色素变性病。

(2)紫癜,肝脾大,黄疸,小头,发育迟缓,脑膜脑炎,骨质疏松。

2.CRS 分类

(1)可疑病例:有临床体征,但不典型。

(2)复合病例:具有临床体征,但缺乏实验室依据。

(3)确诊病例:具临床体征并有实验室依据。

(4)风疹先天性感染:缺乏 CRS 体征,但实验室证明有先天感染。

3.CRS 临床分型

(1)婴儿畸形。

(2)出生非畸形弱小婴儿型。

(3)出生婴儿正常型,可从身体不同部位分离出病毒,2～3 月龄发生肺部、中枢神经系统感染、听力缺陷等。

(4)婴儿生长正常型,但长期排毒,入学可发现听力障碍。

五、免疫预防

(一)风疹疫苗

1.疫苗发展简史

1969 年后,曾有人用 HPV-77 风疹病毒株分别以鸭胚、狗肾、兔肾三种细胞制备的风疹疫苗在美国得到使用许可。由于接种后有很多的相关不良反应,从市场上退出。1979 年 1 月,RA27/3 株(Meruvax-Ⅱ)得到许可,其他疫苗株被停止使用。此外,国外尚有 Cendehill 是原代兔肾细胞疫苗;TO-336 疫苗是日本于 1957 年研发的风疹疫苗。自从 1997 年欧洲 RA27/3 株风疹疫苗成功后,几乎取代了世界上所有其他株的风疹疫苗。

RA27/3 风疹疫苗是一种减毒活疫苗,它是 1965 年首次由 Wistar 研究所从一个感染风疹流产的胎儿体内分离的。这种病毒通过 25～30 代人双倍体纤维原细胞减毒培养,制备成疫苗。虽然接种风疹疫苗后可以从被接种者鼻咽部培养出疫苗病毒,但疫苗病毒无传染性。风疹疫苗可制备成单抗原,也可与麻疹、腮腺炎制成联合疫苗。美国免疫咨询委员会推荐,在任何个人需要时,接种麻腮风三联疫苗。我国北京生物制品研究所从一名风疹患儿鼻咽部分离并命名为 D 毒株,经人二倍体细胞传代减毒,研制成 BRDⅡ减毒活疫苗。经临床研究,安全性与免疫原性都与 RA27/3 处于同一水平。

2.风疹疫苗的免疫原性

在临床试验中,大于 12 月龄儿童接种单剂风疹疫苗后,95％以上的儿童产生风疹抗体。90％以上的风疹疫苗受种者可抵抗临床风疹和病毒血症,免疫保护至少 15 年。研究表明,1 剂风疹疫苗能够提供长时间保护,甚至终生。

一些报告表明,接种风疹疫苗产生低水平抗体的人,在暴露后可再感染,产生病毒血症。这种现象的原因和发生率不清楚,但它被认为是少有的。在接种疫苗产生免疫的妇女中,罕见的临床再感染和胎儿感染已被报告。CRS 病例已在怀孕前有风疹血清抗体阳性记录母亲所生的婴儿中发现。

我国研发的 BRDⅡ风疹疫苗和法国巴斯德生产的 RA27/3 株风疹疫苗(市售产品)临床比较试验结果显示,两种疫苗的免疫原性处于同一水平。将 BRDⅡ株风疹疫苗(市售)作 10 倍系列稀释至 10 000 倍时,疫苗仍有 61.7％的阳转率,BRDⅡ株风疹疫苗免疫原性非常好。

(二)风疹疫苗的应用

由于 CRS 的危害巨大,同时人类的优生优育被人们所重视,因此风疹疫苗在世界范围内广为应用。将风疹疫苗纳入国家免疫规划的国家从 1996 年的 65 个增加到 2006 年的 119 个。在未应用过风疹疫苗的地区,推荐在 1～12 岁儿童中普遍接种第 1 剂单价风疹疫苗或 MMR 三价疫苗,这样就可阻断风疹在儿童中的传播。第 2 剂风疹疫苗可在 18 岁时接种,以保护育龄期(18～30 岁)女性免于风疹病毒感染,减少 CRS 发病率。我国风疹疫苗是用 BRDⅡ株病毒接种人二倍体细胞,经培育,收获病毒液,加入适当保护剂冻干制成。为乳酪色疏松体,复溶后为橘红色澄明液体。每一人用剂量为 0.5 mL,疫苗用于 8 月龄以上易感人群。

(三)疫苗的安全性

1.风疹疫苗一般不良反应

风疹疫苗接种后无局部不良反应,在接种 6～11 天内,有一过性发热,一般不超过 2 天可自行缓解。成年人接种后 2～4 周内可出现关节反应,一般无须处置,必要时对症治疗。

2.风疹疫苗异常反应

风疹疫苗是一种非常安全的疫苗,报告的大多数 MMR 免疫接种不良反应可归因于麻疹疫苗成分(如发热和皮疹)。接种风疹疫苗后最常见的主诉是发热、淋巴结病和关节痛。这些不良反应仅发生在易感者中,特别是妇女更多见。接种 RA27/3 疫苗后,儿童急性关节痛和关节炎很罕见,与此对比,接种 RA27/3 疫苗后,25％的易感青春期女性发生急性关节痛,大约 10％有急性关节炎症状。有极少的短暂周围神经炎,如感觉异常和上下肢疼痛病例报告。

(四)免疫接种禁忌证及慎用证

(1)接种第 1 剂风疹疫苗有严重过敏史的人或对疫苗成分有过敏史的人应不予接种。

(2)已怀孕或即将怀孕的妇女不应接受风疹疫苗,虽然没有风疹疫苗引起胎儿损害的证据,但接种风疹疫苗或 MMR 疫苗 4 星期内应避免怀孕。

(3)由白血病、淋巴瘤、恶病质、免疫缺陷疾病或免疫抑制治疗引起的免疫缺陷或免疫抑制者应不予接种疫苗。使用类固醇进行免疫抑制治疗,停药 1 个月(治疗 3 个月)以上可以进行免疫接种,无症状或轻微症状的 HIV 感染者应考虑接种风疹疫苗。

(4)患有中、重度急性疾病的人应不予接种疫苗。

（5）接受含有抗体的血液产品的人应不予接种疫苗。

(五)疫苗的贮存和管理

MMR 疫苗在任何时候都必须在 10 ℃以下冷藏运输，都应避免光线直接照射，疫苗必须在 2～8 ℃条件下贮存，可以冻结。稀释液既可贮存在冷藏温度也可置于室温。拆开包装后，MMR 必须保存在冷藏温度下并避免阳光照射。稀释后的疫苗必须尽快使用，如果超过 4 小时，必须丢弃。

（康玉永）

参 考 文 献

[1] 张薇薇.基础护理技术与各科护理实践[M].开封:河南大学出版社,2021.

[2] 王虹.实用临床护理指南[M].天津:天津科学技术出版社,2020.

[3] 张晓霞,于丽丽.外科护理[M].济南:山东人民出版社,2021.

[4] 陈凌,杨满青,林丽霞.心血管疾病临床护理[M].广州:广东科学技术出版社,2021.

[5] 张秀萍.外科疾病临床护理[M].天津:天津科学技术出版社,2020.

[6] 王秀兰.外科护理与风险防范[M].哈尔滨:黑龙江科学技术出版社,2021.

[7] 丁明星,彭兰,姚水洪.基础医学与护理[M].北京:高等教育出版社,2021.

[8] 刘楠楠.内科护理[M].北京:人民卫生出版社,2021.

[9] 王钰,王丽华,吴鹏飞.急救护理学[M].镇江:江苏大学出版社,2020.

[10] 沈晓岑,王雪菲.护理综合技能实训[M].武汉:华中科技大学出版社,2019.

[11] 李勇,郑思琳.外科护理[M].北京:人民卫生出版社,2019.

[12] 吴小玲.临床护理基础及专科护理[M].长春:吉林科学技术出版社,2019.

[13] 蔡华娟,马小琴.护理基本技能[M].杭州:浙江大学出版社,2020.

[14] 吕巧英.医学临床护理实践[M].开封:河南大学出版社,2020.

[15] 高正春.护理综合技术[M].武汉:华中科学技术大学出版社,2021.

[16] 王春雷.实用护理技术与护理教学[M].长春:吉林科学技术出版社,2019.

[17] 孙丽博.现代临床护理精要[M].北京:中国纺织出版社,2020.

[18] 程萃华,张卫军,王忆春.临床护理基础与实践[M].长春:吉林科学技术出版社,2019.

[19] 王秀卿.实用专科护理指导[M].天津:天津科学技术出版社,2020.

[20] 潘忠伦.临床专科常规护理[M].北京:中国中医药出版社,2020.

[21] 颜德仁.儿科护理[M].上海:同济大学出版社,2020.

[22] 程娟.临床专科护理理论与实践[M].开封:河南大学出版社,2020.

[23] 梁玉玲.基础护理与专科护理操作[M].哈尔滨:黑龙江科学技术出版社,2020.

[24] 杨志敏.临床护理探索与实践[M].长春:吉林科学技术出版社,2020.

[25] 周红梅.实用临床综合护理[M].汕头:汕头大学出版社,2021.

[26] 秦玉荣.临床常见管道护理规范[M].合肥:中国科学技术大学出版社,2021.

[27] 程宁宁.临床专科护理实践[M].沈阳:沈阳出版社,2020.

[28] 张纯英.现代临床护理及护理管理[M].长春:吉林科学技术出版社,2019.

［29］张金兰.实用临床肿瘤护理［M］.沈阳:沈阳出版社,2020.

［30］刘奉,成红英.儿科护理［M］.武汉:华中科学技术大学出版社,2020.

［31］刘峥.临床专科疾病护理要点［M］.开封:河南大学出版社,2021.

［32］李雪梅.实用护理学与护理管理［M］.哈尔滨:黑龙江科学技术出版社,2021.

［33］戴波,薛礼.康复护理［M］.武汉:华中科技大学出版社,2020.

［34］李秋华.实用专科护理常规［M］.哈尔滨:黑龙江科学技术出版社,2020.

［35］吴雯婷.实用临床护理技术与护理管理［M］.北京:中国纺织出版社,2021.

［36］冯笑.内科护理沟通中存在的问题及解决措施［J］.世界最新医学信息文摘,2021,21(30):
164-165.

［37］周付娇.基于护理实践技能为导向的护理技术教学改革的探索［J］.国际医药卫生导报,
2021,27(3):343-345.

［38］张昱.股骨颈骨折患者术后应用阶段性康复功能训练对提高患者髋关节功能及降低患者疼
痛的思考［J］.中国药物与临床,2021,21(3):462-463.

［39］张雪辉,韩春蕾,王钦习.急性阑尾炎患者临床诊断中多层螺旋CT的应用及其准确性研究
［J］.中国CT和MRI杂志,2021,19(10):163-166.

［40］曹雪艳.股骨骨折护理的疗效观察［J］.中国伤残医学,2021,29(8):68-69.